Semiologia Neurológica

Carlos Roberto Martins Jr.
Médico-Neurologista pelo Hospital de Clínicas da Unicamp
Título de Especialista pela Academia Brasileira de Neurologia (ABN)
Membro da Academia Brasileira de Neurologia (ABN)
Neurofisiologista e Especialista em Neuromuscular/Neurogenética pelo HC-Unicamp
Doutorando em Fisiopatologia Médica (Ataxias Genéticas) pela Unicamp

Marcondes C. França Jr.
Professor-Assistente do Departamento de Neurologia da Faculdade de
Medicina da Universidade Estadual de Campinas (Unicamp)
Responsável pelos Ambulatórios de Neuromuscular e Neurogenética do HC-Unicamp
Responsável pelo Serviço de Eletroneuromiografia do HC-Unicamp

Alberto R. M. Martinez
Médico-Neurologista pelo Hospital de Clínicas da Unicamp
Título de Especialista pela Academia Brasileira de Neurologia (ABN)
Título de Especialista pela Sociedade Brasileira de Neurofisiologia Clínica (SBNC)
Especialista em Neuromuscular/Neurogenética pelo HC-Unicamp
Doutorando em Fisiopatologia Médica (Ganglionopatias) pela Unicamp

Ingrid Faber
Médica-Neurologista pelo Hospital de Clínicas da Unicamp
Título de Especialista pela Academia Brasileira de Neurologia (ABN)
Neurofisiologista e Especialista em Neuromuscular/Neurogenética pelo HC-Unicamp
Doutoranda em Fisiopatologia Médica (Paraparesias Espásticas Hereditárias) pela Unicamp

Anamarli Nucci
Professora-Associada do Departamento de Neurologia da
Faculdade de Medicina da Universidade Estadual de Campinas (Unicamp)
Responsável pelo Ambulatório de Neuromuscular e Serviço de Eletroneuromiografia do HC-Unicamp
Responsável pelo Serviço de Biópsia de Músculo e Nervo do HC-Unicamp

Semiologia Neurológica

Carlos Roberto Martins Jr.
Marcondes C. França Jr.
Alberto R. M. Martinez
Ingrid Faber
Anamarli Nucci

Semiologia Neurológica
Copyright © 2017 by Livraria e Editora Revinter Ltda.

ISBN 978-85-372-0691-1

Todos os direitos reservados.
É expressamente proibida a reprodução
deste livro, no seu todo ou em parte,
por quaisquer meios, sem o consentimento,
por escrito, da Editora.

Contato com o autor:
carlosrobertomjr@gmail.com

Ilustração:
DR. DANILO DOS SANTOS SILVA

CIP-BRASIL. CATALOGAÇÃO NA PUBLICAÇÃO
SINDICATO NACIONAL DOS EDITORES DE LIVROS, RJ

S474

Semiologia neurológica/Carlos Roberto Martins Jr.... [et al.] ; ilustração Danilo dos Santos Silva. –
1. ed. – Rio de Janeiro: Revinter, 2017.
: il.

Inclui bibliografia e índice
ISBN 978-85-372-0691-1

1. Sistema nervoso – Doenças – Tratamento. 2. Neurologia. 3. Semiologia (Medicina). I. Martins Jr.,
Carlos Roberto. II. Silva, Danilo dos Santos. III. Título.

| 16-35059 | CDD: 616.8061 |
| | CDU: 616.8-08 |

A responsabilidade civil e criminal, perante terceiros e perante a Editora Revinter, sobre o conteúdo total
desta obra, incluindo as ilustrações e autorizações/créditos correspondentes, é do(s) autor(es) da mesma.

Livraria e Editora REVINTER Ltda.
Rua do Matoso, 170 – Tijuca
20270-135 – Rio de Janeiro – RJ
Tel.: (21) 2563-9700 – Fax: (21) 2563-9701
livraria@revinter.com.br – www.revinter.com.br

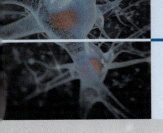

Dedicatórias

"Ao olhar para o lado e ver pessoas que estão sempre presentes, que sempre nos fazem seguir, só podemos ter gratidão e felicidade. Pessoas que nos dão estímulo e, principalmente, exemplos de vida e conduta. Dedico esta obra ao meu pai Carlos, minha mãe Dalva e minha irmã Camila, que são meus maiores mestres, luz para o meu caminho e tesouro para meus dias."

Carlos Roberto Martins Jr.

"Dedico este livro à minha esposa Andréa e aos meus filhos Arthur e Gustavo, cujo apoio e incentivo têm sido essenciais".

Marcondes C. França Jr.

"O meu muito obrigado aos pacientes e aos colegas por todas as oportunidades de aprendizado, aos mestres pela paixão em transmitir a arte do Exame Neurológico e aos mestres dos mestres por terem deixado o legado considerado ora no trabalho apresentado. Deixo aqui também o agradecimento à minha mãe Valmirene e à minha irmã Ana por todo o apoio, ao meu pai Alberto pela boa energia enviada e à Noelle minha amada companheira".

Alberto R. M. Martinez

"À minha família, pelo apoio incondicional, aos pacientes por inspirarem esse trabalho. Aos meus mestres, em especial à Profª A. Nucci e ao Prof. França Jr, por despertarem o entusiasmo pela Semiologia e pela História da Neurologia".

Ingrid Faber

"Dedico esta obra a toda minha família".

Anamarli Nucci

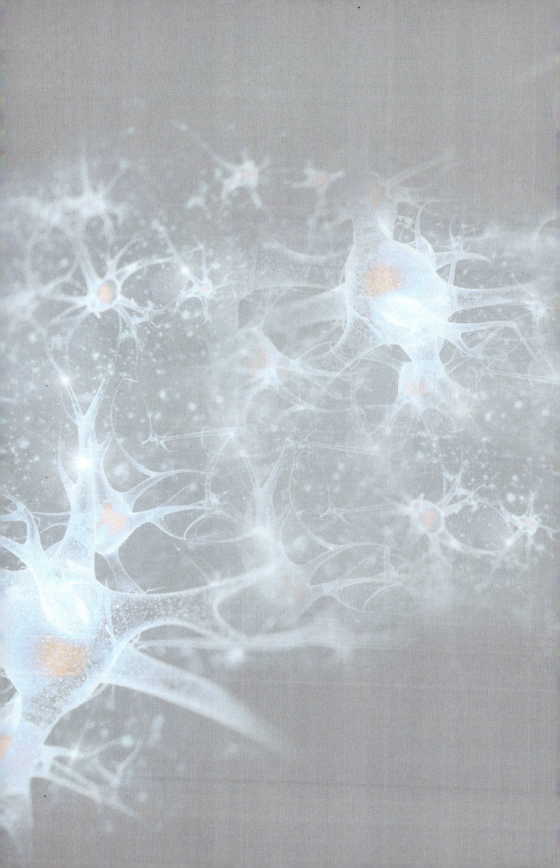

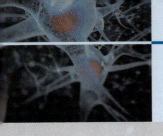

Agradecimentos

Agradecemos a todos que colaboraram com esta obra, sem os quais o projeto não seria possível: *Hélio Afonso Ghizoni Teive, Milena de Albuquerque, Frederico Castelo Moura, Maximiliano Ramos Pinto Carneiro, José Darlan Pinheiro Domingues, Melina Pazian Martins, Guilherme Perassa Gasque, Thiago Dias Fernandes, João Américo Domingos, Flávio Moura Rezende Filho, Luiza Gonzaga Piovesana, José Luiz Pedroso, Orlando Graziani Povoas Barsottini, Wilson Marques Júnior, Acary Souza Bulle Oliveira, Bruno Della Ripa Rodrigues Assis, Rodrigo Bazan, Letízia G. Borges, Marcio L. F. Balthazar, Maria Augusta Montenegro, Marilisa Mantovani Guerreiro, Raquel Mezzalira, Camila Roberta Silva Martins Pereira, Luiz Antônio da Costa Sardinha, Antônio Luis Eiras Falcão, Sinval Leite Carrijo Filho, Bruno Gleizer da Silva Rigon, Wagner Mauad Avelar, Marcos Christiano Lange, Marina Koutsodontis Machado Alvim, Ana Carolina Coan, Carlos Alberto Mantovani Guerreiro, Fernando Cendes, Flávia Fagundes Bueno, Tânia Aparecida Marchiori de Oliveira Cardoso, Nancy Watanabe, Alberto Luiz Cunha da Costa* e Editora Revinter.

Agradecimento especial ao neurologista e artista *Danilo dos Santos Silva* pelo grande empenho e pelas ilustrações médicas de excelente qualidade que, sem dúvida, deixam esta obra mais rica e agradável; e à querida médica *Karla Borges Daniel* pelas valiosas sugestões, paciência, apoio e incentivos diários pela qual tenho profundo carinho e admiração.

Dr. Carlos Roberto Martins Jr.

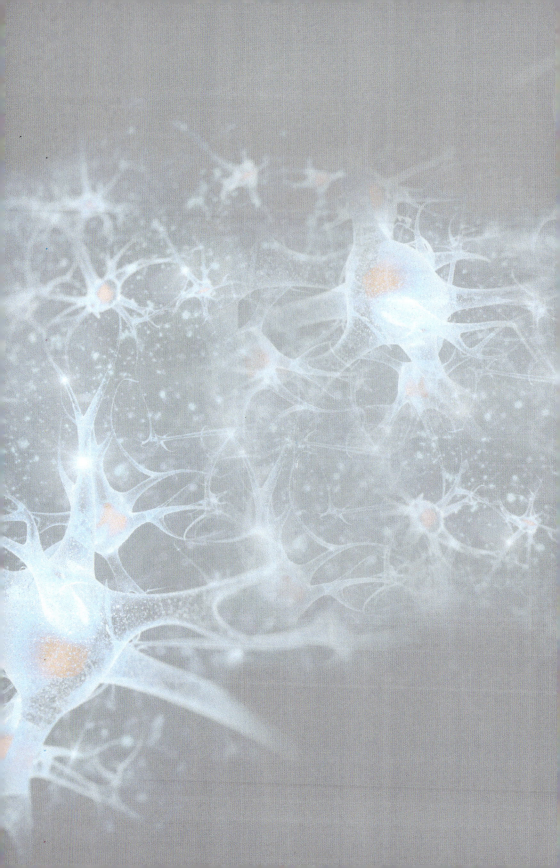

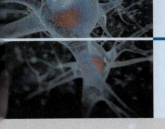

Prefácio

"Os doentes devem ser vistos, ouvidos e tocados."
Hipócrates.

Dentre as inúmeras coisas interessantes na medicina, poucas delas se traduzem em ciência e arte. Como ciência, a semiologia neurológica tem bases na Anatomia e Fisiologia humanas, com intensa interface entre elas. É quase impossível raciocinar neurologicamente sem conhecer as características morfológicas e funcionais dos sistemas nervoso central e periférico. Como arte, exige profunda curiosidade, interesse pelo desconhecido, motivação pessoal e constante aprimoramento técnico, que deve ser incentivado já no início da graduação médica. Ademais, uma mistura de delicadeza e precisão deve sempre estar presente, a fim de compor um exame elegante e charmoso. Implica em experiência que se prolonga além da graduação, em aprendizado persistente e contínuo...

Pensamos que a semiologia deve ser valorizada, principalmente no século XXI, quando exames de imagem sofisticados, testes laboratoriais e genéticos avançados estão, cada vez mais, presentes em nossa realidade. Entretanto, não somos radiologistas ou analíticos laboratoriais. Nossa recompensa ocorre ao vermos os magníficos fenômenos das doenças neurológicas e os pequenos detalhes do exame, que se tornam enormes com o diagnóstico realizado à beira do leito. Nossa gratificação é o contato íntimo com o paciente, a fim de juntar os achados do exame e compor uma síndrome, encaixando-a nas mais variadas etiologias.

A busca por correlações fenótipo-genótipas nas doenças neurodegenerativas é realidade em pesquisa e de grande interesse na personalização terapêutica. As doenças adquiridas exigem também semiologias neurológica e clínica detalhadas, visando a corretos diagnósticos. Para isso, é fundamental que ela seja compreendida por nossos alunos, exemplificada pessoalmente por tutores experientes à beira dos leitos, em ambulatórios, unidades de urgências médicas, enfim, em todo ato médico, pois as repercussões neurológicas de doenças sistêmicas são inúmeras e uma realidade cotidiana.

O livro procurou transmitir a experiência da escola neurológica da Unicamp, embasado no legado do Prof. Julião e dos demais professores, acrescida da colaboração de parceiros de outras renomadas escolas brasileiras e de similar ideologia docente. No ano do Jubileu do Departamento de Neurologia da Faculdade de Ciências Médicas da Universidade Estadual de Campinas (Unicamp) e, seguidores do exemplo do Professor Oswaldo de Freitas Julião, seu fundador e primeiro docente, para quem a semiologia neurológica era ciência e arte, editamos este livro. Esperamos que a obra traga bons frutos para graduandos, residentes, neurologistas e, em última instância, porém não menos importante, que resulte em inúmeros benefícios aos pacientes.

Por fim, é notável a importância da semiótica neurológica na medicina, que, muitas vezes, provoca admiração e espanto aos olhos de pacientes e médicos de outras especialidades. Apesar do surgimento e inovação constante dos exames complementares, o "examinar neurológico" não perdeu espaço e sempre será ferramenta fundamental do bom neurologista. Muitas vezes, somente com uma boa anamnese somada ao bom e velho martelo de reflexos conseguiremos fazer o diagnóstico preciso. Desta forma, a memória dos grandes mestres semiólogos jamais deve ser apagada e, sim, valorizada pela criação de um dos mais belos talentos da medicina: o exame neurológico.

Carlos Roberto Martins Jr.
Anamarli Nucci

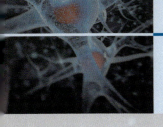

Colaboradores

Acary Souza Bulle Oliveira
Professor Afiliado da Disciplina de Neurologia da Universidade Federal de São Paulo-Escola Paulista de Medicina (EPM-Unifesp)
Responsável pelo Setor de Investigação em Doenças Neuromusculares da EPM-Unifesp

Alberto Luiz Cunha da Costa
Médico-Neurologista e Neurofisiologista do HC-Unicamp
Mestrado e Doutorado em Neurociências pela Unicamp
Responsável pelo Ambulatório de Cefaleia e Algias Craniofaciais do HC-Unicamp

Alberto R. M. Martinez
Médico-Neurologista pelo Hospital de Clínicas da Unicamp
Título de Especialista pela Academia Brasileira de Neurologia (ABN)
Título de Especialista pela Sociedade Brasileira de Neurofisiologia Clínica (SBNC)
Especialista em Neuromuscular/Neurogenética pelo HC-Unicamp
Doutorando em Fisiopatologia Médica (Ganglionopatias) pela Unicamp

Ana Carolina Coan
Professora-Assistente Doutora do Departamento de Neurologia da Faculdade de Ciências Médicas da Unicamp

Anamarli Nucci
Professora-Associada do Departamento de Neurologia da Faculdade de Medicina da Universidade Estadual de Campinas (Unicamp)
Responsável pelo Ambulatório de Neuromuscular e Serviço de Eletroneuromiografia do HC-Unicamp
Responsável pelo Serviço de Biópsia de Músculo e Nervo do HC-Unicamp

Antônio Luis Eiras Falcão
Médico-Neurologista e Intensivista da Unidade de Terapia Intensiva do Hospital de Clínicas da Unicamp
Coordenador da Disciplina de Fisiologia e Metabologia Cirúrgica do Departamento de Cirurgia da FCM–Unicamp
Coordenador Nacional do CITIN (Curso de Imersão em Terapia Intensiva Neurológica) da AMIB

Colaboradores

Bruno Della Ripa Rodrigues Assis
Médico-Neurologista pelo Hospital das Clínicas da
Faculdade de Medicina de Botucatu da Unesp

Bruno Gleizer da Silva Rigon
Médico pela Pontifícia Universidade Católica do Paraná (PUCPR)
Médico-Neurologista pelo HC-Unicamp
Fellowship em Neurovascular pelo HC-Unicamp

Camila Roberta Silva Martins Pereira
Residência em Clínica Médica pela
Universidade Federal de Mato Grosso do Sul
Título de Especialista em Clínica Médica pela
Sociedade Brasileira de Clínica Médica
Médica-Intensivista pela Universidade Estadual de Campinas (Unicamp)

Carlos Alberto Mantovani Guerreiro
Professor-Titular do Departamento de Neurologia da
Faculdade de Ciências Médicas da Unicamp

Carlos Roberto Martins Jr.
Médico-Neurologista pelo Hospital de Clínicas da Unicamp
Título de Especialista pela Academia Brasileira de Neurologia (ABN)
Membro da Academia Brasileira de Neurologia (ABN)
Neurofisiologista e Especialista em Neuromuscular/Neurogenética pelo
HC-Unicamp
Doutorando em Fisiopatologia Médica (Ataxias Genéticas) pela Unicamp

Danilo dos Santos Silva
Médico-Neurologista pela Universidade Estadual de Campinas (Unicamp)
Mestrando em Neurologia pela Universidade Estadual de Campinas
(Unicamp)

Fernando Cendes
Professor-Titular do Departamento de Neurologia da
Faculdade de Ciências Médicas da Unicamp

Flávia Fagundes Bueno
Médica-Neurologista do HC-Unicamp
Fellowship no Serviço de Sono e Polissonografia do HCFMUSP

Flávio Moura Rezende Filho
Médico-Neurologista pela Universidade Federal de São Paulo (Unifesp);
Pós-Graduando do Setor de Neurologia Geral e Ataxias da
Universidade Federal de São Paulo (Unifesp)

Colaboradores

Frederico Castelo Moura
Oftalmologista pela FMUSP
Mestrado e Doutorado em Oftalmologia pela FMUSP
Chefe do Setor de Neuroftalmologia do HC-Unicamp

Guilherme Perassa Gasque
Médico-Neurologista pela Universidade do Estado do Rio de Janeiro (UERJ)
Neurologista Membro da Academia Brasileira de Neurologia
Neurofisiologia Clínica pela Universidade Estadual de Campinas (Unicamp)

Hélio Afonso Ghizoni Teive
Professor-Associado de Neurologia do Departamento de Clínica Médica da
Universidade Federal do Paraná (UFPR)
Coordenador do Setor de Distúrbios do Movimento do
Serviço de Neurologia do Hospital de Clínicas da Universidade Federal do
Paraná (UFPR)

Ingrid Faber
Médica-Neurologista pelo Hospital de Clínicas da Unicamp
Título de Especialista pela Academia Brasileira de Neurologia (ABN)
Neurofisiologista e Especialista em Neuromuscular/Neurogenética pelo
HC-Unicamp
Doutoranda em Fisiopatologia Médica (Paraparesias Espásticas Hereditárias)
pela Unicamp

João Américo Domingos
Neurologista pelo Hospital de Clínicas da FMRP-USP
Neurofisiologista Clínico pela FMRP-USP
Professor de Neurologia da Universidade Federal de Mato Grosso do Sul
(UFMS)

José Darlan Pinheiro Domingues
Neurologista Membro da Academia Brasileira de Neurologia
Neurofisiologia Clínica pela Universidade Estadual de Campinas (Unicamp)

José Luiz Pedroso
Professor-Afiliado Doutor do Departamento de Neurologia e
Neurocirurgia da Universidade Federal de São Paulo (Unifesp)

Letízia G. Borges
Médica-Neurologista pela Universidade Estadual de Campinas (Unicamp)
Fellowship em Neurologia Cognitiva na Northwestern University – Chicago
(EUA)

Luiz Antônio da Costa Sardinha
Médico-Neurologista e Intensivista do Hospital das Clínicas da Unicamp
Mestrado pela Faculdade de Ciências Médicas da Universidade Estadual de
Campinas

Luiza Gonzaga Piovesana
Médica-Neurologista pelo HC-Unicamp
Mestrado em Fisiopatologia Médica pela Unicamp
Especialista em Distúrbios do Movimento pelo HC-Unicamp
Médica-Assistente do Ambulatório de Distúrbios do Movimento e
Neurogenética do HC-Unicamp

Marcio L. F. Balthazar
Professor Doutor do Departamento de Neurologia da FCM-Unicamp
Membro Titular da Academia Brasileira de Neurologia
Responsável pelo Ambulatório de Neuropsicologia e Demência do
HC-Unicamp

Marcondes C. França Jr.
Professor-Assistente do Departamento de Neurologia da Faculdade de
Medicina da Universidade Estadual de Campinas (Unicamp)
Responsável pelos Ambulatórios de Neuromuscular e Neurogenética do
HC-Unicamp
Responsável pelo Serviço de Eletroneuromiografia do HC-Unicamp

Marcos Christiano Lange
Neurologista Especialista em Neurovascular do Complexo HC da UFPR
Mestrado e Doutorado em Medicina Interna pela UFPR

Maria Augusta Montenegro
Professora-Assistente da Disciplina de Neurologia Infantil do
Departamento de Neurologia da FCM-Unicamp

Marilisa Mantovani Guerreiro
Professora-Titular da Disciplina de Neurologia Infantil do
Departamento de Neurologia da FCM-Unicamp

Marina Koutsodontis Machado Alvim
Neurologista Pós-Graduanda da FCM-Unicamp

Maximiliano Ramos Pinto Carneiro
Médico-Neurologista do Hospital de Clínicas da Unicamp

Melina Pazian Martins
Médica-Neurologista pela Unicamp
Neurologista Membro da Academia Brasileira de Neurologia

Milena de Albuquerque
Neurologista pela FCM-Unicamp
Especialista em Doenças Neuromusculares e Neurofisiologia pela
FCM-Unicamp
Doutoranda em Fisiopatologia Médica pela FCM-Unicamp

Colaboradores

Nancy Watanabe
Médica-Neurologista pelo HC-Unicamp

Orlando Graziani Povoas Barsottini
Professor Livre-Docente do Departamento de Neurologia e Neurocirurgia da
Universidade Federal de São Paulo (Unifesp)

Patrícia Pavan
Médica-Neurologista pelo HC-Unicamp
Fellowship em Neurovascular pelo HC-Unicamp

Raquel Mezzalira
Professora-Assistente da Disciplina de Otorrinolaringologia,
Cabeça e Pescoço da Unicamp
Professora-Assistente do Ambulatório de Otoneurologia do HC-Unicamp

Rodrigo Bazan
Professor-Assistente Doutor da Disciplina de Neurologia da
Faculdade de Medicina de Botucatu da Unesp
Responsável pelo Setor Neurovascular junto à Disciplina de Neurologia da
Faculdade de Medicina de Botucatu da Unesp
Responsável pelo Curso de Semiologia Neurológica da Graduação em
Medicina da Faculdade de Medicina de Botucatu da Unesp

Sinval Leite Carrijo Filho
Médico-Neurologista pelo HC-Unicamp
Fellowship em Neurovascular pelo HC-Unicamp
Mestrando em Fisiopatologia Médica pela Faculdade de Ciências Médicas da
Unicamp

Tânia Aparecida Marchiori de Oliveira Cardoso
Docente do Departamento de Neurologia e Neurocirurgia do HC-Unicamp
Especialista em Distúrbios do Sono pela EPM-Unifesp
Neurologista e Neurofisiologista pelo HC-Unicamp
Responsável pelo Ambulatório de Distúrbios do Sono do
Serviço de Neurologia do HC-Unicamp

Thiago Dias Fernandes
Título de Especialista em Neurologia pela
Academia Brasileira de Neurologia (ABN)
Título de Especialista em Neurofisiologia Clínica pela
Sociedade Brasileira de Neurofisiologia Clínica (SBNC)
Assistente dos Serviços de Neuromuscular e Eletroneuromiografia –
HC-Unesp

Vânia Graner Silva Pinto
Médica-Assistente da Unidade de Terapia Intensiva do Trauma do HC-Unicamp
Especialista em Terapia Intensiva pela Associação de Medicina Intensiva Brasileira (AMIB)

Wagner Mauad Avelar
Médico-Responsável pelo Ambulatório de Neurovascular do HC-Unicamp
Doutorado em Fisiopatologia Médica pela Faculdade de Ciências Médicas da Unicamp
Fellowship em Neurovascular no Hospital Vall d'Hebron – Barcelona

Wilson Marques Júnior
Professor-Titular do Departamento de Neurologia da FMRP-USP
Chefe dos Setores de Neurogenética e Neurofisiologia Clínica do HC-USP-RP

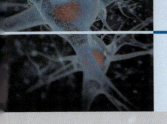

Sumário

Pranchas em Cores, xxi

UNIDADE I
INTRODUÇÃO

1 História do Exame Neurológico 3
Carlos Roberto Martins Jr. ▪ Alberto R. M. Martinez
Hélio Afonso Ghizoni Teive

2 Anamnese Neurológica Dirigida 13
Alberto R. M. Martinez ▪ Carlos Roberto Martins Jr.
Hélio Afonso Ghizoni Teive

UNIDADE II
SEMIOLOGIA BÁSICA

3 Semiologia dos Nervos Cranianos I e II 29
Ingrid Faber ▪ Carlos Roberto Martins Jr.
Milena de Albuquerque ▪ Marcondes C. França Jr.
Frederico Castelo Moura

4 Semiologia dos Nervos Cranianos Oculomotores 53
Danilo dos Santos Silva ▪ Carlos Roberto Martins Jr.
Marcondes C. França Jr.

5 Semiologia dos Nervos Cranianos V, VII e VIII 87
Maximiliano Ramos Pinto Carneiro ▪ Carlos Roberto Martins Jr.
Danilo dos Santos Silva ▪ Marcondes C. França Jr.

6 Semiologia dos Nervos Cranianos IX, X, XI e XII 105
José Darlan Pinheiro Domingues ▪ Melina Pazian Martins
Guilherme Perassa Gasque ▪ Danilo dos Santos Silva
Carlos Roberto Martins Jr.

7 Semiologia da Marcha e Fácies Neurológicas 125
Carlos Roberto Martins Jr. ▪ Thiago Dias Fernandes
Alberto R. M. Martinez ▪ João Américo Domingos

8 Equilíbrio e Coordenação 141
Carlos Roberto Martins Jr. ▪ Flávio Moura Rezende Filho
Luiza Gonzaga Piovesana ▪ José Luiz Pedroso
Orlando Graziani Povoas Barsottini

9 Exame da Motricidade......................... 159
Ingrid Faber ▪ Carlos Roberto Martins Jr.
Marcondes C. França Jr. ▪ Anamarli Nucci

10 Semiologia dos Reflexos..................... 189
Anamarli Nucci ▪ Ingrid Faber ▪ Carlos Roberto Martins Jr.
Marcondes C. França Jr. ▪ Wilson Marques Júnior

11 Semiologia do Sistema Sensorial............. 213
Alberto R. M. Martinez ▪ Carlos Roberto Martins Jr.
Anamarli Nucci ▪ Marcondes C. França Jr.
Acary Souza Bulle Oliveira

12 Sinais e Manobras Meningorradiculares...... 235
Bruno Della Ripa Rodrigues Assis ▪ Carlos Roberto Martins Jr.
Rodrigo Bazan

13 Exame das Funções Corticais Superiores...... 253
Letízia G. Borges ▪ Carlos Roberto Martins Jr. ▪ Marcio L. F. Balthazar

14 Exame Neurológico Pediátrico............... 281
Maria Augusta Montenegro ▪ Marilisa Mantovani Guerreiro

UNIDADE III

SEMIOLOGIA EM SITUAÇÕES ESPECIAIS

15 Exame Otoneurológico...................... 313
Danilo dos Santos Silva ▪ Carlos Roberto Martins Jr. ▪ Raquel Mezzalira

16 Refinamentos em Neuro-Oftalmologia........ 333
Ingrid Faber ▪ Carlos Roberto Martins Jr.
Marcondes C. França Jr. ▪ Frederico Castelo Moura

17 Exame do Paciente em Coma e Morte Encefálica........... 363
Camila Roberta Silva Martins Pereira ▪ Carlos Roberto Martins Jr.
Vânia Graner Silva Pinto ▪ Danilo dos Santos Silva
Luiz Antônio da Costa Sardinha ▪ Antônio Luis Eiras Falcão

18 Refinamentos no Exame Neuromuscular....... 387
Marcondes C. França Jr. ▪ Anamarli Nucci
Carlos Roberto Martins Jr. ▪ Alberto R. M. Martinez
Ingrid Faber

19 Refinamentos nos Distúrbios do Movimento...... 413
Carlos Roberto Martins Jr. ▪ Ingrid Faber
José Luiz Pedroso ▪ Orlando Graziani Povoas Barsottini

Sumário

20 Semiologia nas Síndromes Neurovasculares 437
Sinval Leite Carrijo Filho ▪ Bruno Gleizer da Silva Rigon
Carlos Roberto Martins Jr. ▪ Patrícia Pavan
Wagner Mauad Avelar ▪ Marcos Christiano Lange

21 Semiologia das Síndromes Epilépticas 459
Marina Koutsodontis Machado Alvim ▪ Ana Carolina Coan
Carlos Alberto Mantovani Guerreiro ▪ Fernando Cendes

22 Semiologia dos Distúrbios do Sono 473
Flávia Fagundes Bueno ▪ Carlos Roberto Martins Jr.
Alberto R. M. Martinez ▪ Tânia Aparecida Marchiori de Oliveira Cardoso

23 Semiologia Cefaliátrica 489
Nancy Watanabe ▪ Carlos Roberto Martins Jr.
Alberto Luiz Cunha da Costa

24 Semiologia dos Distúrbios Funcionais 521
Carlos Roberto Martins Jr. ▪ Alberto R. M. Martinez
Marcondes C. França Jr. ▪ Anamarli Nucci

Índice Remissivo 533

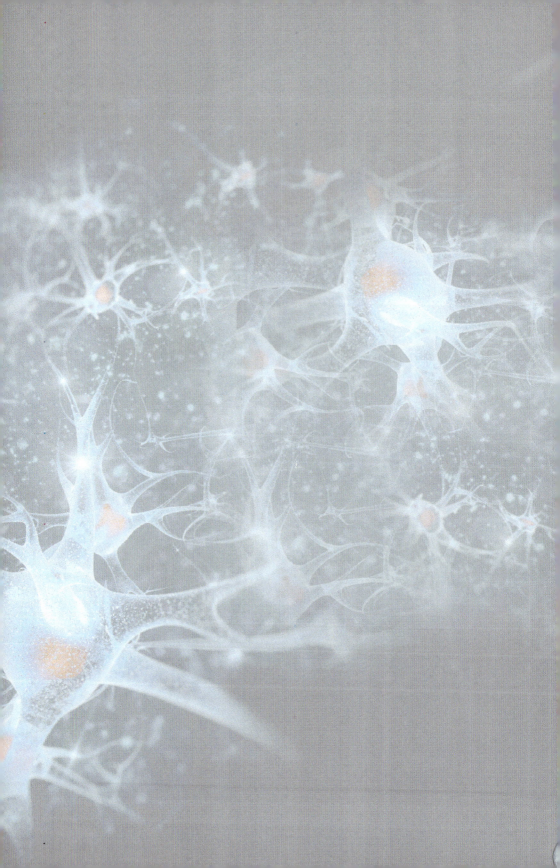

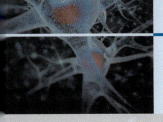

Pranchas em Cores

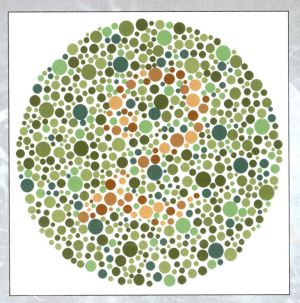

Figura 3-3

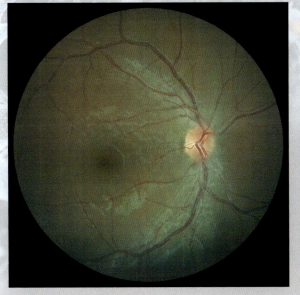

Figura 3-6

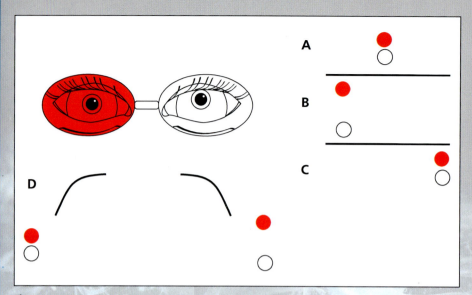

Figura 4-5

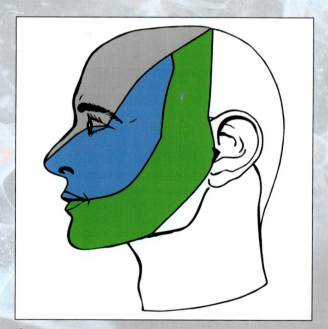

Figura 5-1

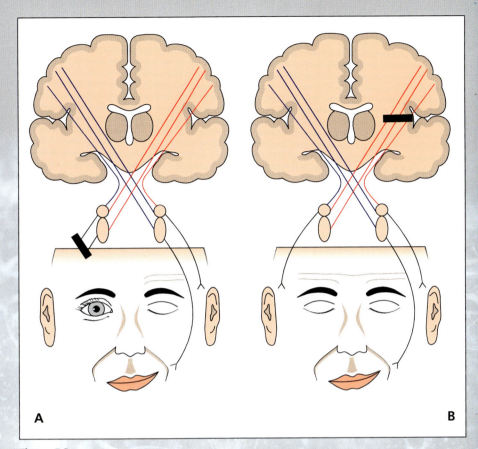

Figura 5-3

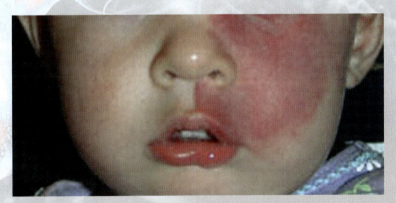

Figura 7-6

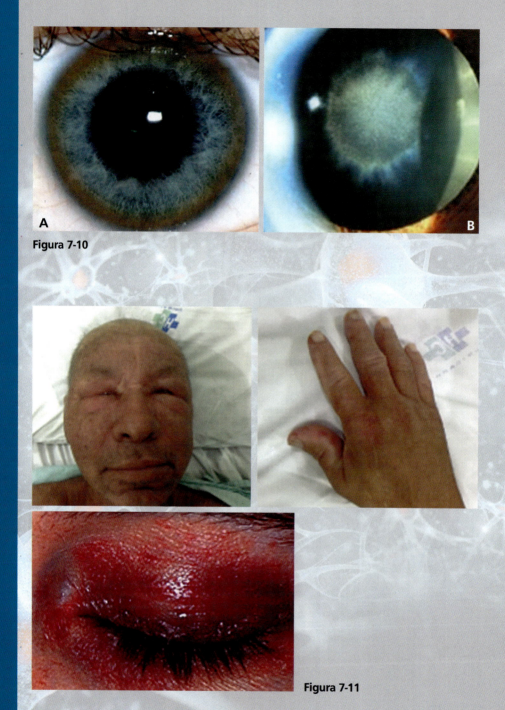

Figura 7-10

Figura 7-11

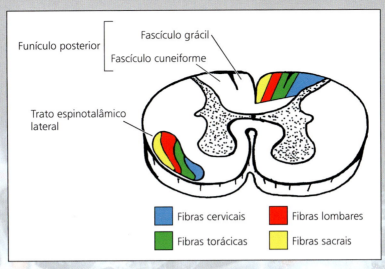

Figura 11-2

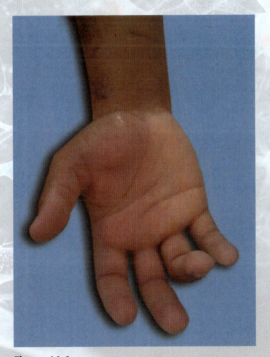

Figura 11-4

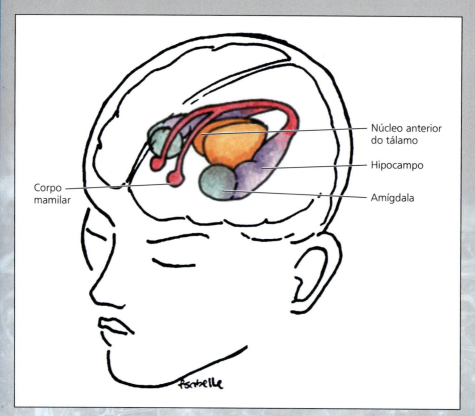

Figura 13-2

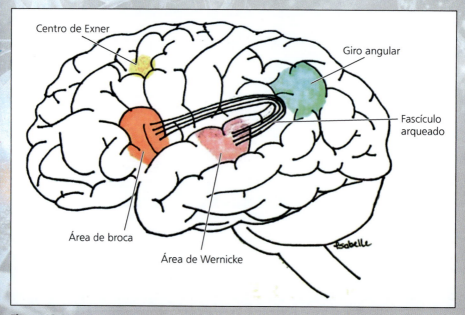

Figura 13-4

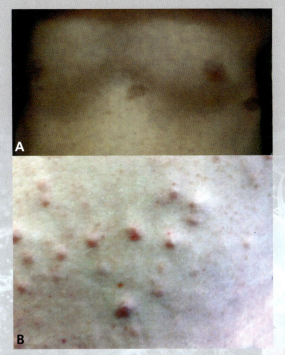

Figura 14-18

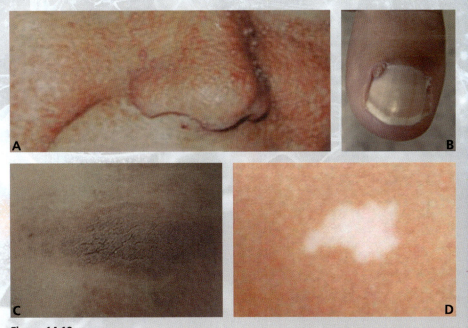

Figura 14-19

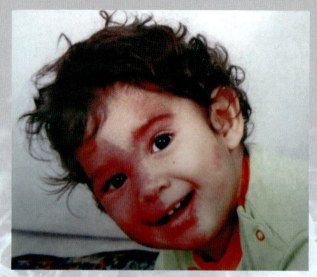

Figura 14-20

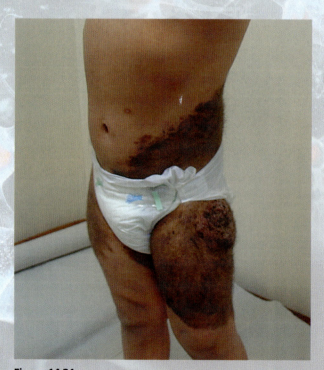

Figura 14-21

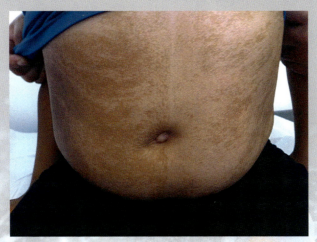

Figura 14-22

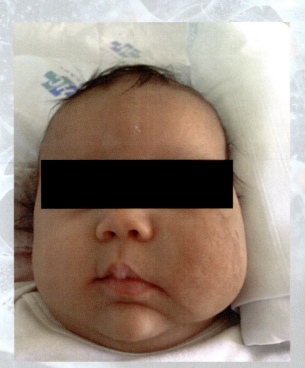

Figura 14-23

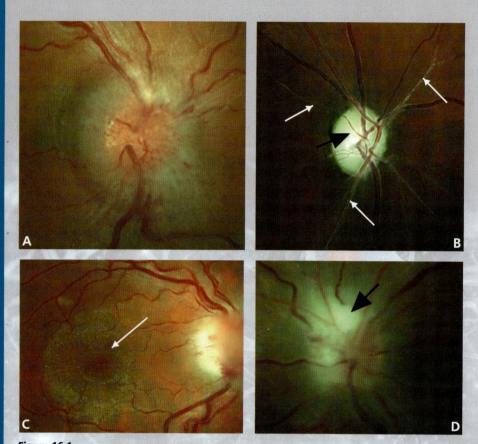

Figura 16-1

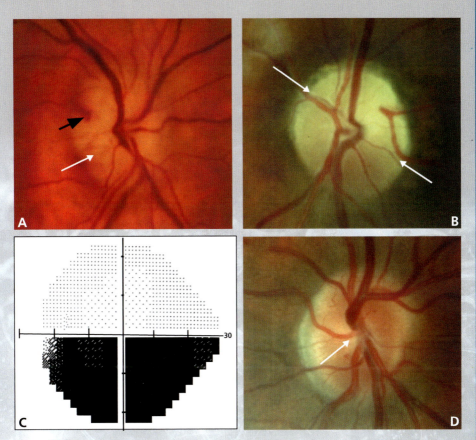

Figura 16-2

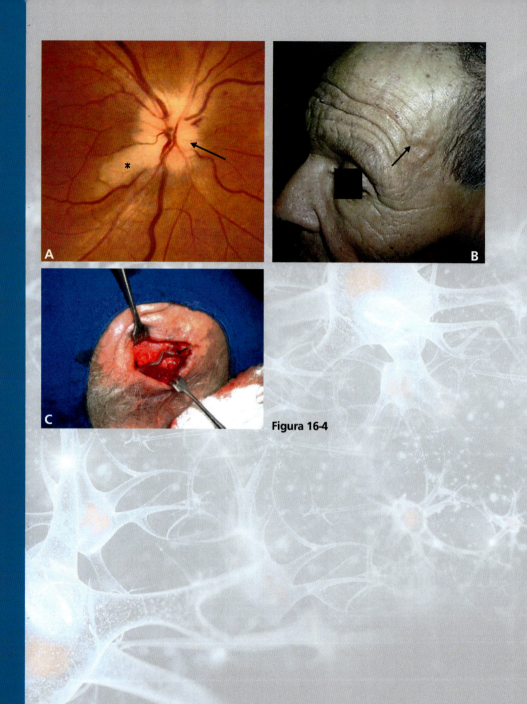

Figura 16-4

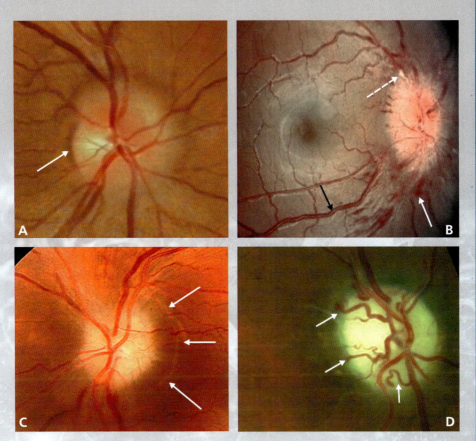

Figura 16-5

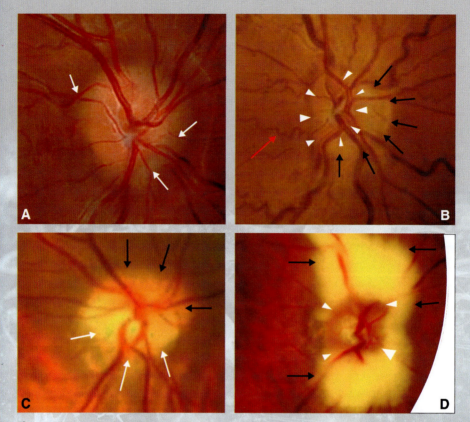

Figura 16-7

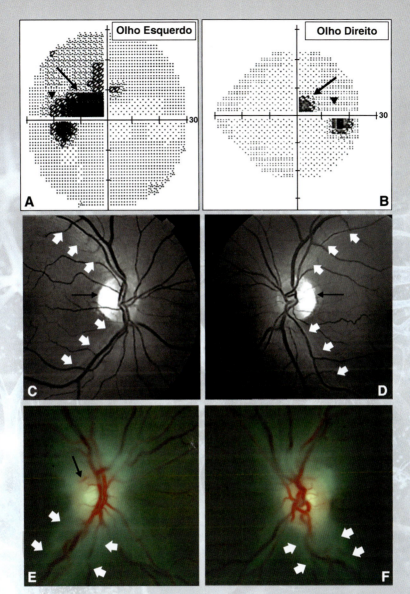

Figura 16-8

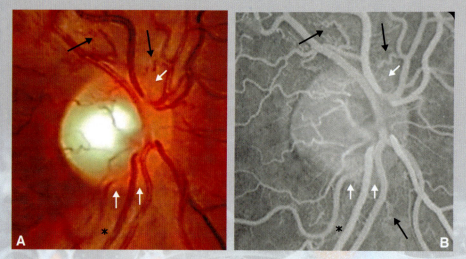

Figura 16-9

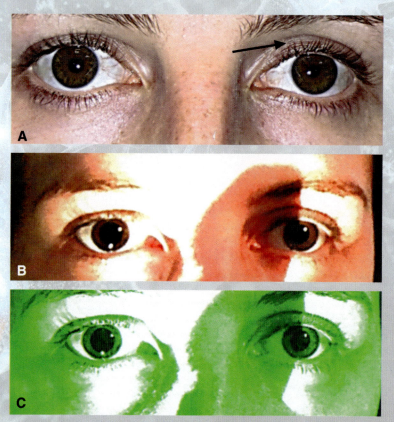

Figura 16-17

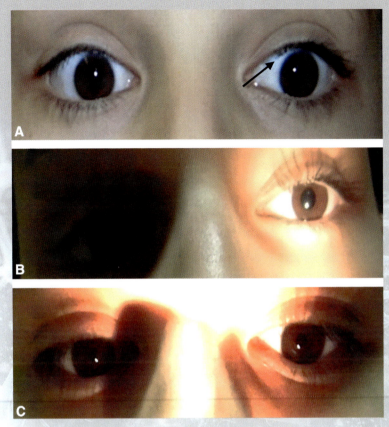

Figura 16-20

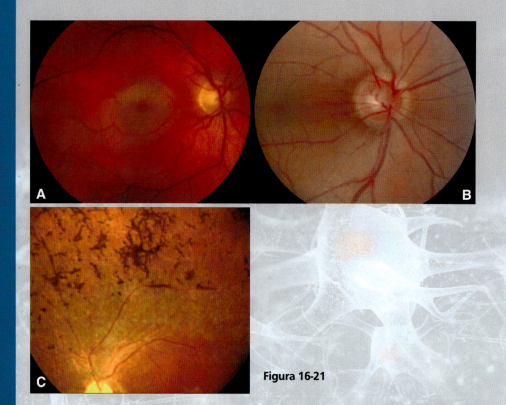

Figura 16-21

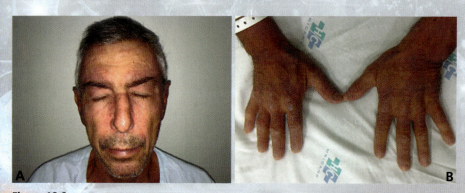

Figura 18-6

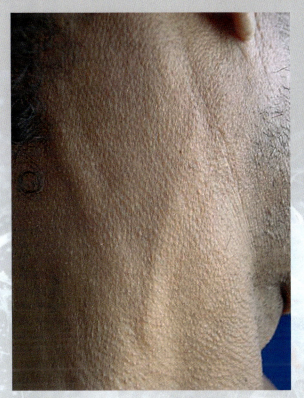

Figura 18-10

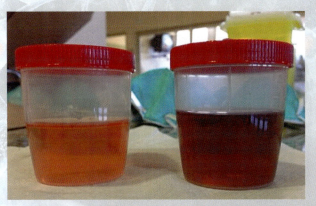

Figura 18-14

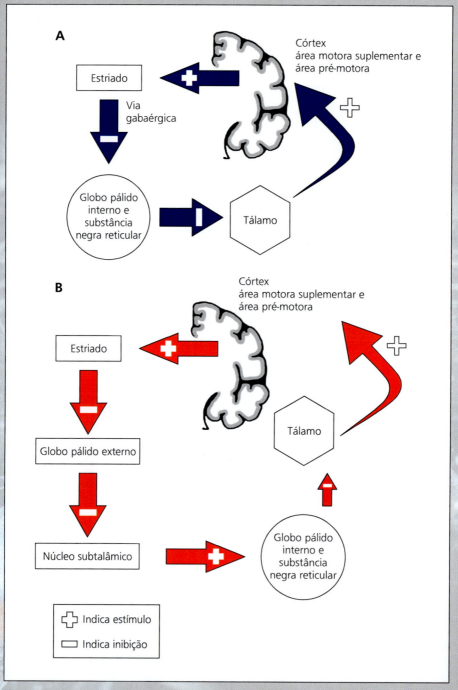

Figura 19-1

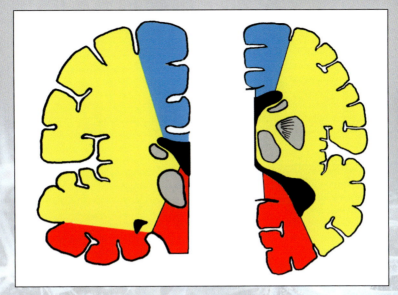

Figura 20-1

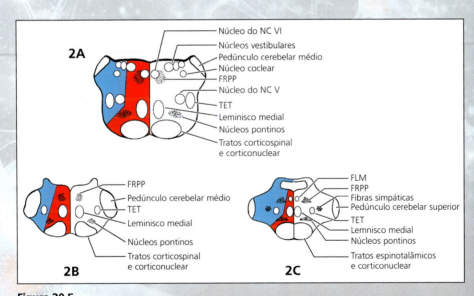

Figura 20-5

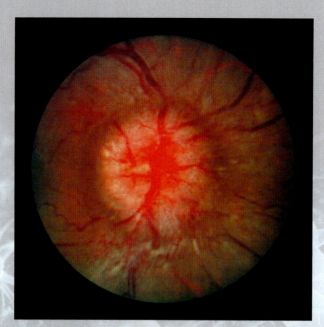

Figura 23-3

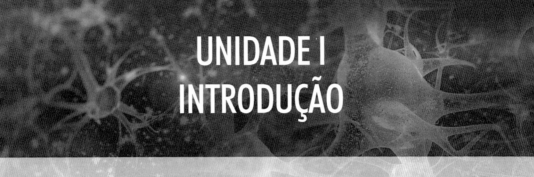

UNIDADE I
INTRODUÇÃO

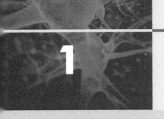

1 História do Exame Neurológico

Carlos Roberto Martins Jr. ▪ Alberto R. M. Martinez
Hélio Afonso Ghizoni Teive

▶ INTRODUÇÃO

A história do exame neurológico se confunde com a própria história da neurologia, em que vários neurologistas contribuíram significativamente para a definição e o desenvolvimento da propedêutica neurológica. Antes de enumerar os principais nomes relacionados com a história do exame, há necessidade imperiosa de um comentário sobre a influência do professor Jean-Martin Charcot nesta área. O professor Charcot é considerado o pai da neurologia moderna e figura exponencial da neurologia francesa, no século XIX. No ano de 1882, ele estabeleceu uma clínica neurológica no hospital Salpêtrière, em Paris, França, que foi considerada como referência internacional, a "Meca" da neurologia mundial.[1-3]

As contribuições do professor Charcot são inúmeras, e muitas consideradas seminais, podendo citar como as mais importantes: a descrição da esclerose lateral amiotrófica *(doença de Charcot)*, da doença de *Charcot-Marie-Tooth* (Neuropatia periférica hereditária sensitivo-motora), da esclerose múltipla, da artropatia tabética *(juntas de Charcot)* e, entre outras contribuições, da histeria. Charcot, com base nos estudos prévios de Laennec *(méthod anatomo-pathologique)*, desenvolveu o método clinicopatológico, em que estudava clinicamente os pacientes com enfermidades neurológicas, principalmente as neurodegenerativas e, posteriormente, realizava o exame neuropatológico (ele foi um exímio patologista, sendo o criador do corte coronal cerebral), realizando, desta forma, a correlação anatomoclínica.[1-3]

Deve-se ressaltar, entretanto, que Charcot nunca publicou livros sobre semiologia neurológica, nem esteve diretamente envolvido com a criação e o desenvolvimento do exame, e sua contribuição nesta área foi mais relacionada com a história clínica, através da observação clínica meticulosa ("saber como ver").[1-5] Contudo, como é sobejamente conhecido, criou a famosa escola de neurologia no hospital Salpêtrière, e vários dos seus discípulos, bem como um número significativo de neurologistas que realizaram estágio em seu serviço, tiveram uma contribuição marcante no desenvolvimento da semiótica neurológica.[1-3]

Dentre todos os pupilos de Charcot deve-se destacar o nome de Joseph Babinski, pela sua grande contribuição ao exame neurológico.[6] Outra figura proeminente da neurologia do século XIX foi Joseph Jules Déjerine (1849-1917), discípulo de Vulpian, que veio a substituir o professor Charcot na cadeira de doenças do sistema nervoso no hospital Salpêtrière, no ano de 1910. Déjerine foi um pesquisador obstinado, com grandes contribuições à neurologia, principalmente com seus estudos de anatomia e patologia. Dentre as doenças descritas por Déjerine e seus discípulos, destacam-se a distrofia facio-escápulo-umeral *(Landouzy-Déjerine)*, polineuropatia intersticial hipertrófica *(Déjerine-Sottas)*, a atrofia olivo-ponto-cerebelar *(Déjerine-Thomas)*, a síndrome talâmica *(Déjerine-Roussy)*, e os estudos sobre alexia, com e sem agrafia.[7-9] Finalmente, no ano de 1914, publicou o seu famoso livro *Sémiologie Des Affections Du Système Nerveux.*[10]

No final do século XIX, outros pesquisadores contribuíram significativamente para o desenvolvimento do exame neurológico, como Wilhelm Erb, Charles K. Mills, e de William Gowers (da famosa manobra miopática de Gowers). Posteriormente, já no século XX, o exame do sistema nervoso avançou com contribuições de diversos professores da área, em particular com os trabalhos de Joseph Babinski, Gordon Holmes, Derek Denny-Brown, Russel De-Jong e Robert Wartenberg.[11-14] A contribuição de neurologistas brasileiros na área também é expressiva, em particular, o *Tractado de Semiótica Nervosa*, publicado pelo professor Aloysio de Castro, o livro sobre clínica neurológica de autoria do Professor Austregésilo, bem como as contribuições brasileiras mais recentes.[15-18]

PRINCIPAIS EXPOENTES DA SEMIOLOGIA E PROPEDÊUTICA NEUROLÓGICA

Wilhelm Heinrich Erb (1840-1921) foi um famoso neurologista alemão, considerado como um dos fundadores da neurologia alemã e com importantes contribuições à neurologia mundial. Erb foi discípulo de Nikolaus Friedreich *(da ataxia de Friedreich)* na clínica médica da Universidade de Heidelberg e, posteriormente, organizou um Serviço de Neurologia na Universidade de Leipzig. Suas contribuições, de forma geral, estão relacionadas com a definição da sífilis como causa da *tabes dorsalis*, a descoberta de miopatias primárias, o eletrodiagnóstico e a paralisia do plexo braquial (da sua porção superior). Foi um dos pioneiros na sistematização do exame neurológico, contribuindo, junto com Carl Otto Friedreich Westphal (1833-1890), no estudo dos reflexos profundos, em particular o reflexo patelar, relacionando o mesmo com o arco reflexo medular, sendo um pioneiro na utilização do martelo de reflexos durante o exame clínico.[19,20]

Sir William Richard Gowers (1845-1915) foi um eminente neurologista inglês (Figura 1-1), que trabalhou no mundialmente famoso *National Hospital for the Relief and Cure for the Paralyzed and Epileptic*, localizado no Queen Square, em Londres, agora conhecido como *National Hospital for Neurology and Neurosurgery.*[21] Gowers publicou vários livros, em particular o famoso *Manual of the Diseases of the Nervous System*. Este livro, um compêndio com observações de grande importância na área da semiologia com ênfase na descrição do exame de força muscular, coordenação, sensibilidade, tônus, reflexos e exame

Capítulo 1 ▫ História do Exame Neurológico

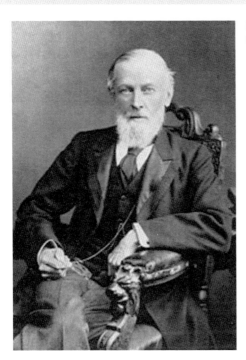

Figura 1-1. *Sir* William R. Gowers (1845-1915).

dos nervos cranianos, ficou internacionalmente conhecido como *Bible of Neurology* ou ainda *New Testament*.[21-23] Um dos sinais neurológicos mais conhecidos é o *sinal ou manobra de Gowers*, que confirma a fraqueza dos músculos extensores da coxa, em pacientes com distrofia muscular.[14,21-23]

Joseph François Felix Babinski (1857-1932), professor de neurologia, nascido em Paris (Figura 1-2), foi um dos discípulos mais famosos de Charcot e, após sua saída do Hospital Salpêtrière, em decorrência de brigas políticas com o grupo do Professor Bouchard, organizou o Serviço de Neurologia no hospital La Pitié, em Paris, França. Babinski, diferentemente do seu antigo mestre e mentor, Charcot, tinha grande interesse na pesquisa e definição do exame neurológico.[6,7,24,25] As contribuições de Babinski à neurologia são inúmeras, como o clássico sinal de Babinski *(Signe de l´eventail ou toe phenomenon)*, que é considerado um *turning point* na história da neurologia, pois 120 anos após a sua descrição original ainda é considerado como um indicador consistente e acurado de disfunção do trato piramidal.[6,7,25,26] Babinski foi o responsável pela definição semiológica da síndrome cerebelar, em particular, com a descrição dos sinais de disdiadococinesia, hipermetria, dismetria e assinergia. Dentre outras contribuições deve-se lembrar a criação e a utilização de dois martelos para avaliação dos reflexos profundos, que são conhecidos como "Martelos de Babinski" (Figura 1-3).[6]

Figura 1-2. Joseph Babinski (1857-1932).

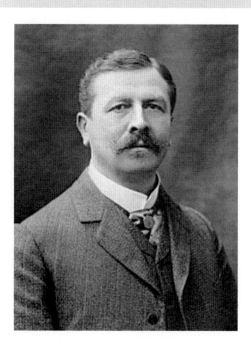

Charles Karsner Mills (1845-1931) nasceu na Filadélfia e tornou-se professor de Neurologia da Universidade da Pennsylvania, nos EUA, em 1893. Mills foi o fundador da Sociedade Neurológica da Filadélfia, que é considerada o berço da Neurologia nos EUA. No ano de 1898 publicou um livro intitulado *The Nervous System and its Diseases, a Practical Treatise on Neurology for the use of Physicians and Students*, considerado o livro-texto de neurologia mais importante no século XIX nos EUA, bem como o primeiro livro publicado na América do Norte, com uma revisão formal do exame neurológico. Dentre as suas contribuições à neurologia estão os estudos sobre surdez cortical.[14,27]

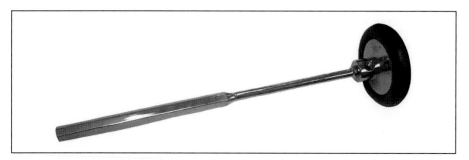

Figura 1-3. Martelo de Babinski.

Georg Herman Monrad-Krohn (1884-1964) nasceu na Noruega e realizou o seu treinamento em neurologia, em Londres, no *National Hospital for Neurology and Neurosurgery*, Queen Square. Monrad-Khron foi o chefe da cadeira de Neurologia da Universidade de Oslo, na Noruega, e publicou seu livro *The clinical examination of the Nervous System*, que se tornou referência mundial, conhecido como *Blue Book of Neurology* ou *Blue Bible*. Neste livro, o autor apresenta várias contribuições ao exame clínico, com ênfase ao estudo do reflexo cutâneo-abdominal.[14,28]

Robert Wartenberg (1887-1956) nasceu em Grodno, região da antiga Lituânia, hoje Belarus, mas exerceu sua atividade médica inicial na Alemanha até o ano de 1935, quando, em razão das atrocidades nazistas, emigrou para os EUA, onde trabalhou na Universidade da Califórnia, tornando-se, em 1951, professor de neurologia (Figura 1-4). Wartenberg foi um neurologista de grande conhecimento geral e um *expert* na pesquisa de reflexos e sinais neurológicos.[14,28,29] O seu livro intitulado *The Examination of Reflexes*, publicado, em 1945, foi um grande sucesso mundial. O livro tem 465 referências de grande importância, dentre elas, duas de autores brasileiros.[30] A referência 121 é uma publicação do Professor Oswaldo Lange, da USP/SP *(Sinais piramidais nos membros superiores. Revista da Associação Paulista de Medicina, 1941;18:351)*. Outra referência, de número 167, é uma publicação do Professor Antônio Austregésilo, da antiga UFRJ *(Synreflexia [Association of reflexes]. J Nerv & Ment Dis 1928;68,1)*.[31,32]

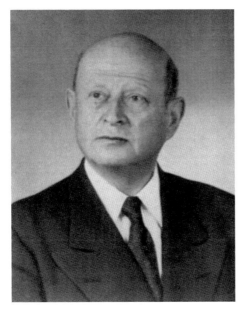

Figura 1-4. Robert Wartenberg (1887-1956).

Wartenberg ainda publicou mais de 150 artigos em neurologia clínica e semiologia neurológica, e podem-se ressaltar inúmeras contribuições na área do exame clínico, como o reflexo de Wartenberg do polegar (movimento associado no membro parético), o teste do pêndulo de Wartenberg (para diferenciação entre rigidez parkinsoniana e espasticidade nos membros inferiores), o teste da queda da cabeça (na avaliação da rigidez parkinsoniana na região cervical) e o teste do balanço de Wartenberg (avaliar bradicinesia dos membros superiores no parkinsonismo).[13,14,28,33-37]

Sir Gordon M. Holmes (1876-1965) nasceu na Irlanda, estudou medicina em Dublin, iniciou a sua especialização em neurologia em Frankfurt, na Alemanha, e, posteriormente, completou o seu treinamento em neurologia no National Hospital, Queen Square, em Londres/UK (Figura 1-5). Publicou, em 1946, um livro clássico, *Introduction to Clinical Neurology*, com várias contribuições ao exame neurológico.[14,28,38] Dentre elas pode-se ressaltar a sua contribuição ao exame da função cerebelar, com o clássico sinal ou fenômeno do rechaço *(sinal de Stewart-Holmes)*, a descrição da pupila miotônica *(Pupila de Holmes-Adie)* e definição de uma forma de ataxia cerebelar associada a hipogonadismo *(Ataxia de Holmes)*.[14,28,38,39]

Russel Nelson DeJong (1907-1990) foi chefe do Departamento de Neurologia da Universidade de Michigan/EUA, presidente da Associação Americana de Neurologia e um dos fundadores da Academia Americana de Neurologia.[14,28] No ano de 1950, DeJong publicou o seu famoso livro *The Neurologic Examination. Incorporating the Fundamentals of Neuroanatomy and Neurophysiology*, que teve várias reedições posteriormente, com a mudança do título para

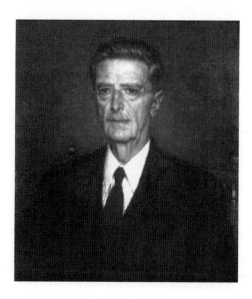

Figura 1-5. *Sir* Gordon Holmes (1876-1965).

DeJong's. The Neurological Examination.[40] Neste livro, clássico da literatura neurológica mundial, DeJong apresenta de forma prática as principais orientações para a realização de um exame neurológico adequado. DeJong considerava que as principais causas de diagnósticos incorretos eram *insufficient examination, inaccurate observations, and less commonly, false conclusions from correct and suficient facts*.[28,40]

No Brasil, merece destaque na história do exame neurológico o Professor Aloysio de Castro (1881-1959). Após graduar-se em Medicina no RJ, em 1904, Castro realizou estágio em Neurologia no Hospital Bicêtre, em Paris, no ano de 1906, sob supervisão do professor Pierre Marie (discípulo de Charcot). Após retorno ao Brasil, trabalhou na Policlínica Geral do Rio de Janeiro, onde produziu 130 filmes sobre doenças neurológicas, com foco em distúrbios do movimento.[14,41] No ano de 1914, publicou o *Tractado de Semiótica Nervosa*, considerado o primeiro livro sobre o exame neurológico no Brasil.[15]

Merece destaque também a contribuição do Professor Antônio Austregésilo (1876-1960), considerado o pioneiro da neurologia brasileira, criando a primeira escola neurológica no Rio de Janeiro, em 1912. Austregésilo é considerado também o pioneiro no estudo dos distúrbios de movimento no Brasil, tendo descrito a primeiro caso de distonia pós-traumática na literatura mundial. Outra contribuição de Austregésilo, em conjunto com o seu assistente Esposel, foi a descrição de um sinal rival do sinal de Babinski, publicado, em 1912, *Le phénomène de Babinski, provoque par l'excitation de la cuisse*.[16,42]

Além disso, deve-se ressaltar a contribuição da Clínica Neurológica da Faculdade de Medicina da Universidade de São Paulo (FMUSP) na divulgação da propedêutica neurológica em nosso meio. Em 1969, foi publicado o livro *Propedêutica Neurológica. Temas Essenciais*, de autoria de Aderbal P.M. Tolosa e Horácio Martins Canelas, dedicado à memória do fundador da escola neurológica paulista, o Professor Enjolras Vampré, que teve a sua edição publicada no ano de 1971.[43] Nele está incluído o *Exame neurológico do adulto* de autoria do Prof. Oswaldo F Julião, antes Sistematização do Exame Neurológico, roteiro para exame do paciente neurológico, publicado por três vezes na *Revista de Medicina*, do Centro Acadêmico Oswaldo Cruz (vol. 25, julho de 1941; vol. 27, setembro de 1943; vol. 36, maio de 1952), a pedido dos estudantes. Uma quarta edição do texto foi publicada pela Faculdade de Ciências Médicas da Universidade Estadual de Campinas, em homenagem póstuma ao fundador do Departamento de Neurologia desta Universidade.[44]

REFERÊNCIAS BIBLIOGRÁFICAS

1. Guillain GJM. *Charcot 1825-1893. His life-His work*. New York: Paul B. Hoeber, 1959.
2. Goetz CG, Bonduelle M, Gelfand T. *Charcot. Constructing neurology*. New York: Oxford University, 1995.
3. Teive HAG, Almeida SM, Arruda WO *et al*. Charcot and Brazil. *Arq Neuopsiquiatr* 2001;59:295-59.

4. York GK. Motor testing in neurology: an historical overview. *Semin Neurol* 2002;22:367-74.
5. Teive HAG. Neurological examination: history, problems and facts in the 21st century. *Arq Neuropsiquiatr* 2015;73:77-78.
6. Philippon J, Poirier J. *Joseph Babinski. A biography*. New York: Oxford University, 2009.
7. Miller H. Three great neurologists. *Proc R Soc Med* 1967;60:399-405.
8. Pearce JMS. The thalamic syndrome of Déjerine and Roussy. *J Neurol Neurosurg Psychiatry* 1988;51:676.
9. Paciaroni M, Bogousslavsky J. Jules Joseph Déjerine versus Pierre Marie. *Front Neurol Neurosci* 2011;29:162-69.
10. Déjerine J. *Sémiologie des affections du systéme nerveux*. Paris: Masson, 1926.
11. Steinberg DA. Scientific neurology and the history of the clinical examination of selected motor cranial nerves. *Semin Neurol* 2002;22:349-56.
12. Fine EJ, Ziad Darkhabani M. Chapter 16: History of the development of the neurological examination. *Handb Clin Neurol* 2010;95:213-233.
13. Boes CJ. The history of examination of reflexes. *J Neurol* 2014;261:2264-74.
14. Maranhão-Filho P, Vincent MB, da Silva MM. Neurological examination: pioneering authors and their books. *Arq Neuropsiquiatr* 2015;73:140-46.
15. Castro A. *Tractado de semiótica nervosa*. Rio de Janeiro: F Briquet, 1914.
16. Austregésilo A. *Clinica Neurologica*. Rio de Janeiro: Francisco Alves, 1917.
17. Reimão R, Alonso-Nieto JL. *História da neurologia no estado de São Paulo*. São Paulo: Lemos, 1996.
18. Reimão R. *História da neurologia no Brasil*. São Paulo: Lemos, 1999.
19. Sarikcioglu L, Arican RY. Wilhelm Heinrich Erb (1840-1921) and his contributions to neuroscience. *J Neurol Neurosurg Psychiatry* 2007;78:732.
20. Steinberg H, Wagner A. Wilhelm Erb´s years in Leipzig (1880-1883) and their impact on the history of neurology. *Eur Neurol* 2013;70:267-75.
21. Scott A, Eadie M, Lees AJ. *William Richard Gowers 1845-1915. Exploring the Victorian Brain*. Oxford: Oxford University, 2012.
22. Eadie MJ, Scott AE, Lees AJ et al. William Gowers: the never completed third edition of the "Bible of Neurology". *Brain* 2012;135:3178-88.
23. Vale TC, Lees AJ, Cardoso F. A biosketch of William Richard Gowers with a new review of his inpatient case history notes. *Arq Neuropsiquiatr* 2013;71:411-13.
24. Fine EJ, Ionita CC, Lohr L. The history of the development of the cerebellar examination. *Semin Neurol* 2002;22:375-84.
25. Pedroso JL, Barsottini OGP, Goetz CG. Babinski´s contributions to cerebellar symptomatology: build the basis of the neurological examination. *Arq Neuropsiquiatr* 2013;71:973-975.
26. Brau C, Brau RH. Babinski´signe de l´eventail: a turning point in the history of neurology. *P R Health Sci J* 2008;27:103-5.
27. Finger S. *Origins of neuroscience. A history of explorations into brain function*. New York: Oxford University, 1994.
28. Boes CJ. History of neurologic examination books. *Proc (Bayl Univ Med Cent)* 2015;28:172-79.
29. Kuzuhara S. Robert Wartenberg: the neurologist, the teacher, and the man. *Brain Nerve* 2014;66:1301-8.
30. Wartenberg R. *The examination of reflexes*. Chicago: Year Book, 1945.
31. Austregésilo A. Synreflexia (Association of reflexes). *J Nerv & Ment Dis* 1928;68:1-3.
32. Lange O. Sinais piramidais nos membros superiores. *Rev Assoc Paulista de Med* 1941;18:351-54.
33. Wartenberg R. Pendulousness of the legs as a diagnostic test. *Neurology* 1951;1:18-24.

34. Wartenberg R. Head-dropping test. *Br Med J* 1952;1(4760):687-89.
35. Schwab RS. Evaluation and correlations of the Wartenberg swing tests in Parkinson's disease. *Trans Am Neurol Assoc* 1963;88:270-74.
36. Brown RA, Lawson DA, Leslie GC *et al.* Does the Wartenberg pendulum test differentiate quantitatively betwenn spasticity and rigidity? A study in elderly stroke and Parkinson´s patients. *J Neurol Neurosurg Psychiatry* 1988;51:1178-86.
37. Brown RA, Lawson DA, Leslie GC. Part NJ. Observations on the applicability of the Wartenberg pendulum test to healthy, elderly subjects. *J Neurol Neurosurg Psychaiatry* 1988;51:1171-77.
38. Pearce JMS. Sir Gordon Holmes (1876-1965). *J Neurol Neurosurg Psychiatry* 2004;75:1502-3.
39. Harding AE. *The Hereditary ataxias and related disorders*. New York: Churchill Livingstone, 1984.
40. Haerer AF. *DeJong´s the neurologic examination*. 5th ed. Philadelphia: JB Lippincott, 1992.
41. Wilson E. Aloysio de Castro e Uruguay. *Arq Neuropsiquiatr* 2015;73:163-65.
42. Teive HAG, Sá DS, Silveira-Neto O *et al.* Professor Austregésilo: the pioneer of neurology and of the study of movement disorders in Brazil. *Arq Neuropsiquiatria* 1999;57:898-902.
43. Tolosa APM, Canelas HM. *Propedêutica neurológica*. Temas essenciais. 2. ed. São Paulo: Sarvier, 1971.
44. Ribas JC. In memoriam Oswaldo de Freitas Julião. *Arq Neuro-Psiquiatr* 1973;31(3)231-33.

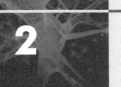

2 Anamnese Neurológica Dirigida

Alberto R. M. Martinez ▪ Carlos Roberto Martins Jr.
Hélio Afonso Ghizoni Teive

▶ INTRODUÇÃO

"É um erro capital teorizar antes de ter dados. Insensivelmente, começa-se a distorcer fatos para ajustá-los a teorias, em vez de teorias para que se ajustem aos fatos." Esta frase, escrita por *Sir* Arthur Conan Doyle, dando voz ao ilustre detetive Sherlock Holmes,[1] expressa de maneira elegante o papel do neurologista e, acima de tudo, do médico, ao iniciar o processo de anamnese junto ao paciente.

Certamente, não por coincidência, a pessoa que inspirou o escritor britânico a criar o famoso personagem tenha sido seu professor, durante a graduação em medicina, cujas habilidades em estabelecer diagnósticos brilhantes estavam amparadas não só na observação dos pacientes e seus discursos, mas também na elaboração de questionamentos relevantes a até inusitados para mentes menos ágeis. Esses eram exatamente os pontos-chave para o método científico e lógica dedutiva, utilizados pelo ilustre detetive na resolução de grandes mistérios.

Longe da pretensão de que com este capítulo todas as técnicas e atalhos para uma anamnese 100% eficiente sejam fornecidos. A ideia para este capítulo de abertura é de que alguns lampejos e peculiaridades acerca desse primeiro contato com o paciente possa ser profícuo, a ponto de nortear os encontros e entrevistas subsequentes.

Dessa forma, mais do que enumerar variados métodos de anamnese, convidamos você leitor (graduando, médico, especialista, entusiasta das neurociências) a refletir sobre questões estruturais: você, honestamente, lê ou já leu, por inteiro (por inteiro mesmo!! de "capa à capa") os livros de Semiologia? O que nos impede de nunca levarmos a cabo a leitura do capítulo inicial dos livros-texto que geralmente versam sobre anamnese?

A, ou mesmo, as respostas que vão além do simples desejo de "ganhar tempo" exigem uma boa dose de autoanálise. Uma razão seria o fato de que Medicina é uma ciência que passa pela interação entre pessoas. Assim, muitas vezes, por nos considerarmos *experts* (afinal fazemos isso desde o momento em que nascemos), não só nos ocupamos em melhorar nossas habilidades de interação interpessoal, como também nos preocupamos em aprimorar nossa capacidade em interpretar um exame de tomografia computadorizada de crânio, por exemplo.

Um outro ponto que poderia explicar esse fenômeno é que, independentemente do nível em que nos encontramos na pirâmide acadêmica, dificilmente nos qualificamos como iniciantes a ponto de nos "sujeitarmos" a ler os primeiros capítulos de uma obra técnico-científica, não é mesmo? E nos tomos que versam sobre Semiologia Médica, não é difícil adivinhar qual o tema de abertura dos mesmos, certo? Exato! A anamnese.

Antes mesmo de iniciarmos o processo de anamnese do paciente, alguns cuidados em especial com o local em que se desenvolverá a consulta médica devem ser observados para garantir que tanto o médico quanto o paciente sintam-se à vontade e confortavelmente instalados. Afinal, em geral, espera-se que ninguém fique confiante em revelar sua intimidade ou mesmo alguns segredos em um ambiente que não ofereça um mínimo de intimidade e sigilo. Tendo isso em mente, a seguinte escala de importância para que o diagnóstico correto seja alcançado deve sempre ser levada em consideração:[2]

ANAMNESE >>> EXAME CLÍNICO > EXAMES COMPLEMENTARES

Dessa maneira, se ao final da anamnese não possuirmos nenhuma hipótese diagnóstica que seja capaz de nortear o exame físico neurológico, em vez de passarmos direto para a solicitação de uma miríade de exames complementares, devemos voltar à beira do leito para assim reiniciar a anamnese. O mal crônico que infelizmente aflige um número cada vez maior de profissionais de saúde que, amparados no conforto propiciado pelos avanços tecnológicos, solicitam exames complementares na esperança de que a doença confesse a sua existência, acaba por incorrer no ciclo vicioso da iatrogenia.

O mantra repetido por vários professores durante o curso médico de que "devemos sempre saber interpretar os resultados dos exames solicitados à luz de nossas hipóteses diagnósticas" nunca foi tão fundamental para a resolução desse preocupante cenário, tendo sempre em mente a ideia de que nosso instrumento mais caro (ou pelo menos que gera mais gastos) é a nossa caneta.

Tendo isso em mente, se você agora chegou ao ponto em que o desejo de seguir diretamente para o Capítulo 3 tomou conta de você e uma ansiedade crescente se instalou, tudo bem! Siga em frente, mas não sem antes deixarmos um aviso do que consideramos ser o ponto mais valioso para uma boa anamnese: APRENDA A ESCUTAR O PACIENTE.

Mas... se por um acaso do destino você resolveu fazer diferente e prosseguir, nós o convidamos para o término da breve leitura desse capítulo que está estruturado de modo simples e, em sua maioria, amparado em algumas situações vividas por nós na intimidade dos consultórios e hospitais. Possivelmente, você mesmo já tenha vivenciado algo semelhante na sua prática clínica.

❱ ANAMNESE – ANTES DO INÍCIO

Pode parecer óbvio, mas iniciar a entrevista médica apresentando-se ao paciente, conversando sempre mantendo o contato visual e demonstrando interesse no que o paciente tem a dizer são passos simples, mas fundamentais no estabelecimento de uma relação de confiança que permita ao paciente a confissão de atitudes e condutas, algumas vezes, consideradas pouco ortodoxas. Outro ponto é o de que o neurologista, talvez mais do que qualquer outro especialista, deve-se aproveitar de atitudes despretensiosas para iniciar o processo de raciocínio diagnóstico, seja ao observar a instabilidade de marcha característica das ataxias, quando o paciente se desloca da sala de espera ao consultório, ao escutar a difícil articulação das palavras da disartria ou ainda no débil aperto de mãos presente nas paresias.

Um exemplo histórico clássico do poder de observação, servindo ao neurologista, encontra-se nos trabalhos de James Parkinson ao descrever uma série de 6 pacientes com a chamada *paralisia agitante* (mais tarde batizada com seu nome), 2 dos quais não buscaram efetivamente avaliação médica sendo "reconhecidos" em encontros casuais, e 1 deles nunca foi sequer examinado.[3]

❱ IDENTIFICAÇÃO

Passo comum na grande maioria das interações humanas, o processo de identificação que concerne à anamnese focada às doenças neurológicas compreende, além dos passos fundamentais de toda consulta médica inicial (nome completo, idade, gênero, raça, ocupação atual, estado civil, escolaridade, cidade de nascimento e de procedência), mas também o lado de dominância para habilidades. A importância da descrição de tal característica está no fato dos destros e dois terços dos canhotos possuírem o hemisfério esquerdo como dominante para a linguagem. A identificação auxilia também na caracterização da orientação autopsíquica do paciente ao impelir o mesmo a prestar informações sobre si.

Obviamente, algumas condições em que a linguagem ou mesmo a consciência estão comprometidas não permitem um contato inicial adequado. Existe uma famosa história de pronto-socorro em que um paciente que não estava de posse de seus documentos, sendo admitido por quadro de afasia secundária a um acidente vascular cerebral. Por acaso do destino, algum funcionário adentrou à sala de cuidados, chamando em um tom de voz mais elevado um colega de nome André e, curiosamente, nosso paciente desconhecido virou-se em direção à funcionária. Após alguns internos testarem uma gama maior de nomes sem sucesso, o mesmo parecia atender somente quando o chamado era feito pelo nome André, nome então que "batizou" nosso paciente. Após algumas horas, com a chegada da angustiada família, descobrimos que o Sr. "André" na verdade, se chamava Heleotério (nome fictício porém semelhante ao do paciente em questão) para a decepção dos internos que flertaram com as qualidades de Holmes pelo menos por algumas horas.

❱ QUEIXA PRINCIPAL

A queixa principal, como o próprio termo se remete, é descrita como o motivo principal que levou o indivíduo a buscar a atenção médica. Deve ser descrita com as próprias palavras do paciente e conter desde quando aquela alteração está presente em sua vida. Por mais evidente que possa parecer o motivo do paciente estar em contato com o profissional de saúde, as expectativas trazidas pela queixa principal devem sempre ser levadas em consideração, ainda que não tenham relação direta com a doença que julgamos ser a principal.

Como foi o caso da Sra. Marisete que possuía a singular característica de falar frase a frase pau-sa-da-men-te e cuja a queixa principal em uma primeira consulta de triagem neurológica era a seguinte: "Falta do cheiro há 2 anos". Inicialmente, aproveitando a pausa e antes que a mesma iniciasse seu relato clínico, julguei tratar-se de uma anosmia (incapacidade em sentir odores), possivelmente por uma alfa-sinucleinopatia. Eis que ao iniciar sua descrição do problema, a mesma dispara: "Tudo começou há 2 anos após a cirurgia que fiz na cabeça", logo minhas hipóteses se expandiram para anosmia secundária a um trauma cranioencefálico com intervenção cirúrgica possivelmente para resolução de um hematoma epidural.

A mesma então, após nova pausa continuou: "Cirurgia que fiz por causa das crises convulsivas", resolvi esperar a continuidade do discurso, desta vez sem abrir algoritmos diagnósticos mentais. Terminada a pausa de praxe, a Sra. Marisete encerra seu relato: "Na verdade, sinto o cheiro das coisas normalmente, o que sinto falta é do cheiro ruim que sentia quando tinha algumas crises". Após o desenrolar da consulta descobri que a paciente em questão, na verdade, sofrera de crises convulsivas, algumas das quais acometendo o uncus e, por isso, causando a cacosmia (cheiros ruins) relatada. Pelo sucesso do procedimento cirúrgico, a paciente ficara livre das suas crises convulsivas e nós acabamos por não conseguir resolver o "problema" da paciente. Acontece...

▌HISTÓRIA DA MOLÉSTIA ATUAL (HMA)

A história da doença ou moléstia atual constitui a pérola da anamnese, sendo a sua coleta uma das mais importantes habilidades médicas. Dentre as várias técnicas de obtenção da história médica do paciente, a que envolve liberdade ao paciente para expressar suas impressões e o desenrolar dos sintomas de maneira livre é talvez a mais efetiva. Por vezes, a intervenção médica se faz necessária para o esclarecimento de queixas mais vagas ou ainda pouco descritivas como é o caso da famosa "cabeça vazia" ou, ainda, da "dor cansada" que parecem transcender fronteiras e regionalismos pelo país a fora.

Outro ponto importante é que a variabilidade interpessoal faz naturalmente que coexistam indivíduos prolixos que até devam ser interrompidos e lembrados qual o foco da consulta, como o Sr. João que se lembrava que sua dificuldade em subir escadas iniciou-se no último churrasco de família, seguindo o discurso pela pesquisa de preços em 7 açougues diferentes pela cidade, passando pelo ponto correto de cozimento de uma peça de picanha. Outros indivíduos, por sua vez, confessam cada dado da anamnese a duras penas como se estivessem sob tortura. O médico habilidoso deve, então, saber dosar a liberdade de discurso e o grau de intervenção dedicado a cada paciente.

"Dissecção das queixas na linha temporal da história do paciente", esse é um passo importante para a elaboração de hipóteses diagnósticas. Lembrando que, muitas vezes, na prática neurológica, esta pode ser a única oportunidade para se estabelecerem hipóteses, uma vez que, em determinadas situações, como é o caso das crises convulsivas, dos acidentes isquêmicos transitórios ou, ainda, de algumas algias craniofaciais, após passado algum tempo do evento em questão, o exame físico e os exames complementares podem ser absolutamente normais.[4] As queixas relacionadas com a dor são a principal causa de busca por atendimento médico. A descrição de suas características de forma detalhada pressupõe alguns requisitos básicos, alguns dos quais, também, podem ser extrapolados para caracterização de outros sintomas:

- *Localização:* refere-se ao sítio de maior acometimento no corpo. Localizações vagas, como: "dói o corpo todo", não permitem avanço significativo ao raciocínio clínico, devendo, portanto, ser mais bem descritas. Nesse ponto, devem também estar contidas as características que englobam aspectos relativos à irradiação, caso faça algum sentido.
- *Tipo:* é a maneira pela qual o paciente descreve a sua experiência de dor. Sendo assim, o céu é o limite para a criatividade e a adjetivação das experiências individuais perpassam tanto pelo nível educacional, como pelo contexto sociocultural, em que o paciente está inserido.[5] Certa vez, para nossa surpresa, uma moça jovem por volta dos 20 anos em investigação de um quadro de dor neuropática descrevia assim sua dor: "... começa uma sensação de que meus pés estão sendo esfaqueados com aquelas facas de serra e, em seguida, parece que estou pisando em uma piscina com milhões de agulhas", confesso que após a consulta até eu tomei um analgésico.
- *Intensidade:* informação subjetiva em que o paciente declara em que grau a dor se enquadra. Em geral, a faixa de graduação vai desde a ausência de dor (nota mínima) até a pior dor já sofrida na vida (maior nota possível). Para tal, uma série de métodos foi desenvolvida, indo desde instrumentos puramente verbais, em que o paciente confere uma nota de 0 a 10 que representaria sua dor, até instrumentos impressos, porém igualmente simples, como é o caso da escala visual analógica de dor, em que o paciente aponta em uma linha em que ponto se encontra sua dor (Figura 2-1).
- *Instalação/periodicidade:* a forma com a qual os sintomas se instalam ou ainda se repetem é de grande utilidade prática no processo diagnóstico, já que fornecem dicas quanto ao possível grupo de doenças do qual fazem parte (vasculares, traumáticas, inflamatórias, infecciosas, neoplásicas, genéticas e degenerativas). De uma maneira geral, as doenças cujo o modo de instalação é agudo referem-se às causas vasculares ou traumáticas. As doenças infecciosas e inflamatórias seguem um padrão subagudo, já as neoplásicas, genéticas e

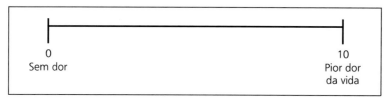

Figura 2-1. Escala visual analógica de dor.

degenerativas seguem, de forma geral, padrão crônico de instalação. Embora esse esquema geral seja de grande utilidade prática, não pode (e nem deve) ser um dogma para o raciocínio clínico.

- *Fatores desencadeantes:* esse é outro ponto bastante importante na descrição dos sintomas, mas que também fornece pérolas permeadas por crendices e superstições. A identificação, por exemplo, de que a queixa de fraqueza ocorre de maneira flutuante no decorrer do dia e é piorada por exercícios físicos, deve evocar o acometimento da junção neuromuscular em sua porção póssináptica.[6]

Sem dúvidas, um dos casos mais desafiadores que enfrentamos é o do garoto Jonathan de 17 anos admitido por quadro de tetraparalisia flácida com suspeita de uma polirradiculopatia aguda desmielinizante. O quadro foi revertido completamente após 30 horas da instalação quando nos preparávamos para colocação do cateter para plasmaférese. Após adentrar o que parecia um beco sem saída, reiniciamos o atendimento com nova coleta dos dados clínicos. Assim feito, um dado peculiar veio à tona: Jonathan, antes de iniciar a fraqueza, havia devorado um ovo de chocolate inteiro sozinho (fazia questão de frisar que era o de tamanho 30!).

Nas mãos de examinadores inexperientes, esse dado poderia soar como uma excentricidade ou mesmo algum relato irrelevante de um adolescente que estava contando vantagem por seus feitos de glutão, no entanto, essa informação foi fundamental para o diagnóstico do paciente: *Paralisia Periódica Hipocalêmica*. Adivinhem só o que pode desencadear "ataques" de tetraparesia nesses pacientes? Exato! Sobrecarga de carboidratos como a ofertada por ovo de páscoa[4] (e nem precisaria ser do tamanho 30).

- *Fatores de melhora/piora:* entender o que pode melhorar ou piorar um determinado sintoma é parte fundamental no próprio processo de tratamento. Além disso, a compreensão dos fatores desencadeantes pode fornecer pistas clínicas acerca do diagnóstico em si.
- *Sintomas associados:* compilar sintomas associados faz parte da caracterização plena do próprio sintoma como processo do delineamento de uma determinada doença. Inúmeras "ciladas" podem ser colocadas no caminho, principalmente, pela inexperiência ou ainda pelo desconhecimento de todas as características que compõem o quadro clínico.

Sendo assim, se você está em uma fase de início da carreira com o arsenal diagnóstico em franca expansão, documente todos os sintomas que o próprio paciente julga fazer parte da doença. Fique tranquilo, à medida que aumenta a experiência, o filtro para o diagnóstico diferencial torna-se mais eficiente, mas sem nunca esquecer o eterno aforismo de *Hipócrates* que diz: "A vida é curta, a Arte é longa, a ocasião fugidia, a experiência enganadora e o julgamento difícil".[7]

Nunca é demais lembrar que a atitude do profissional durante o discurso do paciente também é um fator importante. Profissionais que mantêm a cabeça baixa no afã de registrar literalmente todas as informações apresentadas (erro muito comum no processo de aprendizado) incorrem na armadilha da perda de uma cronologia clara e na descrição incompleta dos sintomas. Uma boa estratégia é a de, após o final da fala do paciente, repetir um esquema geral da história para o mesmo, esclarecendo pontos de dúvida, para, então, fazer o registro escrito.

Outra saída é a de se tomar notas curtas enquanto se ouve o paciente, porém sem longos períodos de perda do contato visual. Certa vez, ao receber um paciente e após a finalização da consulta médica, o mesmo confessou: "Doutor, fico feliz de ter trocado de médico! Não me entenda mal, o outro (médico) parecia ser bastante competente, mas durante a consulta ele ficava batendo a perna no ritmo da música do ambiente externo. Sentia que ele não prestava atenção no que eu estava contando. Ou no que é mais triste, porém bastante comum: "Ele (médico) nem olhou na minha cara, ficou escrevendo todo o tempo e, no final, me entregou uma receita de medicamento, finalizando a consulta."

❱ HISTÓRIA MÉDICA PREGRESSA

A seção de história médica pregressa deve contemplar uma série de pequenas subseções referentes a assuntos que concernem à saúde do paciente. O mesmo deve esforçar-se para evocar as situações que o levaram a entrar em contato com os serviços de saúde durante sua vida. Idealmente deve incluir:

- *Doenças de diagnóstico prévio:* nesse ponto, embora a desconfiança seja sempre uma companheira pelo risco de se "assumir" como correta a conclusão diagnóstica feita por outrem, devemos ter em mente que alguns diagnósticos feitos no passado podem somar-se ao diagnóstico das queixas que motivaram a consulta e, por meio de síndromes, unir-se em torno de uma etiologia comum. Um importante ponto de convergência é dado pelo fato de que, em certos momentos, não podemos e não devemos manter alta a barra de desconfiança e colocar em xeque todos os diagnósticos prévios dos pacientes (pelo menos não em um primeiro momento). O questionamento sobre cirurgias prévias e da necessidade do uso prévio de transfusões de sangue também é sobremaneira importante.
- *Medicações em uso atual:* por vezes, as medicações podem ser o tratamento, mas em determinadas situações atuam como causa ou fator de piora para doenças associadas. Como foi o caso da Sra. Laurita de 72 anos que faz uso de

propranolol para controle de sua hipertensão arterial sistêmica, cloroquina para controle de uma artralgia em investigação e, por vezes, clonazepam em gotas ao deitar-se. Tudo estaria relativamente tranquilo caso a Sra. Laurita não desenvolvesse um quadro de ptose, diplopia e fraqueza flutuante, que "teimava" em repertir-se durante os dias. Após o início do tratamento preconizado para *miastenia gravis*, a mesma foi encaminhada ao serviço de atenção terciária por "refratariedade" ao tratamento, que foi resolvida pelo simples ajuste das medicações em uso corrente. Mágica? Embora para a Sra Laurita sejamos algo semelhantes aos grandes ilusionistas, fizemos apenas o básico: voltamos ao ponto inicial, retirando o benzodiazepínico.

- *História de desenvolvimento neuropsicomotor:* em determinadas especialidades, a história do desenvolvimento neuropsicomotor (vide Capítulo 14 – Exame Neurológico Pediátrico) é algo que pode não trazer informações aplicáveis em muitas especialidades, o que não é o caso da Neurologia. Entender se o paciente teve condições de parto ruins e atraso nos ganhos motores pode identificar fatores contribuintes de situações na vida adulta, não explicáveis por outras justificativas.

- *Presença de alergias:* antes de prescrever alguma medicação, SEMPRE questione o paciente acerca de alergias. Essa pode ser uma medida profilática para cefaleia de extrema eficácia. Cefaleia que acometerá o médico, caso incorra no erro primário de prescrever algo a que o paciente seja sabidamente alérgico.

- *Antecedentes profissionais:* importantes na contextualização das queixas atuais. Certo dia, no ambulatório de cefaleias e algias faciais, apareceu o Antônio com queixas de dor de grande intensidade em região cervical com irradiação para todo hemicrânio direito. Durante a anamnese no inquérito sobre sua profissão, o mesmo identifica-se desempregado, mas com o histórico de "freelancer da construção civil", cujas as atribuições de tarefas em nada se distinguiam do popular auxiliar de pedreiro ainda com o diferencial de ser o funcionário que em todo canteiro de obras conseguia empilhar o maior número de sacos de argamassa sobre a cabeça, função esta que se mostrou intimamente ligada ao diagnóstico feito de cefaleia cervicogênica.

- *Contexto socioeconômico:* antes que fórmulas milionárias ou medicamentos que não são fornecidos pelo sistema de saúde sejam prescritos, é fundamental que o médico tenha a noção da possibilidade de aquisição dos mesmos pelos pacientes. Muitas vezes, o questionamento direto (evitando ao máximo o uso de expressões como o: "custa só..." ou ainda o: "apenas") costuma esclarecer a possibilidade real do uso de determinada medicação. Outro ponto igualmente delicado é sobre qual a religião, caso o paciente tenha alguma, que o paciente segue. Esse fato, além de evitar indelicadezas, previne que determinadas decisões conflitantes que possam envolver o tratamento proposto sejam tomadas.

HISTÓRIA FAMILIAL

O questionamento acerca dos familiares, embora muitas vezes venha seguido por um seco "Não sei" ou ainda "morreu de velho", é essencial e vem ganhando, cada vez mais, importância, ao passo que novas relações são descritas a cada dia. Este é o caso, por exemplo, da descrição do gene *C9orf72* que uniu as pontas de quadros de doença do neurônio motor e de demência frontotemporal, fenótipos que podem segregar-se em separado em uma mesma família.

A identificação de pelo menos três gerações agrega informações de qualidade para os casos de suspeita de etiologia genética, bem como a presença de consanguinidade na família, que aumenta o risco de doenças autossômicas recessivas. Em algumas situações, o exame direto de familiares, que aparentemente são hígidos, ou pelo menos julgam-se como tal, deve ser realizado como ilustra o caso da menina Clarinha. Passando em primeira consulta aos 9 anos de idade, a expressiva Clarinha apresentava queixas e exame físico típicos de uma paraparesia espástica. Como a mesma já havia sido submetida aos exames complementares que afastaram a paraparesia como consequência de uma causa primária, a mesma foi encaminhada ao Ambulatório de Neurogenética.

O quadro apresentava-se como uma forma pura, típica dos casos autossômicos dominantes, mas uma informação não endossava nossa hipótese: a falta de história familiar. A mãe, que acompanhava a criança, era assintomática e jurava que sua família também o era. Após um extenso "brainstorm", a única informação que pudemos obter foi a de que o pai, que estava na sala de espera, tinha um problema ortopédico no joelho, mas que em nada lhe impunha limitações. Eis que, para nossa surpresa, o pai quando solicitado a adentrar o consultório médico apresentava a marcha típica de uma paraparesia espástica o que possibilitou o diagnóstico presuntivo de uma paraparesia espástica hereditária, que, após teste de genética molecular, revelou ser do tipo SPG4.

Dando continuidade ao delineamento da história familial, é fundamental o questionamento ativo acerca da presença de outras doenças na família, não somente de doenças neurológicas, mas também de doenças acometendo outros sistemas. Como o exemplo, podemos citar as doenças cardiovasculares que possuem íntima relação com quadros neurológicos vasculares. Outro ponto importante é o inquérito da causa de óbito dos familiares, lembrando que, por vezes, o óbito em idades precoces pode preceder o tempo necessário para que doenças geneticamente determinadas possam expressar-se, dando a falsa impressão de que o caso de nosso paciente seja isolado.

INTERROGATÓRIO SISTEMÁTICO

O interrogatório sobre queixas dos múltiplos sistemas estabelece a oportunidade de encorajamento ao paciente em falar sobre sintomas que talvez, para ele, sejam dissociados do quadro atual, mas que podem ser de grande valia para o raciocínio clínico e complementação diagnóstica.

❱ PONTOS PECULIARES DA ANAMNESE NEUROLÓGICA

Como ponto de encerramento deste capítulo, gostaríamos de mencionar algumas peculiaridades inerentes a algumas condições que envolvem o sistema neurológico. Afinal, como proceder durante a entrevista de um paciente incapaz de falar? Seja por incapacidade em articular palavras como no caso das formas bulbares ou estágios avançados da doença do neurônio motor ou por incapacidade na compreensão e/ou expressão, como ocorre nas afasias. Como solicitar aos pacientes com quadros de demência que contêm de maneira a manter-se a cronologia dos fatos, como iniciou-se sua doença? Ou ainda como proceder à anamnese nos casos emergenciais em que a consciência está afetada? Nesses casos e em muitos outros, a anamnese feita juntamente com acompanhantes ou testemunhas torna-se a principal ferramenta para o registro da história clínica. Esta relação com terceiros é bastante delicada e deve restringir-se aos casos em que o paciente se encontra impossibilitado de fornecer seu relato.

Sendo assim, deixamos com vocês a liberdade e o encorajamento para a prática da anamnese e o aprimoramento das habilidades já conquistadas. Ao final da mesma, um dos muitos caminhos que chegam ao diagnóstico que tem-se mostrado efetivo é a estruturação da avaliação clínica, conforme o seguinte esquema proposto no Quadro 2-1 e na Figura 2-2.

Quadro 2-1. Plano esquemático simplificado para o exame físico neurológico

- Estado mental
- Nervos cranianos
- Coordenação
- Equilíbrio
- Equilíbrio dinâmico (marcha)
- Sensibilidade
- Motor (força, reflexo, tônus e trofismo)
- Provas meningorradiculares

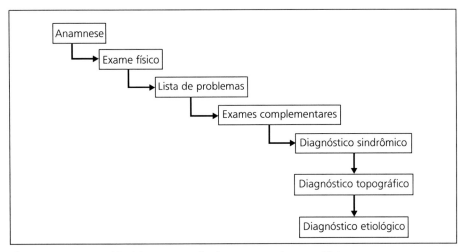

Figura 2-2. Esquema ideal de estruturação de uma consulta neurológica.

Já sabemos que agora você deve estar bastante ansioso(a) para iniciar a leitura dos capítulos sobre o exame físico, mas por onde começar? Tendo em vista as múltiplas maneiras de se pôr em execução o exame neurológico, a ordem em que o mesmo é realizado depende muito mais do estilo individual do que de uma ordem tecnicamente mais adequada. Sendo assim, deixamos uma proposta de guia para o exame, mas fique à vontade para seguir seus instintos (Figura 2-3).

UNICAMP

REG. GERAL

EXAME NEUROLÓGICO

IMPRESSÃO GERAL SOBRE AS CONDIÇÕES NEURO-PSIQUICAS (CONSCIÊNCIA, ESTADO PSÍQUICO, FÁCEIS, EQUILÍBRIO, ETC.)

MOBILIDADE VOLUNTÁRIA (MOVIMENTOS ATIVOS, FORÇA MUSCULAR, COORDENAÇÃO MOTORA)

TONICIDADE MUSCULAR

MOVIMENTOS INVOLUNTÁRIOS ANORMAIS (TREMORES, CORÉIA, ATETOSE, MIOCLONIAS, ETC.)

MOBILIDADE AUTOMÁTICA (MARCHA, FALA, MÍMICA, ETC.)

REFLEXOS (+, PRESENTE E NORMAL, ++, VIVO, +++, EXALTADO, -, DIMINUIDO, 0, AUSENTE, N.E., NÃO EXAMINADO)

PROFUNDOS	D	E	SUPERFICIAIS
AXIAIS DA FACE			CUTÂNEO-PLANTAR
BICIPITAL			CUTÂNEO-MUCOSA
TRICIPITAL			OUTRAS
GRAQUIORRADIAL			
PATELAR			
AQUILEU			

OUTRAS MANIFESTAÇÕES REFLEXAS (CLONO, AUTOMATISMO MEDULAR, SINCINESIAS)

SINAIS DA SÉRIE MENINGORRADICULAR (RIGIDEZ DE NUCA, KERNIG, BRUDZINSKI)

21.007.29 - HC-2°SEM-2009

SENSIBILIDADE
SUPERFICIAL (TÁCTIL, DOLOROSA, TÉRMICA) E PROFUNDA (POSTURAL VIBRATÓRIA À PRESSÃO, DOLOROSA À COMPRESSÃO PROFUNDA), ESTEREOGNOSIA E DISCRIMINAÇÃO TÁTIL

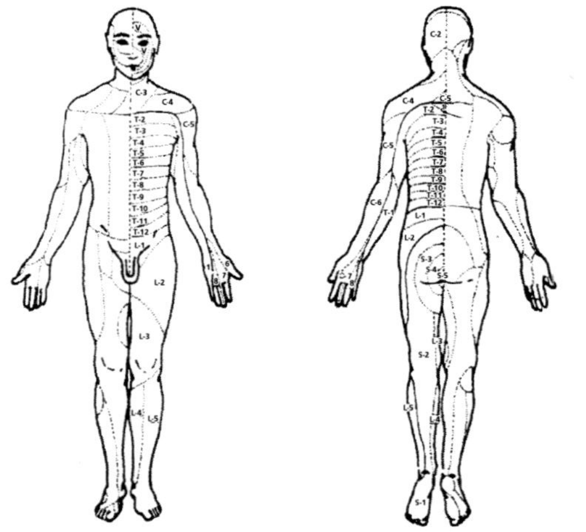

PERTURBAÇÕES TRÓFICAS E NEUROVEGETATIVAS

NERVOS CRANIANOS

DIAGNÓSTICO (SINDRÔMICO, TOPOGRÁFICO, ETIOLÓGICO)

EXAMINADOR

21.007.29 - HC-2°SEM-2009

Figura 2-3. Modelo esquemático adotado nos ambulatórios de Neurologia do Hospital de Clínicas da UNICAMP.

REFERÊNCIAS BIBLIOGRÁFICAS

1. Doyle AC. *As Aventuras de Sherlock Holmes*. Coleção Sherlock Holves. 2. ed. Rio de Janeiro: Zahar, 2011.
2. Porto CC, Porto AL. *Semiologia médica*. 6. ed. Rio de Janeiro: Guanabara-Koogan, 2010.
3. de Andrade LAF, Barbosa ER, Cardoso F *et al*. *Doença de Parkinson. Estratégias Atuais de Tratamento*. 2. ed. São Paulo: Segmento Farma; 2006.
4. Daroff RB, Fenichel GM, Jankovic J *et al*. *Bradley`s neurology in clinical practice*. 6th ed. Philadelphia: Saunders/Elsevier, 2012.
5. Barros E, Albuquerque GC, Pinheiro CTS *et al*. *Exame clínico – Consulta rápida*. 2. ed. Porto Alegre: Artmed, 2004.
6. Clark JW. *Neurologia clínica. Da sala de aula ao consultório*. Porto Alegre: Artmed, 2009.
7. Hipócrates. *Aforismos*. São Paulo: Martin Claret, 2004.

UNIDADE II
SEMIOLOGIA BÁSICA

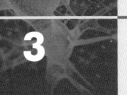

Semiologia dos Nervos Cranianos I e II

Ingrid Faber ▪ Carlos Roberto Martins Jr.
Milena de Albuquerque ▪ Marcondes C. França Jr.
Frederico Castelo Moura

▶ NERVO OLFATÓRIO (NC I)

Noções Básicas da Anatomia do Sistema Olfatório

O nervo olfatório é composto por neurônios sensitivos bipolares, cujos corpos celulares estão situados na concha nasal superior, septo e teto do nariz.[1] Os prolongamentos periféricos destes neurônios são responsáveis pela transdução de sinais quimiossensoriais, enquanto seus prolongamentos centrais formam dezenas de filamentos que penetram o osso etmoide, constituindo o NC I propriamente dito. Nos bulbos olfatórios, ocorre a primeira sinapse da via, daí os neurônios de segunda ordem compõem os tratos olfatórios (localizados na fossa craniana anterior sob os lobos frontais).

Tais tratos dividem-se em estrias mediais, que se projetam para regiões límbicas e estrias laterais, que terminam no córtex olfatório primário (único e giro hipocampal anterior). Múltiplas decussações ao longo da via olfatória permitem representação cortical bilateral. O olfato é a única modalidade sensitiva não processada no tálamo. Comunicações com núcleos salivatórios são importantes na salivação reflexa.[2] As conexões entre a área septal e tronco via habênula e hipotálamo são responsáveis por salivação ou náuseas e modificação na peristalse gastrointestinal, de acordo com a identificação do cheiro, como agradável ou não.[1,3]

Anamnese e Semiotécnica

O objetivo do médico é definir cuidadosamente o problema ligado à olfação (p. ex., paladar ou olfato? Cheiro real ou percebido? Uma ou duas narinas acometidas?) durante a anamnese, o que possibilitará a realização de exame neurológico e diagnóstico adequados.[2] Pacientes com distúrbios de olfato devem ser questionados quanto à história prévia de lesão cranioencefálica, tabagismo, infecção recente de via aérea superior, doenças sistêmicas, nutrição, toxinas, medicações e drogas ilícitas.[2] Inicialmente, faz-se a inspeção de cabeça e pescoço com atenção para ouvidos, vias aéreas, mucosas e língua.[2,4] Explique o exame ao paciente: o mesmo deve manter os olhos fechados e, ao ser exposto a uma substância, acusar primeiramente que percebe um cheiro. Apenas a seguir, quando perguntado, deverá nomear o cheiro que identificou.

Antes de iniciar, certifique-se de que não há obstrução nasal (causa mais frequente de hiposmia/anosmia transitória), não toque o paciente ou dê pistas sonoras, oclua uma narina, enquanto o paciente realiza inalações repetidas com a outra. O lado supostamente anormal deve ser examinado primeiro. Deve-se testar o olfato com estímulos não irritativos (por exemplo: café, canela, cravo, álcool, sabão), pois o uso de substâncias irritativas pode estimular receptores sensitivos trigeminais, gerando resultado falso-negativo para anosmia. Ressaltamos que é importante que o paciente informe primeiro se detecta o cheiro (o que indica continuidade de via olfatória) e, em seguida, informe qual o odor (o que indica função cortical intacta). Testes comerciais disponíveis são o teste de identificação de odores da Universidade da Pensilvânia (UPSIT) e o teste quimiossensorial de Connecticut.[1]

Transtornos do Olfato

Os déficits olfatórios são divididos em condutivos (dificuldade de a substância entrar em contato com o epitélio olfatório) e neurossensoriais (disfunção dos receptores ou conexões centrais). Perda olfatória condutiva é mais comum, sendo a infecção de vias aéreas superiores, a primeira causa de anosmia persistente. Rinite, desvio de septo e pólipos estão entre outras causas de déficit condutivo. Uso intranasal crônico de substâncias tóxicas (por exemplo, cocaína e tolueno) e deficiências de vitaminas e minerais (B12, B6, A, cobre ou zinco) são outras causas importantes (Quadro 3-1).

Dentre as causas neurológicas, alguns exemplos são traumas cranioencefálicos (por secção dos nervos olfatórios na placa crivosa do osso etmoide) e lesões expansivas, acometendo a região orbitofrontal (estesioneuroblastoma). Esta última pode resultar na *síndrome de Foster Kennedy*, onde um tumor (mais frequentemente meningioma da goteira olfatória) leva à anosmia e atrofia ópti-

Quadro 3-1. Termos relacionados com a disfunção do olfato

Anosmia	Ausência de olfato
Agnosia olfatória	Incapacidade de identificar ou interpretar odores
Cacosmia	Percepção de odor como desagradável
Coprosmia	Cacosmia de odor fecal
Disosmia	Alteração no olfato
Fantosmia	Percepção de odor não real
Hiperosmia	Olfato excessivamente aguçado
Hiposmia	Diminuição do olfato
Parosmia	Perversão do olfato
Presbiosmia	Redução do olfato por envelhecimento

ca do lado envolvido, acompanhada de papiledema contralateral (decorrente da hipertensão intracraniana secundária).[5] Anosmia pode preceder em muitos anos o surgimento das doenças neurodegenerativas do grupo das alfassinucleinopatias, das quais a *doença de Parkinson*, *Atrofia de Múltiplos Sistemas* e *Demência por Corpúsculos de Lewy* são as mais frequentes. Algumas doenças neuromusculares, como a *Síndrome de Refsum*, podem cursar com anosmia também.

A *síndrome de Kallman* é uma doença genética com herança mais frequentemente ligada ao cromossomo X (se manifestando predominantemente em homens) que se expressa clinicamente pela associação de anosmia (hipoplasia/aplasia de bulbo e trato olfatório) e prejuízo no desenvolvimento de caracteres sexuais secundários masculinos (hipogonadismo hipogonadotrófico por disfunção hipotalâmica).[5]

Em transtornos funcionais (de origem psíquica) do olfato, o paladar pode estar poupado. Este achado afasta anosmia orgânica, uma vez que a percepção do gosto seja um fenômeno complexo obtido por informações das vias gustativas e olfatórias associadamente. A hiperosmia pode ocorrer em transtornos funcionais e mais raramente após trauma cranioencefálico. Alucinações são mais frequentes em psicoses, mas podem ocorrer em lesões centrais (neoplasia, vascular, crise epiléptica).[6] *Crises uncinadas* são crises parciais complexas precedidas por aura olfatória ou gustativa desagradável, acompanhadas de movimentos oromastigatórios e alteração da consciência, sendo o olfato normal entre as crises.[1] Ocorrem, normalmente, secundárias a lesões expansivas na região temporal mesial (especialmente no úncus).

❱ NERVO ÓPTICO (NC II)

Princípios Gerais do Exame da Função Visual

O exame da função visual compreende: acuidade visual, visão de cores, campo visual e fundo de olho, sendo estas mediadas pelos nervos ópticos (NC II). A função pupilar é realizada tanto pelo NC II (alça aferente) quanto, na alça eferente, pelo terceiro nervo craniano (sistema nervoso parassimpático) e sistema oculossimpático. A semiologia da função pupilar será abordada neste capítulo. Outros aspectos do exame neuro-oftalmológico, como anormalidades do globo ocular, pálpebras e cinética, serão abordados no capítulo referente aos nervos oculomotores.

O diagnóstico diferencial de déficits visuais é fundamental para o neurologista, pois fornece importantes pistas topográficas. A perda visual de instalação aguda constitui urgência neuro-oftalmológica e pode ser a manifestação inicial de doenças potencialmente fatais. Sendo assim, todo paciente com queixa recente de alteração da função visual deve ser examinado de maneiras rápida e eficiente.

Noções Básicas da Anatomia do Sistema Visual

A revisão de alguns aspectos da anatomia e fisiologia do olho é importante para o diagnóstico topográfico de disfunções do sistema visual.

Quando a luz atravessa o globo ocular através do cristalino e humor vítreo, forma-se uma imagem na retina que é duplamente invertida, ou seja, a imagem captada do hemicampo superior se projeta na hemirretina inferior (e vice-versa), enquanto a luz proveniente da região temporal do campo visual se projeta na hemirretina nasal (e vice-versa). O ponto de fixação central retiniano é a mácula, responsável pelos 5° centrais da visão e que possui maior acuidade com relação ao restante da retina. A fóvea, circundada pela mácula, corresponde a 1° da visão central, sendo responsável pela região de acuidade máxima.

A retina possui dois tipos de células fotorreceptoras. Os cones, situados predominantemente na mácula, veiculam informação visual com maiores resoluções espacial e temporal, além de serem capazes de detectar cores. A detecção de cores se faz possível em razão da presença de 3 subtipos de cones que detectam luz em diferentes comprimentos de onda: curto (azul), médio (verde) e longo (vermelho). Os bastonetes são 20 vezes mais numerosos que os cones, predominando na retina não macular, onde veiculam as informações provenientes das regiões periféricas dos campos visuais. Por responder à luz de baixa intensidade, são responsáveis pela visão noturna. Os bastonetes são especialmente sensíveis à deficiência de vitamina A, cujo primeiro sintoma é a *nictalopia*, ou cegueira noturna.[7]

Os fotorreceptores enviam impulsos à camada de células bipolares da retina, que os enviam à camada de células ganglionares. Os axônios das células ganglionares convergem para a região do disco (ou papila) para formar o nervo óptico. O disco situa-se cerca de 15° medialmente à mácula. Como o disco é desprovido de fotorreceptores, existe um ponto cego, ou escotoma fisiológico, situado cerca de 15° temporalmente ao ponto de fixação visual (lembrando que a imagem que se forma na retina é duplamente invertida). Como o ponto cego é diferente e não superposto, entre os olhos ele não é perceptível em condição binocular. Lesões do olho, retina ou nervo óptico produzem perda visual monocular.[3,7]

O nervo óptico é exclusivamente sensitivo, composto por fibras aferentes visuais e aferentes pupilares. Aproximadamente 90% das fibras que compõem o nervo óptico têm origem macular, veiculando visão central.[7] Os axônios dos neurônios ganglionares que saem da mácula entram temporalmente no disco, formando o *feixe papilomacular*. Já os neurônios ganglionares, derivados da retina periférica, penetram o disco pelos *fascículos arqueados superior e inferior*. O nervo óptico apresenta aproximadamente 5 cm de comprimento e estende-se da retina até o quiasma.

As meninges se estendem ao longo do nervo óptico, onde são chamadas bainhas vaginais. Isto significa que o espaço subaracnóideo é contínuo ao longo dos nervos ópticos e, por isso, os mesmos são afetados em situações de aumento da pressão intracraniana, provocando o papiledema. A abertura cirúrgica das

Capítulo 3 □ Semiologia dos Nervos Cranianos I e II

bainhas vaginais é uma técnica utilizada para aliviar o aumento da pressão intracraniana sobre o nervo óptico, quando esta ameaça a visão.

Cada um dos nervos penetra no encéfalo pelo canal óptico e, em seguida, aloja-se imediatamente abaixo da superfície orbital dos lobos frontais. Inclinam-se, então, superiormente a cerca de 45° até o quiasma. O quiasma é composto pela decussação das fibras da hemirretina nasal de cada lado, que passam para o trato óptico contralateral. Está posicionado acima da sela túrcica, que abriga a hipófise. O aumento desta glândula é a principal causa de compressão quiasmática, que produz defeitos bitemporais do campo visual, chamado hemianopsia (pois acomete metade no campo visual) bitemporal.

Com a decussação das fibras das hemirretinas nasais no quiasma, tem-se que o trato óptico de cada lado é composto pelas fibras da hemirretina temporal ipsolateral e da hemirretina nasal contralateral. Ou seja, as fibras das hemirretinas esquerdas terminam no trato óptico esquerdo, e as fibras das hemirretinas direitas, no trato óptico direito. Por isso, lesões retroquiasmáticas se manifestam por defeitos homônimos de campo visual, significando que comprometem a mesma porção do campo visual de cada olho. Lesão completa do trato óptico direito, por exemplo, produzirá hemianopsia homônima esquerda. Os aferentes visuais do trato óptico fazem sinapse no corpo geniculado lateral no tálamo.

Já os aferentes pupilares, fazem sinapse no mesencéfalo pré-tectal e colículos superiores. Por esta razão, lesões retrogeniculadas (radiações ópticas) podem afetar a acuidade ou campo visual, mas preservam a função pupilar. Os axônios que saem do corpo geniculado lateral formam as radiações ópticas (ou trato geniculocalcarino), que terminam no córtex visual primário. As radiações ópticas são parte da substância branca encefálica temporoparietoccipital. As fibras da retina inferior formam um arco ao longo do lobo temporal, chamado de *alça de Meyer*. As fibras da retina superior passam através do lobo parietal de cada lado. Por isso, lesões de lobo temporal produzem quadrantanopsia contralateral homônima superior, enquanto lesões parietais produzem quadrantanopsia contralateral homônima inferior.

O córtex visual primário situa-se às margens do sulco calcarino no polo do lobo occipital. O cúneo situa-se imediatamente acima da fissura calcarina, recebendo aferências das radiações ópticas superiores. Inferiormente ao sulco calcarino, a língula recebe projeções das radiações ópticas inferiores. Uma lesão que acometa, por exemplo, a língula à direita provocará quadrantanopsia superior esquerda. Ademais, a visão central macular está representada nas regiões mais posteriores do polo occipital, enquanto a visão periférica está organizada em regiões progressivamente mais anteriores.

A visão central apresenta representação cortical maior que a visão periférica: os 5° centrais da visão representam 50% do córtex visual primário. Com isto, uma hemianopsia que poupe a visão macular sugere lesão do lobo occipital.[7] Os axônios que levam informações visuais estão organizados de maneira retinotópica ao longo de toda a via, embora a orientação desta organização se modifique em seus diversos pontos. Tal organização é menos precisa nos tratos ópticos, daí as lesões de estas estruturas se manifestarem por déficits de campo visual incongruentes (com assimetrias de intensidade entre os olhos). Como regra geral, quanto mais posterior na via visual for a lesão, mais congruente serão os defeitos de campo visual. A Figura 3-1 apresenta um resumo dos principais sítios de lesão da via visual e déficits correspondentes.

As fibras envolvidas com os reflexos fotomotor e consensual se destacam da via visual nos tratos ópticos, seguindo para o teto do mesencéfalo onde fazem sinapse com o *núcleo de Edinger-Westphal* (EW), pertencente ao terceiro nervo craniano (NC III), tanto no quiasma quanto na comissura posterior. Com isto, a resposta à estimulação luminosa de um olho provoca miose do olho estimulado (reflexo direto) e do olho contralateral (reflexo consensual). Do núcleo de EW emergem fibras parassimpáticas do NC III que inervam o músculo esfíncter da pupila, cuja ativação provoca miose. A dilatação pupilar é mediada pelo sistema nervoso simpático através de fibras provenientes do gânglio cervical superior que inervam os músculos dilatador da pupila e retratores palpebrais superiores *(músculo tarsal de Müller)* e inferiores.

Anamnese em Pacientes com Queixas de Alteração da Função Visual

Uma história clínica detalhada é de fundamental importância na avaliação do paciente com queixa visual. É ela quem determinará os diagnósticos diferenciais a serem avaliados por meio do exame neuro-oftalmológico. Qual é a queixa principal do indivíduo? Visão borrada é um termo frequentemente utilizado, mas

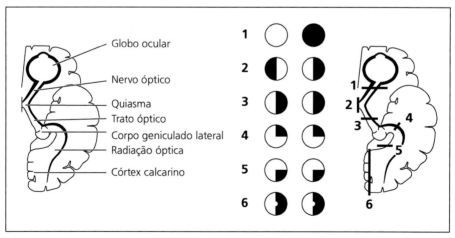

Figura 3-1. Desenho representando as vias ópticas e transtornos de campos visuais que correspondem a cada sítio de lesão.

Capítulo 3 ▫ Semiologia dos Nervos Cranianos I e II

pouco específico, devendo o examinador insistir na investigação para determinar principalmente se está diante de diplopia ou perda visual. Pergunte se o paciente enxerga os objetos de maneira duplicada ou se a imagem apresenta bordas pouco nítidas, borradas, como se estivesse sob neblina.

A alteração é percebida em um ou em ambos os olhos (monocular ou binocular)? Perda monocular localiza a lesão anteriormente ao quiasma (globo ocular ou nervo óptico), enquanto a perda binocular é gerada por lesão no quiasma ou retroquiasmática. O déficit se estende por todo campo visual ou é mais acentuado em algum ponto específico? As cores estão menos nítidas? A queixa se iniciou de maneira súbita ou gradual? É persistente ou flutuante? É acompanhada de dor ocular, cefaleia ou outros sintomas? O paciente percebe alterações palpebrais, no globo ocular ou pupilas? Em que situação o déficit se acentua? A visão piora ao olhar para determinada direção?

Investigue, ainda, a ocorrência de fotopsias, *flashes* ou faíscas luminosas, que podem ser brancas ou coloridas. Distorções dos objetos enxergados (metamorfopsia ou micropsia) ou escotomas. Uma região de menor acuidade visual pode corresponder a escotoma negativo (área não visível do campo visual) ou escotoma positivo (área percebida como foco de luz e/ou cor). Escotomas positivos bem como metamorfopsias, ocorrem mais comumente, em pacientes com maculopatia. Já as fotopsias, mais comumente, significam doença retiniana ou do nervo óptico, ou ainda um fenômeno positivo cortical (como em auras migranosas ou epilépticas).

Investigue se o paciente apresenta transtorno pregresso da função visual, ainda que de menor intensidade, e se apresenta história familiar de perda visual. Doenças sistêmicas diagnosticadas ou em investigação, muitas vezes, são a chave para o diagnóstico. Averigue a presença de fatores de risco cardiovascular em pacientes com neuropatia óptica isquêmica ou antecedente de doença autoimune em pacientes com neurite óptica.[8-10]

Acuidade Visual

Ao examinar um paciente com queixas relacionadas com a visão, o primeiro passo consiste em determinar se há alteração da acuidade visual. Esta deve ser avaliada em ambiente bem iluminado com o paciente munido de seus óculos (para fins neurológicos interessa a melhor acuidade visual corrigida do paciente). Os erros de refração, como miopia, astigmatismo e presbiopia, são muito frequentes na população e podem causar tanto diminuição da acuidade visual, quanto diplopia monocular (mais raro). Munido de um *cartão de Snellen* (Figura 3-2) fixado à distância de 6 metros (ou 20 pés), o examinador pede que o paciente leia as letras que se situam em cada linha, examinando um olho por vez. Pode-se iniciar o teste pelas letras maiores em pacientes com queixas significativas ou pelas letras menores, quando a queixa é sutil. A acuidade corresponde à linha onde mais da metade das letras são lidas corretamente.

E	1	20/200	0.1
F P	2	20/100	0.2
T O Z	3	20/70	0.3
L P E D	4	20/50	0.4
P E C F D	5	20/40	0.5
E D F C Z P	6	20/30	0.7
F E L O P Z D	7	20/25	0.8
D E F P O T E C	8	20/20	1.0
L E F O D P C T	9	20/15	1.3
F D P L T C E O	10	20/12	1.7
P E Z O L C F T D	11	20/10	2.0

Figura 3-2. Cartão de Snellen.

O paciente deve ser encorajado pelo examinador, pois muitos pacientes desistem precocemente, levando a resultados falso-positivos. Uma acuidade 20/20 corresponde a uma acuidade visual normal, uma acuidade 20/40 (ou 6/12) significa que, o que uma pessoa normal consegue enxergar a 40 pés (ou 12 metros), o paciente enxerga apenas a 20 pés (6 metros). Se o paciente não conseguir ler a linha 20/200 a 6 metros, aproxima-se o cartão. Um paciente que consegue ler a linha 20/200, por exemplo, a 3 metros, (1/2 da distância inicial) possui uma acuidade de 10/200, ou 20/400. Quando a acuidade é menor que 20/800, pode ser caracterizada como CD (conta dedos), MM (movimento de mão) ou PL (percepção luminosa).

Embora o exame da acuidade a distância seja preferível, a maioria dos consultórios não possui 6 metros de comprimento, por isso os cartões para visão de perto são mais utilizados, como o *cartão de Rosenbaum*, utilizado a 35 centímetros de distância. Quando alteração da acuidade visual, o médico deve tentar eliminar a possibilidade de um erro de refração, ainda que o paciente esteja munido de seus óculos. Os erros de refração são extremamente prevalentes, e as demais causas de perda da acuidade visual demandam investigações extensa e onerosa. O teste do *pinhole* é feito solicitando ao paciente que leia o painel de avaliação da acuidade através de pequenos orifícios. Quando há melhora da acuidade por meio do teste de pinhole, o déficit deve-se a erro de refração. Quando não há melhora ou há piora da visão, o déficit da acuidade visual é secundário à maculopatia ou neuropatia óptica. Um disco para realizar o teste de pinhole pode ser comprado ou confeccionado, fazendo-se 3 a 4 buracos com um alfinete em um cartão.[1,9]

Teste de Fotoestresse

O teste de fotoestresse é útil na diferenciação entre doença do nervo óptico e maculopatia. Ele consiste na aferição da acuidade visual seguida de exposição à luz intensa por cerca de 10 segundos, utilizando-se uma lanterna a 2-3 centímetros de distância. A seguir afere-se a acuidade visual novamente. Após exposição à luz forte, ocorre piora da acuidade visual mesmo em condições fisiológicas, que se deve à dessensibilização dos cones ao estímulo luminoso. O tempo necessário para recuperação da acuidade visual basal é a medida avaliada por este teste, não ultrapassando 50 segundos em 99% dos indivíduos saudáveis. Este tempo pode ser bem menor, entretanto, devendo-se valorizar assimetrias. O tempo para recuperação da acuidade visual basal encontra-se aumentado nas maculopatias e normal nas neuropatias ópticas.[7]

Visão de Cores

A visão de cores é afetada precocemente em distúrbios do nervo óptico. Isto se deve à predominância de cones sobre a mácula, que, por sua vez, compõe 90% das fibras do nervo óptico. Em paciente com suspeita de neurite óptica, é útil pesquisar a "dessaturação para o vermelho" onde o paciente é apresentado a um objeto de cor vermelha vibrante de maneira monocular. No olho afetado, a cor é percebida como menos intensa ou acinzentada. Realize o teste nos quatro quadrantes em cada olho, tendo em mente que a visão central proporciona maior intensidade de cor que a periférica. A discromatopsia congênita, ou daltonismo, afeta de 4 a 8% dos homens, sendo 100 vezes menos comum em mulheres.

Na grande maioria dos casos, prejudica a discriminação entre verde e vermelho. As discromatopsias congênitas podem ser diferenciadas de um defeito adquirido da visão de cores pois, nesta última, ocorre assimetria entre os olhos. Doença retiniana, embora menos frequentemente, também pode afetar a visão de cores. Neste caso, são percebidas anormalidades significativas durante o exame de fundoscopia, como alterações de coloração, acometendo a mácula ou a retina difusamente. Painéis em cores, ou painéis pseudoisocromáticos, como o cartão de Ishihara, avaliam de maneira quantitativa a visão de cores (Figura 3-3).[7,9]

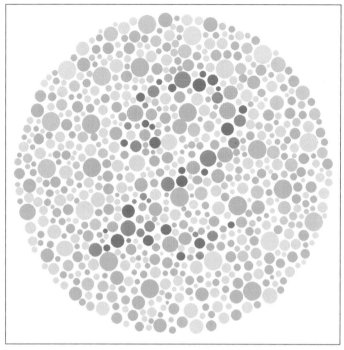

Figura 3-3. Exemplo de um dos cartões utilizados no teste de Ishihara (http://colorvisiontesting.com/ishihara.htm). (Ver *Prancha* em *Cores*.)

Avaliação do Campo Visual

As disfunções de campo visual (CV) apresentam grande valor localizatório e, portanto, compreendem uma parte essencial do exame neurológico. O CV é a área em que um objeto pode ser visto, enquanto o olho permanece fixado, ou seja, o limite da visão periférica. Em condições fisiológicas, o CV se estende aproximadamente por 60° nasalmente e 90° nos demais sentidos (lateral, superior e inferior). Existem muitas maneiras de avaliar os campos visuais; as técnicas que podem ser executadas à beira do leito serão priorizadas neste livro.

O *exame de confrontação* tem início com o examinador se colocando à distância de um braço estendido com relação ao paciente, com os olhos de ambos à mesma altura. O paciente deve fixar um olho no nariz do examinador, enquanto o outro se encontra fechado. Caso o paciente esteja com o olho esquerdo fechado, o examinador deve fechar o seu próprio olho direito e vice-versa. Em casos de escotoma central, o nariz estará pouco nítido ou não visível. O examinador mantém-se olhando para o nariz do paciente. Com o braço estendido à meia distância entre ambos, o examinador move um cotonete ou uma caneta de fora para dentro, ou seja, de uma região não visível até uma região visível do campo visual.

O paciente avisa assim que o objeto for percebido. Em situações fisiológicas, ambos percebem o objeto simultaneamente. Os quatro quadrantes de cada olho são avaliados (Figura 3-4). Alternativamente, solicita-se que o paciente conte quantos dedos o examinador apresenta nos quatro quadrantes do campo visual de cada olho. Uma terceira técnica, ligeiramente mais simples, consiste na movimentação dos dedos. O examinador mantém ambos os braços estendidos à meia distância, sendo um em um quadrante (por exemplo, temporal superior) e a outro no quadrante ao lado (por exemplo, nasal superior). Paciente e examinador devem manter o olhar fixo no nariz um do outro.

Quando o examinador realiza discreto movimento de flexão e extensão de alguns dedos, o paciente deve apontar para o dedo que se moveu. Não permita que o paciente verbalize onde foi visualizado o movimento, devendo apenas apontar. Muitos pacientes apresentam dúvidas quanto aos conceitos de direita e esquerda, podendo falsear os resultados obtidos. Esta técnica apresenta como vantagem a possibilidade de testar negligência de campo visual, o que pode ocorrer em casos de lesão parietal. Isto significa que, quando cada hemicampo é avaliado individualmente, nenhum déficit é percebido. Porém, quando o médico movimenta simultaneamente ambas as mãos (sendo uma posicionada no hemicampo nasal, e a outra no hemicampo temporal), o paciente percebe apenas o movimento de uma das mãos. Sendo assim, o examinador deve movimentar os dedos da mão direita, da mão esquerda e posteriormente de ambas as mãos. Lembre-se de modificar a ordem em que movimenta os dedos de cada mão, para que o exame não se torne previsível.

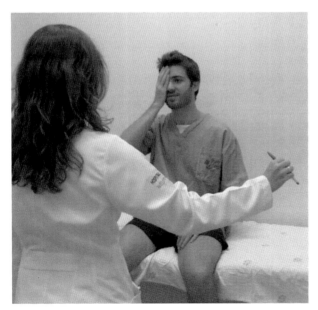

Figura 3-4. Exame de campo visual por técnica de confrontação.

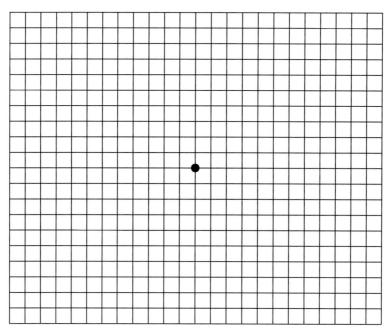

Figura 3-5. Grade de Amsler.

Os testes de confrontação devem ser sempre realizados com as mãos em posição equidistante entre paciente e examinador, buscando atingir, mas não ultrapassar os limites do campo visual. Em pacientes com alterações do estado mental que prejudiquem a capacidade de cooperação, o neurologista lança mão de um último recurso, o reflexo de ameaça. Com o paciente olhando para o examinador, o mesmo traz um ou dois dedos lateral e subitamente em direção aos olhos do paciente sem tocá-lo. Em regiões em que o campo visual se encontra intacto, ocorre piscamento reflexo dos olhos do paciente. Esta técnica é muito utilizada, por exemplo, em casos de acidente vascular cerebral recente, quando o paciente se apresenta frequentemente obnubilado e/ou afásico e é de extrema importância avaliar a presença associada de hemianopsia.

A *grade de Amsler* consiste em um papel quadriculado com um círculo no centro (Figura 3-5). O paciente fixa o olhar de cada olho no ponto central por alguns segundos. Posteriormente, é solicitado a relatar ou desenhar a grade. Trata-se de um método sensível para detectar escotomas. Em pacientes com doença macular é frequente que linhas retas sejam percebidas como curvas (metamorfospsia).[9]

Transtornos dos Campos Visuais

Escotoma é uma área com visão comprometida, circundada por visão normal e decorre mais comumente de doença da retina ou nervo óptico. O escotoma pode

Capítulo 3 □ Semiologia dos Nervos Cranianos I e II

ser relativo ou absoluto, quando não há nenhuma função visual naquela região. Um escotoma central envolve o ponto de fixação e localiza a lesão na mácula, nervo óptico ou mais raramente no polo do córtex occipital. Tendo em vista que o ponto cego traduz a ausência de fotorreceptores na cabeça do nervo óptico, ele está aumentado em situações em que há aumento do disco, como no edema de papila. O aumento do escotoma fisiológico é chamado *escotoma peripapilar*. Ou seja, qualquer escotoma que envolva o ponto cego fisiológico localiza a lesão no nervo óptico. *Escotoma cecocentral* é aquele que se estende do ponto de fixação ao ponto cego fisiológico. Já o *escotoma paracentral* é aquele que envolve uma área próxima ao ponto de fixação.

Quando o déficit da função visual compromete a metade temporal ou nasal do campo visual, este defeito é chamado hemianopsia (ou seja, uma lesão única repercute simultaneamente sobre os dois olhos). Como os feixes nervosos que compõem a retina são separados em hemirretina nasal e hemirretina temporal, transtornos que acometem uma destas vias respeitam o meridiano vertical. Em uma lesão do quiasma óptico, por exemplo, as fibras da hemirretina nasal são comprometidas, resultando em uma hemianopsia bitemporal. Lesões distais ao quiasma causam hemianopsias homônimas, ou seja, que comprometem as metades correspondentes do campo visual de cada olho.

Lesões microvasculares da retina (oclusão das artérias ciliares posteriores curtas) tendem a comprometer uma metade do campo visual, respeitando o meridiano horizontal. Este defeito é chamado de *altitudinal*, comprometendo mais frequentemente o campo superior. A perda da acuidade visual se instala de maneiras súbita e indolor. Em pacientes com doenças associadas, como hipertensão e diabetes melito, tal afecção se deve à microangiopatia ateroscle-rótica. Dentro das causas inflamatórias, a *arterite de células gigantes* representa a principal causa, podendo seu tratamento prevenir o acometimento subsequente da retina contralateral.[10]

Quando o déficit visual acomete ¼ do campo é chamado de quadrantanop-sia. Esta pode ser: nasal ou temporal e inferior ou superior. No *escotoma juncio-nal*, ocorre lesão distal do nervo óptico (próximo ao quiasma), comprometendo associadamente as fibras do *joelho de Willbrand* (provenientes da retina nasal inferior do olho contralateral). Tem-se, com isto, a associação de um escotoma envolvendo o ponto de fixação visual (central, paracentral ou cecocentral) com uma quadrantanopsia temporal superior no olho oposto.

As doenças da retina também provocam escotomas ou outros defeitos de campo visual. Nestes casos, os defeitos de campo visual não apresentam cone-xão com o ponto cego fisiológico e não respeitam os meridianos vertical ou hori-zontal. O Quadro 3-2 apresenta um resumo dos transtornos de campo visual re-lacionados com o sítio de lesão correspondente.

Quadro 3-2. Padrões de anormalidades dos campos visuais

Defeito de Campo Visual	Sítio de Lesão	Acuidade Visual	Outros Achados
Escotoma central, cecocentral	Mácula, nervo óptico	Diminuída	Discromatopsia, PMG, metamorfopsia (maculopatia), papilite
Hemianopsia bitemporal	Quiasma	Normal	Raramente há PMG
Hemianopsia homônima contralateral	Trato óptico, CGL, lobo occipital	Normal	Sem anormalidades pupilares
Quadrantanopsia inferior contralateral	Lobo parietal ou lobo occipital superior	Normal	Negligência (lesão parietal do hemisfério não dominante)
Quadrantanopsia superior contralateral	Lobo temporal ou lobo occipital inferior	Normal	

PMG, pupila de Marcus Gunn; CGL, corpo geniculado lateral.

Exame Oftalmoscópico

Por meio da oftalmoscopia direta é possível ter acesso a duas regiões do sistema nervoso central, a retina e cabeça do nervo óptico, ou disco. Na prática, esta é a única parte do exame neurológico que permite a visualização direta de um nervo. O disco, a mácula e os vasos sanguíneos são as estruturas primordiais a serem avaliadas no paciente com disfunção neurológica. Antes de iniciar o exame, solicite que o paciente mantenha os olhos bem abertos, podendo piscar sempre que necessário e fixe o olhar em um ponto distante. Diminua a iluminação ambiente. Tais medidas diminuirão a constrição pupilar que será provocada pela luz do oftalmoscópio. Os óculos do paciente e do examinador devem ser removidos. A lente do oftalmoscópio é ajustada, estimando-se o erro de refração que o examinador apresenta, para que a lente do oftalmoscópio exerça a função dos óculos.

Com um dos olhos encostando na lente do oftalmoscópio, o examinador se aproxima do olho ipsolateral do paciente. Ou seja, quando o examinador deseja avaliar o olho direito do paciente, deve utilizar também seu olho direito. O examinador segura o oftalmoscópio, mantendo a lente do mesmo encostada em seu olho, e, então, se aproxima obliquamente e de maneira progressiva, com a luz recaindo sobre a pupila do paciente. O erro mais frequente quando se está desenvolvendo esta habilidade é não se aproximar o suficiente do paciente – idealmente a mão que está segurando o oftalmoscópio deve tocar a região maxilar do paciente.[1] É conveniente apoiar a mão contralateral sobre o ombro ou crânio do paciente para estimar a distância.

A primeira estrutura a ser visualizada durante a oftalmoscopia é, em geral, um vaso. O examinador pode ajustar as lentes do oftalmoscópio neste momento, caso as bordas não estejam nítidas. Com inclinações muito sutis do oftalmoscópio, busca-se perseguir o vaso até sua origem e, assim, encontrar o disco. O disco é oval, ligeiramente maior em altura do que em largura. Apresenta coloração amarelo-rosada, ligeiramente mais clara do que o restante da retina, em razão da mielina que circunda os axônios. A orla do disco é formada pelos axônios das células ganglionares que comporão o nervo óptico, o cálice é a região central deprimida, ligeiramente mais pálida. O disco normal apresenta bordas nítidas (Figura 3-6). Ao avaliar as estruturas vasculares, devemos estar atentos ao pulso venoso espontâneo, que consiste na variação de calibre das veias da retina. Ele está presente na grande maioria dos indivíduos normais, mas em até 30% dos casos aparece apenas quando provocado (compressão sutil e intermitente do globo ocular).

A primeira alteração no exame oftalmoscópico em situações de hipertensão intracraniana é a abolição do pulso venoso, a seguir as veias se tornam distendidas e, posteriormente, colapsam. O disco se torna hiperemiado, e suas margens borradas, podendo surgir hemorragias na camada de fibras nervosas. O edema do disco não é, entretanto, específico de hipertensão intracraniana, podendo refletir processo inflamatório do nervo óptico, causado, por exemplo, por mecanismo imunomediado ou sofrimento vascular. Em casos de atrofia óptica, o disco se torna anormalmente pálido, com aparência escavada e diminui-

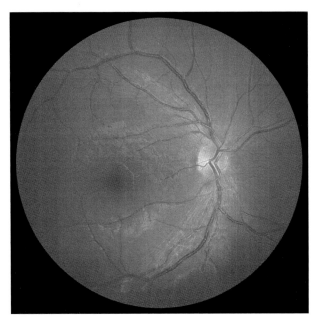

Figura 3-6. Fundo de olho de aspecto normal.
(Ver *Prancha* em *Cores*.)

ção da rima neural pela perda de axônios. Temporal e ligeiramente abaixo do disco encontra-se uma região escura, a mácula. A retina possui menos camadas na região da mácula, o que possibilita maior acuidade visual e provoca a coloração escurecida, que decorre da visualização da coroide subjacente. Caso o examinador apresente dificuldade em localizar a mácula, é útil solicitar ao paciente que olhe diretamente para a luz do oftalmoscópio e, então, a mácula se tornará evidente.[1]

Em pessoas com pupilas pequenas, o que é comum em idosos, o exame pode-se tornar um desafio. É importante que o neurologista esteja familiarizado com o uso de colírios midriáticos para contornar este tipo de situação. A dilatação pupilar ou midríase é obtida por meio da instilação de Tropicamida a 1%, um agente anticolinérgico, e fenilefrina 2,5%, substância simpaticomimética. O efeito é obtido após 20 a 40 minutos com duração de até 6 horas. Preferencialmente, o uso de colírios midriáticos deve ser feito após avaliação da função pupilar (Atenção!). Este procedimento se encontra contraindicado em pacientes em que a avaliação da função pupilar é crítica, como em casos de alteração do nível de consciência ou lesão expansiva intracraniana. Em 0,01% dos casos de glaucoma de ângulo fechado, a dilatação pupilar pode bloquear a circulação do humor vítreo, provocando glaucoma agudo. Excetuando-se estas duas situações, a dilatação pupilar é um procedimento seguro que deve ser empregado, se for necessário.[9]

Transtornos do Nervo Óptico

O edema do disco óptico apresenta causas variadas. O termo papiledema é reservado aos casos em que o edema do disco é provocado por hipertensão intracraniana. Nestes casos, o aumento da pressão provoca ingurgitamento e posterior colabamento das veias, com prejuízo da drenagem, ocorrem edema e vermelhidão do disco. Geralmente, as alterações fundoscópicas são bilaterais e simétricas. Predominam sinais e sintomas, como alteração do estado mental e cefaleia. Agudamente, o paciente apresenta pouca ou nenhuma alteração da acuidade visual e visão de cores, embora possa apresentar perdas visuais súbita e transitória desencadeadas por movimentação da cabeça. Já a hipertensão intracraniana sustentada cronicamente culmina com atrofia do nervo óptico e grande prejuízo à visão.

O termo edema de papila, por sua vez, é usado nas condições que afetam diretamente o nervo óptico, resultando em processo inflamatório local, o que ocorre de maneira unilateral ou bilateral assimétrica. As neuropatias ópticas causam distúrbio precoce da acuidade visual e visão de cores, bem como escotomas, que caracteristicamente comprometem a visão central. Tal neuropatia pode ter origem inflamatória autoimune (p. ex., esclerose múltipla, neuromielite óptica), vascular (p. ex., neuropatia óptica isquêmica anterior), infecciosa (p. ex., sífilis), hereditária (p. ex., *neuropatia óptica de Leber*), compressiva tumoral, dentre outras. Quando a região anterior do nervo óptico é poupada (neuropatia óptica retrobulbar) a fundoscopia é normal, dificultando o diagnóstico. Etiologias semelhantes devem ser investigadas em casos de neuropatia óptica retrobulbar, atentando-se especialmente para causas desmielinizantes e compressivas, mais frequentes nestes casos (Quadros 3-3 e 3-4).

Quadro 3-3. O seguinte método mnemônico é útil para diferenciar clinicamente os transtornos do nervo óptico com base na ausência ou presença de alteração fundoscópica (o médico vê) e possível ocorrência de alteração da função visual do paciente (o paciente não vê)

Patologia	Médico	Paciente
Papiledema	Vê (alteração fundoscópica)	Vê
Neuropatia óptica	Vê	Não vê
Neuropatia óptica retrobulbar	Não vê	Não vê

Quadro 3-4. Principais aspectos do diagnóstico diferencial entre edema de papila e papiledema

Aspectos Clínicos	Edema de Papila	Papiledema
Acuidade visual	Comprometida precocemente	Normal ou perda visual súbita intermitente
Campo visual	Escotoma central ou paracentral	Aumento do escotoma fisiológico
Sintomas associados	Dor ocular	Cefaleia
Lateralidade	Monocular > binocular	Binocular e simétrico
Pulso venoso	Presente	Ausente

Quando um paciente sem queixas visuais ou sugestivas de hipertensão intracraniana se apresenta com papilas pouco nítidas devemos lembrar de um importante diagnóstico diferencial: *pseudopapiledema*. As *drusas* e as *fibras nervosas mielinizadas* são as principais causas de pseudopapiledema. As drusas constituem uma condição autossômica dominante que acomete aproximadamente 2% da população e não provoca prejuízo visual. São caracterizadas pela presença de depósitos hialoides calcificados que elevam e distorcem os contornos do disco.

Avaliação da Função e Reflexos Pupilares

A função pupilar assegura visão ideal ao controlar a quantidade de luz que penetra os olhos.[11] O grau de iluminação ambiente e o ponto onde o olhar está fixado são os principais determinantes do tamanho da pupila, que apresenta normalmente entre 2 a 6 milímetros. As pupilas são menores nos extremos de idade, atingindo tamanho normal por volta dos 7 anos. Em idosos, as pupilas têm cerca de 3 milímetros e podem apresentar ligeira irregularidade.[11]

Uma diferença de 0,25 milímetro de diâmetro entre as pupilas já é perceptível. A assimetria de 2 milímetros ou mais é considerada definitivamente patológica. Anisocoria fisiológica (ou essencial) acomete até 20% dos indivíduos saudáveis, não ultrapassa 1 milímetro e apresenta reação normal à luz. No *fenômeno de Tournay*, durante a mirada lateral ocorre dilatação pupilar do olho que está abduzido, e constrição pupilar do olho que está aduzido, resultando em anisocoria fisiológica.[11]

A medida do diâmetro pupilar deve ser feita com uma régua milimétrica ou um medidor de pupilas. Este último comumente acompanha os cartões de avaliação da acuidade visual para perto, como o *cartão de Rosenbaum*. O tamanho, a posição e a simetria das pupilas devem ser avaliados tanto em ambiente iluminado, quanto em ambiente escuro. A resposta direta à luz deve ser pesquisada com o paciente fixando o olhar em um alvo distante, enquanto o examinador traz a lanterna por detrás do paciente, incidindo luz obliquamente sobre um de seus olhos. Estes cuidados garantem a avaliação da resposta direta à luz sem concomitância do reflexo de convergência, que também provoca miose, embora por uma via neuroanatômica distinta.

Apenas um olho deve ser estimulado por vez. É esperada uma constrição rápida seguida de leve dilatação (escape pupilar). A resposta pode ser rápida, lenta ou ausente, e sua intensidade pode ser graduada de 0 a 3+ ou 0 a 4+. A resposta direta consiste na constrição pupilar do olho estimulado, enquanto a constrição do olho contralateral é chamada resposta consensual e deve apresentar igual magnitude com relação à resposta direta. Quando não há aparente resposta, é importante utilizar luz forte e exposição prolongada, pois a resposta lenta ou débil tem significado clínico muito distinto da resposta ausente.[1,11]

O reflexo de proximidade, ou acomodação, consiste na constrição pupilar ao convergir o olhar. O examinador solicita que o paciente olhe para um alvo pequeno, como o dedo ou a ponta de uma caneta e, então, aproxima o alvo do nariz do paciente de maneira gradual. Durante esta manobra também ocorre mudança na forma do cristalino, por contração do músculo ciliar, mas esta resposta não é perceptível ao examinador. A constrição pupilar durante a acomodação também pode ser graduada. Atenuação do reflexo fotomotor com relativa preservação do reflexo de proximidade constitui importante sinal neurológico, é a chamada *dissociação luz-perto*.

A dissociação luz-perto é classicamente associada à lesão do mesencéfalo dorsal, que interrompe fibras do arco reflexo fotomotor, preservando as fibras que compõem o reflexo de convergência, localizado mais ventralmente no mesencéfalo. Lesões do mesencéfalo dorsal (p. ex.: *Pinealomas*) se associam a outros sintomas característicos: paresia do olhar vertical para cima, retração palpebral *(sinal de Collier)* e nistagmo de convergência-retração. Estes achados em conjunto compõem a *síndrome de Parinaud*.[3,11]

Comparar a resposta à luz quando se estimula cada um dos olhos é importante, pois aí se encontra a chave para o diagnóstico de neuropatia óptica em pacientes com perda recente da acuidade visual. A razão para tal reside no fato de que a magnitude da constrição pupilar depende da intensidade de luz captada pelo sistema aferente em cada um dos olhos. Quando se utiliza a mesma fonte luminosa e a mesma distância, a constrição deve ser idêntica entre os olhos. Em casos de disfunção do nervo óptico, o sinal de luz recebido pelo mesencéfalo será relativamente menor em magnitude, quando o lado da neuropatia óptica for estimulado do que quando o lado são o for.

Para revelar esta anormalidade o examinador deve estimular um olho e, a seguir, mudar rapidamente para o olho contralateral, diversas vezes. Quando a luz passa do olho não afetado para o afetado, observa-se paradoxal dilatação pupilar bilateral, pois ocorreu, de fato, diminuição da intensidade de luz recebida pelo sistema visual. Este fenômeno constitui o defeito pupilar aferente relativo, ou *sinal de Marcus Gunn (pupila de Marcus Gunn)*, atestando disfunção da via visual aferente, mais comumente, neuropatia óptica (Figura 3-7).[11]

O defeito pupilar aferente (DPA) pode ser encontrado em maculopatias graves (raro), neuropatia óptica papilar e neuropatia óptica retrobulbar antes do quiasma (clássico). Lesões quiasmáticas não cursam com DPA. Existe uma situação incomum em que o DPA pode estar presente em lesões retroquiasmáticas. Por exemplo, em lesões do trato óptico direito, ao se incidir obliquamente a luz na retina nasal do olho esquerdo e temporal do olho direito, ou seja, pelo lado do campo visual comprometido (pode-se fazer isso com a interposição de uma folha de papel perpendicularmente aos olhos como anteparo), não ocorre miose *(Fenômeno Hemianóptico de Wernicke)*.

Isso ocorre por que a lesão encontra-se antes do corpo geniculado lateral (CGL), pois sabe-se que algumas fibras do trato óptico descem em direção ao mesencéfalo, antes do CGL, para mediar o reflexo fotomotor. Se a lesão estiver do CGL em diante, o reflexo fotomotor estará sempre preservado (radiações ópticas, alça de Meyer e lobo occipital).

Figura 3-7. Defeito pupilar aferente ou pupila de Marcus Gunn. (**A**) Ao estimular o olho esquerdo afetado, ambas as pupilas se contraem pouco. (**B**) Quando o estímulo é realizado no olho direito não afetado, as pupilas se contraem mais significativamente. (**C**) Quando o estímulo retorna ao olho afetado, ambas as pupilas dilatam-se.

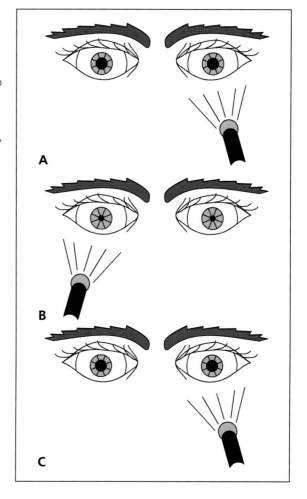

O *reflexo cilioespinhal de budge* consiste na realização de estímulo doloroso cervical (por exemplo, pinçar uma porção de pele e subcutâneo). Em condições normais, observa-se discreta dilatação pupilar ipsolateral. Este estímulo ativa fibras simpáticas que inervam o músculo dilatador da pupila e é utilizado para demonstrar a integridade estrutural da medula cervical alta e tronco encefálico do bulbo ao mesencéfalo. Sendo sua pesquisa muito útil em pacientes em coma.[3]

Transtornos Pupilares

As alterações da dinâmica pupilar oferecem dados semiológicos objetivos com relação às funções neuro-oftalmológicas. A anisocoria pode decorrer tanto de um déficit aferente, como no caso de uma neuropatia óptica grave, quanto de disfunção das vias pupilares eferentes, que serão discutidas a seguir. Ao se deparar com assimetria pupilar (anisocoria), um erro frequente consiste em atribuir imediatamente o significado patológico à pupila de maior tamanho. Para diferenciação, é imprescindível avaliar as pupilas em ambiente com luz fraca e em ambiente com luz forte. Caso o defeito consista em miose de um dos olhos, a assimetria pupilar se tornará mais evidente em ambiente escuro (pupila afetada não se dilata como a contralateral). Em contrapartida, quando a pupila maior é a causa da anisocoria, esta se torna mais evidente sob luz forte (pupila afetada midriática é incapaz de contrair-se adequadamente, enquanto a contralateral o faz).

A pupila tônica *(Pupila de Adie)* é a causa mais frequente de midríase.[12-14] Trata-se de pupila anormalmente grande (geralmente unilateral) e que possui reação débil e de pequena magnitude à luz. Em contraste, o reflexo de convergência é tipicamente preservado, embora possa estar comprometido, quando a instalação foi recente (ausência de íris pode falsear uma pupila de Adie, entretanto, não apresenta reflexo de convergência). Sua fisiopatogenia está relacionada com a disfunção da via autonômica oculoparassimpática. Esta se origina do núcleo de EW no mesencéfalo ventral e faz sinapse no gânglio ciliar; seus axônios constituem o nervo ciliar que inerva o músculo esfíncter da pupila.

A maioria dos casos desta anormalidade é idiopática. A pupila acometida é também supersensível ao uso de agentes colinérgicos, o que ocorre 1 a 2 semanas após a desnervação. O uso de colírio de pilocarpina a 0,1% bilateralmente provoca miose após 45 minutos, esta resposta é muito mais intensa no olho acometido pela midríase, tendo este teste 80% de sensibilidade.[13] O uso do colírio de pilocarpina demonstra desnervação parassimpática, não sendo específico para pupila tônica.

A *síndrome de Holmes-Adie* é composta pela interessante associação de pupila de Adie com hiporreflexia generalizada, normalmente vista em mulheres jovens. Especula-se que o mesmo mecanismo que leva à disfunção do gânglio ciliar acometa o gânglio da raiz dorsal.[13,14] Após anos de sua instalação, a pupila tônica pode-se tornar anormalmente miótica. A pupila tônica de Adie é mais frequentemente encontrada em mulheres jovens e ocorre de maneira espontânea. Há relatos de associação a trauma ocular, infecções, enxaqueca e doenças autoimunes, que poderiam provocar disfunção associada do gânglio ciliar. Como a pupila tônica é uma condição muito frequente na população, tais associações permanecem controversas. A exceção consiste na associação da pupila tônica com neurossífilis, que ocorre em até 17% dos casos.[12]

Disfunção do nervo oculomotor constitui a segunda mais frequente causa de midríase. Esta associa-se à ptose e abdução ocular (comprometimento dos músculos reto medial, reto superior e reto inferior). Não há reação à luz, e a convergência não pode ser executada. Lesões compressivas do NC III tendem a acometer mais precocemente a função pupilar do que a oculomotora em razão da disposição periférica das fibras pupilares ao longo do nervo, podendo a midríase aparecer isoladamente. O colírio de pilocarpina provoca miose do lado afetado, assim como na pupila tônica (desnervação parassimpática).

Glaucoma agudo de ângulo fechado é causa de midríase com pupila fracamente reativa. É associada à cefaleia intensa o que, por vezes, torna necessária a exclusão emergencial de lesão expansiva com comprometimento mesencefálico (o que provoca disfunção do núcleo do NC III). Opacidade da córnea, vermelhidão ocular pericorneana, ocorrência de halos sobre luzes e epicentro da dor no globo ocular apontam para o diagnóstico de glaucoma. Em caso de glaucoma agudo intermitente, a midríase pode ser transitória.

A *síndrome de Claude-Bernard-Horner*, provocada por disfunção da via simpática, é composta pela tríade: miose, ptose e anidrose. A ptose se deve à hipoatividade do músculo retrator palpebral superior *(músculo tarsal de Müller)*. Também há hipoatividade do retrator palpebral inferior, resultando em uma fenda palpebral de menor tamanho (enoftalmo aparente). A miose decorre da ausência de estímulo simpático sobre as fibras que inervam o músculo dilatador da pupila, enquanto a anidrose sobrevém nos casos em que os eferentes para as glândulas sudoríparas estão comprometidos. A inervação simpática pupilar é composta por uma via de 3 neurônios dispostos em "U". O primeiro, situado no hipotálamo, emite prolongamento axonal à medula cervical onde faz sinapse com o segundo neurônio (situado no corno lateral da medula – substância cinzenta intermédio lateral de C8-T2, denominada *centro cilioespinhal de Budge*).

Este emite prolongamento axonal ascendente pelas raízes ventrais que seguem pela cadeia simpática cervical até o gânglio simpático superior (segunda sinapse). Daí o axônio do terceiro neurônio da via descreve um arco sobre o ápice pulmonar e, subsequentemente, circunvoluções pela artéria carótida comum. Na bifurcação carotídea, as fibras simpáticas pupilares acompanham a carótida interna, enquanto aquelas que promovem sudorese acompanham o trajeto da artéria carótida externa (lesões da via simpática após a emergência da carótida externa tem sudorese facial preservada). No seio cavernoso, a via oculossimpática passa a acompanhar os NC VI e V, até atingir seus órgãos efetores (músculos retratores palpebrais e dilatador da pupila).

A síndrome de Horner pode ser causada por lesão que comprometa o primeiro neurônio da via oculossimpática no hipotálamo (lesão central ou de primeira ordem), lesão cervical alta, comprometendo o 2º neurônio (lesão pré-ganglionar ou de segunda ordem), ou ainda por lesões em ápice pulmonar, carótidas ou seio cavernoso (lesão pós-ganglionar ou de terceira ordem). Na lesão pós-ganglionar, o músculo dilatador da pupila se encontra desprovido de inervação simpática, tornando-se muito sensível a agentes simpaticomiméticos ou anticolinérgicos que produzem dilatação pupilar. É clássico o uso de colírios de cocaína e hidroxianfetamina para diagnosticar e confirmar a síndrome de Horner com base neste princípio. A cocaína (5-10%) bloqueia a recaptação de noradrenalina, levando à midríase do olho não afetado e acentuando a assimetria

Capítulo 3 □ Semiologia dos Nervos Cranianos I e II

com relação à pupila acometida pela síndrome de Horner (independentemente de sua topografia).

A hidroxianfetamina 10% pode ser empregada após 2 dias do uso da cocaína. Ela leva à liberação de norepinefrina, quando as terminações nervosas estão intactas (Horner de 1ª ou 2ª ordem), neste caso, apenas no Horner de 3ª ordem não ocorrerá midríase. Uma alternativa mais disponível consiste no uso de colírio de Fenilefrina 1%, que pode ser facilmente produzido diluindo-se uma ampola de fenilefrina 10% (disponível em hospitais) em soro fisiológico estéril.[11] Curiosamente, lesão aguda da via simpática pode causar estimulação simpática excessiva. Este cenário é conhecido como Síndrome *Porfour du Petit*. O paciente acometido apresenta midríase, rubor facial e hiper-hidrose.

A causa mais frequente de síndrome de Horner é iatrogênica, mais comumente durante punção da veia jugular interna. A segunda causa é dissecção carotídea, cujos comemorativos clínicos incluem também trauma, dor cervical, cefaleia e déficits neurológicos focais. Por provocar acidente vascular cerebral, esta etiologia deve ser sempre investigada. Embora seja uma causa clássica, a ocorrência de neoplasia previamente desconhecida é responsável por apenas 2% dos casos. Neoplasia de pulmão acometendo o ápice pulmonar *(tumor de Pancoast)* é a principal causa em adultos. É importante lembrar também que o *Tumor de Pancoast*, além de síndrome de Horner, pode causar compressão do tronco inferior do plexo braquial inferior (C8-T1), provocando déficit sensitivo/dor medial do braço e antebraço e, por vezes, motor da mão ipsolateral.

Na faixa etária pediátrica, o neuroblastoma é o tumor mais associado a horner. A associação de síndrome de Horner com paralisia do abducente topografa a lesão no seio cavernoso, onde as fibras simpáticas se juntam ao NC VI por um curto trajeto. Tal peculiaridade ressalta a importância de se examinar cuidadosamente a motricidade ocular extrínseca em paciente com síndrome de Horner.[3]

A *pupila de Argyll-Robertson* é a alteração pupilar mais frequentemente encontrada na neurossífilis. Trata-se de miose, mais comumente bilateral, com contornos pupilares irregulares. As pupilas acometidas reagem fracamente à luz, mas reagem rapidamente à convergência (dissociação luz-perto). As pupilas de Argyll-Robertson já foram descritas em pacientes com lesões mesencefálicas de etiologias diversas, bem como encefalopatia de Wernicke e Herpes-zóster. A pupila de Argyll-Robertson pode ser confundida com a pupila tônica antiga quando esta evolui com miose. Ambas apresentam fraca reação à luz e podem demonstrar dissociação luz-perto.

É importante citar que outras afecções podem causar pupilas com dissociação luz-perto ou luz-convergência, destacando-se lesões de mesencéfalo dorsal, neuropatia autonômica diabética, doença de Lyme, alcoolismo crônico, lesões quiasmáticas, distrofia miotônica, amiloidose e sarcoidose. Midríase por compressão do NC III ipsolateral, decorrente da herniação de uncus, na vigência de hipertensão intracraniana, recebe o nome de *pupila de Hutchinson*, caracterizando-se como uma emergência neurológica. Para complementação de estudo de outras pupilas relevantes no coma *(vide Capítulo 17 – Exame do Paciente com Coma e Morte Encefálica).*

▶ REFERÊNCIAS BIBLIOGRÁFICAS

1. Biller J, Gruener G, Brazis P. De Myer's *The neurological examination.* 6th ed. China: McGraw-Hill, 2011. p. 95-123.
2. Campbell WW. O nervo olfativo. In: Campbell WW. *DeJong o exame neurológico.* 6. ed. Rio de Janeiro: Guanabara Koogan, 2007. p. 94-145.
3. Blumefeld H. *Neuroanatomy through clinical cases.* 2nd ed. Sunderland: Sinauer Associates, 2010.
4. Walker HK. Cranial nerve I: the olfactory nerve. In: *Clinical methods: the history, physical, and laboratory examinations.* 3rd ed. Boston: Butterworths, 1990. p. 305-7.
5. Leboucq N, Menjot de Champfleur N, Menjot de Champfleur S *et al.* The olfactory system. *Diagn Interv Imaging* 2013;94:985-91.
6. Leopold D. Distortion of olfactory perception: diagnosis and treatment. *Chem Senses* 2002;27:611-15.
7. Galetta SL, Balcer LJ, Liu GT. Neuro-ophthalmologic anatomy and examination techniques. In: Kidd DP, Newman NJ, Biousse V. *Neuro- ophthalmology.* Philadelphia: Betterworth Heinemann Elsevier, 2008. p. 1-43.
8. Lueck CJ, Gilmour DF, McIlwaine GG. Neuro-ophthalmology: examination and investigation. *J Neurol Neurosurg Psychiatry* 2004;75(Suppl IV):iv2-iv11.
9. Wall M, Johnson CA. Principles and techniques of the examination of the visual sensory system. In: Miller NR, Newman NJ, Biousse V et al. *Walsh and Hoyt's Clinical Neuro-ophtalmology.* 6th ed. Philadelphia: Lippincott Williams and Wilkins 2005. p. 83-149.
10. Newman N, Biousse V. Diagnostic approach to vision loss. *Continuum* 2014;20:785-815.
11. Kawasaki AK. Diagnostic approach to pupillary abnormalities. *Continuum* 2014;20:1008-21.
12. Takata T, Kamada M, Kume K *et al.* Unilateral mydriatic tonic pupil as an early isolated symptom of neurosyphilis. *J Neurological Sciences* 2014;344:219-20.
13. Russell GFM. The pupillary changes in the Holmes-Adie Syndrome. *J Neurol Neurosurg Psychiatry* 1956;19:289-96
14. Wakerley B, Tan MH, Turner M. Teaching video neuroImages: acute adie syndrome. *Neurology* 2012;11:79:e97.

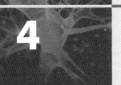

4 Semiologia dos Nervos Cranianos Oculomotores

Danilo dos Santos Silva ▪ Carlos Roberto Martins Jr.
Marcondes C. França Jr.

▶ INTRODUÇÃO

A avaliação da motricidade ocular e integridade dos nervos cranianos oculomotores permite acessar uma complexa faixa de tecido encefálico que compõe o tronco cerebral, bem como seus prolongamentos axônicos e os músculos inervados por eles. As estruturas neurais dedicadas à movimentação ocular estão situadas na fossa posterior e compactadas em núcleos e feixes muito próximos anatomicamente. Lesões de várias etiologias nesta topografia podem provocar sinais e sintomas que refletem perturbação dos mecanismos de controle dos movimentos oculares.

Diplopia raramente é a queixa favorita entre neurologistas.[1] Entretanto este é um sintoma muito frequente em lesões de nervos motores oculares e seus núcleos. A sensibilidade que os distúrbios da motilidade ocular têm para lesões da fossa posterior é apenas um dos motivos pelos quais esta etapa do exame neurológico adquire especial importância. Além disso, diplopia pode ser o primeiro sintoma de uma condição potencialmente ameaçadora à vida, e todo neurologista deve estar apto a realizar uma abordagem adequada para esses casos.[2]

O papel do médico nesta fase do exame é localizar lesões ao longo dos músculos oculomotores e dos nervos cranianos (NC), responsáveis por suas ativações: III (oculomotor), IV (troclear) e VI (abducente), bem como dos seus núcleos e vias no interior do tronco cerebral. Quando o sintoma ou sinal oculomotor ocorre por lesões nestas estruturas é chamado de infranuclear, enquanto lesões localizadas acima do nível dos núcleos oculomotores são chamadas de supranucleares. Este capítulo se concentrará no exame dos distúrbios motores oculares infranucleares.

Por fim, trataremos da análise e exame dos movimentos oculares anormais, como nistagmos e distúrbios das sacadas oculares e que são tema de grande complexidade no ramo da neuro-oftalmologia.

▶ NOÇÕES ELEMENTARES DA ANATOMIA DOS NERVOS OCULOMOTORES

Descreveremos algumas considerações anatômicas importantes e a interpretação dos achados durante o exame físico dos movimentos oculares. O Quadro 4-1 resume as principais relações anatômicas de importância dos nervos cranianos

Quadro 4-1. Resumo das principais estruturas anatômicas e suas funções elementares na motricidade ocular extrínseca e elevação palpebral. Note que os músculos "inferiores" (Reto Inferior e Oblíquo Inferior) fazem a Exciclodução, já os "superiores" (Reto Superior e Oblíquo Superior) fazem a Inciclodução

Músculo Ocular	Função	Inervação	Principais Relações Anatômicas
Levantador da pálpebra	Elevação da pálpebra superior	NC III Braço superior	Mesencéfalo dorsal, seio cavernoso, fissura orbitária superior, ápice da órbita
Müller	Elevação da pálpebra superior cerca de 2 mm	Fibras simpáticas via plexo carotídeo	Artéria carótida, bainha carotídea, ápice pulmonar, funículo lateral da medula cérvico-torácica, hipotálamo, bulbo laterodorsal
Reto superior	Elevação do olho na abdução, Inciclodução	NC III Braço superior	Mesencéfalo dorsal, espaço subaracnóideo, artéria comunicante posterior, tentório, úncus, seio cavernoso, fissura orbitária superior, ápice da órbita
Reto inferior	Depressão do olho na abdução Exciclodução	NC III Braço inferior	
Reto medial	Adução		
Oblíquo inferior	Elevação do olho na adução Exciclodução		
Reto lateral	Abdução do olho	NC VI	Ápice petroso do osso temporal onde costuma estar associado a lesões conjuntas com o nervo trigêmeo Observa-se paresia do reto lateral com hipoestesia ou parestesias em face ipsolateralmente Seio cavernoso, fissura orbitária superior, ápice da órbita
Oblíquo superior	Depressão do olho na adução Inciclodução	NC IV	Único nervo craniano que cruza a linha média, emerge da face posterior do mesencéfalo, seio cavernoso, ápice da órbita

envolvidos com a motricidade ocular extrínseca. Seguem os detalhes mais relevantes à prática clínica:

- O NC III emerge da fossa interpeduncular, cruza o espaço subaracnóideo, onde as fibras parassimpáticas para o constritor da pupila encontram-se dispostas superior e medialmente ao longo da superfície do nervo, enquanto as fibras motoras para a musculatura ocular extrínseca são profundas na espessura do nervo. No espaço subaracnoide, este nervo entra com relação íntima com a artéria comunicante posterior, borda do tentório e úncus até penetrar no seio cavernoso junto à sua parede lateral e superior. Ao emergir deste seio ele adentra o ápice da órbita junto ao NC VI, NC IV e nervo óptico, se dividindo em braço superior para o reto superior e levantador da pálpebra e braço inferior para o reto medial, reto inferior, oblíquo inferior e constritor da pupila.

  No interior do mesencéfalo, o subnúcleo do NC III para o músculo reto superior inerva o olho contralateral, e o subnúcleo para o levantador da pálpebra superior é central, único e inerva tal músculo de ambos os lados. Estes subnúcleos estão localizados no dorso do mesencéfalo e na linha média e, portanto, podem ser afetados quando da lesão do teto do mesencéfalo, levando a distúrbios da motricidade ocular dos dois lados.[3]

- O NC IV emerge da região dorsal do mesencéfalo ao nível dos colículos inferiores, onde as fibras de cada nervo sofrem decussação. É o único nervo craniano que emerge da face posterior do tronco. Ele se dirige para frente, contornando o tronco e adentrando o seio cavernoso logo abaixo do NC III, de onde parte para inervar o oblíquo superior depois de entrar no ápice orbitário através da fissura orbitária superior. Cada núcleo do NC IV inerva o oblíquo superior **contralateral** e se situa ventralmente ao aqueduto cerebral próximo à transição pontomesencefálica.[3]

- O NC VI, por sua vez, emerge da porção ventral da ponte próximo à transição bulbopontina e se dirige para frente e acima do clivus para adentrar ao seio cavernoso, onde se situa medialmente ao NV IV e lateralmente à artéria carótida. Dentro do seio cavernoso, fibras simpáticas para a pupila "pegam carona" no NC VI por uma curta distância. Então, o NC VI entra na órbita pela fissura orbitária superior e inerva o reto lateral. O núcleo do NC VI fica na porção dorsal da ponte no nível do IV ventrículo.[3]

SINAIS E SINTOMAS DE ENVOLVIMENTO DOS NERVOS OCULOMOTORES

Os principais sinais são os de desalinhamento dos olhos, inclinação cefálica *(head tilt)*, ptose palpebral, nistagmos e anisocoria. Entre os principais sintomas de lesões, envolvendo os núcleos, nervos e músculos oculomotores, estão a diplopia, oscilopsia (sensação de que o ambiente está se movendo sozinho) e o embaçamento ou turvação visual.[1,3,4] Sempre que estes sinais e sintomas estiverem presentes entre as queixas de um paciente, deve-se avaliar com especial

Quadro 4-2. Causas não neurológicas de diplopia

- Oftalmopatia de Graves
- Hipermetropia, astigmatismo e miopia
- Infiltração neoplásica de músculos oculares extrínsecos
- Trauma ocular
- Catarata, sobretudo em situações de baixa luminosidade
- Lesões do cristalino e corpos estranhos em humor vítreo ou humor aquoso
- Doenças da retina
- Iatrogenia em contexto de lesões do assoalho da órbita ou paredes orbitárias
- Distúrbio funcional/psicogênico

atenção a integridade dos nervos motores oculares e seus efetores. Nem toda diplopia tem caráter neurológico. O Quadro 4-2 resume causas não neurológicas de diplopia e que não serão abordadas em detalhes neste capítulo.

ANAMNESE EM PACIENTES COM QUEIXAS OCULOMOTORAS

Antes de examinar o paciente com queixa motora ocular, uma anamnese cuidadosa pode oferecer dicas valiosas para o diagnóstico. Nela, caracterizar os seguintes aspectos é fundamental:

- *Trata-se de sintoma monocular ou binocular?* Se a oclusão de um dos olhos eliminar a diplopiar estamos diante de um desalinhamento das órbitas. Se a oclusão de um olho ainda revelar imagem duplicada, podemos estar diante de paciente com patologia oftalmológica ou psiquiátrica (vide Capítulo 24 – Semiologia dos Distúrbios Funcionais).
- *Caráter da diplopia. É flutuante ou permanente?* Quando a diplopia for pior em determinada parte do dia, isto é, segue um curso flutuante, é importante guiar o restante do exame para afastar síndromes de junção como *miastenia gravis*. O caráter fixo da diplopia indica que o nervo ou seu núcleo podem estar envolvidos.

Na doença de Graves com envolvimento ocular, os pacientes que desenvolvem diplopia podem relatar que o sintoma é pior ao se levantar pela manhã e melhora ao longo do dia e isto está relacionado com a congestão orbital provocada pela posição supina prolongada durante o sono.[3]

- *Há dor à movimentação ocular ou dor ocular/retrocular?* Presença de dor ocular sempre deve ser questionada e diplopia em contexto de oftalmoplegia dolorosa aponta para um vasta gama de diagnósticos. Entre as principais causas estão processos infecciosos do olho, espaços orbitários, retro-orbitários (p. ex., mucormicose, sobretudo no paciente diabético ou imunossuprimido) e infecções dos próprios nervos cranianos (p. ex., varicela-zóster pode causar neuropatia de múltiplos pares cranianos, mesmo sem *rash* característico, com dor em território de trigêmeo). Entre as causas não infecciosas de oftalmoplegia dolorosa estão as neoplasias e doenças vasculares (p. ex., aneurismas de artéria carótida em seu segmento intracavernoso, bem como dissecções da carótida ou, ainda, aneurismas de artéria comunicante posterior que comprimem o nervo oculomotor, além de infartos nervosos por insuficiência do *vaso nervorum* como visto em diabéticos). Por fim, existem causas inflamatórias, como arterite temporal e *síndrome de Tolosa-Hunt,* além de sarcoidose. Dor pode indicar também uma inflamação da tróclea (trocleíte) ou, ainda, um distúrbio oftalmológico, como glaucoma agudo.

- *A diplopia é pior quando se olha em uma determinada direção?* A resposta pode nos conduzir ao diagnóstico de uma paresia da musculatura abdutora de um lado ou da adutora contralateral, denunciando o nervo envolvido. Se a diplopia piorar na mirada horizontal para a direita, por exemplo, o reto lateral à direita ou o reto medial à esquerda estará afetado. A piora no olhar para baixo implica em paresia de oblíquo superior inervado pelo nervo troclear, enquanto que piora na mirada vertical para cima denuncia uma paresia de reto superior e oblíquo inferior, ambos inervados pelo NC III.

- *A diplopia piora quando se tenta fixar a visão em um alvo distante ou próximo ao paciente?* Esta questão é complementar à anterior, e sua resposta ajuda a esclarecer se há comprometimento da adução de um olho ou da abdução do olho contralateral, por exemplo. A diplopia que piora para fixação visual de alvos à distância indica déficit de abdução, ao passo que déficits de adução tornam a diplopia pior na fixação de alvos próximos ao paciente.

- *Há envolvimento pupilar?* Um distúrbio oculomotor apontando para o NC III como responsável pela diplopia e que poupa as fibras parassimpáticas sugere que o processo provavelmente não seja compressivo, como nos casos de paralisias agudas do NC III por aneurisma de comunicante posterior. As fibras internas do NC III são somáticas e inervam a musculatura extrínseca ocular. As externas são autonômicas e inervam a pupila.

- *Há envolvimento de vias longas?* Se o paciente se queixar ou tiver história de comprometimento do nível de consciência, paresia alterna (face de um lado e braço e perna do lado contralateral), além de distúrbios de sensibilidade em um hemicorpo, a causa da alteração de motilidade ocular deve ser central, isto é, devemos considerar uma lesão ao nível dos núcleos oculomotores ou vias internucleares e/ou supranucleares.

- *Houve trauma craniano?* O trauma é a causa mais comum de paralisia do NC IV e mesmo pequenos traumas podem estar associados a paralisias do NC IV, em razão do seu longo trajeto em torno do tronco encefálico.[1,3]

- *Outros sinais e sintomas associados à queixa oculomotora:* A história de febre, queixas abdominais, articulares e outras manifestações sistêmicas quando associada à presença de *miorritmia oculomastigatória* no exame físico apontam para um diagnóstico raro de doença de Whipple.[5] O paciente com queixa de diplopia sempre deve ser questionado sobre exposição a agentes infecciosos, como *Treponema pallidum*. História de rigidez, instabilidade postural com quedas, declínio cognitivo e disautonomia, em contexto de distúrbio dos movimentos oculares, levanta a suspeita para doenças degenerativas, conhecidas, como síndromes *Parkinson Plus, como a Paralisia Supranuclear Progressiva*. História de tireoidopatia aponta para a possibilidade de doença de Graves, sobretudo quando proptose está presente. História de miopatia, distúrbios endócrino-metabólicos, distúrbios de condução cardíaca, principalmente quando relacionados com a ptose palpebral bilateral e oftalmoplegia progressiva e crônica favorecem o diagnóstico de mitocondriopatias. Idade superior a 50 anos e história de cefaleia nova, fadiga e polimialgia reumática levantam suspeita para arterite temporal, que se pode apresentar com diplopia em 15% dos casos confirmados por biópsias.[3] Fatores de risco cardiovascular, como tabagismo, hipertensão e dislipidemia, precisam ser questionados ao paciente para orientar a investigação de causas isquêmicas.

▌ PRINCÍPIOS GERAIS PARA O EXAME DE MOTRICIDADE OCULAR EXTRÍNSECA

A princípio, todo paciente deve ser testado para a acuidade visual para perto e para longe com utilização de uma notação Jaeger ou cartão de Rosenbaum (vide Capítulo 3 – Semiologia dos Nervos Cranianos I e II). Saber se o paciente pode fixar a visão adequadamente em um alvo é condição fundamental antes de inferir que ele tenha uma paresia do olhar conjugado. Na avaliação da motricidade ocular, o alvo deve estar a cerca de 2 m do paciente, a fim de que os movimentos conjugados sejam analisados. Deixar o alvo demasiadamente próximo só permitirá avaliação adequada da convergência ocular. O nível de consciência e grau de colaboração também importam, e naqueles cuja colaboração satisfatória não pode ser alcançada, ainda vale o exercício de manobras reflexas descritas adiante.

Para esta fase do exame, é indispensável que o neurologista tenha em mãos uma lanterna clínica, anotação Jaeger, oclusor ocular, pinhole, óculos de lente vermelha e oftalmoscópio de bolso. Antes de iniciar o exame oculomotor vale lembrar as funções, inervações e relações anatômicas das principais estruturas envolvidas nos movimentos oculares e resumidas no Quadro 4-1.

▌ INSPEÇÃO, PALPAÇÃO E AUSCULTA OCULAR

Como a inspeção do paciente com queixa oculomotora pode nos ajudar a definir a topografia mais provável para a lesão neurológica? A simples observação de uma inclinação anormal da cabeça indica paresia do oblíquo superior ou *desvio skew* em um paciente com diplopia vertical ou pode indicar espasmos *nutans* em um lactente, por exemplo. O *Sinal de Bielchowsky* consiste em inclinação da cabeça para frente e contralateralmente ao oblíquo superior parético com o queixo apontando para o ombro do lado afetado.[6]

Notar que uma hemiface tem maior sudorese que a contralateral em contexto de ptose, enoftalmia e anisocoria, que piora no escuro, são dados da inspeção que favorecem o diagnóstico de *Síndrome de Horner*. O mesmo vale para a presença de protrusão ocular em contexto de doença tireoidiana, quando *oftalmopatia de Graves* deve ser considerada. Uma artéria temporal com relevo proeminente sobre a pele de um paciente idoso, com queixa de diplopia súbita e cefaleia crônica, pode apontar para lesão vascular do tronco cerebral e nervos cranianos em contexto de arterite temporal. O *sinal de Collier*[7] é o aspecto de retração palpebral bilateral observado à inspeção de pacientes com lesões de dorso mesencefálico, que podem ter *Síndrome de Parinaud* (paralisia do olhar conjugado vertical para cima e menos frequentemente para baixo, midríase, ausência de reação pupilar à luz e incapacidade para a convergência ocular com nistagmo retração-convergência).

Durante a inspeção é importante a observação do olhar primário. Para isso, o examinador observa o alinhamento das órbitas e eventuais movimentos anormais espontâneos (p. ex., nistagmos e intrusões sacádicas) quando o paciente, fixa a visão em um alvo distante no horizonte. A inspeção das órbitas com auxílio de uma lanterna clínica ajuda a definir a presença de desalinhamentos discretos através do *Teste de Hirschberg* (Figura 4-1). Na presença de desalinhamentos entre as órbitas, o examinador pode observar que o reflexo luminoso provocado pela lanterna fica localizado em diferentes pontos da córnea em cada olho, enquanto o paciente dirige o olhar para o foco de luz situado a sua frente e com a cabeça alinhada. A lanterna deve estar a cerca de 1 m do paciente, e o reflexo da luz estará deslocado do centro da córnea no olho não fixado. Este teste permite avaliação objetiva do desalinhamento ocular. Ele é interessante em casos de pacientes que colaboram pouco com testes mais complexos ou possuem baixa acuidade visual.[1] O Quadro 4-3 apresenta conceitos fundamentais com relação a possíveis desalinhamentos das órbitas vistas nesta fase do exame.

A palpação dos globos oculares é importante sobretudo em contexto de dor ocular e midríase, quando um glaucoma de ângulo agudo é suspeitado. Neste caso, a palpação gentil dos olhos revela grosseiramente uma consistência pétrea que pode estar relacionada com o aumento da pressão intraocular. Em casos de inflamação do tendão do oblíquo superior, condição conhecida como **trocleíte**, há dor localizada nos cantos superior e medial da órbita acometida, com piora à palpação. Este sintoma piora, quando o paciente aduz o olho e olha para cima.[8]

Em casos de paralisias motoras oculares com congestão de vasos da conjuntiva ocular, proptose e cefaleia, podemos estar diante de fístula carótida-cavernosa. Com auxílio de um estetoscópio, a ausculta da órbita permite a identificação de um sopro, que levanta a suspeita para diagnóstico de fístula arteriovenosa nesta topografia.

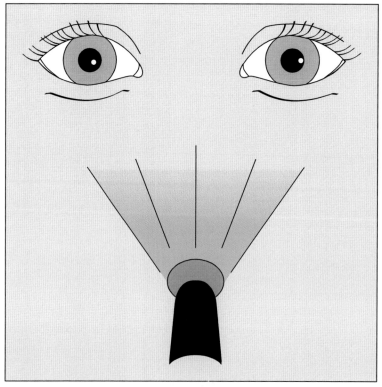

Figura 4-1. Teste de Hirschberg. O reflexo da fonte de luz dirigida aos olhos surge em porções diferentes da córnea de cada lado, denunciando o desalinhamento ocular.

▶ EXAME DE MOTRICIDADE OCULAR GERAL

Nessa parte do texto abordaremos o exame geral de motricidade ocular. Ilustrativamente utilizaremos o exemplo de um paciente que procura atendimento neurológico por queixa de diplopia que, como afirmamos anteriormente, é um sintoma muito comum no universo das avaliações neurológicas seja nas emergências, seja em ambulatórios. A seguir apresentamos um roteiro proposto para abordagem de pacientes com distúrbios oculomotores e diplopia.

Definir o Caráter da Diplopia como *Mono* ou *Binocular*

Para isso, solicite ao paciente que oclua um dos olhos de cada vez. O desaparecimento da visão dupla, quando um dos olhos está ocluído, estabelece que a diplopia é secundária a um desalinhamento entre os olhos, fazendo com que a imagem projetada na retina de cada olho não seja no mesmo ponto. Se ao ocluir uma das órbitas a visão permanecer dupla, é importante descartar defeitos de refração. Para isso, o examinador pode usar um *pinhole*, um oclusor ocular opaco com pequenos furos através do qual o paciente se esforça para fixar a visão em um

Quadro 4-3. Conceitos em movimentos oculares e distúrbios da motricidade ocular

Duções	Movimentos de um olho analisado de forma isolada: adução, abdução, inciclodução (rotação medial ou interna do globo ocular), exciclodução (rotação externa do globo ocular), supradução ou elevação e abaixamento ou infradução
Versões	Movimentos dos olhos na mesma direção
Vergências	Movimentos dos olhos em direções opostas
Ortoforia	Completo alinhamento dos eixos oculares
Foria	Desvio ocular que ocorre apenas quando a visão binocular é interrompida não havendo desalinhamento claro dos eixos durante o olhar primário ou repouso
Tropia	Desvio dos eixos oculares manifesto durante a visão binocular e mantido durante todo o tempo, inclusive no repouso
Eso (Tropia ou foria)	Desalinhamento horizontal em que um dos olhos se desloca na direção da linha média, provocando um estrabismo convergente
Exo (Tropia ou foria)	Desalinhamento horizontal em que um dos olhos se desloca na direção oposta à linha média ou "para fora", divergindo da órbita contralateral
Hipertropia ou Hiperdesvio	Indica o desalinhamento vertical das órbitas com uma delas mais alta que a contralateral. Por convenção, os desalinhamentos verticais sempre são nomeados pelo olho mais alto ou hipertrópico.

alvo distante. Este simples aparelho pode eliminar o defeito refrativo e com ele a duplicidade de imagens sobre a retina. O Quadro 4-2 relaciona outras causas não neurológicas de diplopia.

Poliopia cerebral é uma condição extremamente rara, em que o comprometimento do córtex occipital pode provocar diplopia ou mesmo a visão de múltiplas imagens, quando cada olho é encoberto alternadamente, isto é, diplopia ou poliopia monocular bilateral.[4] Dada a raridade deste fenômeno, na ausência de melhora da diplopia monocular com o uso de um *pinhole* e na ausência de causas oftalmológicas identificáveis, há de se considerar fortemente a possibilidade de distúrbio funcional.[1]

Definir a Orientação da Imagem Dupla: Vertical, Horizontal ou Oblíqua

O paciente é questionado se a imagem duplicada em casos de diplopias binoculares permanece orientada no plano horizontal (lado a lado), o que sugere paresia de reto medial ou reto lateral ou se a imagem duplicada o faz no plano vertical (uma imagem acima da outra), quando, então, é mais provável que haja paresia do músculo oblíquo superior, secundária a lesões do NC IV ou desvio *skew*, que consiste em um desbalanço do tônus vestibular, provocando desalinhamento vertical dos olhos sem paresia da musculatura ocular ou lesão de nervos cranianos propriamente ditos.

No desvio *skew*, o desalinhamento no plano vertical tende a se manter em diferentes posições cardinais do olhar e da cabeça. Isto não ocorre em lesões do NC IV, quando a inclinação cefálica no plano frontal para baixo no lado do oblíquo superior afetado causa piora da diplopia. Além disso, na paralisia do NC IV, o fechamento ocular provoca redução do desvio cefálico ("corrige sutilmente o sinal de Bielchowsky"). O oposto ocorre em casos de desvio *skew*.[9] Lesões do NC IV também podem gerar diplopia torcional relacionada com a torção externa do olho afetado. Diplopia oblíqua pode resultar de doença da musculatura ocular ou da junção neuromuscular, quando tanto músculos da motricidade horizontal quanto da vertical estão envolvidos ao mesmo tempo.

Definir em que Direção do Olhar Conjugado há Piora da Diplopia

Realizamos o teste de segmento do olhar conjugado com auxílio de um alvo que pode ser uma caneta na posição vertical para o olhar horizontal e na posição horizontal para avaliar o olhar conjugado vertical.[10] O alvo deve ser mantido primeiro próximo ao paciente, o que permite avaliação da capacidade de convergência ocular e, portanto, da função de retos mediais. Logo após, o alvo é colocado à frente do paciente e a alguns metros de distância. Nesta ocasião, podemos inferir a capacidade de divergência ocular. Diplopia pior à distância e que desaparece na proximidade sugere déficit de um dos abdutores (retos laterais).

Quando a diplopia piora no olhar conjugado horizontal para um dos lados, os músculos implicados devem ser ou o reto lateral do mesmo lado ou o reto medial contralateral. Se o paciente em questão hipoteticamente tiver pior diplopia para perto que para distância e piora na mirada horizontal para a esquerda, o músculo parético é um dos adutores oculares responsáveis pela convergência e é contralateral ao lado de maior diplopia (portanto, o reto medial direito), pois, ao olhar para esquerda, os olhos dependem do reto lateral esquerdo (abdutor) e reto medial direito (adutor).

Quando a diplopia é vertical e pior no olhar para cima, os músculos implicados são o reto superior e o oblíquo inferior, e esta condição ocorre nas paralisias completas do NC III. Quando a piora ocorre no olhar para baixo, os músculos afetados podem ser o reto inferior (inervado pelo NC III) ou oblíquo superior (inervado por NC IV). Entretanto, quando há lesão do NC III, geralmente ocorrem outros achados, como ptose, estrabismo divergente ou midríase.

Definir o Músculo Parético

Nesta etapa, examinamos cada olho separadamente nas nove posições cardinais do olhar, como ilustra a Figura 4-2. Este exame consiste na avaliação das duções de cada olho separadamente. Analisar os movimentos oculares dos dois olhos de uma única vez é um erro em potencial pois dificulta a percepção de limitações discretas das duções de um olho. Depois observamos a amplitude dos movimentos, velocidade e o caráter conjugado dos olhos nas mesmas posições acima, desta vez observando os dois olhos ao mesmo tempo à procura de qualquer desalinhamento.

Neste momento, o alvo que o examinador usa para manter a fixação visual do paciente fica a cerca de 1 m de distância e descreve no espaço uma letra *H* isto é, ao atingir o extremo do olhar lateral o alvo deve ser levado para cima e para baixo e, então, levado ao outro extremo do olhar lateral e, mais uma vez, dirigido para cima e para baixo. Estes movimentos de segmento ocular permitirão a avaliação do reto superior e reto inferior no olho abduzido, bem como do oblíquo inferior e do oblíquo superior no olho aduzido. Concluída esta etapa, passamos ao teste da capacidade de convergência e divergência ocular solicitando ao paciente que mantenha a fixação em um alvo que lentamente se aproxima e se afasta da extremidade do seu nariz.[1,4]

Quando nenhum desalinhamento está claro no repouso ou no *Teste de Hirschberg*, o examinador deve realizar o teste de cobertura ocular ou *cover/uncover-test*, utilizado para diferenciar tropias e forias. Para este teste, usamos um oclusor ocular opaco que impede a fixação visual. Outra manobra utilizada para detectar o músculo afetado é o teste de cobertura alternada dos olhos que deve

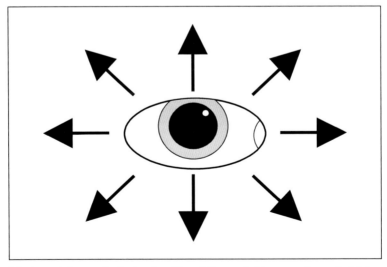

Figura 4-2. As posições cardinais do olhar (8 posições excêntricas e o olhar primário).

ser feito em todas as posições cardinais do olhar. Ele é realizado cobrindo-se alternadamente cada um dos olhos do paciente primeiro no olhar primário e depois em cada posição cardinal.

O examinador deve ficar atento para desvios oculares nos planos horizontal e vertical que podem surgir logo que cada olho é descoberto. Durante o exame, o paciente deve manter os olhos fixados em um alvo que pode ser o nariz do examinador. Ao descobrir uma órbita que possui uma paresia de um dos músculos oculares extrínsecos, ocorre um movimento de refixação do olho que denuncia a foria ou tropia, como ilustra a Figura 4-3. Seguem adiante as principais manobras:

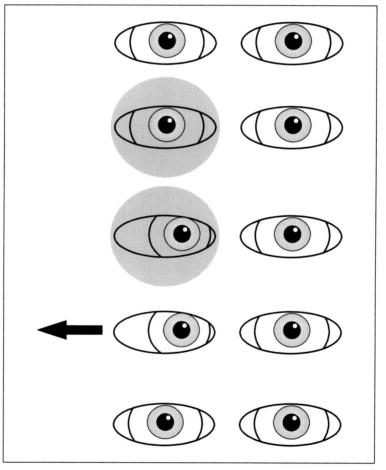

Figura 4-3. Teste de cobertura ocular: a cobertura do olho direito provoca perda de fixação visual com desvio para a esquerda. Quando descoberto, ocorre refixação do olho direito denunciando uma esoforia à direita.

- *Cover/uncover test:* ao ocluir uma das órbitas eliminando a fixação do olho coberto, pode ocorrer um discreto movimento de fixação do olho contralateral e descoberto. Supondo que, ao ocluir o olho esquerdo do paciente, o examinador note um movimento de fixação do olho direito que permanece descoberto, esse movimento denuncia uma tropia do olho descoberto, isto é, um desalinhamento que já existia antes de o olho esquerdo ser ocluído. A oclusão do olho esquerdo força o deslocamento do olho direito para manter a visão fixada no alvo. Se nenhum deslocamento for percebido no olho descoberto, mas ao remover o oclusor do olho contralateral notamos um movimento de refixação deste, há, então, uma foria do olho recém-descoberto (Figura 4-3).
- *Cobertura ocular alternada:* em razão da *lei de Hering* que estabelece inervação igual com forças iguais entre os dois olhos, a cobertura alternada de cada olho permite a determinação do músculo parético de forma rápida. À medida que o examinador cobre e descobre alternadamente os olhos do paciente, enquanto ele é solicitado a manter a visão fixada em um alvo, pode-se perceber um deslocamento de refixação em cada olho, mesmo que apenas um dos olhos tenha um musculo parético. Supondo que haja fraqueza do reto medial à direita, ao ocluir o olho direito, ocorre perda da fixação daquele olho e, então, o músculo reto lateral prevalecerá, o que tornará o olho ocluído desviado para a direita ou abduzido. Ao remover o oclusor colocando-o agora sobre o olho esquerdo, o examinador notará movimento de refixação do olho direito recém-descoberto. Ele se moverá para a porção medial em movimento de adução. Como o esforço realizado pelo sistema oculomotor é maior no sentido de conduzir o olho direito para medial em razão da fraqueza do reto medial, o olho esquerdo, que agora estará ocluído, sofre desvio para a esquerda em abdução, mesmo sem haver qualquer paresia na musculatura deste olho. Ao descobrir o olho esquerdo, o examinador notará uma exoforia com movimento de refixação para a direita e adução do olho recém-descoberto. Isto ocorre graças à lei de Hering citada anteriormente. O desvio ocular (foria ou tropia) visto no teste de oclusão alternada é maior quando o paciente olha na direção do músculo parético e por isso devemos realizar este teste em todas as posições cardinais do olhar. O movimento de refixação no olho recém-descoberto é na direção oposta ao desvio que ocorreu, quando o olho estava encoberto.
- *Oftalmoscopia direta:* de acordo com Dinkin M, 2014, este teste pode oferecer importantes dicas diagnósticas para possíveis causas de diplopia. Quando uma esotropia está presente em contexto de papiledema, podemos estar diante de uma paralisia do NC VI, relacionada com a hipertensão intracraniana. A presença de retinite pigmentosa em contexto de oftalmoplegia progressiva, em pacientes jovens com ptose bilateral, pode apontar para doenças mitocondriais. Também podemos lançar mão deste recurso na determinação de cicloduções. Nestes casos, com auxílio de midriáticos, podemos observar, ao mesmo tempo, a fóvea e o disco óptico e, através do desalinhamento entre eles no

plano horizontal, inferir sobre exciclo ou inciclocuções, como ilustra a Figura 4-4. A presença de neuropatia óptica isquêmica anterior (NOIA), em contexto de paresia de nervos oculomotores, deve levantar suspeita, entre outros diagnósticos, de arterite temporal, sobretudo em pacientes idosos.[2] A técnica para realização deste teste encontra-se descrita em maiores detalhes no capítulo que trata da avaliação do nervo óptico.

- *O bastão de Maddox:* trata-se de um conjunto de cilindros que convertem uma luz fonte em uma linha vermelha e é um método objetivo de quantificar o desalinhamento ocular. O bastão é colocado sobre o olho direito, enquanto o olho esquerdo do paciente percebe uma fonte de luz, e, então, o paciente é orientado a dizer onde a linha vermelha está sendo projetada (à direita ou à esquerda da fonte). Se o paciente perceber a linha vermelha à esquerda da luz, então há exotropia, e se a percebe do lado direito da luz há esotropia.[1] Mudando a posição em que se segura o bastão de Maddox, podemos deixar a linha vermelha na posição horizontal e, assim, avaliar as características de diplopias verticais. Se a luz branca for percebida acima da linha vermelha, teremos hipertropia do olho direito, e se abaixo desta linha teremos hipertropia à esquerda.[2]

- *Óculos de lente vermelha:* com auxílio de uma lente transparente de cor vermelha sobre o olho direito e uma lente transparente sem cor sobre o olho esquerdo, o paciente com diplopia terá a percepção de dois objetos de cores diferentes ao olhar para um alvo. Um deles será vermelho, e o outro alvo será branco. O examinador pode utilizar como alvo uma fonte de luz branca como uma lanterna clínica. Neste caso, o paciente identificará duas fontes de luz, sendo uma delas vermelha, e a outra branca, uma do lado da outra. A mesma regra descrita anteriormente para o bastão de Maddox vale para este teste.[1] Como a imagem externa é derivada da paresia do músculo ocular e que no plano horizontal os músculos envolvidos são o reto lateral de um lado ou o reto medial

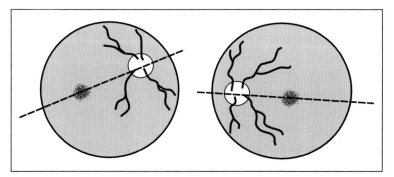

Figura 4-4. Exciclotorção do olho direito durante exame de fundo de olho com oftalmoscopia direta. No fundo de olho à direita, há desalinhamento grosseiro entre a mácula e o disco óptico que se encontra elevado como resultado da exciclotorção sofrida por este olho como consequência de uma paresia do NC IV deste lado.

do lado contralateral, o músculo parético pode ser determinado.[4] Ao virar a cabeça em cada direção o paciente pode experimentar maior separação entre as fontes de luz branca e vermelha e relatar em que pontos ele percebe maior distanciamento entre as imagens, facilitando o reconhecimento do músculo parético.[1]

Nos casos em que o paciente tem diplopia vertical ou oblíqua, haverá uma imagem mais alta que a outra. Usando os óculos com uma das lentes vermelhas, o paciente percebe uma fonte de luz branca e outra vermelha dispostas vertical ou obliquamente. Pergunte ao paciente se a imagem vermelha é mais alta ou a mais baixa. Olho hipertrópico sempre produz a imagem mais baixa e, com ajuda dessa dica, podemos estabelecer qual o olho é o hipertrópico, mesmo que o desalinhamento vertical não seja claro aos olhos do examinador.[4] Para ocorrer desalinhamento ocular vertical, deve haver prejuízo da função dos depressores ou dos elevadores de um dos lados. Esclarecendo qual olho é o hipertrópico reduzimos as possibilidades de músculos paréticos para apenas 4: os depressores do olho hipertrópico (reto inferior e oblíquo superior) ou os elevadores do olho hipotrópico (reto superior e oblíquo inferior). O próximo passo é definir em que direção as imagens se tornam mais separadas e, portanto, a direção onde há piora da diplopia, pois, no olhar lateral, o olho que se encontra em abdução terá sua movimentação no plano vertical realizada pelos músculos retos (superior e inferior daquele mesmo lado), enquanto o olho aduzido terá seus movimentos verticais proporcionados pelos músculos oblíquos. Por fim, questiona-se ao paciente se a diplopia é maior no olhar para cima ou para baixo o que define qual dos músculos está parético, como ilustra a Figura 4-5.[4]

Quando, após dedicado exame dos movimentos oculares o examinador não puder concluir por um padrão claro de acometimento de um dos músculos ou nervos oculomotores ou, quando este padrão flutuar ao longo de exames clínicos seriados, é importante considerar distúrbios da junção neuromuscular, como etiologia, sobretudo se houver ptoses assimétrica e flutuante. *Miastenia gravis* poupa a pupila e seus reflexos. Outras etiologias que devem ser consideradas em diagnósticos diferenciais para distúrbios da motricidade ocular e diplopia sem padrão claro são doenças desmielinizantes do espectro de Guillain Barré, como síndrome de Miller-Fisher, bem como Encefalopatia de Wernicke.[2]

❱ O EXAME DO NERVO OCULOMOTOR (NC III)

Os sinais de acometimento do NC III durante o exame neurológico são a depressão ocular e seu desvio lateral (abdução), associados à paresia de todos os movimentos oculares, exceto a abdução e inciclotorção que são promovidos pelo reto lateral inervado pelo NC VI e o oblíquo superior inervado pelo NC IV respectivamente. A lesão completa do NC III leva à ptose palpebral e à midríase fixa associada ao padrão de movimentos oculares citado anteriormente. Um quarto dos casos de isquemia do NC III cursa com pupila reativa e discretamente aniso-

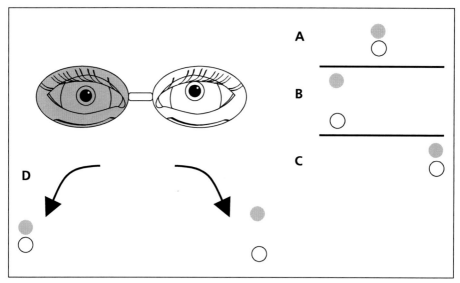

Figura 4-5. Teste da lente vermelha: uma lente vermelha transparente é colocada convencionalmente sobre o olho direito. Na presença de desalinhamento vertical, ocorre formação de duas imagens no plano vertical ou oblíquo. Usando uma fonte de luz branca como alvo, pede-se ao paciente para caracterizar as disposições das duas imagens em cada direção do olhar. No caso ilustrado, há hipertropia do olho esquerdo, pois este gera a imagem mais baixa percebida como uma fonte de luz branca (**A**). Ao olhar para a direita (**B**), ocorre piora da diplopia, enquanto que, para a esquerda, há melhora (**C**). Por fim, a piora da diplopia na inclinação da cabeça para a esquerda leva à conclusão de que se trata de uma paresia do oblíquo superior esquerdo (**D**). (Ver *Prancha* em *Cores*.)

córica, a despeito da completa paralisia da musculatura ocular extrínseca sob sua inervação.[3] O paciente pode não se queixar de diplopia em razão da grave ptose do lado afetado, o que o deixa com visão monocular.[10]

Compressões externas do NC III (p. ex., aneurisma de artéria comunicante posterior) comprometem fibras autonômicas, pois elas se dispõem superficialmente neste nervo. Por isso, o envolvimento pupilar é uma marca das lesões compressivas do NC III, e este fato é conhecido como a *"regra da pupila"*.[3] Esta regra só se aplica aos casos em que há completo envolvimento motor do NC III. Quando ao examinar o paciente, percebemos uma paresia apenas de reto medial, reto inferior e oblíquo inferior ou apenas de reto superior e levantador da pálpebra, podemos inferir que apenas uma divisão (braço inferior ou superior respectivamente) do NC III foi envolvida, e este padrão frequentemente é encontrado em processos intraorbitários.[3] A paresia dos músculos extraoculares inervados pelo NC III, sem envolvimento pupilar, sugere lesão da parte interna do nervo (cerne), pois as fibras somáticas situam-se nesta posição, suscitando quadros isquêmicos, envolvendo a *vasa nervorum*, quadro comum nas vasculites e no diabetes.

Quando o exame dos músculos inervados pelo NC III provoca uma resposta inesperada, como a elevação da pálpebra no olhar para baixo, constrição da pupila no olhar para cima, para baixo ou na adução ou, ainda, elevação da pálpebra superior durante a adução do olho avaliado, deve-se levantar a suspeita de reinervação aberrante do NC III, frequentemente associada a trauma. Compressão crônica por meningiomas e aneurismas também são causas de reinervações aberrantes do NC III.[3] Nestes casos, ocasionalmente percebemos alargamento da fissura palpebral durante a adução, em razão da retração palpebral, o oposto do que observamos na *síndrome de Duane* (vide adiante).[10]

As alterações no exame da motilidade palpebral podem ser caracterizadas principalmente por retração palpebral, *sinal de Collier* e ptose palpebral. Lesões do NC III provocam ptose pronunciada, diferentemente da discreta ptose nos casos de lesões da via simpática para o músculo tarsal de Müller (síndrome de Horner). Durante o exame, é importante que o examinador atente para a força do orbicular dos olhos, que frequentemente está fraco em doenças de junção neuromuscular.[11] Pela lei de Hering, uma assimetria na abertura ocular provoca abaixamento da pálpebra contralateral ao se elevar passivamente a pálpebra em ptose *(Sinal da Cortina),* comum na *miastenia gravis.*

O *fenômeno de Marcus Gunn* é uma sincinesia que resulta de comunicação entre o nervo trigêmeo e o levantador da pálpebra, ocasionando elevação palpebral com o movimento mandibular em pacientes com ptose congênita. *Síndrome de Marin Amat* consiste em inibição do levantador da pálpebra quando a boca é aberta e resulta de inervação aberrante do nervo facial. O *sinal de Cogan* é característico de miastenia e consiste em espasmo de retração palpebral, quando o olhar é subitamente dirigido para cima até a posição primária depois de um período com o olhar dirigido para baixo, o que faz com que a pálpebra ultrapasse brevemente a altitude esperada. O teste do repouso ou do sono consiste em solicitar ao paciente que mantenha as pálpebras e olhos em repouso por 30 min quando, então, pode ser observada alguma melhora da diplopia e ptose em casos de miastenia.

Realização de manobras que induzem fadiga podem ser úteis para demostrar piora da oftalmoparesia e ptose, como solicitar ao paciente que olhe para cima fixamente por 60 segundos (clássico da miastenia).[10,11] Dor acompanhando a instalação de uma ptose nova alerta para a possibilidade de compressão aneurismática do NC III ou apoplexia hipofisária. A paralisia do NC III tipicamente associada a aneurisma de artéria comunicante posterior ou basilar é aguda, isolada, dolorosa e apresenta envolvimento pupilar com midríase.[10] Entretanto, dor severa pode estar presente tanto em lesões isquêmicas do nervo, quanto em compressões aneurismáticas do NC III ou mesmo estar ausente nas duas condições.

▶ O EXAME DO NERVO TROCLEAR (NC IV)

Este nervo craniano conduz a depressão e inciclotorção do olho na posição aduzida. Quando comprometido, o NC IV ou o músculo oblíquo superior provocam desalinhamento vertical das órbitas, e surge diplopia vertical e oblíqua com piora deste sintoma no olhar contralateral. A cabeça assume inclinação no plano coronal conhecido como *head tilt*. A paralisia do NC IV pode ser identificada por uma sequência de passos semiológicos, conhecidos como *teste de Parks-Bielschowsky* que consistem em:

A) Definir qual olho é o hipertrópico.
B) Definir se a hipertropia piora no olhar conjugado para o lado oposto ao olho hipertrópico.
C) Definir se a hipertropia piora quando a cabeça do paciente é inclinada no plano coronal para o lado do olho hipertrópico.

A Figura 4-6 ilustra esses passos de forma simplificada em um paciente com paresia do músculo oblíquo superior à esquerda. Lesão unilateral do NC IV provoca desvio anormal da cabeça para o lado contralateral ao oblíquo superior paralisado, além de abaixamento do queixo que se aproxima do peito e rotação da cabeça na direção do olho com paresia *(sinal de Bielschowsky)*. Esta postura visa reduzir a diplopia e desconforto do desalinhamento ocular vertical. Pedir ao paciente para fechar os olhos elimina a diplopia e faz com que o paciente minimize o desvio cefálico ou corrija o *head tilt*.[9] No entanto, pode haver inclinação

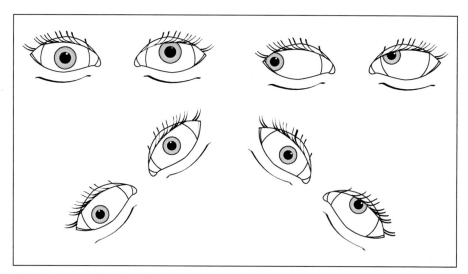

Figura 4-6. Teste de Parks-Bielschowsky para paralisia do NC IV à esquerda.
A hipertropia piora no olhar contralateral (para a direita) e na inclinação da cabeça para o lado hipertrópico. O paciente tende a ficar com a cabeça inclinada para o lado do olho normal para melhorar a diplopia vertical.

paradoxal, isto é, para o mesmo lado do músculo parético, o que provoca uma separação tão grande das imagens que o paciente acaba por suprimir uma delas.[12]

Outra manobra interessante utilizada em paralisias do NC IV consiste em dispor uma caneta posicionada horizontalmente em frente ao paciente. À medida que o paciente fixa a visão no centro do alvo, haverá a formação de imagem dupla vertical e oblíqua. A imagem duplicada da caneta terá o formato de um "V", cujo ápice aponta para o lado do músculo oblíquo superior parético.[4]

Nos casos em que há concomitante paralisia dos músculos inervados pelo NC III, a avaliação de uma paresia do oblíquo superior daquele mesmo lado necessita ser feita de forma diferente. Como este músculo provoca a depressão e inciclotorção do olho na posição aduzida, em caso de uma lesão do NC III concomitante, o movimento de adução do olho estará comprometido o que impossibilita a avaliação da função do oblíquo superior, como descrito anteriormente. Neste caso, pede-se ao paciente para abduzir o olho ao máximo e, então, dirigir o olhar para baixo. Se houver função do músculo oblíquo superior, haverá inciclotorção do olho avaliado, e o paciente não conseguirá olhar para baixo. Identificar uma paralisia do NC IV em contexto de paralisia do NC III é importante porque coloca o seio cavernoso e ápice da órbita como possíveis topografias para a lesão. Nestes casos, o envolvimento do nervo óptico exclui o seio cavernoso como sítio da lesão e favorece o ápice orbitário.[2]

Diferenciar uma paralisia do NC IV de um quadro de desvio *skew* nem sempre é simples. Uma sugestão é que o paciente seja colocado em decúbito dorsal o que tende a melhorar o desalinhamento vertical das órbitas no desvio *skew*.[2] Além disso, a inclinação cefálica observada no desvio *skew* tende a piorar quando o paciente fecha os olhos, em razão da perda de referencial vertical, o oposto do que ocorre com o paciente com paralisia do NC IV em que há melhora do desvio cefálico com os olhos fechados.[9] O padrão de torção ocular do olho hipertrópico também ajuda a diferenciar as duas condições: no desvio *skew* ocorre inciclotorção, ao passo que na paralisia do NC IV há exciclotorção.[9,12]

▶ O EXAME DO NERVO ABDUCENTE (NC VI)

O exame do NC VI compreende a avaliação dos movimentos de abdução de cada olho. A lesão do NC VI leva à paresia do músculo reto lateral, único músculo inervado por ele. A queixa é de diplopia que piora no olhar horizontal na direção do músculo parético e no olhar para alvos distantes.

O examinador deve estar atento para os achados ao exame que sugerem que a paresia de um dos músculos retos laterais se deve a uma lesão do núcleo do nervo abducente no tronco cerebral ou a lesões internucleares. Nestes casos, os achados ao exame físico não se restringem a apenas um dos olhos. Nos casos de miopatias oculares, *síndrome de Duane*, espasmos de convergência e em casos de *miastenia gravis*, os achados ao exame físico também não estão restritos a uma paresia isolada do músculo reto lateral. Uma paresia isolada do reto lateral tem pouco valor localizatório, e o contexto em que ela se encontra contribui para a definição da causa etiológica que pode variar de inflamatória, isquêmica, hipertensão intracraniana à miopatia. Lesões da região do clivus podem afetar ambos os NC VI, causando paresia da abdução bilateralmente.[3] Paresias incompletas do reto lateral tendem à completa recuperação em boa parte dos casos ao longo de meses.

A *síndrome de Duane* é congênita e ocorre por hipoplasia ou aplasia do núcleo do NC VI com inervação anômala do reto lateral pelo NC III. Esta síndrome é classificada em tipo 1 (compromete a abdução), tipo 2 (compromete a adução) ou tipo 3 (abdução e adução comprometidas), simulando paralisia do NC VI, NC III ou ambos.[3,10] A cocontração do reto medial e lateral durante a adução provoca retração do globo ocular, o que reduz a rima palpebral. Apesar do desalinhamento, o caráter congênito leva à supressão de diplopia que não é relatada pelos pacientes.[3] Na *síndrome de Grandenigo*, ocorre dor facial, perda sensorial em território da primeira divisão do trigêmeo e paralisia do NC VI por lesões no ápice petroso.[10]

▶ LESÕES CONJUNTAS DO NC III, IV E VI

As possibilidades de topografia para uma lesão, acometendo conjuntamente os nervos motores oculares em diferentes combinações, uni ou bilateralmente, são:[2,3,10,13,14]

1. **Doenças de junção mioneural** *(síndromes miastênicas)* podem simular qualquer tipo de neuropatia oculomotora uni ou bilateralmente, confundindo-se com paralisia de múltiplos nervos cranianos.
2. **Neuropatias agudas desmielinizantes imunomediadas**, como *síndrome de Miller-Fisher.*
3. **Lesões do ápice da órbita** *(síndrome do ápice orbitário)* levam a comprometimento do nervo óptico, associado à paresia da musculatura inervada por NC III, IV e VI, além da primeira divisão do nervo trigêmeo. Pode ocorrer proptose nestes casos. Lesões na topografia da fissura orbitária superior afetam estes mesmos nervos, mas pode poupar o nervo óptico que adentra a órbita através do canal óptico.
4. **Lesões do seio cavernoso** *(síndrome do seio cavernoso)* levam à paresia do NC III, IV, VI e sintomas sensitivos em regiões da face inervadas pelos dois primeiros ramos do nervo trigêmeo (V1/V2) sem neuropatia óptica associada (Figura 4-7).
5. Lesões situadas ao longo do espaço subaracnóideo da base do crânio, como o **espaço retroesfenoidal**.
6. Lesões envolvendo o **tronco encefálico**.

Capítulo 4 ▫ Semiologia dos Nervos Cranianos Oculomotores

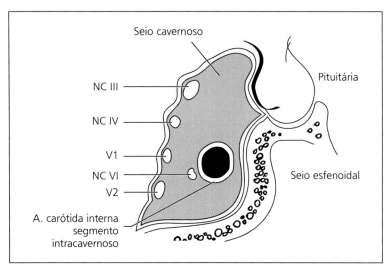

Figura 4-7. Seio cavernoso e a disposição dos nervos oculomotores em seu interior.

A combinação de paralisia do NC IV e VI quase sempre indica lesão em região de seio cavernoso. *Síndrome de Horner* também pode ocorrer em lesões desta região.[13]

RESTRIÇÃO DA MOTILIDADE OCULAR EXTRÍNSECA: TESTE DE DUÇÕES FORÇADAS

As doenças que afetam as órbitas e os músculos oculares extrínsecos podem ser suspeitadas como causa de alteração de motilidade ocular já na inspeção, quando o examinador percebe proptose, edema periocular ou massa cervical anterior. A palpação do globo ocular em casos de doenças orbitárias pode revelar diminuição da retropulsão ocular durante gentil aplicação de pressão sobre o olho fechado, indicando processo expansivo retro-orbitário.[2] Nos casos em que uma lesão muscular impõe restrição à movimentação dos olhos, causando diplopia, um teste de duções forçadas se faz necessário para esclarecer se a diplopia se deve à fraqueza de um músculo ocular ou à restrição da livre movimentação de seu antagonista. Isto ocorre na *oftalmopatia de Graves*, lesões infiltrativas da órbita, fraturas com pinçamentos musculares e tumores musculares, por exemplo. Após anestesia tópica da córnea, um oftalmologista pode agarrar e mover o globo ocular na direção do músculo supostamente parético. Restrição à movimentação passiva do globo ocular, neste caso, denuncia que, na verdade, é o antagonista do músculo supostamente parético que mantém-se fixo, restringindo o movimento e causando diplopia restritiva.

LESÕES DOS NÚCLEOS MOTORES OCULARES E SUAS VIAS INTERNUCLEARES

As lesões dos núcleos do NC III, IV e VI no interior do mesencéfalo e ponte provocam o mesmo padrão de lesões infranucleares destes nervos e acompanham-se de uma síndrome alterna. Há frequentemente uma síndrome motora e sensitiva deficitária (sintomas negativos) com características de neurônio motor superior de um lado do corpo (braço e perna) e neuropatia craniana do lado contralateral à síndrome motora. A lesão é ipsolateral ao nervo craniano envolvido, exceto no caso do NC IV, e é contralateral ao déficit motor, pois, nesta altura do tronco, não houve decussação das fibras piramidais. Toda lesão do tronco envolvendo núcleos de nervos cranianos e o trato piramidal produz uma síndrome alterna, mas nem toda síndrome alterna se deve a uma lesão do tronco encefálico propriamente dito.

Uma dissecção da artéria carótida interna, causa de isquemia cerebral entre jovens, no seu segmento intracavernoso, pode afetar as fibras do NC III, IV e VI de um lado, causando paresia ocular ipsolateral à dissecção. Ao mesmo tempo, a lesão do vaso dissecado pode provocar um infarto de circulação anterior no hemisfério ipsolateral à dissecção e a paresia de nervos cranianos. Apesar de situada fora do tronco encefálico como coloca Gates P, 2011, o paciente apresentará um déficit motor e sensitivo contralateral à paresia de nervos cranianos como em uma síndrome alterna convencional. Esta situação é, pois, uma exceção à regra de que síndromes alternas localizam a lesão no tronco encefálico.[15]

Existem dois refinamentos anatômicos caprichosos e importantes com relação ao nervo oculomotor, os subnúcleos específicos (para o levantador da pálpebra e para o reto superior). Os achados ao exame de uma lesão ao nível do núcleo do NC III podem compreender paresia de ambos os levantadores da pálpebra em caso de o subnúcleo dedicado a essa função (que é único e medial) ser afetado. Além disso, as fibras nervosas que inervam o músculo reto superior partem do subnúcleo oculomotor contralateral e, portanto, cruzam no interior do mesencéfalo. Assim, uma lesão mesencefálica à direita, envolvendo o subnúcleo para o reto superior, causa limitação da elevação ocular à esquerda. Se a lesão afetar as fibras que partem deste subnúcleo e o subnúcleo do reto superior localizado à esquerda do mesencéfalo, então os dois retos superiores podem ficar paréticos.[3,16]

A lesão do fascículo longitudinal medial (FLM) interrompe as conexões internucleares entre NC VI e NC III, causando déficit da adução do olho ipsolateral à lesão durante o olhar conjugado na direção contralateral e nistagmo no olho abduzido. Tal condição mimetiza uma lesão de NC III, entretanto, envolve apenas fraqueza do reto medial, sem acometer os outros músculos inervados pelo oculomotor. Esta condição é conhecida como *oftalmoplegia internuclear* e é muito frequente entre pacientes com doenças desmielinizantes que afetam o tronco encefálico, como a esclerose múltipla (Figura 4-8).

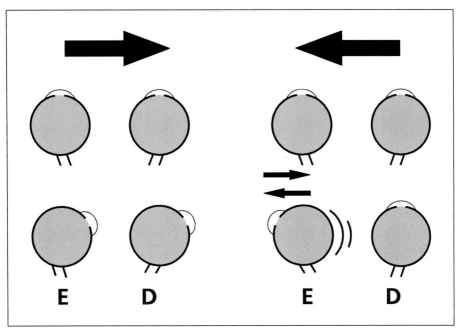

Figura 4-8. Síndrome de oftalmoplegia internuclear com lesão do FLM à direita. Quando o olho esquerdo abduz apresenta um nistagmo horizontal (representado pelas duas setas menores em sentidos contrários sobre o olho esquerdo), e o olho direito não realiza a adução em razão da interrupção do FLM à direita. As setas grandes indicam a direção do olhar conjugado. D, direito, E, esquerdo.

A despeito da perda do olhar conjugado lateral, há preservação da convergência ocular (proporcionada pelo tecto mesencefálico). Assim, um paciente que apresente lesão do FLM bilateralmente, apresenta fraqueza de ambos os retos mediais durante às miradas horizontais, entretanto, possui convergência simultânea intacta. Quando há lesão do núcleo do NC VI ou formação paramediana pontina (centro do olhar conjugado horizontal), associada à oftalmoplegia internuclear, surge um famoso quadro clínico conhecido como *"síndrome do um e meio"*, onde há paralisia dos movimentos horizontais do olho ipsolateral e da adução do outro olho. Nistagmo do olho abduzido é frequente. Denomina-se *síndrome do oito e meio*, quando, além do quadro descrito, temos lesão do núcleo do NC VII concomitante, determinando paralisia facial ipsolateral ao olho mais acometido.

Isto deixa um dos olhos *"congelado"* no plano horizontal, pois nem a adução nem a abdução podem ser realizadas, em razão da lesão do FLM (que veio do outro lado) e da formação paramediana pontina (FLM + núcleo do NC VI) daquele lado. O olho contralateral ainda pode realizar metade do movimento horizontal que, neste caso, será a abdução acompanhada de nistagmo. Teremos, portanto, *"um olho congelado"*, e outro *"meio congelado"* em termos de movimentos horizontais conjugados.[10,15] A síndrome do *"um e meio" tipo II* é secundária à lesão do NC VI dentro do seio cavernoso e do hemisfério cerebral ipsolateral (centro do olhar conjugado horizontal). A causa desta síndrome é a trombose do seio cavernoso que leva à lesão do NC VI e à oclusão da artéria carótida interna com consequente isquemia do centro para o olhar conjugado (área 8) no hemisfério ipsolateral.[16]

A lesão do núcleo do NC VI ou suas radículas no interior da ponte e que se estende ao núcleo do NC VII provoca paralisia facial periférica e da abdução do olho ipsolateral à lesão, bem como paresia em braço e perna do lado oposto. Este quadro clínico é conhecido como *síndrome de Millard Gubler* (vide Capítulo 20 – Semiologia nas Síndromes Neurovasculares).[16]

▌DISTÚRBIOS SUPRANUCLEARES DA MOTILIDADE OCULAR EXTRÍNSECA

Como diferenciar uma limitação do olhar conjugado para baixo, por exemplo, como sendo um evento supranuclear e não infranuclear? Nesta última situação, o núcleo ou seu nervo estarão afetados. Isto implica em ausência de movimentos conjugados, mesmo quando manobras oculocefálicas são realizadas. No distúrbio supranuclear visto em doenças degenerativas, como na paralisia supranuclear progressiva (PSP), geralmente não há limitação do olhar conjugado vertical durante manobras oculocefálicas reflexas, mostrando que o núcleo dos nervos oculomotores e os nervos em si estão intactos.

Diante de uma paralisia do olhar conjugado, o examinador deve, então, submeter o paciente a manobras reflexas vestíbulo-oculares, como a manobra dos olhos de boneca para a movimentação ocular horizontal. Com uma das mãos forçando a abertura palpebral, enquanto a outra serve de apoio à cabeça, o examinador pode provocar flexão e extensão passivas da cabeça do paciente.

▌AVALIAÇÃO DOS MOVIMENTOS SACÁDICOS

As sácades são movimentos rápidos dos olhos para manter a fixação visual. O examinador avalia cada olho separadamente e depois os dois olhos conjuntamente fazendo o paciente alternar o olhar entre dois alvos fixos (p. ex., o dedo indicador do examinador e o nariz do mesmo). A amplitude, conjugação, velocidade e presença de dismetria devem ser avaliadas nos planos horizontal e vertical. Lesões cerebelares provocam sacadas hipermétricas, enquanto as bulbares laterais podem levar a sacadas hipermétricas ipsolaterais à lesão e hipométricas contralaterais à lesão.[17] *Intrusões sacádicas* (pequenas paradas ou decomposição durante as miradas) são comuns em ataxias genéticas, como na doença de *Machado Joseph e ataxia de Friedreich*.

MOVIMENTOS OCULARES ANORMAIS

Nesta parte do texto, concentrar-nos-emos no exame dos movimentos anormais que compreendem os nistagmos, distúrbios das sacadas oculares e outros movimentos anormais.[18] Trata-se de campo complexo da neurologia-oftalmologia, mas quando estes movimentos estão presentes durante o exame neurológico e são adequadamente avaliados, oferecem uma janela de oportunidade para o diagnóstico correto.[19,20]

O exame dos pacientes com movimentos oculares anormais começa com a observação do olhar primário dirigido ao horizonte e as características do movimento nesta posição e em todas as outras posições cardinais. Nesta fase, as características do movimento ocular permitirão classificá-lo como nistagmo (sempre apresenta pelo menos uma fase lenta), como intrusão sacádica (apresenta apenas componentes rápidos) ou como outros movimentos oculares anormais.[10,20,21]

Nistagmos

Estes são movimentos oculares rápidos, espontâneos ou induzidos, rítmicos e que possuem um componente rápido e pelo menos um componente lento ou fase lenta. Sua direção é determinada pela direção do seu componente rápido (*"bate para aquele lado"*). A direção da fase lenta, quando de etiologia periférica, aponta para o lado da lesão. Os nistagmos podem ser de dois tipos: espasmódicos ou *"jerk"* (constituídos de uma fase rápida e outra lenta) e pendulares (constituídos apenas por fases lentas).[18,20]

O principal sintoma relacionado com o nistagmo adquirido é a oscilopsia, que é descrita como a sensação de movimento ou oscilação dos objetos nos campos visuais e que geralmente está ausente entre os pacientes com formas congênitas. No entanto, pacientes com movimentos oculares anormais também podem referir visão borrada.[18,20] O nistagmo pode ser causado por lesões do tronco encefálico e cerebelo (nistagmos centrais), mas também pode ser ocasionado por lesões vestibulares periféricas (nistagmos periféricos). Neste capítulo, descreveremos os achados ao exame físico de diferentes tipos de nistagmos centrais. O capítulo de *exame otoneurológico* traz uma revisão de como diferenciar, por meio do exame físico, nistagmos centrais de periféricos e as principais exceções e considerações diagnósticas nestes casos.

Nem todo nistagmo é patológico. Um nistagmo fisiológico ocorre nos extremos do olhar horizontal (*nistagmo de ponto terminal*), simetricamente, é esgotável após poucas batidas e não são acompanhados de oscilopsia ou outros achados clínicos, como sintomas vestibulares, paresias, diplopia ou alterações de audição. Quando o nistagmo no extremo do olhar horizontal é assimétrico sustentado, indica lesão e necessidade de complementar a investigação.[20] Outras formas de nistagmos fisiológicos são o optocinético (NOC) e o de indução vestibular, que pode ser produzido por rotação em *cadeira de Barany* ou após irrigação da orelha com água fria.[10] Os nistagmos patológicos resultam de desbalanço no tônus oculomotor ou no tônus vestibular e levam a falhas no complexo mecanismo de controle dos movimentos oculares, comprometendo a capacidade de fixação ou de inibição de movimentos intrusos e indesejados.[20,22]

A abordagem do paciente com nistagmo deve incluir, no mínimo, o seguinte roteiro de perguntas e manobras sugeridas:[10,17,18,20,21]

A) *Há movimento excessivo dos olhos?* Se este for rítmico e tiver uma fase lenta estaremos diante de um nistagmo.

B) *Há oscilopsia?* Sua presença indica um movimento ocular anormal adquirido. Interessa agora caracterizar a amplitude, direção e velocidade do movimento, além de se ele é mono ou binocular.

C) *Qual a direção do componente rápido do movimento?* Poderemos classificá-los em predominantemente vertical, horizontal, horizonto-torcional, puramente torcional ou em mistos.

D) *Se tratando de nistagmo, há mudança na direção da fase rápida em diferentes posições do olhar?* A fase rápida é o componente mais fácil de ser notado no nistagmo. Devemos sempre testar a influência que diferentes posições cardinais do olhar exercem sobre a amplitude, frequência e, principalmente, a direção do nistagmo. Se ele muda de direção conforme o paciente muda a direção do olhar, estaremos diante de um nistagmo de causa central.

E) *O nistagmo obedece à lei de Alexander?* Embora existam condições centrais que provocam nistagmos com características periféricas, quando um nistagmo aumenta em intensidade e amplitude no olhar conjugado na direção da fase rápida (lei de Alexander) e diminui de intensidade no olhar em direção à fase lenta, temos um indicativo de que a lesão deve ser periférica. Esta observação, somada a exacerbação do nistagmo com uso de óculos de Frenzel ou outro método de inibição da fixação visual, confere dado adicional de que o nistagmo deve ser periférico.

F) *O nistagmo sofre influência da fixação visual?* Devemos sempre submeter o paciente à remoção da fixação visual. Os nistagmos centrais comumente não sofrem alteração de amplitude ou velocidade com essa manobra, que pode ser realizada com uso de óculos de Frenzel, *penlight cover test* ou com auxílio de um oftalmoscópio direto (maiores detalhes no capítulo de exame otoneurológico).

G) *O nistagmo sofre influência da convergência ocular?* Caracteristicamente, o nistagmo congênito diminui de intensidade com a convergência ocular, enquanto o nistagmo vertical para cima (*upbeat*) pode mudar de intensidade e direção.

H) *O nistagmo pode ser evocado com movimentos e posições da cabeça?* Se o nistagmo pode ser reproduzido por manobras provocadoras, possui latência e é esgotável, podemos estar diante de um nistagmo posicional com sintomas paroxísticos, como os que ocorrem em pacientes com *vertigem paroxís-*

Capítulo 4 □ Semiologia dos Nervos Cranianos Oculomotores

tica posicional benigna e que são reproduzidos por manobras, como a de *Dix-Hallpike* (vide capítulo de exame otoneurológico).

I) **Há dissociação ou assimetria nos movimentos anormais em cada olho?** É importante caracterizar se há diferenças na direção (nistagmo desconjugado como o nistagmo em gangorra, isto é, enquanto um olho sobe o outro desce) ou amplitude de movimentos (nistagmo dissociado) em cada olho separadamente.

J) **Há envolvimento de vias longas ou paresia de nervos cranianos?** O nistagmo adquirido que surge em contexto de síndrome motora deficitária, ataxia cerebelar ou síndrome sensitiva, sobretudo em casos de síndromes cruzadas ou alternas com comprometimento de nervos cranianos, tem como etiologia uma lesão no sistema nervoso central (SNC), como o tronco encefálico.

O Quadro 4-4 resume as principais características que ajudam a diferenciar nistagmos centrais de periféricos.[10,17,18,20,21,23]

Quadro 4-4. Nistagmos centrais *versus* periféricos

Característica	Nistagmo Central	Nistagmo Periférico
Supressão por fixação visual	Não influenciado	Suprimido
Direção	Muda de direção desde o início quando associado à síndrome vestibular Pode ser vertical puro, torcional puro ou ocasionalmente horizontal	Horizontal Torcional Horizonto-torcional Unidirecional Pode ser bidirecional se em fase de compensação vestibular
Fisiopatologia	Assimetria no tônus oculomotor central	Assimetria ou perda do tônus vestibular
Sintomas vestibulares, náuseas e vômitos	Geralmente brandos (presença de dissociação nistagmo *versus* sintomas)	Geralmente intensos
Duração	Persistente por dias, semanas ou meses	É transitório (dias) até ocorrer compensação vestibular
Perda de audição ou zumbido	Pode estar presente em casos de infartos da AICA	Comum
Topografia	SNC: geralmente tronco encefálico e cerebelo	Labirinto ou nervo vestibular

AICA, artéria cerebelar inferior anterior; SNC, sistema nervoso central.
Adaptado de: Mezzalira R, Bittar RSM e Albertino S, 2014. (Com permissão.)

Nistagmos puramente verticais ou torcionais que mudam de direção em diferentes posições do olhar e não sofrem influência da fixação visual implicam em imediata investigação de causas centrais para os achados clínicos do paciente. O contrário não é verdadeiro, isto é, um nistagmo com características periféricas (unidirecional, horizontal, ou horizonto-torcional e suprimido pela fixação visual) não assegura que estamos diante de uma lesão periférica. Infartos cerebelares e migrânea vestibular são causas centrais de nistagmos que mimetizam aqueles vistos em lesões periféricas.[17] Isto ressalta a importância de uma cuidadosa avaliação do contexto em que o paciente desenvolveu o nistagmo, sinais e sintomas associados, fatores de risco cardiovasculares, medicações e drogas, além de traumas e outras anormalidades no exame neurológico geral.

Os principais tipos de nistagmo, suas características, associações topográficas e etiológicas estão resumidos no Quadro 4-5.[10,18,20-22,24,25] O nistagmo vestibular periférico foi abordado no capítulo de *exame otoneurológico* deste livro. Após concluir o roteiro anterior, o examinador provavelmente poderá classificar o nistagmo em central ou periférico e, com ajuda do Quadro 4-5, definir qual o tipo de nistagmo será o mais apropriado.

Intrusões Sacádicas

São movimentos oculares anormais rápidos como os nistagmos, mas ao contrário destes, não possuem componente lento (corretivo), apenas componentes rápidos, como as sacadas oculares. As intrusões sacádicas podem ser classificadas de acordo com a presença ou não de intervalo intersacádico e geralmente perturbam a fixação visual.[18,20]

Intrusões Sacádicas com Intervalo Intersacádico

Conhecidos como *"square wave jerks"*, esses movimentos são rápidos como as sacadas oculares normais e ocorrem em pequena amplitude, comumente menos de 2°, no plano horizontal e de forma conjugada. Entre eles há uma pausa intersacádica normal. Podem ser observados em pacientes idosos normais durante o olhar primário, porém, quando ocorrem de forma contínua e associada a outros achados clínicos neurológicos, indicam doença central, sobretudo cerebelar. São muito comuns na PSP e na *ataxia de Freidereich*. Quando a amplitude destas sacadas intrusas é maior, em torno de 5 a 15°, denominamos *macro square-wave jerks* que sempre indicam patologia subjacente.[20]

Intrusões Sacádicas sem Intervalo Intersacádico

Estas intrusões sacádicas são conhecidas como *Flutter ocular* e *opsoclonus*. Suas marcas são a falta de uma pausa entre cada sacada ocular, o que provoca um movimento contínuo conjugado dos olhos de um lado para outro no plano horizontal *(flutter ocular)* ou em várias direções *(opsoclonus)*. Os dois tipos de movimentos anormais têm alta frequência, são espontâneos e involuntários, mas

Quadro 4-5. Tipos de nistagmos e suas características

Nistagmo congênito (NC)

- Presente desde os primeiros meses de vida e não é evocado pelo olhar. Mínima ou nenhuma perda de acuidade visual associada
- Nistagmo horizontal de baixa amplitude e alta frequência, geralmente não produz oscilopsia e permanece horizontal mesmo durante o olhar vertical. É suprimido pela convergência ocular e amplificado ao fixar o olhar em alvo à distância. O paciente pode assumir postura anormal da cabeça (torcicolo ocular) na tentativa de mantê-la em um ponto de menor amplitude do nistagmo (posição nula) que permite maior acuidade visual. Pode inverter a direção do nistagmo durante avaliação do reflexo optocinético
- Nistagmo latente é uma forma de NC que surge apenas durante a visão monocular. A oclusão alternada de cada olho pode provocar inversão da fase lenta que bate na direção do nariz. Este quadro clínico costuma estar associado à esotropia
- Em casos de NC pode haver história familiar de nistagmo

Nistagmo monocular da infância

- Nistagmo vertical ou elíptico no olho afetado acompanhado de baixa acuidade visual, defeito pupilar aferente e disco óptico atrófico
- Está associado à glioma da via óptica anterior

Espasmo nutans

- Nistagmo pendular frequentemente presente no primeiro ano de vida e benigno
- É predominantemente horizontal em alta frequência e baixa amplitude e pode ser dissociado, ocasionalmente pode ser monocular e indistinguível do nistagmo monocular da infância. A tríade clássica é nistagmo, inclinação e oscilação da cabeça
- Não está associada a outras condições e tem resolução espontânea com o envelhecimento da criança, mas como lesões da via óptica podem simular o padrão de nistagmo visto no espasmo nutans é importante aprofundar investigação com ressonância do crânio

Nistagmo evocado pelo olhar

- Surge no olhar excêntrico e bate para a esquerda no olhar à esquerda e para a direita no olhar à direita. A fase lenta é sempre na direção da posição do olhar primário (linha média). Obedece a lei de Alexander
- Reflete incapacidade do integrador neural de manter a fixação visual durante o olhar excêntrico, fazendo com que os olhos voltem a sua posição primária em razão das forças elásticas dos músculos oculares. Isto provoca uma sacada corretiva de refixação
- Pode ser causado por anticonvulsivantes, álcool e sedativos se presente de forma simétrica e horizontal. Se assimétrico, indica lesão do cerebelo (Flóculo e Nódulo do cerebelo atuam na manutenção da fixação visual no olhar excêntrico) ou tronco cerebral ipsolaterais à direção do nistagmo. Pode ocorrer em doenças da junção neuromuscular ou miopatia ocular

Nistagmo de rebote ou *rebound*

- Ocorre em contexto de nistagmo evocado pelo olhar. Quando, depois de alguns segundos de olhar horizontal para um dos lados o paciente retorna os olhos à posição primária, ocorre inversão da direção do nistagmo durante poucos segundos (p. ex.: ao olhar para a direita o paciente apresenta nistagmo com fase rápida para a direita, e ao retornar o olho para a linha média, nota-se nistagmo com fase rápida para a esquerda)
- Indica lesão cerebelar

(Continua)

Quadro 4-5. Tipos de nistagmos e suas características *(Cont.)*

Nistagmo vestibular central para baixo ou *downbeat*

- É a forma mais comum de nistagmo vestibular central e está associada a lesões do vestibulocerebelo e suas conexões
- Costuma produzir oscilopsia e aumenta de intensidade no olhar para baixo e para os lados
- Associado frequentemente a anormalidades da transição craniocervical e síndrome anti-GAD

Nistagmo vestibular central para cima ou *upbeat*

- Menos comum que a forma *downbeat* e geralmente associada à patologia da fossa posterior (medula oblonga e verme cerebelar anterior), mas não há associação anatômica clara
- Aumenta de intensidade no olhar para cima, mas, geralmente, não é influenciado pelo olhar lateral, diferentemente do *downbeat*

Nistagmo periódico alternante (NPA)

- Pode ser congênito ou adquirido. Este último tem valor localizatório para lesões do cerebelo (nódulo e úvula) e transição craniocervical
- É necessária observação atenta dos olhos por pelo menos 2 a 3 minutos
- O nistagmo é horizontal tipo *jerk* com frequência e amplitude aumentando por cerca de 45 a 90 segundos quando, então, diminui de intensidade até desaparecer. Surge, então, após poucos segundos, novo nistagmo com direção inversa ao anterior e com frequência e amplitude em crescendo-decrescendo e este ciclo se repete a intervalos periódicos de 90 a 120 segundos. Há boa resposta a uso de baclofeno

Nistagmo pendular (NP)

- Apresenta apenas fases lentas, horizontal, vertical, torcional ou uma combinação destes movimentos e pode ser dissociado e desconjugado. Bate para as duas direções alternadamente
- Tem pouco valor localizatório e frequentemente está associado à baixa acuidade visual secundária à neuropatia óptica
- Quando acompanhado de tremor palatal denominamos a condição de *tremor oculopalatal* que é caracterizado por nistagmo pendular adquirido, mas que pode ser vertical, horizontal ou torcional e movimentos palatais persistentes mesmo durante o sono a cerca de 1 a 3 Hz de formas contínua e rítmica. Eventualmente, o paciente pode ouvir um "clic" associado ao movimento palatal. Localiza a lesão no interior do triângulo de Guillain-Mollaret (núcleo rubro no mesencéfalo, oliva inferior no bulbo e núcleo denteado do cerebelo). Ocorre hipertrofia da oliva inferior secundária à desinibição do núcleo olivar inferior
- Sua assinatura radiológica consiste em hipersinal em T2 no núcleo olivar inferior

Nistagmo em gangorra ou dente de serra (*Seesaw*)

- Nistagmo desconjugado: um olho sobe e sofre torção interna, enquanto o outro desce e sofre torção externa
- A forma adquirida indica lesão parasselar e/ou região do quiasma óptico

Capítulo 4 □ Semiologia dos Nervos Cranianos Oculomotores

Quadro 4-5. Tipos de nistagmos e suas características *(Cont.)*

Nistagmo de convergência-retração

- Não se trata de um nistagmo verdadeiro, pois não há fase lenta neste distúrbio da motilidade ocular
- Há, durante a tentativa de olhar para cima, contração simultânea de todos os músculos extrínsecos dos olhos e, como os retos mediais são mais fortes que os demais, há retração dos globos oculares com algum grau de convergência. Frequentemente, há dissociação luz-convergência, limitação do olhar para cima e sinal de Collier *(Síndrome de Parinaud* – lesão dorsal do mesencéfalo, comum no pinealoma)
- Pode ser reproduzido, pedindo-se ao paciente que olhe para cima

opsoclonus frequentemente apresenta maior amplitude de movimento ocular e é caracteristicamente caótico.[18,20] Geralmente, há comprometimento do tronco cerebral e/ou do cerebelo e síndrome paraneoplásica é uma importante consideração diagnóstica ao lado de encefalite viral, intoxicações e distúrbios metabólicos.[18] A *Síndrome de Kinsbourne* ou *síndrome de opsoclonus-mioclonia-ataxia* é uma rara condição que afeta principalmente crianças e está associada a neuroblastomas, ganglioneuroma e outros tumores derivados da crista neural, mas também resulta de infecções virais do SNC e condições não infecciosas e não neoplásicas, como doença celíaca. Em adultos, pode estar associado a tumores de pulmão, mama e rins.[26]

Outros Movimentos Oculares Anormais

A *miorritmia oculomastigatória* é marcada por oscilação pendular dos olhos em convergência-divergência, sincronizada com movimentos mastigatórios e ocorre em contexto de infecção do SNC pelo bacilo *Tropheryma whipplei*. Este agente infeccioso provoca a *doença de Whipple*. São frequentes febre prolongada e sintomas gerais, como queixas abdominais e articulares. O achado de miorritmia oculomastigatória ao exame físico consiste em sinal patognomônico desta doença. Outro achado ao exame motor ocular é a paralisia supranuclear do olhar conjugado vertical.[5,18]

Em pacientes comatosos pode haver movimentos oculares espontâneos, lentos, conjugados, de um extremo ao outro do olhar horizontal e que geralmente estão associados a causas tóxico-metabólicas para o coma. Estes movimentos permitem inferir que núcleo do NC VI, o centro do olhar lateral, FLM e núcleo do NC III estão íntegros bilateralmente. O olhar de "pingue-pongue" consiste em alternância contínua entre o olhar lateral para a esquerda e para a direita, através de movimentos oculares e periódicos a intervalos de poucos segundos (3 a 7 segundos por ciclo), isto é, o paciente comatoso tem o olhar conjugado dirigido para a esquerda fixamente e depois de alguns segundos move rapidamente os olhos para o outro extremo do olhar onde permanece por alguns segundos.

Olhar de *"ping-pong"* predominantemente indica destruição bi-hemisférica, embora possa ocorrer em casos de coma por etiologias reversíveis.[20,27] O *olhar periódico alternante* consiste em movimento ocular de um extremo ao outro do olhar horizontal, como o visto no olhar de pingue-pongue. Entretanto, o olhar conjugado permanece vários minutos de forma sustentada em cada extremo do olhar. Este movimento ocular anormal está relacionado com coma por causas metabólicas.[20]

"Bobbing" ocular é um movimento espontâneo, arrítmico e abrupto que ocorre no plano vertical e é caracterizado por deslocamento ocular conjugado rápido para baixo e um lento retorno à posição primária do olhar. Nos casos típicos, há total paralisia dos movimentos oculares espontâneos e reflexos no plano horizontal.[28,29] Este distúrbio é visto em pacientes comatosos com lesões destrutivas bilaterais da ponte, como em casos de hemorragias e grandes infartos no tegmento pontino, indicando prognóstico reservado.[19] Entretanto, casos típicos de Bobbing ocular sem destruição da ponte podem ser vistos em casos de hemorragias cerebelares com efeito compressivo sobre a ponte e, portanto, nem sempre este movimento ocular anormal estará associado a causas irreversíveis de coma, uma vez que, eventualmente, a drenagem cirúrgica do hematoma cerebelar pode descomprimir o tronco.[29]

Dipping ocular é o movimento inverso, observado no *Bobbing*, isto é, há lento deslocamento vertical conjugado dos olhos para baixo seguido de rápida elevação de volta à posição inicial. Não possui o mesmo valor nem localizatório nem prognóstico que o Bobbing.[16,20,30]

Mioquimia do músculo oblíquo superior é uma causa rara de oscilopsia monocular. Trata-se de contrações involuntárias de alta frequência e de baixa amplitude do oblíquo superior de um dos olhos, causando movimentos de inciclotorção da órbita afetada. Estes movimentos ocorrem em salvas que podem ser precipitadas pela adução e depressão do olho acometido e são mais fáceis de serem percebidos com uso de oftalmoscópio. A etiologia não é clara, mas evidências apontam para possibilidade de compressão neurovascular. O curso clínico é variável e quase sempre é uma condição benigna.[10,20]

▶ CONCLUSÃO

Ao final do exame dos movimentos oculares, o examinador deve concluir por uma topografia para explicar o distúrbio da motricidade ocular, definindo que tipo de lesão o paciente apresenta: infra ou supranuclear. No primeiro caso, o examinador terá concluído por lesão do núcleo dos nervos cranianos, seus prolongamentos axônicos, junção neuromuscular ou músculos oculares. No segundo caso, terá considerado que a lesão afeta as vias supranucleares ou as conexões internucleares, causando desvio *skew* e diplopia. Ao atingir esse ponto o examinador terá percorrido boa parte do processo na direção de uma etiologia mais provável.

REFERÊNCIAS BIBLIOGRÁFICAS

1. Eggenberger ER. Diplopia–history and examination. *Continuum Lifelong Learning Neurol* 2009;15(4):1210-27.
2. Dinkin M. Diagnostic approach to diplopia. *Continuum (Minneap Minn)* 2014;20(4):942-65.
3. Cornblath WT. Diplopia due to ocular motor cranial neuropathies. *Continuum (Minneap Minn)* 2014;20(4):966-80.
4. Kennard C. Examine eye movements. *Pract Neurol* 2007;7:326-30.
5. França Jr MC, Castro R de, Balthazar MLF *et al.* Whipple's disease with neurological manifestions: case report. *Arq Neuro-Psiquiatr* 2004;62(2a):342-46.
6. Maranhão-Filho P, Silva MM da. O exame neurológico. In: Neto JPB, Takayanagui OM. *Tratado de Neurologia da Academia Brasileira de Neurologia*. Rio de Janeiro: Elsevier; 2013. p. 21-63.
7. Costa MF, Santos V, Pimental MLV *et al.* Síndrome de Parinaud e sinal de Collier: manifestação neurológica inicial em paciente hiv-1 positivo. *Arq Neuropsiquiatr* 1999;57(3-B):876-80.
8. Friedman DI. The eye and headache. *Continuum (Minneap Minn)* 2015;21(4):1109-17.
9. Zuma e Maia FC, Carmona S, Costa SS. Avaliação clínica do paciente vertiginoso. In: Zuma e Maia, Albernaz PLM, Carmona S. *Otoneurologia atual*. Rio de Janeiro, Revinter, 2014. p. 25-51.
10. Campbell WW. *DeJong, o exame neurológico*. 6. ed. Rio de Janeiro: Guanabara Koogan, 2013.
11. Ahmad K, Wright M, Lueck CJ. Ptosis. *Pract Neurol* 2011;11:332-40.
12. Maranhão-Filho P *et al.* Skew deviation e ocular tilt reaction versus paralisia do nervo troclear. *Rev Bras Neurol* 2015;51(1):1-5.
13. Barton JJS. Oculomotor nerve and internuclear causes. *Continuum Lifelong Learning Neurol* 2009;15(4):168-87.
14. Bone I, Hadley DM. Syndromes of the orbital fissure, cavernous sinus, cerebello- pontine angle, and skull base. *J Neurol Neurosurg Psychiatry* 2005;76(Suppl III):29-38.
15. Gates P. Work out where the problem is in the brainstem using 'the rule of 4.' *Pract Neurol* 2011;11:167-72.
16. Afifi AK, Bergman RA. *Neuroanatomia funcional*. 2. ed. São Paulo: Roca, 2007. p. 84-167.
17. Welgampola MS, Bradshaw AP, Lechner C *et al.* Bedside Assessment of acute dizziness and vertigo. *Neurol Clin* 2015;33:551-64.
18. Thurtell MJ. Diagnostic approach to abnormal spontaneous eye movements. *Continuum (Minneap Minn)* 2014;20(4):993-1007.
19. Serra A, Leigh RJ. Diagnostic value of nystagmus: spontaneous and induced ocular oscillations. *J Neurol Neurosurg Psychiatry* 2002;73(6):615-18.
20. Eggenberger ER. Nystagmus and other abnormal eye movements. *Continuum Lifelong Learning Neurol* 2009;15(4):200-12.
21. Newman-Toker DE. Symptoms and signs of neuro-otologic disorders. *Continuum Lifelong Learning Neurol* 2012;18(5):1016-40.
22. Lueck CJ. Nystagmus. *Pract Neurol* 2005;5(5):288-91.
23. Mezzalira R, Bittar RSM, Albertino S. Exame fisico. In: Mezzalira R, Bittar RSM, Albertino S. *Otoneurologia clínica*. Rio de Janeiro: Revinter, 2014. p. 37-48.
24. Murdoch S, Sahah P, Jampana R. The Guillain–Mollaret triangle in action. *Pract Neurol* 2016 Jan 6. pii: practneurol-2015-001142. doi: 10.1136/practneurol-2015-001142.
25. Sahu JK, Prasad K. The opsoclonus–myoclonus syndrome. *Pract Neurol* 2011;11:160-66.

26. Vaduganathan M, Jacob HJ. Images in clinical medicine: Ping-Pong Gaze. *N Engl J Med* 2015;372:e34.
27. Mehler MF. The clinical spectrum of ocular bobbing and ocular dipping. *J Neurol Neurosurg Psychiatry* 1988;51:725-27.
28. Bosch EP, Kennedy SS, Aschenbrener CA. Ocular bobbing: the myth of its localizing value. *Neurology* 1975;25:949-53.
29. Kurtzke JF, Masucci EF, Stark SR. Ocular dipping. *Neurology* 1984;34:391-93.

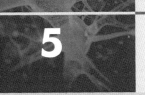

5 Semiologia dos Nervos Cranianos V, VII e VIII

Maximiliano Ramos Pinto Carneiro ▪ Carlos Roberto Martins Jr.
Danilo dos Santos Silva ▪ Marcondes C. França Jr.

▶ NERVO TRIGÊMEO

O quinto nervo craniano (NC V) ou trigêmeo é o maior dos nervos cranianos. É um nervo misto constituído de um componente sensorial (maior parte) e um componente motor muito menor. Recebe esse nome porque possui três divisões: oftálmica (V1), maxilar (V2) e mandibular (V3).[1]

Anatomia e Fisiologia

O núcleo motor do NC V é situado na parte média da ponte e recebe seu controle supranuclear através de fibras corticonucleares bilaterais originadas no giro pré-central. A raiz motora emerge da ponte medialmente à raiz sensitiva, passa através da fossa posterior, entra em uma cavidade de dura-máter que recobre o ápice da parte petrosa do osso temporal (Cavum de Meckel) e sai do crânio através do forame oval. Após deixar o crânio, torna-se o nervo mandibular, que fornece inervação motora aos músculos mastigatórios (masseter, temporal e pterigoides), além dos músculos tensor do tímpano, tensor do véu palatino, milo-hióideos e ventre anterior do músculo digástrico.[2]

O gânglio trigêmeo (semilunar ou gasseriano) está situado ao lado da ponte e por sobre o Cavum de Meckel, lateral à artéria carótida interna e posterior ao seio cavernoso. Assim, como um gânglio da raiz dorsal, é composto por corpos celulares de neurônios pseudounipolares, cujos processos periféricos terminam em receptores para tato, pressão, dor e temperatura. Apresenta três tipos de núcleos sensoriais: o núcleo sensitivo principal (para tatos grosseiro e discriminativo), núcleo do trato espinhal do trigêmeo (para dor e temperatura) e o núcleo mesencefálico do trigêmeo (que recebe impulsos proprioceptivos dos fusos musculares dos músculos mastigatórios e de outros músculos inervados por outros nervos cranianos). A partir dos núcleos sensitivos, as fibras cruzam a linha média e ascendem até o tálamo, de onde se projetam ao córtex sensorial no giro pós-central.[1]

A partir do gânglio gasseriano, V_1 passa dentro do seio cavernoso e sai do crânio através da fissura orbital superior, onde se divide em seus ramos terminais, que fornecem sensibilidade à fronte (até o vértice do couro cabeludo), pálpebra superior, olhos (incluindo toda a córnea, na maioria das pessoas), órbita, partes anterior e medial do nariz (incluindo septo) e parte superior da cavidade nasal. A divisão V_2 também passa através do seio cavernoso e sai do crânio pelo forame redondo, onde se divide em seus ramos terminais para inervar a pálpebra inferior, asa do nariz, lábio superior e porção superior das bochechas, parte inferior das cavidades nasal e superior da oral, incluindo os dentes. A divisão V_3, ao contrário das anteriores, não passa através do seio cavernoso, emite um pequeno ramo meníngeo e sai pelo forame oval. A inervação sensitiva dá-se pelo nervo mentual, que fornece sensibilidade ao queixo, ao lábio inferior e a parte inferior da cavidade oral, incluindo os dois terços anteriores da língua. A distribuição de V_3 não se estende ao ângulo da mandíbula (inervada por C2-C3) (Figura 5-1).[1]

Exame Clínico da Função Motora

A avaliação da função motora do trigêmeo consiste em solicitar ao paciente que contraia com força a mandíbula (fechar a boca com força), enquanto se palpa o masseter e o temporal superficial, e que abra a boca e faça movimentos de lateralização da mandíbula contra a resistência (didução mandibular), para se testar os pterigoides. Um outro teste interessante da função motora é interpor-se um abaixador de língua entre os dentes das arcadas maxilar e mandibular de cada lado, solicitando ao paciente que abra e feche a boca com força (avaliando-se perfeitamente o masseter e o temporal superficial através da impressão dentária dos molares).

Fraqueza motora unilateral do trigêmeo (que causa fraqueza do pterigoide ipsolateral) causa desvio da mandíbula para o lado da fraqueza após abertura da boca (assim como a língua na lesão unilateral do NC XII). Para melhor avaliar o desvio, peça ao paciente que mostre os dentes, verificando, dessa forma, a

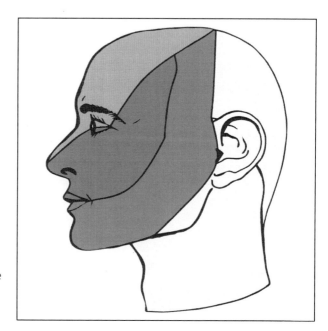

Figura 5-1. Distribuição da inervação cutânea do NC V: V1 (cinza), V2 (azul) e V3 (verde). Note que o ângulo da mandíbula não é território cutâneo do NC V e que tal território se estende até o vértice craniano. (Ver *Prancha* em *Cores*.)

linha dos incisivos inferiores, que estará desviada para o lado lesado. Fraqueza unilateral dos músculos inervados pelo NC V indica geralmente lesão envolvendo o tronco cerebral, o gânglio gasseriano ou a raiz motora do NC V na base do crânio. Fraqueza bilateral com incapacidade de fechar a boca (queixo caído) sugere doença do neurônio motor, doença de junção neuromuscular ou uma miopatia, além de lesões supranucleares.[3-5]

Exame Clínico da Função Sensorial

O exame da parte sensitiva do trigêmeo obedece ao mesmo princípio do exame de sensibilidade no restante do corpo, com exceção da propriocepção e sensibilidade vibratória, que não podem ser testadas de maneira adequada. Deve-se perguntar ao paciente se os estímulos (tato, dor e temperatura) parecem os mesmos dos dois lados da face (nunca se deve sugerir que possam ser diferentes). Por vezes, é útil examinar narinas, gengivas, língua e o interior das bochechas.[1] Há três perguntas a serem respondidas diante de um paciente com queixa de perda sensorial facial:

1. A perda sensorial é orgânica?
2. Quais modalidades sensoriais estão envolvidas?
3. Qual a distribuição da perda sensorial?

Nem todas as queixas de alteração da sensibilidade facial são orgânicas. Alguns métodos podem ser utilizados para responder a essa pergunta. Pacientes com perda sensorial não orgânica podem queixar-se de hipoestesia na fronte demarcada pela linha capilar e não pelo vértice do couro cabeludo. Na parte inferior da face, a perda sensorial funcional tende a envolver a área não inervada pelo trigêmeo. Os reflexos devem estar normais. Como o osso frontal e a maxila são únicos, não deve haver diferença na sensibilidade vibratória de qualquer lado da face. Para melhor discussão, vide *Capítulo 24 – Semiologia dos Distúrbios Funcionais*.[6,7] Dissociação da perda sensorial na face (dor e temperatura *versus* tato leve) pode diferenciar lesões, afetando o núcleo do trato espinhal do trigêmeo de lesões, afetando o núcleo sensitivo principal, respectivamente.[3]

Lesões de divisões específicas (V1 e/ou V2 e/ou V3) são distais ao gânglio gasseriano e resultam em perda sensorial confinada ao território cutâneo inervado pela divisão correspondente. Lesões no gânglio gasseriano ou proximais a ele resultam em perda sensorial que afeta toda a face ipsolateral. Lesões no tronco encefálico (em sua porção inferior) ou medula cervical alta podem resultar em uma perda sensorial com padrão *onion-skin* ou *casca de cebola de Dejerine*, em que a perda sensorial se restringe à parte lateral da face (em razão de sua inervação ser suprida por fibras caudais do núcleo do trato espinhal do trigêmeo). Já lesões mais rostrais no mesmo núcleo tendem a resultar em hipoestesias perioral e perinasal (regiões mediais), por causa da organização somatotópica das fibras destinadas à inervação sensitiva da face medial.[3]

Exame dos Reflexos

Os reflexos mais importantes mediados pelo NC V são o reflexo corneano e o reflexo mandibular. O reflexo corneano é evocado tocando-se delicadamente a córnea (e não a esclera, pois pode gerar um falso-negativo) com um chumaço de algodão. É importante pedir que o paciente olhe para um lado, e, daí, o examinador toca a borda lateral da córnea do olho contralateral (isto é feito para evitar o piscamento pelo reflexo de ameaça). A resposta esperada é uma piscada direta e consensual. A alça aferente é a divisão oftálmica do nervo trigêmeo (V1 – córnea superior) e maxilar (V2 – córnea inferior). A alça eferente envolve o nervo facial (ipsolateral e contralateral) com contração dos músculos orbiculares. Em uma lesão ipsolateral do NC V há perda das respostas ipsolateral e contralateral do reflexo corneano (nenhum dos olhos pisca). Em uma lesão unilateral do NC VII, a resposta direta pode estar comprometida, mas o reflexo consensual deve estar normal. A estimulação do lado oposto produz uma resposta direta normal, mas uma resposta consensual comprometida.[1,3] O centro de integração desse reflexo dá-se nos núcleos sensitivo principal, trato espinhal do trigêmeo e núcleos faciais bilateralmente.[4]

Para evocar o reflexo mandibular, o examinador deve colocar seu dedo indicador sobre o queixo do paciente de modo a manter a boca do paciente levemente entreaberta e, então, percutir o dedo com o martelo de reflexos. A resposta é um espasmo ascendente da mandíbula. A alça aferente é realizada por fibras sensitivas Ia da divisão mandibular do nervo trigêmeo (oriundas dos fusos musculares) que se projetam ao núcleo mesencefálico do NC V. A alça eferente também se dá pela divisão mandibular, por fibras que se originam no núcleo motor do NC V. Lesões em qualquer lugar desse arco reflexo resultam em depressão do reflexo mandibular ipsolateral, enquanto lesões supranucleares bilaterais resultam em acentuação da resposta.[1,3,5]

Localização de Lesões do Nervo Trigêmeo

Lesões Supranucleares

Lesões que interrompem a via de controle supranuclear da função motora do nervo trigêmeo raramente resultam em paresia motora trigeminal contralateral, pois a inervação supranuclear tem contribuição bilateral. Lesões supranucleares bilaterais resultam em paresia motora trigeminal importante, geralmente com um reflexo mandibular exacerbado. Lesões talâmicas podem resultar em anestesia da face contralateral.[3]

Lesões Nucleares

Os núcleos motor e sensitivo do nervo trigêmeo podem ser envolvidos por lesões que afetam a ponte, bulbo ou medula cervical alta, como lesões neoplásicas, vasculares, siringobulbia ou doença desmielinizante. Estas lesões nucleares geralmente se estendem a outras estruturas do tronco e, assim, se acompanham de manifestações de outras vias, como sinais de vias longas, hemiparesia por exemplo, ou envolvimento de outros nervos cranianos. O envolvimento nuclear trigeminal proporciona diminuição dos reflexos trigeminais. As síndromes pontinas serão mais bem discutidas no capítulo de síndromes vasculares.[3]

Lesões Envolvendo Fibras Trigeminais Pré-Gangliônicas

No trajeto cisternal, as fibras trigeminais pré-gangliônicas podem ser lesadas por neoplasias (meningioma, schwannoma, metástases, carcinoma nasofaríngeo), infecções granulomatosas, meningite carcinomatosa, trauma ou aneurisma. As manifestações incluem o envolvimento de nervos cranianos vizinhos (especialmente NC VI, VII e VIII), dor facial ipsolateral, parestesias e perda sensorial. O reflexo corneano está deprimido, e paresia trigeminal pode ocorrer. As fibras pré-gangliônicas trigeminais podem ser envolvidas secundariamente por processos patogênicos, localizados no ângulo cerebelopontino, como neurinoma acústico ou meningioma.[3]

A Neuralgia do trigêmeo (ou *tic douloureux* ou *doença de Fothergill*) refere-se à dor súbita, excruciante, paroxística e frequentemente unilateral com distribuição em um ou mais divisões (geralmente V2 e/ou V3) do nervo trigêmeo. Esta síndrome álgica é mais comum em idade avançada, afeta mais mulheres do que homens e é mais comum do lado direito. É raro sua ocorrência bilateral e, quando isto ocorrer, deve-se levantar a suspeita de esclerose múltipla. Tipicamente, os paroxismos de dor são breves com duração de poucos minutos, podendo recorrer várias vezes ao dia. São frequentemente desencadeados por estímulos faciais não nociceptivos (como falar, comer alimentos quentes ou gelados). A maioria dos casos ocorre por compressão ou irritação da entrada do nervo na ponte (placas de esclerose múltipla, infarto do tronco encefálico, tumor no ângulo cerebelopontino, malformação cavernosa ou vaso sanguíneo aberrante, mais frequentemente a artéria cerebelar superior).[1,3,8]

Lesões Envolvendo o Gânglio Gasseriano

Lesões da fossa craniana média, como tumores, herpes-zóster, sarcoidose, sífilis, tuberculose, aracnoidite, trauma e abscessos podem afetar diretamente o gânglio trigeminal no Cavum de Meckel. Dor severa e paroxística costuma ser o sintoma mais característico, podendo ser acompanhada de sintomas negativos ou positivos. Outros nervos cranianos também podem ser afetados.[3]

Síndrome de Gradenigo

Lesões localizadas no ápice do osso temporal, como trauma, metástases ou leptomeningite secundária à otite média, podem causar danos ao nervo trigêmeo (V1 e V2) e nervo abducente ipsolateral.[3]

Síndrome do Seio Cavernoso e Síndrome da Fissura Orbital Superior

Lesões do seio cavernoso podem causar dano à divisão oftálmica e maxilar do NC V, além dos nervos abducente, troclear e oculomotor ipsolateral. Nessa síndrome, a divisão mandibular é poupada, e não há fraqueza mastigatória.[3] Na síndrome da fissura orbital superior, os mesmos nervos anteriormente envolvidos na síndrome do seio cavernoso são afetados, mas a divisão maxilar do trigêmeo é poupada pois ela sai do crânio pelo forame redondo para penetrar na órbita pela fissura orbital inferior[3] *(vide Capítulo 4 – Semiologia dos Nervos Cranianos Oculomotores).*

Queixo Caído (Queda da Mandíbula)

É um sinal clínico encontrado em doenças neurológicas, como *miastenia gravis*, doença do neurônio motor e na distrofia miotônica. Consiste em fraqueza preferencial dos músculos responsáveis pelo fechamento da mandíbula (temporais e masseter) com preservação dos músculos responsáveis pela abertura da mandíbula (pterigoides), causando o sinal do queixo caído.[3]

❱ NERVO FACIAL

O sétimo nervo craniano (NC VII) ou nervo facial é um nervo misto, predominantemente motor, que inerva os músculos da expressão facial, assim como os músculos do couro cabeludo, ouvido, bucinador, platisma, estapédio, estilo-hioide e o corpo posterior do digástrico. Possui, ainda, função parassimpática secretora ao inervar as glândulas salivares submandibular e sublingual, lacrimal e as membranas mucosas das cavidades oral e nasal, além de função sensorial, ao mediar o paladar dos dois terços anteriores da língua e a sensação exteroceptiva do tímpano e do canal auditivo externo.[1]

Anatomia e Fisiologia

O núcleo motor do NC VII está localizado na formação reticular do tegumento pontino. Os núcleos faciais recebem inervação supranuclear do terço inferior do giro pré-central, na área facial do homúnculo motor. A área do núcleo que inerva a metade inferior da face recebe controle predominantemente supranuclear contralateral, enquanto que a parte do núcleo que inerva a metade superior da face tem controle bilateral. A raiz intrapontina do nervo facial origina-se na região dorsal do núcleo, e as fibras dirigem-se rostralmente para contornar o núcleo do NC VI (região chamada de joelho interno do nervo facial). Dessa forma, lesões intraxiais do tronco envolvendo o NC VI, geralmente, afetam o sétimo par concomitantemente.

O nervo facial sai da ponte na junção bulbopontina, atravessa o espaço subaracnóideo no ângulo cerebelopontino e entra no meato acústico interno junto com o nervo intermédio e com o NC VIII. Dentro do meato acústico interno se separa dos outros componentes, contorna o gânglio geniculado (joelho externo do nervo facial), entra no canal facial e sai do crânio pelo forame estilomastóideo para inervar os músculos da mímica facial, do couro cabeludo e o platisma, além dos músculos do ouvido. Durante este trajeto e antes de inervar os músculos da mímica facial, ele emite 3 ramos principais (importantes na localização de lesões ao longo do trajeto nervoso): O ramo petroso superficial maior (proximal ao gânglio geniculado), o ramo para o estapédio e o ramo corda do tímpano (distais ao gânglio geniculado) (Figura 5-2).[1,2]

O nervo intermédio *(nervo de Wrisberg)* é a divisão sensitiva e parassimpática do NC VII. Ele leva fibras pré-gangliônicas do núcleo salivatório superior ao gânglio submandibular e pterigopalatino, a partir dos quais saem fibras pósgangliônicas para as glândulas salivares. Também recebe fibras oriundas do gânglio geniculado (que carreiam a sensação gustativa dos dois terços anteriores da língua e sensação exteroceptiva do ouvido) para os núcleos dos tratos solitário e espinhal do trigêmeo, respectivamente.[1,2]

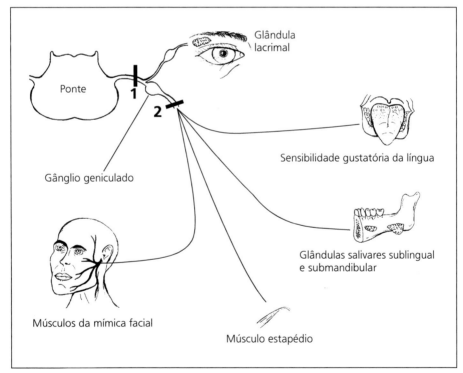

Figura 5-2. Trajeto do nervo facial. *1.* Lesão proximal ao gânglio geniculado causa perda de todas as funções do facial (lacrimação, salivação, gustação e mímica facial). *2.* Lesões entre a saída do ramo petroso superficial maior e o ramo corda do tímpano preservam a lacrimação, mas comprometem a salivação, a gustação e a mímica facial, além de estar associada ou não à hiperacusia.

Exame Clínico das Funções Motoras

A função dos músculos inervados pelo NC VII é avaliada pela inspeção e por testes para motilidade facial. Na inspeção, notar assimetrias na face, nas linhas faciais, a presença de atrofias ou de fasciculações. Observe a simetria e frequência do piscamento e movimento dos lábios durante o discurso, bem como a posição das pálpebras e a largura das fissuras palpebrais. Uma fissura palpebral unilateralmente larga pode sugerir uma lesão do nervo facial, causando perda do tônus no músculo orbicular do olho daquele lado. Note a presença de contração muscular anormal, como na distonia facial (contração fixa anormal focal da face, resultando em expressão facial curiosa), nas sincinesias (contrações anormais da face sincrônicas com movimentos de piscar e da boca, resultado de regeneração aberrante de uma paralisia facial prévia) e a presença de espasmo hemifacial.[1,5]

O paciente deve ser solicitado a elevar as sobrancelhas, enrugar a fronte, fechar bem os olhos (orbicular do olho), mostrar os dentes enquanto repete uma sentença com sons bilabiais (p. ex., "b", "p", ativando o orbicular da boca), encher a bochecha de ar (bucinador) e abrir a boca, cerrando os dentes (platisma). Durante esses testes, deve-se tentar estabelecer resistência (como tentar puxar a sobrancelha para baixo ou abrir o olho fechado com auxílio dos polegares do examinador, e tentar forçar a saída de ar das bochechas infladas, comprimindo-as com os dedos).[1,6]

Exame dos Reflexos

O NC VII fornece a alça eferente de vários reflexos axiais de face. Os mais importantes são o reflexo corneano (já comentado anteriormente) e o reflexo orbicular dos olhos. Este último é evocado ao percutir sobre a face externa da crista supraorbitária *(reflexo de McCarthy)* ou na região glabelar (reflexo glabelar). A resposta esperada é o piscamento bilateral. Em pessoas normais, a resposta é normalmente inibida até a terceira percussão. Porém, em pacientes com parkinsonismo, a resposta de piscar não é suprimida e persiste por mais de cinco percussões *(Sinal de Myerson)*. A alça aferente do reflexo é mediada pelo nervo trigêmeo, e a alça eferente, pelo nervo facial bilateralmente (Quadro 5-1).[1]

Exame das Funções Sensoriais

Este exame limita-se à avaliação do paladar. Não se pode avaliar, de forma confiável, a inervação sensitiva do NC VII na pele da região do ouvido externo. A contribuição do VII NC ao paladar dá-se nos 2/3 anteriores da língua, pois no 1/3 posterior se dá pelos NC IX e NC X. A técnica de exame consiste em explicar ao paciente (da maneira mais prática possível), antes do procedimento, segurar a língua do mesmo com uma gaze (para evitar retração) e utilizar um aplicador úmido embebido de substâncias doce, salgada, amarga ou azeda para testar a função referida, separadamente, nos 2/3 anteriores de cada hemilíngua.[6]

Quadro 5-1. Os principais reflexos axiais de face

Orbicular do olho ou glabelar	Percussão da glabela com martelo de reflexos promove contração reflexa dos orbiculares dos olhos. Aferência NC V. Eferência NC VII. A exacerbação desse reflexo representa sinal de liberação frontal, além de ser frequente nas síndromes parkinsonianas (*Sinal de Myerson*)
Reflexo mandibular	Com um dedo indicador sobre o queixo entreaberto do paciente, percute-se com um martelo de reflexos e espera-se o fechamento da mandíbula. Aferência e eferência pelo NC V (porção V3). Um reflexo exacerbado pode ter como resposta batidas extras da mandíbula ou até mesmo o *clonus* mandibular
Orbicular da boca	Com um dedo indicador acima do lábio superior do paciente, realiza-se percussão com um martelo de reflexos, sendo a resposta esperada a contração do músculo mentual, além de protrusão dos lábios e enrugamento da pele do queixo. Aferência NC V. Eferência NC VII. Quando exacerbado, o reflexo pode incluir como respostas movimentos de sucção, mastigar e deglutir

Localização das Lesões do Nervo Facial

Lesões Supranucleares

Em lesões corticonucleares unilaterais, há paresia da porção inferior da face contralateral (paralisia central) com relativa preservação da mímica da parte superior facial, em razão do controle supranuclear bilateral dessa região (Figura 5-3). Em alguns casos, a parte superior pode receber controle supranuclear apenas contralateral, ocasionando uma *"paralisia facial central estendida"*, comprometendo o orbicular do olho (principalmente seu ventre inferior), porém praticamente nunca a musculatura frontal. Ocasionalmente, pode haver uma dissociação entre movimentos faciais voluntários *(fraqueza facial volitiva)* e movimentos faciais emocionais *(fraqueza facial emotiva ou mimética)*.

Na volitiva, o paciente apresenta desvio de rima ao ser solicitado a mostrar os dentes, o que não ocorre quando sorri por motivos engraçados. É comum em lesões da parte inferior do giro pré-central, cápsula interna, pedúnculo cerebral e parte superior da ponte (acima do núcleo facial). Na emotiva, por sua vez, a paresia se torna evidente quando sorri por algum motivo, mas não quando é solicitado. É comum em lesões anteriores ao giro pré-central (área motora suplementar), substância branca do lobo frontal, ínsula, lobo temporal mesial, território estriatocapsular e tálamo, assim como no parkinsonismo pós-encefalítico.[3] Lesões corticonucleares bilaterais resultam em diplegia/diparesia facial associada a outras manifestações de paralisia pseudobulbar (como língua espástica, disfagia e afeto pseudobulbar).[1,3]

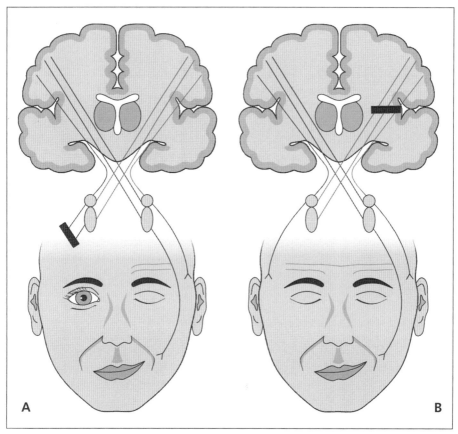

Figura 5-3. Paralisia facial periférica (**A**) *versus* paralisia facial central (**B**). (Ver *Prancha* em *Cores*.)

Lesões Nucleares

Lesões da ponte podem afetar tanto o núcleo, quanto os axônios intrapontinos do nervo facial. Essas lesões costumam afetar estruturas vizinhas, como o NC VI (paralisia do reto lateral ipsolateral), formação reticular paramediana pontina (paralisia do olhar conjugado horizontal ipsolateral), o trato corticospinhal (hemiplegia contralateral) e, ocasionalmente, o NC V e o trato espinotalâmico (perda sensorial facial ipsolateral e hemi-hipoestesia contralateral). O envolvimento dessas estruturas, em associação a uma paralisia facial, indica uma lesão pontina. O padrão da paralisia facial é do tipo periférica, com fraqueza de toda hemiface ipsolateral à lesão.

O lado afetado da face fica liso, não há rugas na testa, o olho fica aberto, a pálpebra inferior perde o tônus, ocorre acúmulo de lágrima na pálpebra inferior *(epífora)*, a prega nasolabial se apaga e há queda do ângulo da boca, que é puxada para o lado são em tentativa de movimento. A fissura palpebral está mais aberta que o normal e pode haver incapacidade de fechar o olho *(lagoftalmo)*. A tentativa de fechar o olho causa uma virada reflexa do globo ocular para cima *(fenômeno de Bell)*. Outros sinais clínicos incluem o *sinal do levantador de Dutemps e Céstan* (solicita-se ao paciente que olhe para baixo e feche os olhos lentamente logo após, gerando levantamento da pálpebra, decorrente da preservação do levantador da pálpebra superior), *sinal de Negro* (o globo ocular do lado paralisado se desvia para fora e se eleva mais do que o normal, quando o paciente eleva os olhos), o *sinal de Bergara-Wartenberg* (perda das vibrações finas palpáveis com a ponta dos dedos colocados sobre as pálpebras, quando o paciente tenta fechar os olhos com força) e o *sinal do platisma de Babinski* (contração assimétrica do platisma, quando o paciente abre ao lábios com os dentes cerrados).[1,3,6,9,10]

Lesões ao Longo do Trajeto do Nervo Facial – Infranucleares

A semiologia do NC VII presta-se à localização topográfica do comprometimento do referido nervo no seu trajeto da fossa posterior até a saída do canal do facial. Na fossa posterior, a divisão motora está em grande proximidade com o nervo intermédio e com o NC VIII. Assim, etiologias que lesam o ângulo cerebelopontino, como tumores (neuroma acústico e meningioma), resultam em paralisia facial periférica ipsolateral (incluindo perda gustativa do terço anterior da hemilíngua ipsolateral) sem hiperacusia, porém com surdez e vertigem. Lesões do ângulo cerebelopontino frequentemente se estendem para afetar estruturas vizinhas, como cerebelo (ataxia ipsolateral), ponte (nistagmo e paralisia do olhar conjugado), nervos cranianos V e VI.[3]

Lesões proximais à saída do ramo petroso superficial maior levam à perda de todas as funções do facial (lacrimação, salivação, gustação e mímica). Se houver envolvimento do gânglio geniculado, associa-se à dor no meato acústico externo, além de hiperacusia (por perda da ação do estapédio).[6] Lesões entre a saída do ramo petroso superficial maior e o ramo corda do tímpano preservam a lacrimação, mas comprometem a salivação, a gustação e a mímica facial, além de estar associado ou não à hiperacusia (dependendo se for ou não proximal à saída do ramo estapédio). Lesões após a saída da corda do tímpano comprometem apenas a mímica facial.[6,11]

Paralisia de Bell

É uma afecção aguda que se desenvolve frequentemente após uma infecção viral ou pós-vacinal. Acredita-se que a infecção pelo vírus herpes simples seja a causa mais comumente implicada. Os sintomas iniciam-se geralmente com dor atrás da orelha e eritema em região mastóidea, seguido (após 1 ou 2 dias) de fraqueza facial unilateral súbita. A paralisia é completa em 70% dos pacientes. Dependendo da relação da lesão com o gânglio geniculado, com a saída da corda timpânica e com a emissão do ramo para o estapédio, os pacientes podem observar perda da gustação, ressecamento do olho ou hiperacusia, como dito anteriormente. A incidência é mais alta em idosos, e cerca de 1% dos casos são bilaterais. A despeito disso, a causa mais comum de diplegia facial ainda é Paralisia de Bell (Quadro 5-2). Aproximadamente 80% dos pacientes se recuperam plenamente em até 6 meses. Desses, alguns desenvolvem regeneração aberrante (13%), e outros pacientes mantêm paralisia sequelar (16%).

Regeneração aberrante é comum após paralisia de Bell, infecção pelo Herpes-zóster e após lesões traumáticas do nervo. Os axônios destinados a um músculo crescem novamente e inervam outro músculo, de modo que aparecem contrações anormais da face fora da área do movimento pretendido (sincinesias). O *sinal de Marin Amat* é uma sincinesia em que, ao abrir a boca ou movimentar lateralmente a mandíbula, o olho se fecha. Este achado também é conhecido como *fenômeno de Marcus Gunn reverso* (recebe esse nome por ser um sinal contrário ao *fenômeno de Marcus Gunn*, em que uma ptose palpebral congênita diminui ou se transforma em retração palpebral, quando o paciente movimenta a mandíbula). A regeneração aberrante também pode envolver fibras autonômicas e gustativas, como na *Síndrome das lágrimas de crocodilo*, onde há lacrimação, quando o paciente ingere alimentos condimentados. Na *Síndrome auriculotemporal de Frey*, após o mesmo estímulo com alimento, há sudorese e rubor sobre a bochecha.[1,3,5,12]

Síndrome de Ramsay Hunt

Nesta síndrome (uma das 5 síndromes ligadas eponimicamente a James Ramsay Hunt), a infecção pelo vírus varicela-zóster é reativada no gânglio geniculado (herpes geniculado), causando erupção herpética (vesículas) no meato acústico externo, membrana timpânica e na fenda entre a orelha e o processo mastoide,

Quadro 5-2. Causas de diplegia/diparesia facial

- Paralisia de Bell
- Síndrome de Guillain-Barré
- Doença de Lyme
- Neurossífilis
- Neurotuberculose
- Sarcoidose
- Síndrome de Sjögren
- Doenças de junção neuromuscular (Botulismo e *Miastenia Gravis*)
- Neoplasias meníngeas e no nível do tegmento pontino
- Miopatias agudas (como Polimiosite – mais raramente)

acompanhando ou precedendo a dor na orelha e na região retroauricular. Alguns pacientes podem não apresentar erupção na orelha (cerca de 14%). Em razão do envolvimento proximal, a fraqueza facial é acompanhada pelo comprometimento do paladar, hiperacusia e diminuição das secreções salivar e lacrimal. Pode haver envolvimento do NC VIII, com acúfenos, hipoacusia e síndrome vestibular aguda. Diabetes é um fator de risco para essa condição. O prognóstico é pior que a Paralisia de Bell, com maiores taxas de desnervação e menor probabilidade de recuperação completa.[1,13]

Síndrome de Melkersson-Rosenthal

É um distúrbio raro, recorrente e de etiologia desconhecida que consiste na tríade de edema orofacial, paralisia facial periférica (recorrente) e língua fissurada (padrão escrotal). A apresentação incompleta é mais frequente. Mulheres são mais acometidas que homens, e há história familiar positiva em cerca de 30% dos casos. Nota-se associação com doenças inflamatórias intestinais, como retocolite ulcerativa.[14]

❯ NERVO VESTIBULOCOCLEAR

O NC VIII ou nervo vestibulococlear possui dois componentes, o vestibular (que é responsável pelo equilíbrio, a coordenação e a orientação no espaço) e o coclear (responsável pela audição). Apesar de terem um trajeto semelhante através do crânio, os dois componentes originam-se de receptores periféricos distintos, com conexões centrais diferentes e, assim, funcionalmente diferentes.[1,2]

Anatomia e Fisiologia

As vias auditivas podem ser consideradas dentro de uma rede neuronal com quatro níveis: o primeiro é composto por fibras que se originam no *órgão de Corti* (local no ouvido interno com receptores que captam as ondas sonoras, as células neuroepiteliais cocleares), com corpo celular situado no gânglio espiral, formando o nervo coclear, que atravessa o canal auditivo interno e entra no tronco encefálico na junção bulbopontina, onde faz sinapse nos núcleos cocleares ventral e dorsal. O segundo nível consiste em neurônios de segunda ordem que partem do núcleo coclear, cruzam para o lado oposto do tronco encefálico e ascendem como lemnisco lateral para fazerem sinapse no colículo inferior no tecto mesencefálico. Durante este trajeto, enviam colaterais para a formação reticular e aos núcleos do NC V e VII , onde medeiam diversos reflexos relacionados com a audição.

Nesse nível, há um cruzamento extenso das vias auditivas centrais. O terceiro nível consiste em neurônios que saem do colículo inferior, passam pelo braço do colículo inferior e chegam ao corpo geniculado medial (CGM), um núcleo sensorial do tálamo que é a estação retransmissora final da via auditiva. O quarto nível, por fim, consiste em fibras que se originam no CGM (chamadas de fibras geniculotemporais ou radiações auditivas) e se projetam para o *giro transverso de Heschl* do lobo temporal (córtex auditivo primário ou área 41 de Brodmann) e para o córtex auditivo secundário (área 42 de Brodmann).

O sistema vestibular monitora as acelerações lineares e angulares da cabeça. Estas acelerações são traduzidas em sinais neuronais dentro de uma estrutura especializada, chamada de labirinto membranoso. O labirinto é constituído por cinco estruturas (utrículo, sáculo e os três canais semicirculares) importantes para a função vestibular. As células ciliadas do labirinto membranoso produzem uma descarga tônica e despolarizam o nervo vestibular. Os impulsos seguem até o gânglio vestibular *(de Scarpa)* e, a partir daí, seguem através do nervo vestibular próximo do componente coclear e do NC VII, atravessando o canal auditivo interno e o ângulo cerebelopontino até chegar aos núcleos vestibulares. Estes núcleos também recebem impulsos aferentes do cerebelo (fibras cerebelo-vestibulares do lobo floculonodular), assim como aferentes da medula espinhal e formação reticular.

A eferência dos núcleos vestibulares se faz com quatro estruturas principais: cerebelo, medula espinhal, sistema oculomotor e córtex somatossensorial. Devemos considerar cada sistema vestibular como capaz de impulsionar o corpo para o lado oposto. Quando os labirintos estão funcionando normalmente, o sistema encontra-se em equilíbrio. Quando um labirinto está prejudicado, há impulsão dos olhos, extremidades e tronco para o lado prejudicado decorrente da função normal do labirinto contralateral. Quando isto acontece, uma das consequências é a geração de uma sacada corretiva pelos campos oculares frontais em resposta ao desvio do olhar para o lado lesado. O componente rápido do nistagmo está, assim, na direção oposta ao labirinto hipoativo. Sem estímulo visual para correção, o corpo é impulsionado para o lado hipoativo. Quando ambos os labirintos estão lesados, como no uso de drogas ototóxicas, há dificuldades no equilíbrio, mas não há nistagmo ou lateropulsão.[1,2]

Exame Clínico da Audição

Nesta parte do exame, muitas informações já podem ser obtidas durante a anamnese, como ao notar sinais de surdez (tendência a virar a cabeça para escutar, ler lábios ou falar em voz alta), história de dificuldade para usar o telefone, ouvir conversas em ambientes barulhentos ou queixas familiares. Antes de iniciar o exame da audição realiza-se otoscopia para excluir lesão da membrana timpânica ou presença de corpos estranhos (como cerúmen ou pus) e exame da região mastoide em busca de sinais flogísticos.[1,3,5]

Hipoacusia condutiva refere-se ao comprometimento da condução do som à cóclea por lesão entre o meio ambiente e a janela oval (como na obstrução por corpo estranho ou cerúmen e nas doenças do ouvido médio), enquanto que hipoacusia neurossensorial se deve à lesão da cóclea (*como na doença de Ménière*) ou do NC VIII (como no neurinoma acústico). Hipoacusia central é causada por doença das vias auditivas centrais (muito rara em razão da bilateralidade e redundância do sistema auditivo).[1,3,5]

Há muitas maneiras de avaliar a audição à beira do leito, mas todas são grosseiras em comparação ao que pode ser obtido pela audiometria formal. O diapasão (tipicamente o de 128, 256 ou 512 Hz) pode ser usado em diversas manobras úteis. No *teste de Schwabach*, o examinador toca a mastoide do paciente com o diapasão vibrando e solicita que ele informe quando deixar de escutar o som. Após findado o som, o examinador compara a duração do som com o seu próprio osso mastoide e conclui se há ou não perda auditiva (após continuar ouvindo ou não o som). O teste é considerado normal, se a duração da condução óssea (CO) testada for igual entre examinador e paciente. O teste é dito prolongado, se a CO for maior no paciente em comparação ao examinador (hipoacusia condutiva). O teste é considerado diminuído, se a duração da CO for menor no paciente em comparação ao examinador (hipoacusia neurossensorial).

No *teste de Rinne*, compara-se a condução óssea à aérea (CA) do próprio paciente. Neste caso, o esperado é que, imediatamente após deixar de ouvir o som produzido pelo diapasão em contato com a mastoide daquele lado, o paciente continue ouvindo o som da vibração, quando o diapasão é justaposto à sua orelha sem tocá-la, já que normalmente a condução aérea é maior que a óssea. Diz-se que o teste é positivo, quando o paciente continua ouvindo o som e negativo, quando o paciente permanece sem ouvir o som após a remoção do contato do diapasão com a mastoide e seu posicionamento justa-auricular daquele lado. Nesse último caso, temos um teste sugestivo de hipoacusia condutiva (a lesão dificultou a transmissão do som até o ouvido interno, prejudicando a condução aérea, com preservação da condução óssea). No primeiro caso (teste positivo) ou teremos um sujeito com audição normal ou sugestivo de hipoacusia neurossensorial (nesse caso, a lesão prejudica ambas as formas de transmissão do som, mantendo a superioridade da condução aérea).[1,6]

Outro teste clínico para audição é o de *Weber*, em que o examinador coloca o diapasão em vibração na linha média do crânio (em geral no vértice ou na fronte) e espera-se que o som seja percebido de forma igual em ambos os ouvidos. Quando há assimetria, o paciente escuta melhor em um dos ouvidos. Na hipoacusia condutiva, o *teste de Weber* lateraliza para o lado acometido, enquanto que, na hipoacusia neurossensorial, o *teste de Weber* lateraliza para o lado normal (Figura 5-4). A sensibilidade destes testes mencionados anteriormente é abaixo do aceitável (64%). Outro teste mais sensível (cerca de 99-100%) para avaliação da audição chama-se CALFRAST (Calibrated Finger Rub Auditory Screening Test) que, apesar de não diferenciar os tipos de perda auditiva, consegue com segurança indicar a necessidade de encaminhar o sujeito examinado para avaliação especializada (Quadro 5-3).

Figura 5-4. Teste de Rinne à esquerda e Teste de Weber à direita.

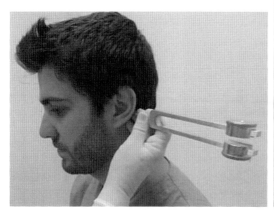
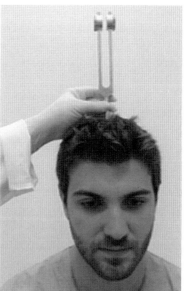

O teste consiste no posicionamento do examinador a 30 cm do paciente com os braços estendidos lateralmente a uma distância de 70 cm equidistante tanto do ouvido do paciente quanto do examinador. Aplicam-se estímulos com os dedos das mãos (forte e fraco) a essa distância e espera-se que o paciente levante a mão se ouvir o estímulo. O examinador deve treinar como realizar os estímulos (forte e fraco) com os dedos antes de aplicar o teste. Na ausência de percepção, aplicam-se os estímulos a 35, 10 e 2 cm.[1,6,15,16]

Exame Clínico da Função Vestibular

O exame da função vestibular, bem como a localização de lesões que causam síndrome vestibular, será extensamente discutido no *capítulo de exame otoneurológico*.

Localização de Lesões Causando Hipoacusia Neurossensorial

Lesões Supratentoriais

Lesões no córtex auditivo muito raramente causam surdez, mesmo quando bilaterais. Um prejuízo sutil na audição pode ser observado em lesões temporais posteriores do hemisfério dominante, causando dificuldade em entender a linguagem falada. Este sintoma é chamado surdez pura de palavras ou agnosia auditiva verbal. Neste caso, a leitura, escrita, nomeação e compreensão da linguagem não falada estão preservados. Lesões irritativas do córtex temporal (como nas auras epilépticas) podem resultar em alucinações auditivas subjetivas (como zumbido, vozes ou plenitude tubária).[3]

Quadro 5-3. Testes de audição à beira do leito

Schwabach	Normal: duração da CO igual entre examinador e paciente
	Prolongado: CO do paciente maior que do examinador (hipoacusia condutiva)
	Diminuído: CO do paciente menor que do examinador (hipoacusia neurossensorial)
Rinne	Positivo: o paciente continua ouvindo o som (CA > CO) – normal ou hipoacusia neurossensorial
	Negativo: o paciente continua sem ouvir o som (CO > CA) – hipoacusia condutiva
Weber	Normal: Não lateraliza
	Hipoacusia condutiva: lateraliza para o lado doente
	Hipoacusia neurossensorial: lateraliza para o lado normal

CO, condução óssea; CA, condução aérea.

Lesões de Tronco Encefálico

Geralmente, lesões no tronco encefálico não causam perda auditiva, em razão da inervação bilateral e redundância das vias auditivas. Perda auditiva bilateral pode ocorrer com lesões bilaterais de tronco (como hemorragia ou infarto) e tem sido descrita em lesões da ponte, mesencéfalo, CGM e núcleos cocleares. Hiperacusia ou perseveração de sons podem ser resultado de lesões do CGM. Tumores da glândula pineal e mesencéfalo também podem causar surdez bilateral e alucinações auditivas (por interrupção das vias auditivas centrais).[3]

Síndrome do Ângulo Cerebelopontino

Geralmente causada por um schwannoma vestibular, esta síndrome é constituída por hipoacusia neurossensorial progressiva e insidiosa, zumbido, disfunção vestibular do lado afetado (normalmente sem vertigem, porém com desequilíbrio). À medida que a massa se expande, acometimento de outros nervos cranianos vizinhos, como o NC V (hipoestesia facial ipsolateral e comprometimento do reflexo corneano), NC VII (paralisia facial periférica), NC VI, IX e X, além de disfunção cerebelar (com ataxia apendicular e/ou axial) aparecem. Tardiamente, a doença pode evoluir com sinais e sintomas de hipertensão intracraniana, como cefaleia e papiledema. Dois tipos de nistagmo são comuns: o nistagmo lento e grosseiro no olhar para o lado da lesão (nistagmo parético do olhar) e um nistagmo fino e rápido na direção oposta do olhar (nistagmo vestibular). A combinação desses dois tipos de nistagmo é designada como *Nistagmo de Bruns*.[1,3]

Lesões do Nervo Coclear

Neste caso, a hipoacusia é mais proeminente para sons de alta frequência, sendo comum no trauma (fratura da base do crânio), infecções (sífilis e meningites), drogas ototóxicas (como aminoglicosídeos) ou aneurismas da artéria cerebelar anterior inferior. Na *síndrome de Susac*, a hipoacusia (neurossensorial e geralmente bilateral, associada a zumbido) ocorre em associação a múltiplas oclusões dos ramos da artéria retiniana (baixa acuidade visual) e encefalopatia (alteração de consciência). O processo fisiopatológico é de microangiopatia do cérebro e retina com perda auditiva, ocorrendo geralmente em mulheres jovens.[1,3,17]

▶ REFERÊNCIAS BIBLIOGRÁFICAS

1. Campbell WW. *Dejong o exame neurológico*. 6. ed. Rio de Janeiro: Guanabara Koogan, 2013. p. 162-210.
2. Baehr D. *Topical diagnosis in neurology*. 4th ed. Stuttgart: Thieme Verlag, 2005. p. 160-94.
3. Brazis PW, Masdeu JC, Biller J. *Localization in clinical neurology*. 5th ed. Philadelphia: Lippincott Williams & Wilkins, 2007. p. 271-324.
4. Preston DC, Shapiro BE. *Electromyography and neuromuscular disorders: clinical-electrophysiologic correlations*. 3th ed. China: Elsevier, 2012. p. 47-48.
5. Schwartzman RJ. *Neurologic examination*. Massachusetts: Blackwell, 2006. p. 47-66.
6. Neto JPB, Takayanagui OM. *Tratado de neurologia da Academia Brasileira de Neurologia*. Rio de Janeiro: Elsevier, 2013. p. 55-59.
7. Gould R, Miller BL, Goldberg MA *et al*. The validity of hysterical signs and symptoms. *J Nerv Ment Dis* 1986;174:593-97.
8. Zakrzewska JM, Linskey ME. Trigeminal neuralgia. *BMJ* 2015;350:1238.
9. Maranhão ET, Maranhão-Filho AP, Lima MA. Evaluation of the "Spasticity of Conjugate Gaze Phenomenon" in unilateral brain lesions. *Arq Neuropsiquiatr* 2007;65(2-B):440-42.
10. Carswell C, Northey LC, Davies L *et al*. Progressive bilateral facial weakness. *Pract Neurol* 2015;15(1):76-79.
11. Patel DK, Levin KH. Bell Palsy: clinical examination and management. *Cleveland Clinic J Med* 2015;82(7):419-26.
12. Torres MRF, Calixto Jr N, Oliveira LR *et al*. Marcus Gunn Phenomenon: differential diagnosis of palpebral ptosis in children. *J Pediatr* 2004;80(3).
13. Wagner G, Klinge H, Sachse MM. Ramsay Hunt Syndrome. *J Dtsch Dermatol Ges* 2012;10(4):238-44.
14. Sun B, Zhou C, Han Z. Facial palsy in Melkersson-Rosenthal syndrome and Bell's palsy: familial history and recurrence tendency. *Ann Otol Rhinol Laryngol* 2015;124(2):107-9.
15. Boatman DF, Miglioretti DL, Eberwein C *et al*. How accurate are bedside hearing tests? *Neurology* 2007;68:1311-14.
16. Torres-Russotto D, Landau WM, Harding GW *et al*. Calibrated Finger Rub Auditory Screening Test (CALFRAST). *Neurology* 2009;72:1595-600.
17. Dörr J, Krautwald S, Wildemann B *et al*. Characteristics of Susac syndrome: a review of all reported cases. *Nat Rev Neurol* 2013;9(6):307-16.

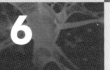

6
Semiologia dos Nervos Cranianos IX, X, XI e XII

José Darlan Pinheiro Domingues ▪ Melina Pazian Martins
Guilherme Perassa Gasque ▪ Danilo dos Santos Silva
Carlos Roberto Martins Jr.

▶ NERVOS GLOSSOFARÍNGEO (IX) E VAGO (X)

Os nervos glossofaríngeo (NC IX) e vago (NC X) são estudados em conjunto por serem raras as manifestações clínicas de um deles isoladamente. A Figura 6-1A-C esquematiza a anatomia e resume suas inervações. Eles estão relacionados anatomicamente: nos núcleos bulbares em comum, pelo trajeto de saída na base do crânio e na inervação de diversas estruturas de forma redundante.[1,2]

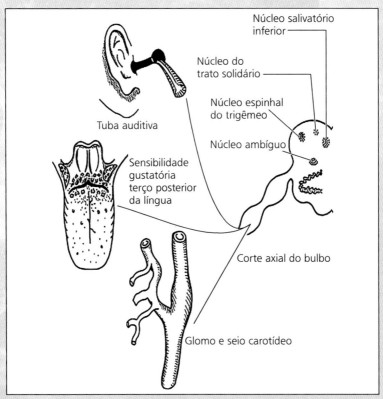

Figura 6-1. (**A**) Anatomia do nervo glossofaríngeo (NC IX) – componente aferente.

Anatomia e Fisiologia do Glossofaríngeo

O NC IX é um nervo misto, com fibras motoras e sensitivas (aferentes especiais para gustação, aferentes somáticas e aferentes viscerais gerais), além de fibras autonômicas parassimpáticas.

Os núcleos motores, que recebem inervação bilateral dos tratos córticobulbares, estão localizados no bulbo dorsolateral, na porção rostral do núcleo ambíguo. Emitem fibras que emergem entre a oliva inferior e o pedúnculo cerebelar inferior, em um mesmo plano vertical entre os nervos cranianos VII e X. O trajeto de saída no forame jugular é compartilhado pelos NC IX, X e XI. Estes primeiros inervam de forma compartilhada os músculos faríngeos com menor contribuição do NC IX e maior do NC X, à medida que se aproxima do esôfago. O único músculo inervado isoladamente pelo glossofaríngeo é o estilofaríngeo (para elevação e dilatação da faringe (Figura 6-1B).

Os neurônios sensitivos estão localizados nos gânglios glossofaríngeos superior (jugular) e inferior (petroso). As fibras aferentes especiais conduzem sensibilidade gustatória (sobretudo para o amargo) do terço posterior da língua. As fibras aferentes viscerais gerais recebem informação das mucosas da faringe, palato mole, terço posterior da língua, corpo carotídeo (quimiorreceptores) e seio carotídeo (barorreceptores). Estes estão envolvidos no controle reflexo

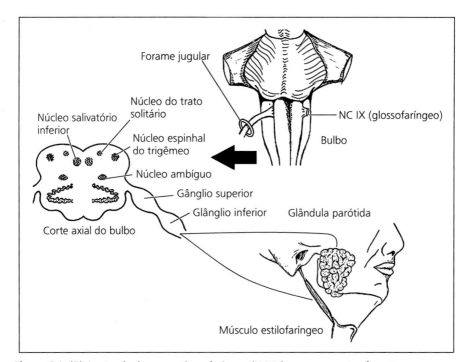

Figura 6-1. (**B**) Anatomia do nervo glossofaríngeo (NC IX) – componente eferente.

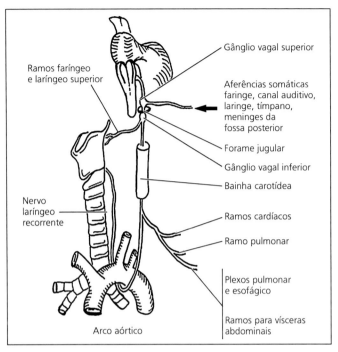

Figura 6-1. (**C**) Anatomia do nervo vago (NC X).

autonômico da frequência cardíaca, pressão arterial e respiração. Estas fibras sensitivas fazem sinapse com o núcleo do trato solitário.

As aferentes somáticas gerais recebem a informação exteroceptiva de diversos ramos. Do plexo e do ramo timpânico recebem a sensação das mucosas da cavidade timpânica, das células mastoides e do canal auditivo. Dos ramos linguais, a sensação do terço posterior da língua, assim como os ramos faríngeos e os tonsilares que recebem das estruturas correlatas. Os axônios destes gânglios fazem sinapse com os núcleos trigeminais. O núcleo salivatório inferior no bulbo emite as fibras parassimpáticas para a glândula parótida (Figura 6-1B).[1,2]

Anatomia e Fisiologia do Nervo Vago

O NC X é um nervo misto com fibras motoras, sensitivas (aferentes somáticas e aferentes viscerais gerais) e autônomicas parassimpáticas. Possui um núcleo motor comum com o IX, XI, o núcleo ambíguo, que recebe conexões do trato córtico-bulbar originadas da porção inferior do giro pré-central. A inervação destes núcleos é bilateral, mas preferencialmente contralateral.

Após a emergência do bulbo, entre a oliva inferior e o pedúnculo cerebelar inferior em um mesmo plano vertical e caudalmente ao IX, as fibras passam pelo forame jugular junto com o IX e XI e se dividem em três ramos motores na região cervical (faríngeo, laríngeo superior e laríngeo recorrente). O ramo faríngeo inerva os músculos estriados esqueléticos correspondentes juntamente com o IX, exceto o estilofaríngeo. O laríngeo superior inerva o cricotireoide, enquanto o recorrente inerva os demais músculos laríngeos (Figura 6-1C).

Na porção superior do forame jugular, localiza-se o gânglio vagal superior, que recebe aferências somáticas de dor, temperatura e tato da faringe, canal auditivo, superfície externa do tímpano (em territórios adjacentes e, às vezes, sobrepostos à inervação do V e IX), além da laringe e meninges da fossa posterior. As fibras do gânglio superior fazem sinapse com o núcleo do trato espinhal do trigêmeo.

Logo abaixo do forame jugular localiza-se o gânglio vagal inferior, que recebe aferências viscerais gerais e especiais. As viscerais gerais têm origem na faringe, laringe, traqueia, brônquios, pulmões, coração, esôfago, vísceras abdominais, quimiorreceptores e barorreceptores da aorta. Já as aferências especiais (gustação) têm origem nas cartilagens epiglote e aritenoides.

O núcleo dorsal do vago localiza-se dorsolateralmente ao núcleo do hipoglosso. Recebe sinapses de centros corticais superiores e do hipotálamo. Projeta fibras parassimpáticas pré-ganglionares craniossacrais para todos as vísceras inervadas pelo vago, com exceção do coração, que tem fibras parassimpáticas originadas no núcleo ambíguo. O estímulo vagal parassimpático produz bradicardia, hipotensão, broncoconstrição, broncorreia, aumento de peristaltismo, aumento de secreção gástrica e inibição de função adrenal.[1,2]

Exame Clínico

Deve-se sempre atentar a sintomas e sinais associados que possam indicar acometimento no tronco encefálico, cérebro ou demais estruturas fora do sistema nervoso central (como o trajeto cervical ou infracervical de ramos mais distais). A combinação e/ou presença de um ou mais achados define o diagnóstico topográfico e, até mesmo, pode restringir os diagnósticos etiológicos. Manifestações motoras e o reflexo de engasgo são os mais importantes. É possível testar o reflexo oculocardíaco *(Reflexo de Aschner)*, que consiste na compressão da córnea do globo ocular, ocasionando bradicardia (redução de 5 a 10 batimentos por minuto).[1,3]

O reflexo de engasgo possui aferência sobretudo do NC IX e eferência pelo NC IX e X com centro no bulbo. Estimulam-se com abaixador de língua, em um dos lados, as seguintes estruturas: arco palatofaríngeo, faringe posterior, base da língua ou região úvulo-palatal. Ocorre uma contração reflexa com elevação do palato mole para fechar a nasofaringe, fechamento da glote e constrição da faringe. É importante lembrar que pouco mais de um terço dos indivíduos normais podem ter reflexo ausente bilateralmente.[1,4-6] Os sintomas das funções de deglutição e fonação do NC IX e X são passíveis de serem verificados, confirmados ou topografados (quando possível) nos pacientes disfágicos e/ou com disfonia, de acordo com a ausência e combinação de outros achados.

Topografando a Lesão

No caso da disfagia, lesões bilaterais supranucleares, nucleares ou pós-nucleares cursam com disfagia importante, principalmente para líquidos, com regurgitação nasal. É denominada de *paralisia pseudobulbar* a lesão do trato córtico-bulbar bilateral, que pode estar associada ao afeto pseudobulbar, ou seja, à instabilidade de manifestação motora emocional (choro ou riso imotivados).[3,4] Lesões unilaterais supranucleares não causam disfagia importante em razão da inervação bilateral do núcleo ambíguo.

Na presença de comprometimento motor unilateral nuclear ou pós-nucleares do NC IX e/ou X, observa-se desvio do véu do palato para o lado comprometido à inspeção estática e para o lado oposto à inspeção dinâmica ou no teste do reflexo de engasgo. Observa-se o sinal da cortina: desvio da parede posterior da faringe para o lado normal (Figura 6-2). Com relação ao reflexo de engasgo, o mesmo pode estar hiperativo nas lesões dos tratos córtico-bulbares (como as doenças de neurônio motor). A presença de inervação do palato pelo trigêmeo limita do uso do reflexo para testagem da sensibilidade do IX.

Com relação à disfonia, o comprometimento, geralmente, é causado por lesão nuclear ou pós-nuclear do vago, unilateral, mais comumente dos ramos

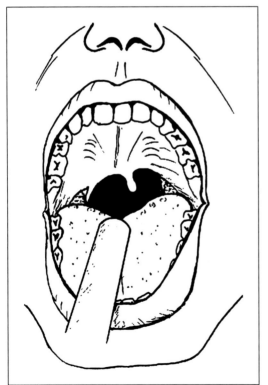

Figura 6-2. Sinal da cortina: desvio da parede posterior da faringe para o lado normal.

laríngeos (sobretudo o ramo recorrente esquerdo, pelo trajeto mais longo e sua relação com estruturas adjacentes – Figura 6-1C). Pode ser verificada pela laringoscopia a paralisia da prega vocal ipsolateral ao nervo lesado. Quando há lesão de vias supranucleares, a disfonia geralmente ocorre nas lesões bilaterais. A disfonia espasmódica ocorre, quando há adução de pregas vocais e possui voz característica agudizada e entrecortada. Hipofonia pode estar presente nas síndromes parkinsonianas. Tremor vocal pode ser uma manifestação associada ou isolada do tremor essencial.

Lesões bilaterais nas porções dos nervos laríngeos ou em doenças de acometimento mais difuso, como na *miastenia gravis*, cursam com disfonia mais acentuada, além de prejuízo dos mecanismos de tosse e manifestação de dificuldade de condução aérea, como estridor.[1,3,5,6] As situações em que as manifestações clínicas possam ser testadas e explicadas isoladamente por lesão do IX ou X são escassas. Citaremos três delas a seguir.

Na *neuralgia glossofaríngea* ocorrem paroxismos de dor lancinante de um dos lados da garganta e amígdalas, que irradia para tuba auditiva, membrana timpânica e/ou conduto auditivo externo abaixo do ângulo da mandíbula. As zonas de gatilho geralmente são aquelas com inervação aferente deste nervo craniano, podendo ser desencadeadas pela fala, alimentação, deglutição ou tosse. Podem ocasionar síncope, convulsões e, raramente, parada cardiorrespiratória por estímulo do reflexo sinocarotídeo.[3,6]

A lesão do nervo laríngeo recorrente, ramo do NC X, pode ser causada de forma aguda iatrogênica após manipulação em cirurgia cervical (tireóidea), torácica (cardioaórtica, sobretudo o laríngeo recorrente esquerdo) ou insidiosamente por compressão (lesão expansiva na topografia de linfonodos parabrônquicos, artéria pulmonar esquerda, arco aórtico e átrio esquerdo). Há disfonia por paresia/paralisia da prega vocal ispolateral à lesão. Lesões bilaterais podem cursar com estridor laríngeo.[1,3,6]

A síncope glossofaríngea ou vagal pode ser dolorosa ou não, causada pelo acometimento neoplásico das fibras aferentes do seio carotídeo em região cervical ou imediatamente na emergência destes nervos do forame jugular. Há paroxismos de dor aguda, neuropática, durando, no máximo, 30 minutos, em região unilateral cefálica, orelha ou cervical, seguida de síncope por hipotensão. Esta pode estar acompanhada de bradicardia com ou sem assistolia.[3,6]

NERVO ESPINHAL ACESSÓRIO XI

Anatomia e Fisiologia

O nervo espinhal acessório (NC XI) é um nervo fundamentalmente motor, formado por duas porções distintas – a porção craniana (ramo interno) e a porção espinhal (ramo externo), que se unem por curto trecho, formando o tronco principal próximo à entrada do forame jugular.[1,2]

O ramo interno origina-se principalmente de células no núcleo ambíguo caudal, com pequena participação do núcleo motor dorsal do vago, ambos os núcleos localizados no bulbo. A raiz craniana se une à raiz espinhal por alguns milímetros (tronco principal) pouco antes do forame jugular para, então, emergir deste forame separadamente da raiz espinhal e se unir ao NC X, seguindo junto a este nervo a partir daí e assumindo trajeto e funções semelhantes a ele (Figura 6-3).[1,3-5] As fibras originadas da raiz craniana classificam-se funcionalmente em dois tipos: fibras eferentes viscerais gerais, que inervam vísceras torácicas junto às fibras vagais e fibras eferentes viscerais especiais, que, mediante o nervo laríngeo recorrente, inervam músculos da laringe.

O ramo externo origina-se de células da porção dorsolateral do corno ventral dos segmentos medulares C2 a C6; as fibras emergem da medula entre as raízes anteriores e posteriores e ascendem para o crânio em um tronco único que entra pelo forame magno para se juntar à raiz craniana por curto trecho, e dela se separar na passagem pelo forame jugular. A partir deste ponto, o NC XI desce pelo pescoço para inervar os músculos esternocleidomastóideo (ECM) e trapézio (Figura 6-3). No início desse trajeto, pouco após emergir do crânio

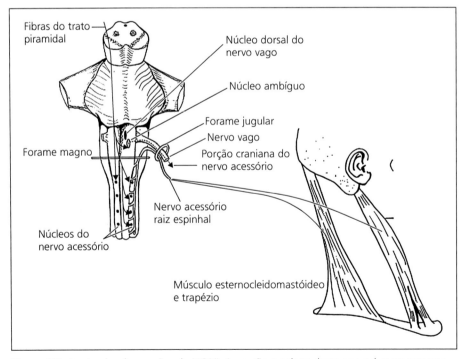

Figura 6-3. Anatomia e inervações do NC XI. A porção craniana deste nervo é composta por fibras nervosas efetoras para músculos intrínsecos da laringe e atingem o órgão fonador através do nervo vago. As fibras da porção cervical ou raiz cervical do NC XI compõe feixe separado para os músculos destacados nesta ilustração.

pelo forame jugular, o nervo segue próximo à veia jugular interna, penetra na porção superior do músculo ECM e dele emerge para o músculo trapézio, passando pelo triângulo posterior do pescoço, onde se encontra em íntima relação anatômica com os linfonodos cervicais posteriores.[1,3]

É sabido que fibras motoras de C2 e C3 também inervam o ECM e que, apesar de o NC XI ser a principal inervação para o trapézio, fibras do plexo cervical também contribuem para sua inervação, principalmente nas porções média e inferior do músculo. As fibras nervosas da porção espinhal do NC XI, mediante o fascículo longitudinal medial, correlacionam-se com os núcleos dos nervos oculomotor, troclear, abducente e vestibular, e participam do controle do desvio conjugado da cabeça e dos olhos. Funcionalmente, as fibras originadas da raiz espinhal são classificadas como eferentes viscerais especiais.[1,7]

O controle cortical dos núcleos do NC XI é feito pela porção inferior do giro pré-central; as fibras descem pelo trato corticospinal lateral e comunicam-se com os núcleos na medula cervical. A inervação supranuclear é bilateral para ambos os músculos inervados, porém, há predomínio do controle motor cortical ipsilateral para o ECM e contralateral para o trapézio.[1,3,5]

O músculo ECM age na rotação e na flexão cefálica, ou seja, cada ECM provoca rotação para o lado oposto e inclinação para o mesmo lado, de modo que a face seja direcionada contralateralmente e para cima, enquanto a região occipital seja aproximada do ombro ipsilateral. Se ambos agirem concomitantemente, a cabeça é fletida e direcionada para frente e para baixo.[1-4]

O trapézio age na extensão cefálica e aproxima a cabeça do ombro ipsolateralmente, além de auxiliar na elevação do braço abduzido acima de 90 graus e na estabilização da escápula; quando contraído unilateralmente e tendo o ombro fixado, o trapézio inclina a cabeça ipsilateralmente; estando a cabeça fixada, a contração unilateral desse músculo provoca a retração, elevação e rotação da escápula, aproximando o ombro ipsilateral da região occipital. A contração simultânea, bilateral, provoca a extensão da cabeça, de modo que a face seja direcionada para cima.[1-4]

Exame Clínico

O exame neurológico do nervo craniano XI restringe-se à avaliação do ramo externo do nervo (porção espinhal), tendo em vista que o exame da porção craniana não pode ser separado da avaliação do NC X.[1] Lesões nesse complexo vago-espinhal causam alterações na fonação e na respiração, como exposto anteriormente.

Deve-se iniciar pela inspeção e palpação dos músculos ECM e trapézio, avaliando-se trofismo, tônus e presença ou não de fasciculações. Normalmente, os músculos são de fácil inspeção, com forma e limites nítidos. É importante salientar-se que para os movimentos da cabeça, diversos músculos estão atuando em conjunto com o ECM e o trapézio (escalenos e esplênios, por exemplo).

Desta forma, paralisias desses músculos, ainda que bilaterais, causarão dificuldade na rotação cefálica, porém não causarão ausência do movimento.[1,3]

Na sequência, faz-se avalição da força dos músculos envolvidos. Para se estudar a força do ECM, pode-se pedir para que o paciente gire a cabeça para um dos lados e, então, tente mantê-la naquela posição, enquanto o examinador tenta empurrá-la de volta à posição neutra; nessa manobra, avalia-se a força do músculo contralateral ao lado para o qual o paciente olha (Figura 6-4). Para que ambos os ECMs possam ser avaliados concomitantemente, pede-se para que o paciente tente fletir a cabeça em oposição à pressão que o examinador fará sobre a fronte do paciente, na tentativa de provocar extensão cefálica (Figura 6-5).

Fraqueza unilateral do ECM causa dificuldade em girar a cabeça para o lado oposto e, testando-se ambos os ECMs contra a resistência, pode ocorrer desvio cefálico para o lado parético; no repouso, em geral, não há desvio da cabeça com relação à linha média, ainda que haja paralisia completa do músculo. Fraqueza bilateral do ECM acarreta dificuldade para anteroflexão cefálica e, no repouso, pode ser observada tendência à extensão cefálica.[1,4]

Para se estudar a força do trapézio, pede-se para que o paciente eleve o ombro; em seguida, faz-se oposição de força: o examinador pressiona o ombro pra baixo enquanto o paciente se esforça para realizar o movimento contrário (Figura 6-6). Como no movimento de elevar o ombro, o músculo levantador da

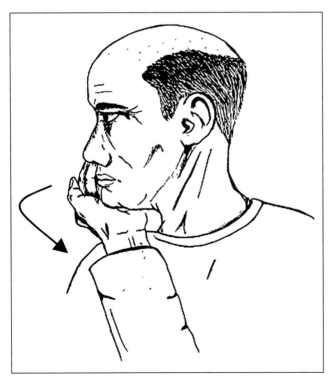

Figura 6-4. Avaliação do grau de força do ECM esquerdo por manobra de oposição.

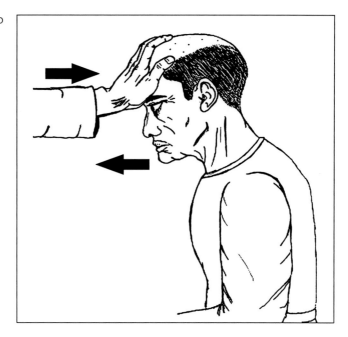

Figura 6-5. Avaliação do grau de força do ECM bilateralmente por manobra de oposição.

escápula também está envolvido, diz-se que uma manobra mais específica e que avalia a porção superior do músculo seria solicitar que o paciente aproxime o occipício do acrômio, enquanto o examinador fornece resistência ao movimen-

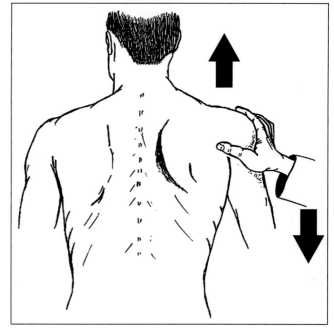

Figura 6-6. Avaliação do grau de força do trapézio por manobra de oposição.

to. Para avaliar o trapézio bilateralmente e de forma simultânea, pede-se ao paciente para estender a cabeça contra a resistência exercida pelo examinador.

Fraqueza do trapézio causa depressão do limite superior do ombro, e a escápula se desloca inferolateralmente; o braço do lado parético assume posição mais baixa, causando assimetria na altura dos dedos, quando o paciente está em pé em repouso (Figura 6-7). A escápula alada que decorre da fraqueza do trapézio médio pode ser diferenciada daquela ocasionada por fraqueza do músculo serrátil anterior, quando solicitamos que o paciente abduza ou estenda o braço para a frente; quando se tratar de paresia do trapézio, a abdução tornará mais evidente a escápula alada, enquanto a extensão do braço para a frente diminuirá a saliência da escápula; quando se tratar de paresia do serrátil anterior, a escápula alada se evidenciará na extensão do membro para frente, mas não na abdução dele.

A fraqueza do trapézio superior acarreta dificuldade para elevação acima de 90° do braço ipsolateral abduzido. Paralisia do trapézio bilateralmente causa dificuldade para extensão da cabeça, havendo tendência à queda cefálica para a frente na posição ereta.[1,4]

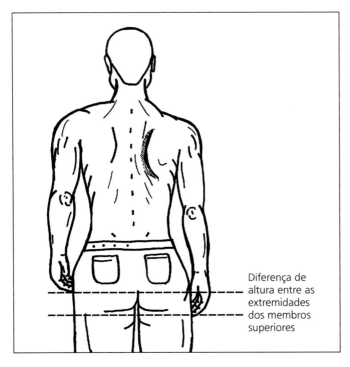

Figura 6-7. Fraqueza do músculo trapézio direito, causando depressão do limite superior do ombro e deslocamento inferolateral da escápula do mesmo lado. O braço do lado parético assume posição mais baixa, deixando a altura dos dedos assimétrica.

Topografando a Lesão

As lesões que afetam o nervo craniano XI podem ser classificadas topograficamente em supranucleares, nucleares ou infranucleares (estas últimas as mais comuns).[1,3]

Nas lesões supranucleares, em geral, há paresia, mas raramente plegia dos músculos ECM e trapézio já que, como visto, o controle motor cortical é, ao menos em parte, bilateral. Nas lesões hemisféricas, em que o paciente apresenta déficit de força dimidiado contralateralmente, haverá dificuldade em girar a cabeça para o dimídio acometido (ECM ipsolateral lesado) e paresia do trapézio do lado acometido (contralateral). Nas lesões irritativas, como nas epilepsias, a versão cefálica para um lado pode ser indicativa de descargas epilépticas contralaterais.

As lesões nucleares são marcadas por atrofia e fasciculações dos músculos acometidos; este acometimento pode ser de ambos simultaneamente ou, como nas lesões supranucleares dos tratos corticobulbares, podem poupar um deles, a depender da localização precisa da lesão. Dentre as principais causas de lesão nuclear estão: degenerativa (doença do neurônio motor), vascular, lesões com efeito de massa (neoplasia, abscesso), inflamatória/infecciosa (doença desmielinizante, poliomielite), siringobulbia e siringomielia.[3]

As lesões infranucleares acometem as fibras nervosas na sua porção periférica intracraniana, dentro do forame jugular ou no seu trajeto pelo pescoço. Nas lesões intracranianas ou que afetam o nervo na sua passagem pelo forame magno, normalmente há acometimento associado de outros nervos cranianos próximos (IX, X e XII). As principais etiologias para esse padrão de lesão são neoplasias extramedulares, traumas de base de crânio e meningite. As lesões que afetam o forame jugular também cursam com envolvimento dos nervos cranianos inferiores/bulbares (Quadro 6-1). Por fim, as lesões periféricas localizadas no pescoço ocorrem normalmente por lesão do nervo no triângulo posterior, região em que ele se encontra mais vulnerável pelo seu trajeto superficial, e podem aí causar comprometimento isolado do NC XI. Nessa localização, é mais comum o acometimento exclusivo das fibras que inervam o trapézio (já distais às fibras do ECM), e a principal etiologia é a traumática.

Dentre as principais lesões traumáticas estão: lesão iatrogênica por biópsia de linfonodo cervical (mais comum), lesão por endarterectomia carotídea, canulação da veia jugular, lesão por tração das fibras nervosas (como em movimentos bruscos de puxar ombro com muita força para baixo, enquanto a cabeça é forçada para o lado contralateral) e a lesão por transporte de carga pesada sobre o ombro.[3,8,9]

Os músculos ECM e trapézio podem também ser acometidos em muitas doenças neuromusculares. O envolvimento de ambos os ECMs é marcante na distrofia miotônica, contribuindo para a *fácies em Machadinha* característica. "Síndrome da cabeça caída", em que há fraqueza dos músculos extensores do pes-

Capítulo 6 □ Semiologia dos Nervos Cranianos IX, X, XI e XII

coço, pode ser causada por doenças, como *miastenia gravis*, doenças do neurônio motor, polineuropatia desmielinizante inflamatória crônica (CIDP), polimiosite, dermatomiosite, distrofia facioescapuloumeral e doença de Parkinson.[3]

NERVO HIPOGLOSSO XII

Anatomia

O nervo hipoglosso (NC XII) é um nervo eferente somático, puramente motor, e suas fibras exercem o controle dos músculos intrínsecos e extrínsecos da língua. Suas células de origem estão localizadas nos núcleos hipoglossos, que são extensões ascendentes das colunas cinzentas anteriores da medula espinhal. Os núcleos pareados estendem-se por quase todo o bulbo, mantendo contato com a linha média e abaixo do assoalho do quarto ventrículo, sob a face medial do chamado trígono hipoglosso. Os axônios dirigem-se pela formação reticular, e o nervo emerge do bulbo no sulco anterolateral, entre a pirâmide e a oliva inferior, anterior às radículas do NC IX, X e XI.[1]

As fibras do hipoglosso reúnem-se em dois feixes que, após penetrar a dura-máter e passar pelo canal do hipoglosso, se unem e descem pelo pescoço até aproximadamente o ângulo da mandíbula e se dirigem anteriormente por sob a língua para suprir seus músculos. No seu trajeto inicial, situa-se sob a artéria carótida interna e veia jugular interna, bem próximo ao nervo vago.[2,3]

O músculo genioglosso é o maior e o mais importante músculo da língua e recebe esse nome, pois se origina no queixo e se insere na língua. Os músculos extrínsecos fazem protrusão e retração da língua e movem sua raiz para cima e para baixo. Os músculos intrínsecos alteram o comprimento, a largura e curvatura da superfície dorsal e viram a ponta não protrusa de um lado para o outro.[1,2]

Os movimentos voluntários da língua são mediados pelo trato corticonuclear (inervação supranuclear), que, ao descer pela cápsula interna juntamente com o trato corticospinal, termina no núcleo do nervo hipoglosso de cada lado, no bulbo. A estimulação aferente desse núcleo ocorre principalmente pelo hemisfério cerebral contralateral, embora haja também alguma estimulação ipsolateral. Há outros estímulos para o núcleo do hipoglosso vindos da formação reticular, do núcleo do trato solitário (paladar), do mesencéfalo (trato tectoespinhal) e dos núcleos do trigêmeo, que estão relacionados com a deglutição, mastigação, sucção e com o ato de lamber. O centro cerebral que regula os movimentos da língua situa-se na parte inferior do giro pré-central e dentro da fissura silviana. A representação cortical da língua em seres humanos é enorme.[1-3]

Exame Clínico

No exame do nervo hipoglosso, devemos observar a língua em repouso e durante a sua movimentação. Inicialmente, avaliamos a língua em repouso no interior da boca, sua posição, forma, aparência, sulcos, papilas e a presença de atrofia, fasciculações ou outros movimentos anormais. Em seguida, pedimos ao paciente para colocá-la para fora da boca, observando se há desvios e para movimentá-la de um lado para o outro e para cima e para baixo. Esses movimentos devem ser feitos inicialmente de forma lenta e, em seguida, mais rapidamente.[1]

A força da língua é testada quando pedimos ao paciente para pressionar a mucosa jugal de cada lado com a ponta da língua, enquanto o examinador tenta deslocá-la com a pressão do dedo. A maneira mais fidedigna de examinar a força da língua é pressionar firmemente com um abaixador de língua contra o lado da língua em protrusão, comparando a força dos dois lados.[1,2]

Na presença de fraqueza unilateral, a ponta da língua geralmente se desvia para o lado parético ao ser protruída pela ação do músculo genioglosso normal (contralateral). Se esse músculo de um lado estiver fraco, a força do músculo oposto prevalece e empurra a língua para o lado da lesão (Figura 6-8). Assim, quando a língua é colocada para fora da boca, ela se desviará para o lado paralisado, e quando ela é puxada para o fundo da boca, ocorrerá desvio para o lado preservado. Neste caso, o paciente não consegue pressionar a língua contra a bochecha do lado normal por fraqueza, mas consegue fazê-lo no lado para o qual a língua se desvia ao ser protruída. Em repouso, pode ocorrer desvio sutil da língua para o lado sadio em razão da ação sem oposição do músculo estiloglosso, que puxa a língua para cima e para trás.[1]

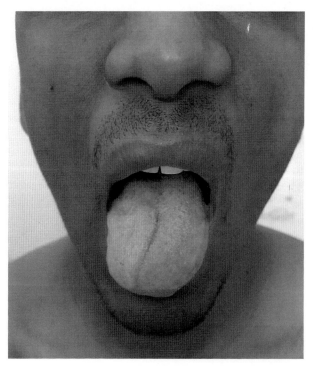

Figura 6-8. Desvio unilateral da língua após lesão infranuclear do nervo hipoglosso direito. *Cedida pelo Dr. Charlington Cavalcante.*

Os movimentos laterais da ponta da língua não protruída podem estar poupados, pois são controlados pelos músculos intrínsecos que são entrelaçados. Os déficits funcionais podem ser mínimos durante o exame neurológico, mas o paciente pode referir dificuldade em manipular alimentos na boca e incapacidade de remover alimentos entre os dentes e nas bochechas de qualquer um dos lados.[1,2]

Em pacientes com fraqueza facial, acometendo a porção inferior da face, pode ocorrer uma falsa impressão de desvio da língua ao ser protraída, pois o canto da boca não se move, e a língua em protrusão torna-se bem próxima dele. A retração manual do lado fraco da face elimina o falso desvio. Outra maneira de diferenciar se há desvio da língua é observar a posição da mesma com relação à ponta do nariz. Nos casos de paresia facial, a língua estará centrada, na mesma linha traçada da ponta do nariz até a língua protrusa.

A paralisia pode ou não se acompanhar da atrofia da língua a depender do tipo de lesão e do tempo de evolução. Quando há atrofia, a perda de volume se evidencia primeiro nas bordas ou na ponta da língua, e nos casos avançados podem surgir rugas e sulcos proeminentes (Figura 6-9). À medida que o lado paralisado se torna delgado, a língua protrusa pode curvar-se para o lado atrofia-

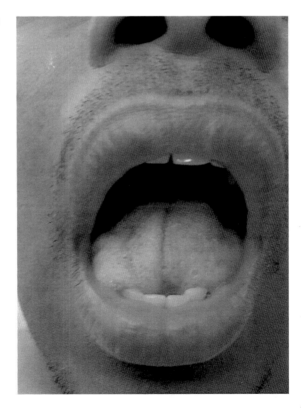

Figura 6-9. Atrofia da hemilíngua direita por lesão infranuclear do nervo hipoglosso direito. *Cedida pelo Dr. Charlington Cavalcante.*

do e assumir uma forma de foice. Na paralisia bilateral, o paciente pode protrair pouco ou ser incapaz de protrair a língua, assim como ocorre nos casos de paralisia bulbar progressiva ou esclerose lateral amiotrófica, em que a língua permanece inerte no assoalho da boca (glossoplegia), geralmente acompanhada de fasciculações.

A língua pode ser envolvida nas miopatias com fenômeno miotônico (p. ex.: distrofia miotônica tipo I), devendo ser examinada, caso haja a suspeita de miotonia. Devemos usar a borda de uma espátula sobre a língua e percuti-la firmemente com cuidado para o paciente não morder a própria língua. Se presente, a miotonia causa uma contração focal temporária ao longo da linha de percussão, fazendo a língua estreitar-se nitidamente nesse ponto. A aparência da contração resultante é chamada de *Sinal do prendedor de guardanapo*.[1,2]

Alterações morfológicas da língua também merecem atenção durante o exame neurológico e podem ajudar na formulação de hipóteses diagnósticas. Como exemplos podemos citar a *língua trisulcada* descrita por Wilson, em 1955, que pode ser vista em poucos pacientes com *miastenia gravis* (formas *anti-Musk*), a macroglossia (mixedema, amiloidose, acromegalia), glossite atrófica nas deficiências de vitaminas (B12, ácido fólico, ferro). Na anemia perniciosa e na pelagra, a língua pode tornar-se lisa e com atrofia das papilas. Fusão e atrofia das papilas e fissuras podem resultar em *língua geográfica*, que pode estar associada a atopias, deficiências nutricionais, psoríase, estresse emocional e dermatite seborreica.[1] A *língua fissurada congênita*, edema orofacial e paralisia facial recorrente constituem a tríade clássica da *síndrome de Melkersson-Rosenthal*.

Topografando as Lesões

A fraqueza da língua pode ser causada por lesão do NC XII ou de suas conexões. Podemos classificar a lesão basicamente em três sítios anatômicos: supranuclear, nuclear ou infranuclear. A fraqueza unilateral isolada pode causar poucos sintomas e, às vezes, as queixas do paciente são sutis, e o exame neurológico normal.

Nos casos de lesão supranuclear unilateral, haverá pouco ou nenhum déficit na motilidade da língua, pois os músculos dos dois lados da língua constituem uma unidade funcional inervada por ambos os hemisférios cerebrais, mas principalmente pelo hemisfério contralateral. Como o controle supranuclear do músculo genioglosso provém principalmente do córtex cerebral contralateral, uma lesão das fibras córtico-bulbares acima da sua decussação pode resultar em enfraquecimento da metade contralateral da língua. Sendo assim, quando o paciente protrair a língua, haverá desvio para o lado fraco, que corresponde ao lado contralateral ao da lesão supranuclear.

Portanto, com uma lesão na cápsula interna, a língua pode desviar-se para o lado da hemiplegia e contralateralmente à lesão. Lesão supranuclear geralmente não é acompanhada por atrofia ou fasciculações da língua. A interrupção da via

Capítulo 6 □ Semiologia dos Nervos Cranianos IX, X, XI e XII

córtico-lingual é crucial na patogênese da disartria aguda nos casos de acidente vascular isquêmico, afetando a coroa radiada, cápsula interna, pedúnculo cerebral ou ponte. Nesses casos, podem ocorrer disartria e incoordenação da língua. Notamos, portanto, que a principal causa de lesão supranuclear é isquêmica.[1-3]

Pacientes com lesões hemisféricas podem ter apraxia dos movimentos da língua e são incapazes de realizar a sua protrusão sob comando. Se a paralisia supranuclear for bilateral, o paciente apresentará fraqueza bilateral da língua, disartria e disfagia, porém com trofismo preservado, podendo apresentar afeto pseudobulbar *(Síndrome pseudobulbar)*.

Além da fraqueza, lesões nucleares e infranucleares causam atrofia e fasciculações do lado envolvido. A disartria, causada pela fraqueza da língua, envolve, principalmente, os fonemas linguais/l/,/d/e/t/. Em casos graves, a língua repousa frouxamente no assoalho da boca com fasciculações intensas e alteração grave da fala e deglutição, como pode ser visto nas doenças do neurônio motor (ELA, paralisia bulbar progressiva), caracterizando a *Síndrome Bulbar* (notar diferença de *síndrome pseudobulbar* – Quadros 6-1 e 6-2).

As principais causas de lesões nucleares do NC XII incluem as doenças do neurônio motor, neoplasias, siringobulbia, sífilis, mononucleose e eventos vasculares bulbares. É importante ressaltar que as lesões nucleares podem envolver estruturas contíguas, e o paciente pode ter alterações neurológicas sensitivas e/ou motoras, ajudando a topografar a lesão no tronco encefálico baixo.[2]

As lesões infranucleares têm como achado a paralisia unilateral da língua ipsolateral ao nervo acometido. As lesões que envolvem o trajeto intracraniano do nervo incluem meningites, hemorragia subaracnoide, neoplasias adjacentes ou tumor do próprio nervo (schwannoma), infecções, processos inflamatórios, doenças vasculares e as causas, envolvendo a base do crânio (fratura de base de crânio, platibasia, impressão basilar).

Lesões ao longo do clivus podem causar paralisias bilaterais do NC XII. Pode ocorrer lesão isolada deste nervo na síndrome do côndilo occipital, causada por trauma, neoplasia ou inflamações locais. A principal causa extracraniana de lesão do NC XII são os traumas, especialmente feridas penetrantes (cirurgia de pescoço, boca ou língua), tumores ou infecções retroparotídeas e retrofaríngeas. Algumas lesões podem envolver o NC XII em conjunto com outros nervos cranianos, como ocorre, por exemplo, nas *síndromes de Collet-Sicard* em que há acometimento dos NC IX, X, XI e XII, na *síndrome de Villaret*, que apresenta alteração nos NC IX, X, XI, XII e ramos simpáticos carotídeos (Quadro 6-1).[1]

Quadro 6-1. Principais síndromes envolvendo os nervos cranianos baixos

Síndrome	Sinais e Sintomas	Nervos	Topografia	Diagnósticos Etiológicos
Do forame jugular ou de Vernet	Disfagia, desvio do palato, disfonia, fraqueza de trapézio e esternocleidomastóideo	IX, X, XI	Forame jugular	Tumores de nasofaringe, metástatases, (glomus jugular), neurinomas, meningiomas, cordomas, aneurisma, trauma/fratura de base de crânio
Collet-Sicard (Mackenzie, Lannouis-Jouty)	Vernet + desvio de língua contralateral ao lado parético	IX, X, XI, XII	Espaço condilar posterior lateral	Tumores no ouvido, parótida, tumor em linfonodo, aneurisma e dissecção
Villaret	Collet-Sicard + Claude-Bernard Horner (ptose, miose, anidrose)	IX, X, XI, XII, vias simpáticas	Espaço retrofaríngeo	Tumores (carcinomas, sarcomas), aneurisma e dissecção
Tapia	Disfagia, desvio palato, disfonia, + Claude-Bernard Horner	X, XII +/- XI, vias simpáticas	Espaço retroparotídeo	Tumores, aneurisma e dissecção
Garcin	Acometimento geralmente unilateral de todos os nervos cranianos	III-XII de um lado	Base de crânio	Tumores da nasofaringe, infiltrado leucêmico, metástase, fratura da base do crânio, granuloma, infecção
Ortner ou síndrome cardiovocal	Disfonia e sintomas e sinais cardiológicos associados	X	Do nervo laríngeo recorrente entre a aorta e a artéria pulmonar	Compressão por aneurisma, dilatação atrial (estenose mitral)
Rowland Payne	Disfonia (paralisia de pega vocal), paralisia do nervo frênico, Claude-Bernard Horner	X, nervo frênico, vias simpáticas	Mediastino superior	Tumores (mama, neuroblastoma)

Capítulo 6 □ Semiologia dos Nervos Cranianos IX, X, XI e XII

Quadro 6-2. Diferenças clínicas entre as síndromes bulbar e pseudobulbar

Achados	Síndrome Bulbar	Síndrome Pseudobulbar
Reflexo do engasgo	Abolido/hipoativo	Exaltado
Trofismo	Língua lenta e atrófica	Língua lenta e trófica
Fasciculações	Presentes	Ausentes
Afeto pseudobulbar	Ausente	Presente
Tipo de lesão	II neurônio motor (núcleo ou nervo hipoglosso)	I neurônio motor (trato cortinuclear bilateral)
Disartria	Presente	Presente (fala anasalada)

▶ REFERÊNCIAS BIBLIOGRÁFICAS

1. Campbell WW. *DeJong, o exame neurológico.* 6. ed. Rio de Janeiro: Guanabara Koogan, 2013.
2. Baehr M, Frotscher M. *Diagnóstico topográfico em neurologia.* Rio de Janeiro: Guanabara Koogan, 2008.
3. Brazis PW, Masdeu JC, Biller J. *Localization in clinical neurology.* 5th ed. Philadelphia: Lippincott Williams & Wilkins, 2007.
4. Neto JPB, Takayanagui OM. *Tratado de neurologia da Academia Brasileira de Neurologia.* Rio de Janeiro: Elsevier, 2013.
5. Mowzoon N, Flemming KD. Neurology board review: an Illustrated Study Guide. Mayo Clinic Scientific, 2007.
6. Erman AB, Kejner AE, Hogikyan ND *et al.* Disorders of cranial nerves IX and X. *Semin Neurol* 2009 Feb.;29(1):85-92.
7. Benninger B, McNeil J. Transitional nerve: a new and original classification of a peripheral nerve supported by the nature of the accessory nerve (CN XI). *Neurology Research International* Volume 2010.
8. Massey EW. Spinal accessory nerve lesions. *Semin Neurol* 2009;29:82-84.
9. Wills AJ, Sawle GV. Accessory nerve palsies. *Pract Neurol* 2010;10:191-94.

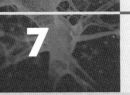

7 Semiologia da Marcha e Fácies Neurológicas

Carlos Roberto Martins Jr. ▪ Thiago Dias Fernandes
Alberto R. M. Martinez ▪ João Américo Domingos

▌ INTRODUÇÃO

A marcha humana é um evento complexo proporcionado pela integração dos centros de comando (cérebro) e execução (músculos), que são modulados por centros geradores de padrões (cerebelo e núcleos da base), determinando um ciclo de marcha que envolve os eventos transcorridos entre o momento que o calcanhar toca o solo e o momento em que o mesmo calcanhar toca o solo novamente. Ao caminhar, ao menos um dos pés está em contato com chão o tempo todo e há dois períodos de duplo apoio dos membros. Quando não há mais um momento em que ambos os pés estão em contato com o solo, caminhar torna-se correr.

Sabe-se que o centro de massa corporal situa-se imediatamente anterior ao corpo vertebral S2 e uma marcha, para ser adequada, deve reduzir a um mínimo o deslocamento deste centro por rotação/inclinação da pelve e por flexão/extensão das diversas articulações envolvidas. Além de aumentar o risco de queda e lesões, os distúrbios de marcha requerem manobras compensatórias para manter a eficiência, proporcionando um maior gasto energético ao indivíduo. A marcha pode ser alterada por afecções de qualquer parte dos sistemas nervoso e muscular, envolvendo desde problemas efetores, quanto déficits sensitivos e de modulação.

▌ EXAME DA MARCHA

A avaliação da marcha do paciente é uma das primeiras impressões que o médico tem do paciente, pois, geralmente, já é analisada quando o mesmo caminha para entrar no consultório. Através dela pode-se de antemão prever e, até mesmo, diagnosticar as diversas moléstias neurológicas. Sabe-se que, em circunstâncias normais, os maléolos mediais passam a menos de 5 cm um do outro, e uma das primeiras modificações para se aumentar a estabilidade é afastá-los mais. Dessa forma, qualquer separação maior que 5 cm pode corresponder a distúrbios de equilíbrio ou marcha.

Após observar se o paciente possui alguma deformidade ortopédica limitante, como *genu varo*, *genu recurvatum*, cifoescoliose ou alguma inclinação pélvica, o paciente deve caminhar tranquilamente e do modo mais natural possível, a fim de se avaliarem a simetria das passadas, velocidade, agilidade, balanço, movimento dos braços e viradas. Em seguida, deve-se solicitar ao paciente que caminhe mais rápido, na ponta dos pés, com os calcanhares e, por fim, com um pé na frente do outro sobre uma linha no solo (*marcha em tandem* – Figura 7-1).[1,2]

Durante o ciclo da marcha, a parte anterior do pé de cada lado deve sair do chão aproximadamente com o mesmo grau de inclinação, sendo a assimetria de levantamento dos artelhos a primeira evidência de pé caído. Balanço excessivo do quadril pode corresponder à fraqueza proximal dos membros inferiores verificada nas miopatias, por exemplo. Redução do comprimento dos passos pode ser um indício de doença bifrontal ou parkinsonismo, que pode cursar com diminuição do balanço dos membros superiores. Muitas vezes, é durante a marcha que conseguimos identificar algum movimento anormal pouco perceptível no repouso, como coreia, atetose, torcicolo espasmódico e distonias dos mais variados segmentos. Por isso, é imperativo observar de forma minuciosa todo o paciente enquanto caminha.[1,2]

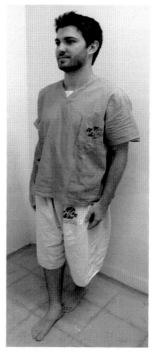

Figura 7-1. Marcha em *tandem*.

▶ TIPOS DE MARCHA

Existem vários tipos de marchas patológicas. Iremos nos ater aos principais tipos e suas características básicas.

Marcha Ebriosa (Atáxica Cerebelar)

Causada por disfunção dos centros cerebelares responsáveis pela coordenação dos movimentos, lembra a marcha de um indivíduo bêbado, com passadas desajeitadas, erráticas, irregulares, instáveis, com comprimentos variáveis, base ampla, gerando um caminhar cambaleante, podendo o paciente oscilar para qualquer dos lados, para frente ou para trás. É uma marcha imprevisível, decorrente da dismetria existente e com grande tendência à queda, impossibilitando o paciente a andar em linha reta com um pé na frente do outro *(marcha em tandem)*, apresentando lateralização dos pés fora da linha demarcada, a fim de impedir a queda.

Tais características são típicas de lesão de vérmis, entretanto, quando se tem uma lesão aguda, envolvendo um hemisfério cerebelar, o paciente tende a se desviar para o lado acometido, algo semelhante ao que ocorre nas vestibulopatias unilaterais, impossibilitando, muitas vezes, a diferenciação das duas síndromes apenas pela marcha. A base está alargada (separada mais que 5 cm), e os braços se distanciam do corpo, sendo usados como balancins, a fim de melhorar o equilíbrio. A ataxia cerebelar está presente tanto com os olhos abertos, quanto com os olhos fechados, podendo piorar ligeiramente ao fechar os olhos, mas não tão acentuadamente quanto na ataxia sensorial.[1,2]

Marcha Vestibular

O paciente com vestibulopatia é sempre um desafio ao neurologista, pois o grande diagnóstico diferencial é uma lesão cerebelar unilateral que compartilha os mesmos achados de marcha. Ao tentar andar em linha reta ou em fila indiana, o paciente desvia-se para o lado da lesão. O achado clássico é a marcha em estrela *(prova de Babinski-Weil)* ou desvio em compasso. Ao solicitar que o paciente, de olhos fechados, ande 5 passos para frente e 5 passos para trás, verifica-se desvio ipsolateral à lesão ao caminhar para frente, e contralateral ao caminhar para trás, "desenhando", dessa forma, uma estrela no solo.

Ao tentar realizar um círculo caminhando em torno de uma cadeira, ora no sentido horário, ora no anti-horário, o paciente tenderá a cair em direção à cadeira, se ela estiver do lado da lesão ou descrever uma espiral, afastando-se da mesma, se a lesão for do lado oposto *(sinal do compasso)*. Ao marcar passos (50 passos) em um ponto com os olhos fechados e braços estendidos *(teste da passada de Fukuda)*, o paciente tende a girar para o lado acometido. O teste é considerado positivo, quando o paciente gira mais que 45 graus, além de adiantar-se por mais de 1 metro. Se durante a marcha o paciente girar a cabeça (olhar para um dos lados), de modo que o ouvido lesado fique anteriorizado, ocorre tendência à queda para frente.[1,2]

Marcha Talonante

Doenças que afetam as fibras grossas dos nervos periféricos e os funículos posteriores da medula produzem déficit proprioceptivo, determinando perda da consciência posicional dos membros, deixando o paciente totalmente dependente do sistema visual para coordenação e marcha. Geralmente, o paciente se apresenta com base alargada, com piora acentuada no escuro ou com os olhos fechados. Os passos são altos, com arremesso do pé para diante, que bate com força no solo para um maior *feedback* proprioceptivo e o olhar fixo no chão, a fim de compensar com a visão.

Por vezes, o som produzido pela batida do calcanhar no solo é tão alto que pode-se fazer o diagnóstico à distância sem ver o paciente. Historicamente, é conhecida também como *marcha tabética*, em alusão aos pacientes com *tabes dorsalis* sifilítica, que acomete o funículo posterior medular.[1]

Marcha Anserina ou Miopática

Esta marcha é típica das miopatias envolvendo a musculatura proximal do quadril, caracterizada por uma oscilação exagerada do quadril, base ampla e rotação acentuada da pelve. Em casos mais graves, verifica-se hiperlordose por fraqueza dos flexores do quadril e ombros posteriorizados, lembrando a marcha da gestante. Quando há fraqueza importante dos abdutores do quadril, como o glúteo médio, ocorre queda anormal da pelve do lado do membro em oscilação, chamado *sinal de Trendelenburg* (Figura 7-2). Estes pacientes têm grande dificuldade de subir escadas e, quando conseguem, apoiam-se em demasia no corrimão.[2]

É importante lembrar que algumas miopatias com retração tendínea, envolvendo o aquileu, podem apresentar uma variante de marcha caracterizada por apoio na porção anterior dos pés *("tip toe gait")*.

Marcha Helicópode ou Hemiparética

Em casos de hemiparesia por lesões do primeiro neurônio motor, geralmente causadas por acidentes vasculares encefálicos, o paciente assume a postura de *Wernicke-Mann* com flexão e pronação do membro superior e extensão e inversão do membro inferior. Ao caminhar, o indivíduo arrasta a parte anterior e lateral do pé descrevendo um arco no solo (helicópode), e o calçado fica gasto nesta região (Figura 7-3).[1,2]

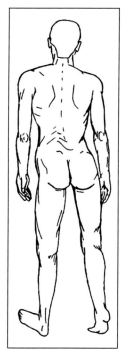

Figura 7-2. Marcha miopática ou anserina.

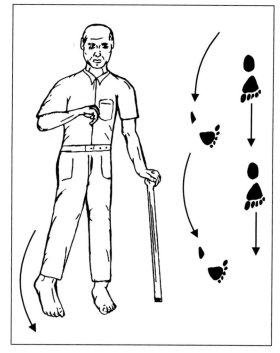

Figura 7-3. Postura em Wernicke-Mann e marcha helicópode.

Marcha em Tesoura (Paraparética)

Pacientes com paraparesia espástica adquirida ou genética, bem como crianças com diparesia congênita *(síndrome de Little)* apresentam esse padrão de marcha que se caracteriza por espasticidade importante dos adutores das coxas, provocando adução exagerada dos membros inferiores, de modo que os joelhos podem-se cruzar a cada passo. Além disso, o paciente caminha arrastando os pés no solo, com base estreita e passos curtos (como se tivessem grudados no chão). Por vezes, o paciente pode apresentar inversão exagerada dos pés e encurtamento do tendão aquileu, o que provoca pés equinos com marcha na ponta dos pés, principalmente crianças[1,2] *(marcha digitígrada)*.[1]

Marcha Escarvante

Pacientes com fraqueza dos dorsiflexores do pé e dos artelhos apresentam pé caído, proporcionado geralmente por radiculopatia L5 ou lesão do nervo fibular profundo. Ao caminhar, tais pacientes levantam acentuadamente a coxa e estendem a perna, arremessando o pé para frente, a fim de que os artelhos não arrastem no solo. Ao pisar, ocorre um som característico pela batida inicial dos artelhos e depois do calcanhar no solo.

Tais pacientes são incapazes de andar apoiados sobre os calcanhares. Deve-se tomar cuidado, pois nem todo paciente com marcha escarvante tem radiculopatia L5 ou lesão de nervo fibular. Alguns pacientes com miopatias distais ou miopatias de longa data apresentam retração de tendão aquileu, o que gera flexão plantar mantida dos pés.[1,2] Ademais, as polineuropatias sensitivo-motoras de grau acentuado, em particular, a doença de *Charcot-Marie-Tooth*, podem, pela fraqueza distal, apresentar marcha escarvante.

Marchas Paréticas (Lesões de Nervos Específicos)

Na paralisia dos músculos gastrocnêmio e sóleo (lesão de nervo tibial ou radiculopatia S1), o paciente é incapaz de andar apoiado sobre os artelhos pelo déficit de flexão plantar existente. Na lesão do nervo femoral, ocorre fraqueza do músculo quadríceps, o que determina déficit na extensão da perna, e o paciente geralmente caminha com apoio sobre o joelho ipsolateral, a fim de impedir que o mesmo se desloque para frente.[1]

Marcha Parkinsoniana

As síndromes parkinsonianas caracterizam-se por rigidez e bradicinesia, e a marcha é um dos grandes aliados no diagnóstico destes pacientes. O paciente assume uma postura encurvada, com a cabeça e pescoço anteriorizados e os joelhos flexionados. Os membros superiores apresentam leve flexão nos cotovelos e redução da oscilação. O paciente caminha com passos curtos *(petit pas)* lentamente e com os pés arrastando. A virada oferece grande dificuldade de execução, e o paciente vira o corpo "em bloco". Geralmente, os pacientes apresentam um olhar fixo, com impressão de olhar o vazio *(olhar reptiliano)*, com hipomimia e retração palpebral leve *(sinal de stellwag)* (Figura 7-4).

Tais pacientes podem apresentar *hesitação* ao iniciar a marcha, com dificuldade de dar o primeiro passo, muitas vezes traduzido por uma *patinação* sem sair do lugar. Por vezes, apresentam uma aceleração da marcha, com passos curtos e tendência a inclinar-se cada vez mais para frente, como se estivessem perseguindo seu centro de gravidade, denominada *festinação*. Em fases mais avançadas, os pacientes podem apresentar o fenômeno de *freezing*, com interrupção súbita da marcha e incapacidades temporária e involuntária de movimento. Tais pacientes, apresentam os reflexos posturais diminuídos, com grande tendência à queda.[1,2]

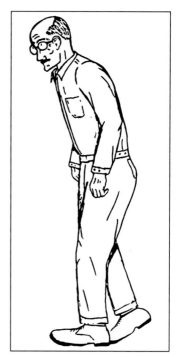

Figura 7-4. Postura e marcha parkinsonianas.

Marcha Dispráxica

Dispraxia de marcha consiste em perder a capacidade de caminhar corretamente na ausência de um distúrbio sensorial, fraqueza ou incoordenação. Apresenta dificuldade em iniciar a sequência automática dos movimentos próprios do andar. É característica da hidrocefalia de pressão normal (síndrome de *Hakim Adams*) e das afecções que envolvem o lobo frontal, como tumores frontais e doença de *Pick*. O paciente caminha como se os pés estivessem colados ao chão (marcha magnética), com grande dificuldade de tirá-los do solo, base estreita e tendência à queda.[3] Membros rígidos e com mobilidade reduzida em resposta ao contato *(Paratonia – fenômeno de Gengenhalten)* são algo comum.[1,2,3]

Marcha Cautelosa (Senil)

É encontrada em pacientes com idade avançada sem doença neurológica, porém com insegurança ao caminhar. Assemelha-se a alguém que esteja andando sobre uma superfície escorregadia: passos curtos, base alargada e velocidade lentificada.[1]

Astasia-abasia Talâmica

Pacientes com lesões talâmicas unilaterais podem apresentar dificuldade de ficar em pé, desproporcionalmente à fraqueza ou ao acometimento sensorial

Capítulo 7 □ Semiologia da Marcha e Fácies Neurológicas

associados. Durante a marcha apresentam tendência à queda posterior ou para o lado contralateral à lesão. Vale a pena lembrar que a incapacidade de ficar em pé denomina-se astasia, e de caminhar, abasia.[1]

Marcha Hipercinética

As hipercinesias podem apresentar marchas características, pois, muitas vezes, o ato de caminhar exacerba o fenômeno hipercinético, muitas vezes imperceptível durante o repouso. Na doença de Huntington e na coreia de Sydenham, a marcha pode ser grotesca e dançante, com movimentos em excesso, sem pausa entre eles, envolvendo todos os segmentos. Nas distonias, pode-se verificar torcicolo, inversão de pé ou apenas extensão do hálux, a depender da severidade dos sintomas.[1,2]

Marcha Funcional ou Conversiva (Não Orgânica)

Vide Capítulo 24 – *Semiologia dos Distúrbios Funcionais*.

▶ FÁCIES

Introdução

A palavra "fácies" foi incorporada ao vocabulário médico, derivada de *faciem*, do latim, que significa face, porção anterior da cabeça. Entretanto, o seu significado se estendeu para além disso. Significa expressão, fisionomia, somadas às características anatômicas do paciente. A fácies talvez seja um dos mais importantes componentes da inspeção. Sua relevância remonta aos tempos de Hipócrates.

Frequentemente, a inspeção se inicia muito antes de começarmos a anamnese e o passo a passo da avaliação semiológica clássica. A simples observação do paciente ainda de longe, no leito ou ao adentrar o consultório médico, pode auxiliar e mesmo definir o diagnóstico (sindrômico, topográfico e etiológico). A seguir, seguem-se as principais fácies na neurologia.

Fácies Parkinsoniana

Fácies caracterizada pela inexpressividade, hipomimia ou mesmo amimia (perda da mímica automática). A pele tem aspecto oleoso, com dermatite seborreica, a cabeça tende à leve inclinação para frente, imóvel pela rigidez. O olhar é fixo com redução do número de piscadelas, e a fisionomia impassível, como uma máscara com a boca entreaberta. Também conhecida como fácies cérea.[1,4,5,6]

Fácies na Paralisia Supranuclear Progressiva (PSP)

Também descrita como fácies com aspecto de máscara e expressão de espanto. A retração palpebral realça o aspecto atônito. Pode haver uma distonia facial típica com cenho franzido e alargamento das fissuras palpebrais (sinal de ômega). Geralmente, há retrocolo associado.[1,4,6]

Fácies nos Quadros Pseudobulbares

Fácies monótona quando em repouso, geralmente com lábios entreabertos e salivação evidente. Modifica-se subitamente, com labilidade emocional, variando de choro a riso irreprimíveis e imprevisíveis. É causada por lesão do tracto corticonuclear bilateralmente, sendo comum em doenças do neurônio motor e esclerose múltipla. Faz parte da *síndrome pseudobulbar* (*vide Capítulo 6 – Semiologia dos Nervos Cranianos IX, X, XI e XII*).[1,4,5]

Fácies na Atrofia Hemifacial

Também conhecida como *Síndrome de Parry-Romberg*, a Atrofia Hemifacial tem fácies típica, caracterizada pela assimetria evidente, com atrofia cutânea, de tecido subcutâneo, músculos, cartilagens e mesmo de ossos no lado acometido. O lado atrófico pode ter alterações de pigmentação e rarefação de pelos e cabelos (Figura 7-5).[1,4,6,7]

Fácies na Síndrome de Sturge-Weber (Angiomatose Encefalotrigeminal)

Fácies caracterizada por hemangioma facial, também chamado de mancha em vinho do porto ou *nevus flammeus*, presente desde o nascimento, com distribui-

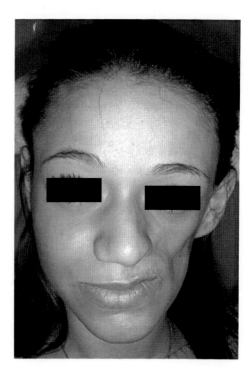

Figura 7-5. Atrofia hemifacial esquerda.

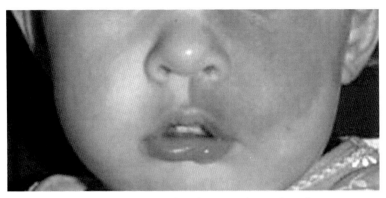

Figura 7-6. Síndrome de Sturge-Weber. (Ver *Prancha* em *Cores*.)

ção usual nos territórios dos ramos oftálmico e maxilar (V1 e V2) do nervo trigêmeo, geralmente unilateral, às vezes, bilateral. Epilepsia é a marca da doença (Figura 7-6).[6,7]

Fácies na Esclerose Tuberosa

Ainda dentre as facomatoses, caracteriza-se pela presença de angiofibromas (pápulas avermelhadas aos marrons) de distribuição usual em testa e, principalmente, em bochechas, tipo asa de borboleta. Epilepsia se faz muito presente (Figura 7-7).[6,7]

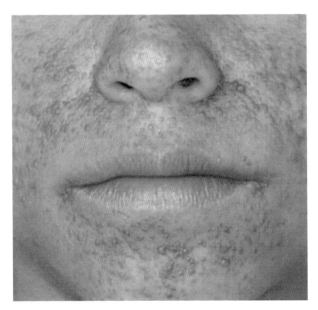

Figura 7-7. Adenomas sebáceos da esclerose tuberosa.

Fácies na Síndrome de Down

Os achados que a definem são crânio e nariz pequenos, fronte estreita, olhos pouco oblíquos com prega cutânea na parte interna da fenda palpebral *(prega epicântica)*, malares proeminentes, cabelos espessos e boca entreaberta.[1]

Fácies na Paralisia Facial Periférica

Na paralisia facial periférica, os músculos não paralisados têm suas ações não antagonizadas pelos músculos paréticos, levando a um desvio do rosto para o lado são. No lado parético, a fenda palpebral está mais aberta, com incapacidade em fechar completamente as pálpebras (lagoftalmia). Durante o piscar, a pálpebra acometida tende a se atrasar. A tentativa em fechar o olho pode resultar em *fenômeno de Bell* (desvio reflexo do olho para cima). Ao olhar para cima, o olho acometido se desvia em abdução e se eleva mais que o contralateral – *sinal de Negro*. A comissura labial está mais baixa, os sulcos de expressão e nasolabial são atenuados. Os lábios afilam-se no lado comprometido, com aspecto mais grosso do lado não parético: *lábios em ponto de exclamação (Charcot)*.[1,4,7]

Fácies Miastênica

Têm como achados característicos ptose palpebral bilateral, frequentemente, assimétrica, paresias variáveis da musculatura ocular extrínseca, rugas frontais com elevação dos supercílios, como tentativa de melhor enxergar, resultando em aparência de surpresa. Pode haver inclinação da cabeça para trás, fazendo esforço para abrir os olhos.[6,7,8]

Fácies na Distrofia Miotônica (*Doença de Steinert*)

Também chamada de *fácies em machadinha* pelo seu formato alongado. Frequentemente acompanhada por calvície frontal precoce, catarata precoce *(catarata em árvore de natal)*, ptose palpebral bilateral incompleta, atrofia acentuada de músculos temporais e masseteres, resultando em boca entreaberta. Atrofia dos esternocleidomastóideos é comum e pode levar à cabeça pendente (Figura 7-8).[7,8]

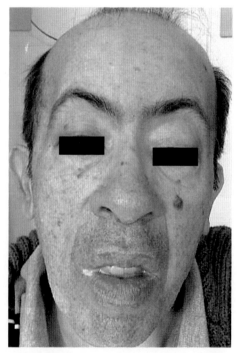

Figura 7-8. Fácies em machado ou machadinha da distrofia miotônica (Steinert).

Fácies na Distrofia Facioescapuloumeral *(Síndrome de Landouzy-Dejerine)*

Fácies miopática caracterizada por fraqueza com fechamento ocular incompleto, *boca de tapir* (lábios superior saliente e inferior evertido) com sorriso transverso e redução da mímica facial por fraqueza muscular bilateral.[8] Um outro achado presente em outras miopatias, como nas miopatias congênitas, é a *"boca de carpa"*, em que os lábios estão ligeiramente entreabertos por fraqueza do músculo orbicular da boca.

Fácies na Síndrome de Schwartz-Jampel (Condrodistrofia Miotônica)

Síndrome autossômica recessiva, caracterizada por miotonia e anormalidades osteoarticulares. Marcada por miotonia que resulta em fácies enrugada, estreitamento anormal da fenda palpebral (blefarofimose) e lábios franzidos. Acompanham implantação baixa de orelhas, micrognatia e microstomia (Figura 7-9).[9]

Fácies na Doença de Wilson

Doença autossômica recessiva, causada por acúmulo anormal de cobre nas estruturas neurais e outros órgãos. Observam-se contratura muscular da face, com

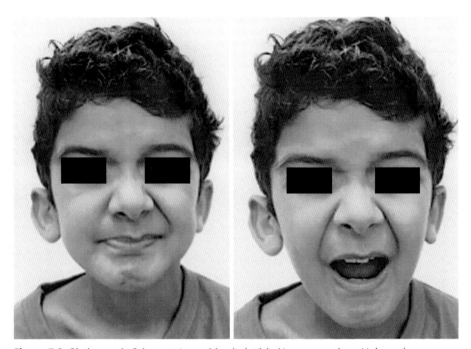

Figura 7-9. Síndrome de Schwartz-Jampel (ambulatório Neuromuscular – Unicamp).

acentuação dos sulcos naturais, enrugamento da região frontal e modificação do aspecto da boca (lábios distendidos transversalmente como para sorrir = riso "cínico", produzido pela contratura tônica ou distonia dos músculos faciais, dos masseteres e peribucais). Apresentam-se com sobrancelhas contraídas, olhar fixo e angustiado. O conjunto dá ao paciente a aparência de quem esboça um riso forçado pela hipertonia dos músculos da mímica, constituindo o chamado *"riso sardônico"* (também descrito no tétano). Olhos com catarata em girassol e anéis de *Kayser-Fleischer* (depósito de cobre na periferia da córnea – *membrana de descemet*) não são raros (Figura 7-10).[1,4,7]

Fácies na Dermatomiosite

Caracterizada por heliótropo (*rash* violáceo ao redor dos olhos), *rash* malar, pele infiltrada, por vezes com edema facial importante (Figura 7-11).[1,7]

Fácies na Síndrome de Crouzon

Craniossinostose múltipla de causa genética (autossômica dominante) tem fácies típica com hipertelorismo (olhos afastados), maxilar hipoplásico, exoftalmia, estrabismo e má oclusão dentária.[7,8]

Fácies na Mucopolissacaridose (Fácies em Gárgula)

Doença genética lisossomial com acúmulo de glicosaminoglicanas, caracterizada por face grosseira, mandíbula proeminente, aspecto algo envelhecido.[7,8] Está presente em alguns subtipos (tipo I – *doença de Hurler*) e ausente em outros (tipo III – *doença de Sanfilippo*).

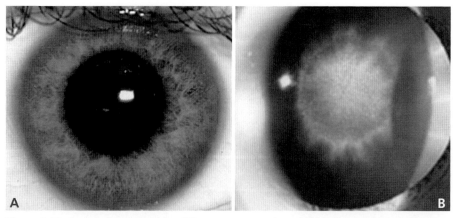

Figura 7-10. Anel de Kayser-Fleischer (**A**) e catarata em girassol (**B**). (Ver *Prancha* em *Cores*.)

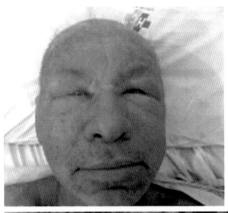
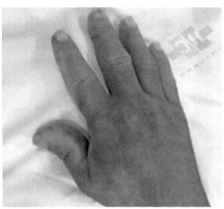
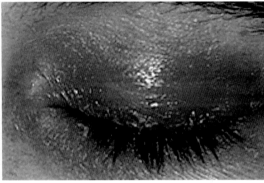

Figura 7-11. Face infiltrada na dermatomiosite. Em mão, notam-se telangiectasias periungueais e *pápulas de Gottron* nas articulações interfalangianas (comuns na doença). Ao redor do olho, vê-se *rash* característico (heliótropo). (Ver *Prancha em Cores*.)

Fácies na Ataxia Telangiectasia

Ataxia genética autossômica recessiva, caracterizada por imunodeficiência e telangiectasias cutaneomucosas. Telangiectasias em face, especialmente em esclera ocular, são muito comuns (Figura 7-12).[7]

Fácies na Síndrome de Andersen – Tawil

Doença neuromuscular autossômica dominante secundária à disfunção dos canais de potássio. Caracteriza-se pela tríade: paralisia periódica recorrente, arritmias cardíacas e dismorfismo facial típico, representado por baixa implantação das orelhas, ptose palpebral, hipertelorismo, fronte ampla. Outros achados são clinodactilia, sindactilia e palato ogival (Figura 7-13).[10]

Fácies na Doença de Machado – Joseph

Ataxia espinocerebelar autossômica dominante mais comum no Brasil e no mundo. Caracteriza-se por ataxia, paresia do olhar conjugado para cima, além de outros achados de frequência variada, como polineuropatia, distonia e parkinsonismo, por exemplo. Geralmente, apresentam-se com retração da pálpe-

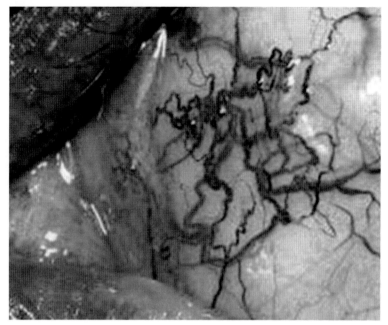

Figura 7-12. Telangiectasias em esclera de paciente com Ataxia-Telangiectasia *(Síndrome de Louis Bar)*.

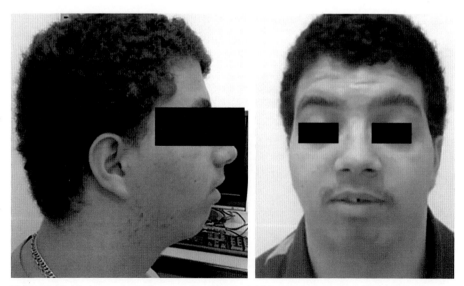

Figura 7-13. Síndrome de Andersen – Tawil (ambulatório Neuromuscular – Unicamp).

bra *(Sinal de Collier/"bulging eyes")*. É importante lembrar a diferença entre retração palpebral e exoftalmia, esta comum na doença ocular tireoidiana, em que estão presentes também o *sinal de Dalrymple* (retração palpebral), *sinal de Stellwag* (piscar pouco frequente) e *sinal de von Graefe* (retardo palpebral ao olhar para baixo).[4,6]

Fácies Leonina (Hanseníase)

Sugestiva de hanseníase, com espessamento da pele da face e orelhas, alargamento do nariz e dos lábios, tumorações tipo lepromas disseminados, perda de cílios (madarose ou alopecia ciliar), tornando a face com aspecto grosseiro. Típica de formas virchowianas avançadas (Figura 7-14).[6]

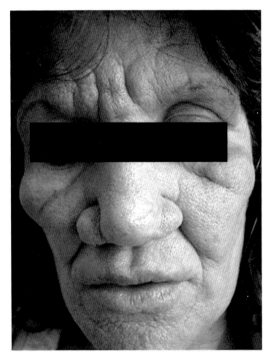

Figura 7-14. Fácies leonina (hanseníase).

REFERÊNCIAS BIBLIOGRÁFICAS

1. Campbell WW. *DeJong o exame neurológico*. 6. ed. Rio de Janeiro: Guanabara-Koogan, 2007.
2. Camicioli R, Nutt JG. Gait and balance. In: Goetz CG. (Ed.). *Textbook of clinical neurology*. Philadelphia: Saunders, 2003.
3. Knutsson E, Lying-Tunell U. Gait apraxia in normal-pressure hydrocephalus: patterns of movement and muscle activation. *Neurology* 1985;35:155-60.
4. Dejerine J. *Sémiologie des affections du système nerveux*. Paris: Masson et Cie, 1914.

5. Sanvito WL. *Propedêutica neurológica básica*. 2. ed. São Paulo: Atheneu, 2010.
6. Romeiro V. *Semiologia médica*. 11. ed. Rio de Janeiro: Guanabara Koogan, 1968.
7. Daroff RB, Fenichel CM, Jankovic J *et al. Bradley's neurology in clinical practice*. 6th ed. Philadelphia: Elsevier Saunders, 2012.
8. Reed UC. Neuromuscular disorders. *J Pediatr* (Rio J). 2002; 78(Suppl 1):S89-103.
9. Viljoen D, Beighton P. Schwartz-Jampel syndrome (chondrodystrophic myotonia). *J Med Genet* 1992;29(1):58-62.
10. Tawil R, Ptacek LJ, Pavlakis SG *et al.* Andersen's syndrome: potassium-sensitive periodic paralysis, ventricular ectopy, and dysmorphic features. *Ann Neurol* 1994;35(3):326-30.

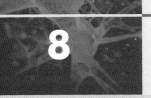

8

Equilíbrio e Coordenação

Carlos Roberto Martins Jr. ▪ Flávio Moura Rezende Filho
Luiza Gonzaga Piovesana ▪ José Luiz Pedroso
Orlando Graziani Povoas Barsottini

INTRODUÇÃO

Ao longo da evolução, a complexidade das vias neurais dedicadas ao controle do movimento alcançou um nível muito elevado nos vertebrados, a ponto de surgir um "pequeno cérebro", complementar ao verdadeiro cérebro e dedicado quase inteiramente a essa função: o cerebelo. O cerebelo integra uma grande quantidade de informações sensoriais oriundas da medula espinhal e de várias regiões do encéfalo. Embora não possua conexões diretas com os neurônios motores, é capaz de exercer influência sobre os movimentos por meio de conexões com o córtex motor e com o tronco encefálico.

O cerebelo provê o refinamento para a atividade motora. O início de um movimento voluntário requer contração de músculos agonistas e relaxamento dos antagonistas. Durante sua execução, os sinergistas contraem-se para reforçá-lo, e os músculos de fixação provêm a postura apropriada do membro. Rapidez, amplitude e força do movimento devem ser cuidadosamente reguladas e avaliadas antes e durante sua execução. Esta é a função cerebelar primordial. O cerebelo foi comparado a um maestro na sinfonia harmônica das contrações musculares. Ele não toca um instrumento, não gera força muscular, mas, na sua ausência, o caos toma conta da orquestra, e a sinfonia do movimento se transforma em uma combinação barulhenta de contrações musculares desorganizadas.

O cerebelo é organizado em diferentes regiões anatômicas com funções específicas. O vérmis inferior e os lobos floculonodulares controlam o equilíbrio e os movimentos oculares através de interações com a circuitaria do sistema vestibular. O equilíbrio é um produto da modulação da atividade dos músculos axiais, da qual participam outras regiões do vérmis. Os hemisférios cerebelares coordenam músculos apendiculares distais. Grandes áreas na porção mais lateral dos hemisférios cerebelares se ocupam do planejamento motor. Estudos têm demonstrado a participação do cerebelo em muitos outros domínios, incluindo cognição e afeto, ratificado pela *síndrome astenocerebelar*, vista em lesões dessa estrutura.

Se considerarmos apenas as aferências, o equilíbrio depende primordialmente da integridade da propriocepção (noção de posição segmentar), da visão e da função vestibular. Se duas destas funções estiverem preservadas, o equilíbrio é mantido. O objetivo deste capítulo está centrado na semiologia da coordenação e do equilíbrio.[1,2]

⦿ SINAIS E SINTOMAS DE DISFUNÇÃO CEREBELAR

Os pacientes com doenças cerebelares frequentemente queixam-se de dificuldade de equilíbrio, de manter-se em pé ou caminhar, alterações da fala, perda da destreza manual e tremor. As manifestações podem ser sutis e progredir lentamente, como ocorre nas doenças neurodegenerativas. Neste caso, o paciente pode relatar dificuldade inicialmente para correr e depois para caminhar, mantendo os pés afastados para ser capaz de deambular. Em outros pacientes, a disfunção se instala de forma tão abrupta, como no infarto cerebelar, que ficar em pé, mesmo que por poucos segundos, torna-se impossível (Quadro 8-1).

Ataxia (do grego "a": sem, e "taxis": ordem) designa a desorganização dos movimentos. Em neurologia, este termo costuma ser aplicado quando estão presentes incoordenação (incluindo a dificuldade de marcha), tremor e comprometimento das tarefas rápidas e alternadas (diadococinesia). Ataxia é um sinal clínico muito frequente, mas não exclusivo, das afecções cerebelares. Antes de atribuir ataxia a uma lesão do cerebelo, é necessário excluir outras causas possíveis, que incluem o comprometimento da propriocepção (ataxia sensitiva), processos que afetem o lobo frontal (ataxia do lobo frontal) ou o sistema vestibular.

Ataxia cerebelar engloba uma série de manifestações que podem estar presentes em maior ou menor grau (nos pacientes com disfunção cerebelar), incluindo decomposição do movimento, tremor, hipotonia, disartria, distúrbios da

Quadro 8-1. Doenças que envolvem o cerebelo e velocidade de instalação dos sinais e sintomas

Instalação	Doenças
Aguda	• Hemorragia intraparenquimatosa hipertensiva • Sangramento de origem tumoral • Acidente vascular cerebral isquêmico
Subaguda	• Síndromes paraneoplásicas • Cerebelite • Abscesso cerebelar • Neurotoxoplasmose • Esclerose múltipla • Neoplasias • Doenças priônicas
Crônica	• Degeneração cerebelar alcoólica • Ataxias espinocerebelares • Toxinas • Medicamentos • Leucoencefalopatia multifocal progressiva • Atrofia de múltiplos sistemas (forma C)

movimentação ocular, disdiadococinesia e anormalidade da marcha.[2,3] A seguir, descreveremos os principais achados presentes nas afecções cerebelares:

Decomposição do Movimento

O cerebelo é especialmente importante para a execução de movimentos que empregam múltiplas articulações. Em circunstâncias normais, os músculos envolvidos em determinada tarefa contraem-se ou relaxam com intensidade adequada, no momento correto e seguindo uma sequência apropriada. Na disfunção cerebelar, a integração dos componentes individuais de um movimento é prejudicada, e o ato motor é decomposto, tornando-se lento, com pequenas pausas, errático e desajeitado. Quanto mais complexo o movimento, e quanto mais precisão for necessária, mais fica evidente a decomposição. O termo *dissinergia* é raramente empregado para descrever esse fenômeno, entretanto, decomposição do movimento é muito mais popular entre os neurologistas.[1]

Dismetria

Dismetria é a perda da capacidade de controlar a velocidade, força e direção do movimento, de acordo com determinada distância para um alvo visual. O paciente tem dificuldade de alcançar um alvo e pode ultrapassá-lo (hipermetria) ou não conseguir atingi-lo, caracterizando hipometria. A hipermetria é mais comum e está associada a um prolongamento da atividade de músculos agonistas e atraso no início da ação dos antagonistas. Quanto menor o alvo e quanto mais distante este se encontra do paciente, mais evidente será a dismetria. De forma análoga, quando os movimentos são realizados com maior velocidade, a frequência dos erros dismétricos aumenta.[1-3]

Diadococinesia

O termo diadococinesia se refere à capacidade de realizar movimentos rápidos e alternados e se encontra prejudicada no cerebelopata. A realização desse tipo de movimento requer contração muscular, seguindo uma sequência do tipo agonista-antagonista-agonista. Na disfunção cerebelar, a ação do músculo agonista pode-se prolongar demasiadamente e invadir o período de contração do músculo antagonista, ou a contração do agonista pode ser muito fugaz. Os pacientes têm dificuldade de realizar tarefas, como bater a palma e o dorso da mão nas coxas de forma alternada ou de bater alternadamente o dedo indicador e o médio contra o polegar: a tarefa é executada com erros de ritmo, alvo e movimentação de articulações secundárias ao movimento programado. Pode ser dito que esses pacientes possuem disdiadocinesia. Ocasionalmente, o termo eudiadococinesia pode ser utilizado para indicar normalidade.[1]

Tremor

O tremor é uma das queixas mais frequentes entre os pacientes com doença cerebelar. O tipo mais comum é um tremor de ação, que frequentemente não se manifesta durante o repouso, mas se torna evidente durante movimentos voluntários. Quando um paciente tenta tocar um alvo com um dos membros, movimentos intrusivos, irregulares e de caráter espasmódico surgem. Esses movimentos são perpendiculares à trajetória do membro que executa a ação, ocorrendo em muitos eixos diferentes e com frequência inferior a 5 Hz. Tipicamente, a amplitude aumenta à medida que a extremidade do paciente se aproxima do alvo (caracterizando um subtipo de tremor de ação, o *tremor de intenção*).[1] O tremor também pode ter um caráter postural e estar presente, quando um membro é mantido em extensão contra a gravidade.

Os tremores cerebelares se distribuem por um espectro de gravidade amplo. Enquanto em alguns pacientes o tremor só se manifesta no final de um movimento, em outros está presente também no repouso e resulta em incapacidade grave. O tremor cerebelar grave pode afetar não apenas as extremidades, mas também o tronco e a cabeça, sendo denominado *titubeação*. Casos graves podem exibir um componente quase mioclônico do tremor.[1,2]

Hipotonia

A perda da função cerebelar resulta em uma diminuição dos estímulos cerebelares dirigidos ao córtex motor, dedicados à facilitação motora e à manutenção do tônus muscular. Como resultado, flacidez muscular, com redução da resistência ao movimento passivo ou hipotonia, se instala. A hipotonia leva a posturas anormais e permite uma amplitude anormal de movimento em muitas articulações. Os reflexos tendinosos profundos estão normais ou diminuídos nas doenças cerebelares. A percussão do tendão patelar produz extensão da perna, e a energia cinética desse evento continua a mover a perna para a frente e para trás várias vezes, como o pêndulo de um relógio *(reflexo pendular)*. Isto ocorre por causa da hipotonia, mas também porque a resposta muscular reflexa não é normalmente interrompida.[1,3-5]

Disartria

A decomposição dos movimentos dos músculos envolvidos na fala produz um tipo particular de disartria. A fala dos pacientes com afecções cerebelares pode ser lenta, arrastada, pastosa, espasmódica ou até mesmo explosiva (fenômeno em *staccato*). As palavras são pronunciadas com força e velocidade variáveis. Flutuações involuntárias na amplitude e na tonalidade do som produzido são comuns, assim como pausas que separam palavras e sílabas de forma errática. A separação de palavras remete a um paciente que está soluçando ou dispneico após esforço físico extenuante. A designação *"fala escandida"* costuma ser empregada para descrever este tipo de disartria. Careteamento e respirações irregulares podem acompanhar uma fala escandida.[1]

Distúrbios da Movimentação Ocular

As doenças do cerebelo são acompanhadas, muitas vezes, de distúrbios da movimentação ocular extrínseca, que resultam do dano às conexões do cerebelo com o sistema vestibular. A dismetria também afeta os movimentos oculares e se manifesta durante as sacadas. Ao tentar fixar o olhar em um objeto, os pacientes podem ultrapassar o alvo *(sacada hipermétrica)* ou o movimento pode ser insuficiente para levar o ponto de fixação ao local pretendido *(sácade hipométrica)*. Sácades dismétricas são seguidas de outras sácades corretivas, até que o paciente consiga olhar para onde desejava.[1,2]

Os movimentos de perseguição lenta, necessários para acompanhar um objeto que se desloca vagarosamente pelo campo visual, estão frequentemente comprometidos no contexto de uma doença cerebelar, em particular quando o lobo flóculo-nodular é envolvido. Durante a perseguição lenta, sácades involuntárias e espasmódicas podem mudar bruscamente a direção do olhar, sendo denominadas *intrusões sacádicas*. Nistagmo é um outro sinal marcante de disfunção cerebelar, apresentando características centrais. Um nistagmo que é grosseiro, lento e amplo ao olhar em direção ao lado atáxico e fino e rápido ao olhar para o lado oposto foi batizado de *nistagmo de Bruns*, relacionando-se com tumores do ângulo pontocerebelar.

O fenômeno de rebote é característico de nistagmo de origem cerebelar e está presente quando a direção do nistagmo acompanha inicialmente a direção do olhar, mas inverte-se quando os olhos retornam à posição primária. Ao contrário do que é observado no nistagmo de origem vestibular periférica, no nistagmo cerebelar a fase rápida constantemente muda de direção, a depender da direção do olhar. Outro aspecto que distingue o nistagmo de origem cerebelar daquele de origem vestibular periférica é que o último pode ser inibido pela fixação do olhar.[1]

Além disso, lesões cerebelares podem produzir nistagmo vertical, cuja fase rápida comumente aponta para baixo. *Skew deviation* constitui uma anormalidade da movimentação ocular que deve ser pesquisada nos pacientes com suspeita de dano ao cerebelo. A tradução literal do termo *skew deviation* é "desvio inclinado". Os olhos assumem uma posição desalinhada, de modo que a linha traçada entre as pupilas está inclinada com relação ao normal. Síndromes paraneoplásicas com envolvimento cerebelar podem produzir aberrações peculiares do movimento ocular, como opsoclônus ou *flutter*. Enquanto o *flutter* é marcado por surtos intermitentes de intrusões sacádicas rápidas sem intervalos entre elas e restritas ao plano horizontal, no opsoclônus as anormalidades ocorrem tanto no plano horizontal, quanto no vertical.[1]

Anormalidade da Marcha

Pacientes com doença cerebelar que afeta o vérmis tendem a desenvolver dificuldade de marcha pela perda da modulação da atividade dos músculos axiais. A

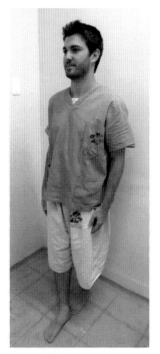

Figura 8-1. Marcha em Tandem.

marcha tipicamente tem uma base alargada (pés distantes em mais de 5 cm um do outro) e remete ao caminhar de um bêbado ou de uma criança pequena que está dando seus primeiros passos. Essa semelhança não se deve ao acaso: o álcool perturba o funcionamento da circuitaria cerebelar, e as vias cerebelares não estão plenamente mielinizadas na primeira infância. A hipotonia e dismetria contribuem secundariamente para alterar as fases de balanço e de apoio na marcha.

A *marcha em Tandem* (um pé na frente do outro seguindo uma linha no solo) torna-se impossível ou quase impossível, pois ocorre estreitamento da base, e o paciente apresenta alargamentos súbitos se desviando da linha em questão. Há uma tendência de queda ou de desvio da trajetória da marcha para o lado da lesão em lesões hemisféricas (Figura 8-1).[1,2]

EXAME DA FUNÇÃO CEREBELAR

A avaliação clínica da função cerebelar objetiva detectar principalmente dismetria, decomposição do movimento e disdiadococinesia. As alterações da fala, da movimentação ocular, do tônus e da marcha são flagradas em outras etapas do exame neurológico. A simples observação do paciente, enquanto ele tenta ficar em pé, caminhar ou tirar os sapatos, por exemplo, pode fornecer muitos indícios de ataxia. O passo seguinte é empregar manobras específicas para confirmar e caracterizar melhor os achados.

Prova Índex-Nariz

É solicitado ao paciente que estenda o membro superior completamente e depois toque a ponta do nariz com a ponta do dedo indicador. Residentes de neurologia que acabaram de iniciar seu treinamento, logo, percebem que demonstrar a tarefa em vez de descrevê-la pode economizar um tempo precioso. Algumas variações existem, mas pode-se começar por um dos membros, lenta e depois rapidamente (alguns pacientes propositadamente lentificam o movimento para melhorar a acurácia), com os olhos abertos e depois fechados. O membro contralateral é testado na sequência. Depois, o examinador pede ao paciente que toque o nariz primeiro com um membro e depois com o outro algumas vezes. Durante essa manobra, o membro que não está tentando tocar o nariz deve ser mantido em extensão (Figura 8-2).

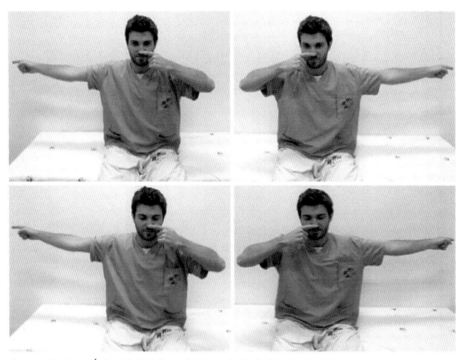

Figura 8-2. Prova Índex-Nariz (olhos abertos e fechados).

Para concluir, o indicador do paciente deve tocar seu nariz, depois o dedo indicador do médico e retornar à posição inicial repetidamente. Nesse momento do exame, é importante garantir que o paciente mantenha o membro completamente estendido ao tentar alcançar o dedo do examinador, porque isso amplifica as anormalidades da coordenação. O examinador pode ainda mudar a posição do alvo (seu dedo indicador) rapidamente para sensibilizar o teste. Os pacientes com ataxia apendicular frequentemente erram o alvo e acertam outras partes do rosto. Muitas vezes, há uma pausa antes do indicador atingir o alvo, após a qual ele continua lentamente a mover-se para completar o ato.[1]

Podem ocorrer muitas paradas e acelerações, e o movimento desintegrar-se, evidenciando seus componentes individuais. Há um tremor de ação que varia de acordo com a gravidade da ataxia: pode ser caracterizado por uma discreta incoordenação e surgir somente quando o paciente se aproxima do alvo nos casos leves, ou se manifestar com amplas oscilações desde o início, impedindo a realização da tarefa em casos mais graves. O examinador pode oferecer uma leve resistência ao movimento, empurrando o antebraço do paciente na direção contrária, o que torna mais claros os sinais de ataxia.[1]

Prova Índex-Índex

O paciente abduz os braços e os mantém bem afastados, antes de trazer a ponta dos seus dedos indicadores em direção à linha média e tentar tocá-los. A manobra é realizada lenta e depois rapidamente, com os olhos abertos e depois fechados. Na doença cerebelar unilateral, o dedo do lado normal pode ter que cruzar a linha média para alcançar o dedo do lado afetado. Além disso, o dedo do lado doente pode acabar situando-se acima ou abaixo do dedo do lado normal, como resultado da dismetria.[1,3,5]

Prova Calcanhar-Joelho

Este é o equivalente das manobras supracitadas no membro inferior. Solicita-se ao paciente que toque o joelho com o calcanhar, deslize-o por cima da crista tibial até o hálux e, então, traga-o de volta em direção ao joelho. Os achados são análogos aos das provas do membro superior. O paciente pode não acertar o joelho e tem dificuldade de manter o calcanhar sobre a crista tibial, apresentando desvios.[1,3]

Prova Artelho-Dedo

O paciente deve tocar o dedo do examinador com o hálux. O joelho é mantido dobrado nessa manobra. Os achados são similares aos da prova índex-nariz.[1]

Movimentos Rápidos e Alternados

Movimentos opostos rapidamente sucessivos são úteis para flagrar a disdiadococinesia. O paciente com doença cerebelar tem dificuldade de alternar a contração de agonistas e relaxamento de antagonistas com as ações contrárias. Uma manobra comum é solicitar que o paciente bata a palma e o dorso das mãos sobre as coxas. A posição de teste frequentemente é sentada, e os dois membros superiores são avaliados simultaneamente, à procura de assimetria. O paciente deve ser incentivado a realizar os movimentos com a maior velocidade possível, com os olhos abertos e depois fechados.

Outra alternativa popular é pedir que o paciente toque a ponta de cada dedo de uma das mãos com o polegar (da mesma mão). A sequência sugerida é do indicador ao dedo mínimo e depois de volta ao indicador. Bater um dos pés no chão repetidamente permite avaliar os membros inferiores. Pode-se ainda pedir que o paciente bata a ponta do calcanhar na pele logo abaixo do joelho algumas vezes. Até mesmo os movimentos da língua podem fornecer evidências de ataxia: o examinador solicita que o paciente mova a língua de um lado para o outro, e para dentro e para fora da boca.

Em todas essas manobras, o examinador deve observar o ritmo, a frequência, a precisão e a regularidade dos movimentos, além de considerar o pior desempenho como mais significativo. Na presença de disfunção cerebelar, o rit-

Capítulo 8 ▫ Equilíbrio e Coordenação

mo é perdido, e a frequência torna-se variável. Muitas pausas ocorrem entre uma ação e outra, e os movimentos são erráticos e irregulares. Pode ser notada fatigabilidade: o desempenho no início das manobras é normal, mas após algumas repetições surge franca incoordenação. Envolver os dois lados do corpo na tarefa parece tornar mais evidentes os sinais de ataxia do lado afetado (ou mais afetado).[1]

Provas de Parada e Fenômeno de Rebote

Um músculo agonista que está se contraindo contra a resistência tende a mover uma extremidade, se a resistência cessar bruscamente. Em condições normais, isto não ocorre porque o relaxamento do músculo agonista e a contração de músculos antagonistas freiam o movimento e proporcionam a parada. Na disfunção cerebelar, as relações entre músculos agonistas e antagonistas estão desordenadas, e a resposta de freio ou parada pode ser anormal.

O teste de *rebote de Stewart-Holmes* se presta a avaliar esse aspecto da ataxia. Consiste em solicitar ao paciente que mantenha seu braço abduzido, e o antebraço em flexão e supinação, com o punho cerrado. Uma mesa pode ser usada como apoio ou o membro superior pode ser mantido junto ao corpo. O examinador traciona o antebraço do paciente como que tentando trazê-lo para a posição de extensão e subitamente remove toda a resistência aplicada. Em circunstâncias normais, uma contração vigorosa dos extensores evita que o punho atinja o ombro ou a boca do paciente. De fato, ocorre uma pequena extensão do antebraço, na direção contrária da força que estava sendo exercida pelo agonista. Essa sequência de eventos foi batizada de fenômeno de rebote.

Em pacientes com doença cerebelar, o fenômeno de rebote está diminuído ou ausente e não há freio para o movimento do antebraço no teste de *rebote de Holmes*. Equivalente a esse teste pode ser realizado tentando abaixar um dos braços do paciente estendido à frente do corpo, soltando-o bruscamente.[1,2]

O examinador deve sempre dispor o braço livre entre o punho e a face do paciente, que, de outro modo, poderiam golpeá-lo. Nos membros inferiores, o fenômeno de rebote pode ser pesquisado na extensão ou flexão do quadril, joelho ou tornozelo contra a resistência do examinador, que é retirada de forma súbita. A resposta é anormal, quando a extremidade continua a mover-se quando a resistência cessa. Os achados do teste de rebote devem ser interpretados de acordo com o contexto clínico, pois o rebote não está uniformemente presente em todos os pacientes. Assimetria é um dado importante nessa manobra.

Prova da Parada dos Braços

Nesta prova, o examinador mantém seus braços em extensão e solicita ao paciente que tente manter as pontas de seus dedos no mesmo nível daqueles que o está avaliando. Em seguida, o examinador move seus braços para cima e para baixo, interrompendo bruscamente o movimento em várias posições. Quando disfunção cerebelar está presente, as mãos do paciente continuam a mover-se depois que as do examinador pararam. O paciente faz um movimento corretivo em direção contrária, trazendo as pontas dos dedos para o nível das do médico. Quando a lesão se encontra no hemisfério cerebelar, a mão do mesmo lado ultrapassa o alvo, enquanto a mão do lado sadio consegue manter-se no mesmo nível da do examinador. Novamente, assimetria é um achado mais relevante.[1,3,5]

Teste da Ultrapassagem do Alvo

Este teste se inicia com o examinador e o paciente um em frente do outro, com os braços estendidos e os dedos indicadores apontados um para o outro sem encostar. Em seguida, o paciente deve elevar os membros estendidos acima da cabeça, com a ponta do indicador apontando para o teto da sala e tentar trazê-los de volta à posição horizontal, ao nível dos dedos do médico. Algumas tentativas são realizadas com os olhos abertos e depois fechados. Um paciente normal não tem dificuldade de realizar a tarefa, independente do auxílio visual, mas na disfunção cerebelar, o indicador do paciente se desvia lateralmente, ultrapassando o alvo. O desvio ocorre em direção ao lado da lesão cerebelar, e sua amplitude aumenta com a repetição rápida do teste. As anormalidades estão mais evidentes com os olhos fechados.

Se o dano cerebelar for leve, o desvio só ocorrerá com os olhos fechados, enquanto pacientes com lesões graves falham mesmo quando estão vendo o alvo. O teste de ultrapassagem do alvo também pode estar alterado nas doenças vestibulares e naquelas que afetam a propriocepção. Nas lesões vestibulares, os dois braços desviam-se para o lado acometido, enquanto apenas o braço ipsolateral à lesão apresenta desvio em um processo cerebelar. Nas condições que afetam a propriocepção, o desvio do alvo tem direção variável e se manifesta, em geral, somente com os olhos fechados.[1]

Prova dos Braços Estendidos (Mingazzini)

Nesta prova, o paciente é solicitado a fechar os olhos e tentar manter os membros superiores estendidos na horizontal, com os antebraços em supinação. Tradicionalmente é empregada para flagrar fraqueza muscular discreta, resultante de uma disfunção do neurônio motor superior. Neste contexto, o teste é dito positivo quando ocorre um desvio para baixo da extremidade parética, acompanhado de pronação (sinal de Barré). Entretanto, outros tipos de desvio podem ocorrer durante a realização desta manobra. Na doença cerebelar restrita a um dos hemisférios, o membro ipsolateral à lesão desvia-se para fora, às vezes para cima, e raramente para baixo. Nas vestibulopatias, ocorre desvio dos dois membros para o lado do ouvido acometido (Figura 8-3).[1,3,5]

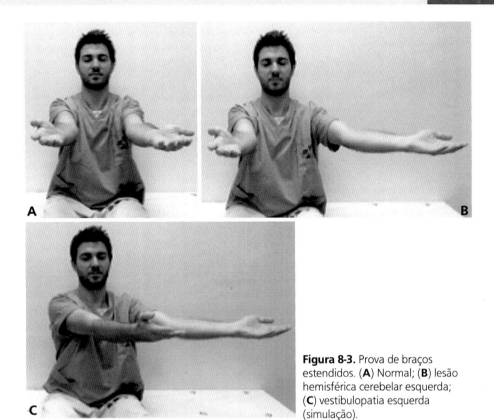

Figura 8-3. Prova de braços estendidos. (**A**) Normal; (**B**) lesão hemisférica cerebelar esquerda; (**C**) vestibulopatia esquerda (simulação).

Manutenção de Posição nos Membros Inferiores

Os membros inferiores podem ser avaliados de forma similar ao que é descrito anteriormente. Pede-se ao paciente, na posição deitada, que eleve, gradualmente e de forma alternada, as extremidades inferiores. Pode haver oscilação, abdução, adução, rotação ou espasmos durante o movimento, bem como desvio lateral do membro que se encontra do mesmo lado de uma lesão cerebelar. Na posição sentada, a extensão da perna leva a um desvio para fora e em direção ipsolesional. Manter os olhos do paciente fechados sensibiliza as manobras.[1,3]

Marcha

Quando a lesão responsável se encontra no vérmis cerebelar, os pacientes têm arranques explosivos, cambaleiam, e o desvio lateral não tem direção preferencial. Essas características remetem à marcha vista na intoxicação alcoólica aguda. Disfunção de um dos hemisférios produz uma marcha com tendência de desvio e queda para o lado doente. Outra manobra útil é solicitar que o paciente caminhe em torno de uma cadeira no sentido horário e depois anti-horário.

Quando a cadeira está do lado da lesão, o paciente tende a cair em direção a ela, quando a cadeira está do lado contralesional, ele se afasta descrevendo uma espiral – *sinal do compasso (vide Capítulo 7 – Semiologia da Marcha e Fácies Neurológicas)*.[1]

Nos distúrbios vestibulares, também ocorre uma tendência de desvio para o lado da lesão, mas, diferente dos distúrbios cerebelares, a tendência de queda é afetada pela posição da cabeça. A queda ocorre em direção ao órgão vestibular doente: se a lesão estiver do lado direito, e o paciente olhar para a direita, ele tende a cair para trás (porque a orelha e o órgão vestibular estarão apontando para trás).

Outras Manifestações de Doença Cerebelar

Estudos realizados em décadas recentes revelaram que o cerebelo está envolvido em muitas outras funções além da coordenação e do equilíbrio. "Novas" atribuições do cerebelo incluem a integração sensório-motora, aprendizado motor e memória de trabalho. Uma síndrome cognitiva e afetiva, caracterizada por disfunção executiva, prejuízo da orientação e memória visuoespacial, alterações de personalidade e da linguagem, foi atribuída a lesões do cerebelo *(síndrome astenocerebelar)*.[2-4]

Dissinergia Tronco-Membros

A dissinergia tronco-membros ou *Prova de Babinski* evidencia ataxia axial nos pacientes cerebelopatas. Coloca-se o paciente em decúbito dorsal horizontal com os braços cruzados sobre o tórax e solicita-se que o mesmo assuma a posição sentada sem o auxílio das mãos. pacientes normais conseguem prontamente sentar, enquanto pacientes com lesões cerebelares, principalmente vermianas, apresentam dificuldade e incapacidade de assumir tal posição, evidenciada pela elevação dos membros inferiores, que, em situações normais, deveriam estar em contato constante com a maca (Figura 8-4).

Escrita

O paciente atáxico geralmente apresenta hipermetria, traduzida por macrografia (letras grandes e assimétricas) (Figura 8-5).

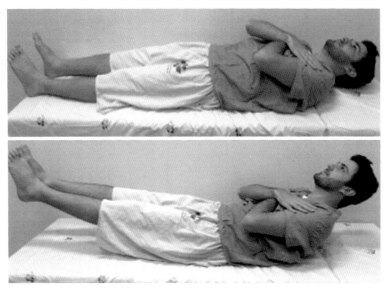

Figura 8-4. Prova de Babinski ou dissinergia tronco-membros (simulação).

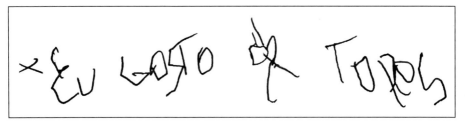

Figura 8-5. Escrita macrográfica de paciente com ataxia espinocerebelar tipo 1 (frase: "eu gosto de todos").

SÍNDROMES CEREBELARES

As manifestações de uma doença cerebelar variam de acordo com a localização das lesões. Duas síndromes principais existem: a síndrome hemisférica e a síndrome do vérmis. Os sinais e sintomas de cada uma dessas síndromes podem estar presentes de forma isolada ou combinada, em graus variáveis, a depender da morfologia da lesão cerebelar.

Síndrome do Vérmis ou da Linha Média

O vérmis cerebelar controla a musculatura axial ou com inervação bilateral. As lesões do vérmis e sua síndrome são caracterizadas por ataxia da marcha, sem lateralidade nos desvios e tendência à queda. Se o quadro for grave, o paciente pode ter dificuldade até mesmo para se manter ereto, e a cabeça e o tronco oscilam para qualquer direção. O termo *titubeação* é empregado para descrever movimentos anteroposteriores da cabeça e do tronco, tipicamente observados na posição sentada e com frequência de 3 a 4 Hz. Disartria é vista frequentemente (mais do que nas lesões hemisféricas), e pode ocorrer nistagmo. É incomum que o nistagmo seja grave na síndrome do vérmis, mas, às vezes, dismetria e anormalidades nos movimentos de perseguição lenta ocorrem.[1,5]

O nistagmo não costuma ter direção preferencial, mas se acompanha de fenômeno de rebote. Pode ocorrer nistagmo com batidas ascendentes ("upbeat"). Há pouca ou nenhuma anormalidade envolvendo os membros, em particular os segmentos mais distais e as extremidades superiores. O exemplo mais representativo de síndrome do vérmis é a degeneração cerebelar alcoólica. Nesta condição, pode haver uma marcada ataxia da marcha na ausência de outros sinais de disfunção cerebelar, a ponto de sugerir um transtorno funcional ou somatoforme à primeira vista. Abasia (dificuldade de marcha) e astasia (dificuldade de manter-se em pé) podem ocorrer a depender da gravidade.[1]

Síndrome Hemisférica

As manifestações da síndrome hemisférica são apendiculares e unilaterais. A lesão é ipsolateral aos sinais de ataxia, que são mais marcados quanto mais distal a musculatura e quanto mais fino o movimento realizado. Dismetria, decomposição, disdiadococinesia e tremor ocorrem do lado da lesão. A postura e marcha são relativamente poupadas em comparação à síndrome do vérmis, mas não são normais. Pode ocorrer tendência à queda ou desvio da marcha para o lado da lesão. Nistagmo pode ser encontrado, sendo geralmente horizontal, e sua intensidade aumenta, quando o olhar é dirigido para o lado da lesão. Disartria é muito menos comum que na síndrome do vérmis. Causas comuns de síndrome hemisférica incluem acidente vascular cerebral, esclerose múltipla e gliomas dos hemisférios cerebelares.[1]

Síndrome Pancerebelar

Certas doenças afetam difusamente o cerebelo e produzem uma síndrome que combina os achados da síndrome vermiana e da síndrome hemisférica. Os sinais de ataxia apendicular são bilaterais e relativamente simétricos e se associam à disartria, ataxia da marcha e anormalidades da movimentação ocular. A síndrome pancerebelar pode resultar de doenças genéticas, a exemplo das ataxias espinocerebelares, de intoxicações exógenas ou de fenômenos autoimunes paraneoplásicos (Quadro 8-2).[2]

Quadro 8-2. Manifestações de doença cerebelar de acordo com as regiões anatômicas e principais diagnósticos implicados

Região Anatômica	Manifestações Clínicas	Diagnósticos mais Comuns
Hemisfério	Ataxia apendicular (membro ipsolateral), queda preferencial para o lado da lesão	Acidente vascular cerebral (isquêmico ou hemorrágico), neoplasias, desmielinização
Vérmis	Ataxia axial, disartria	Degeneração cerebelar alcoólica, astrocitoma pilocítico
Lobo flóculo-nodular	Nistagmo, distúrbios da movimentação ocular extrínseca (*skew deviation*, exotropia, intrusões sacádicas, dismetria ocular), desequilíbrio	Meduloblastoma, acidente vascular cerebral
Pancerebelar	Combinações das descritas acima	Degeneração cerebelar paraneoplásica, doenças genéticas (ataxias espinocerebelares), medicamentos (fenitoína), toxinas

OUTRAS FORMAS DE ATAXIA

Julgar as dificuldades de coordenação e equilíbrio de um paciente como decorrentes de disfunção cerebelar pode ser prematuro em muitos casos. A presença de bradicinesia, fraqueza, espasticidade e de transtornos hipercinéticos pode prejudicar a coordenação de pacientes com um cerebelo intacto. O contexto global do paciente deve ser considerado para definir a verdadeira natureza do problema (Quadro 8-3).

Ataxia Sensitiva

A perda de aferências proprioceptivas dos membros e do tronco também pode resultar em ataxia, que é dita sensitiva. A lesão responsável pode estar localizada em qualquer nível: nervos periféricos (fibras grossas), raízes, funículo posterior medular, núcleos do tronco cerebral, substância branca cerebral ou córtex parietal. As manifestações clínicas podem ser muito similares àquelas vistas na doença cerebelar. A diferença mais marcante é que, na ataxia sensitiva, os achados do exame se tornam muito mais evidentes, quando o paciente fecha os olhos, o que tem muito menos impacto na ataxia cerebelar.[1,3]

Quadro 8-3. Achados clínicos nos diferentes tipos de ataxia

Ataxia Cerebelar	Ataxia Sensitiva	Ataxia do Lobo Frontal
Disartria	Sinal de Romberg	Hemiparesia de predomínio crural
Incoordenação da marcha, titubeação, tremor	Marcha tabética ou talonante, pseudoatetose	Abulia, disfunção executiva
Normo ou hiporreflexia, reflexos pendulares	Hiporreflexia ou arreflexia	Hiper-reflexia, sinais de liberação piramidal
Nistagmo e outras anormalidades da movimentação ocular	Perda sensitiva (particularmente da propriocepção e palestesia)	Hemi-hipoestesia de predomínio crural
Disdiadococinesia, dismetria, fenômeno de rebote, decomposição do movimento	Piora com privação de estímulos visuais	Sinais de liberação frontal

Na ataxia sensitiva, os testes de coordenação pioram demasiadamente ao fechar os olhos, e a história típica são as quedas recorrentes ao caminhar durante a noite na ausência de luz *(ir ao banheiro durante a noite)*. Outro achado importante é o *sinal ou teste de Romberg* positivo, que fala fortemente a favor de um componente sensitivo da ataxia. O *sinal de Romberg* ou de *Brauch-Romberg* caracteriza-se por uma diferença entre equilíbrio em pé com os olhos abertos e fechados. Solicita-se ao paciente que fique ereto, com os pés juntos, olhando fixamente a uma ponto a 60 cm e com os braços juntos ao corpo, cruzados no peito ou estendidos à frente, a depender da preferência do examinador.

O teste deve durar cerca de 1 minuto (30 segundos com olhos abertos e 30 segundos com olhos fechados), sempre com o examinador ao lado do paciente, a fim de impedir quedas. Considera-o positivo, quando o paciente é capaz de manter o equilíbrio com os olhos abertos e apresenta oscilações importantes ou tendência à queda para qualquer lado ao fechar os olhos.[1,2]

Pacientes que não conseguem manter o equilíbrio com os pés juntos e olhos abertos não apresentam Romberg positivo. Nas cerebelopatias, o paciente já tende a apresentar desequilíbrio com os olhos abertos, e não há piora substancial com os olhos cerrados. Ademais, cerebelopatas tendem a apresentar a *dança dos tendões* nos pés, caracterizada por movimentos sinuosos dos pododáctilos, tornando os tendões visíveis, a fim de "agarrar o solo" e aumentar a estabilidade durante a manobra.[1] Durante o *Romberg*, queda imediata para qualquer lado sem latência sugere lesão cordonal posterior, já queda preferencial com certa latência fala a favor de vestibulopatia.

Vestibulopatas e pacientes com lesões cerebelares unilaterais tendem a cair sempre para o lado acometido ao serem colocados na postura de teste. Ao girarmos a cabeça do paciente para um dos lados, de modo que a orelha ou o cerebelo lesado fique anteriorizado, a tendência à queda se dá para frente. Em casos pouco expressivos, pode-se lançar mão do *teste de Romberg sensibilizado*, colocando-se um pé à frente do outro com o calcanhar encostado nos dedos, semelhante à *marcha em Tandem (Romberg Tandem)* (Figura 8-6). O paciente normal deve conseguir permanecer assim por, pelo menos, 30 segundos com olhos abertos e fechados. Sinais e sintomas associados a cada tipo de ataxia são determinantes na definição clínica etiológica (Quadro 8-1).[1-3]

Ataxia do Lobo Frontal

Danos ao lobo frontal ocasionalmente produzem um quadro clínico compatível com a síndrome cerebelar hemisférica. Nesses casos, entretanto, a lesão é contralateral ao lado afetado e se associam hiper-reflexia, espasticidade e reflexos patológicos, em contraste com a hipotonia e hipor-reflexia ipsolaterais vistas nas doenças cerebelares. A ataxia do lobo frontal decorre da interrupção de fibras frontopontocerebelares em seu caminho do córtex frontal aos núcleos pontinos. Sinais de liberação frontal podem ser vistos, como reflexo palmomentoniano, *grasping*, alterações comportamentais e reflexos axiais de face exaltados.[1,2]

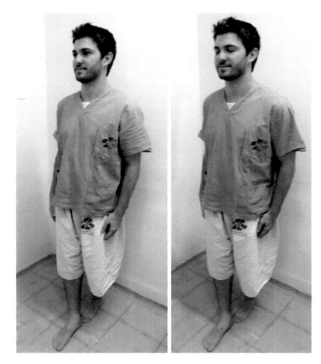

Figura 8-6. Romberg sensibilizado ou Romberg Tandem.

Ataxia Talâmica

Lesões vasculares ou expansivas do tálamo podem cursar com ataxia contralateral à lesão. É frequente a associação à paresia, alterações da sensibilidade e síndrome dolorosa *(síndrome de Dejerine-Roussy)* também contralaterais à lesão.[1]

▶ REFERÊNCIAS BIBLIOGRÁFICAS

1. DeJong´s. *The neurological examination*. 5th ed. Philadelphia, Pennsylvania: JB Lippincott, 1992.
2. Jankovic J, Tolosa E. *Parkinson's disease & movement disorders*. 5th ed. Philadelphia, Pennsylvania: Lippincott Williams & Wilkins, 2007.
3. Lewis SL. *Neurological disorders due to systemic disease*. United Kingdom: Blackwell, 2013.
4. Mutarelli EG. *Propedêutica neurológica: do sintoma ao diagnóstico*. São Paulo: Sarvier, 2000.
5. Sanvito WL. *Propedêutica neurológica básica*. São Paulo: Atheneu, 2000.

9

Exame da Motricidade

Ingrid Faber ▪ Carlos Roberto Martins Jr.
Marcondes C. França Jr. ▪ Anamarli Nucci

INTRODUÇÃO

O exame do sistema motor compreende a avaliação do trofismo (volume e contorno dos músculos), do tônus muscular (estado de contração basal), movimentos voluntários e a determinação da força. Os exames da marcha, reflexos, coordenação e movimentos anormais estão estritamente ligados ao exame do sistema motor e devem ser interpretados em conjunto. Tanto o sistema nervoso central (SNC) quanto o sistema nervoso periférico (SNP) participam da execução dos movimentos voluntários. Estes são mediados pela contração de músculos estriados que levam à movimentação de uma determinada articulação.[1,2]

ORGANIZAÇÃO DAS VIAS MOTORAS

A via motora direta é a principal responsável pela execução de movimentos voluntários. É constituída pelo trato corticospinhal (axônios do 1º neurônio motor) e pelos motoneurônios alfa, cujos corpos celulares se localizam no corno anterior da medula (2º neurônio motor). O termo trato piramidal é frequentemente empregado como sinônimo do trato corticospinhal lateral (TCEL), o que configura uma imprecisão, uma vez que outras vias, como, por exemplo, o trato rubroespinhal, também compõem o trato piramidal. Aproximadamente metade dos axônios que compõe o trato corticospinhal (TCE) se origina do córtex motor primário (giro pré-central), enquanto a outra metade se origina de regiões corticais diversas dos lobos frontal e parietal.

Os axônios do TCE deixam essas regiões corticais, constituindo em parte a substância branca profunda ou coroa radiada. Ao nível dos núcleos da base, este trato se compacta, passando pela perna posterior da cápsula interna. O TCE continua pelos pedúnculos cerebrais, no mesencéfalo, até a base da ponte e, a seguir, no bulbo, onde ocorre a decussação de cerca de 85% de suas fibras. As fibras cruzadas constituem o TCEL, enquanto as demais, não cruzadas, constituem o trato corticospinhal anterior (TCEA). O TCEL continua pelo funículo lateral da medula até fazer sinapse com o 2º neurônio motor, que se organizam em subnúcleos com somatotopia definida, os mais laterais inervam as porções mais distais dos membros (Figura 9-1).

Esta via é a principal responsável pela execução de movimentos apendiculares, sendo essencial na execução de movimentos que demandam velocidade e destreza. O TCEA termina majoritariamente em interneurônios que se projetam bilateralmente na medula espinhal, controlando movimentos axiais e mul-

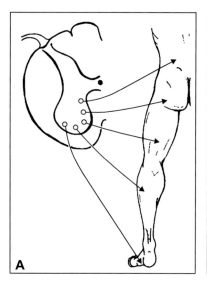 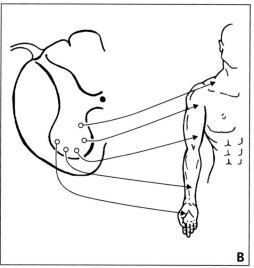

Figura 9-1. Representação da organização somatotópica da medula espinhal. (**A**) Cervical. (**B**) Toracolombar.

tisegmentares. Lesões unilaterais do TCEA, em geral, não produzem déficit perceptível, enquanto lesões unilaterais do TCEL geram incapacidade significativa.[3,4]

O segundo neurônio motor emerge da raiz ventral da medula espinhal e percorre um nervo espinhal misto ou um nervo motor puro, até fazer sinapse com um número variável de fibras motoras. Conceitos importantes para a semiologia são: o do miótomo, ou seja, o conjunto de músculos inervados por uma raiz ventral e o de uma unidade motora, que é constituída pelo neurônio motor alfa na medula espinhal (ou nos núcleos motores dos nervos cranianos) e as fibras musculares por ele inervadas.[1,5]

▶ TROFISMO MUSCULAR

O trofismo muscular é garantido pela inervação normal e pelas características do músculo esquelético.

Técnica de Exame

É composta pela inspeção, palpação, percussão e, por vezes, medida dos músculos, determinando, assim, seu volume, contornos e excitabilidade. Deve-se examinar o paciente idealmente despido, e de maneira sistemática observar os contornos musculares em direção rostrocaudal, com os membros homólogos na mesma posição, buscando identificar assimetrias e desproporções. Nesta etapa do exame neurológico, é útil atentar para deformidades esqueléticas que frequentemente acompanham disfunções do sistema motor, como escápula alada, hiperlordose ou outras posturas anormais da coluna vertebral e retrações fibrotendíneas. A percussão muscular direta, em condições fisiológicas, desencadeia contração muscular discreta, focal abaixo do ponto de percussão (resposta idiomuscular).

Alterações Tróficas

A palpação visa determinar o volume e consistência dos músculos. Um músculo normal tem consistência semielástica. Em casos de substituição fibroadiposa, o músculo adquire consistência mais firme, enquanto que músculos apenas atrofiados têm consistência amolecida. A atrofia pode resultar tanto de transtornos do neurônio motor inferior, quanto dos músculos. No primeiro caso, a atrofia e a fraqueza são proporcionais. Nas doenças musculares e neuropatias desmielinizantes, os músculos aparentam estar pouco ou nada atrofiados e se revelam fracos. Por último, em casos de atrofia por desuso (secundária à imobilidade, como, por exemplo, em casos de transtornos articulares), a atrofia é mais significativa do que a fraqueza.

A pseudo-hipertrofia se refere ao aumento aparente do volume muscular que, na verdade, se deve a excesso de deposição de gordura ou tecido conjuntivo. Esta alteração, presente mais frequentemente nas panturrilhas, é típica da *Distrofia muscular de Duchenne*. Hipertrofia muscular verdadeira pode ocorrer tanto em situação fisiológica (p. ex.: atletas), quanto em doenças que levam à contração muscular excessiva, como as miotonias congênitas, onde os pacientes podem apresentar fenótipo hercúleo, denominação que se refere à hipertrofia muscular generalizada.[5,6]

A resposta idiomuscular pode, em condições de hiperexcitabilidade, revelar sinais, como fasciculações, miotonia, *rippling* entre outros. Fasciculações são contrações involuntárias de uma unidade motora, podendo ser percebidas pelo paciente (referido como "tremor" ou pulinhos na carne"), ou visualizadas pelo examinador, constituindo um sinal importante de disfunção neuronal. Em regra, a fasciculação é insuficiente para gerar movimento articular, exceto quando ocorre em músculos faciais ou intrínsecos da mão.

A não geração de movimento articular permite diferenciar fasciculação de tremor, pois o último gera movimento articular rítmico.[7,8] A miotonia expressa o relaxamento lento do músculo. Pela clínica, distinguem-se dois tipos de miotonia:

1. Aquela desencadeada pela contração (miotonia de ação) que pode ser observada em mãos e músculo orbicular dos olhos. A fala pode sugerir miotonia da língua por alteração da dicção.
2. A miotonia de percussão, usando o martelo de reflexos, identificada na língua e músculos intrínsecos das mãos.

A fasciculação pode ser vista durante inspeção cuidadosa, tornando-se mais evidente pela percussão muscular direta. As fasciculações podem ainda ser percebidas em músculos distais. Para tal, o examinador coloca uma mão sob e outra sobre a mão do paciente (repousando seus dedos sobre os músculos intrínsecos da mão). Esta técnica advém de experiência da professora A. Nucci.

Para revelar a miotonia de ação, peça ao paciente que faça o gesto de preensão forçada e logo após abra a mão. Veremos a lenta abertura dos dedos, em geral, auxiliada pelos extensores dos dedos e punhos. Para pesquisar a miotonia de ação da língua, interponha dois abaixadores de língua, um entre a arcada inferior e a língua propriamente, que deve estar ligeiramente protrusa; o outro, sobre a língua, vai receber a percussão. O músculo genioglosso, imediatamente abaixo do ponto de percussão, pelo relaxamento mais lento que o normal, mostrará uma área de depressão focal e visível na língua. Nas mãos, percuta a eminência tenar ou hipotenar, como para desencadear resposta idiomuscular, o que resulta em relaxamento lento dos músculos abdutor curto/oponente do polegar ou abdutor do dedo mínimo, respectivamente (ocorre leve oponência do I dedo).[7,9]

❱ TÔNUS MUSCULAR

O tônus é definido pelo grau de resistência muscular à movimentação passiva e expressa dois importantes componentes funcionais, um neural e outro muscular. Impulsos descendentes provenientes dos centros motores modulam a atividade do neurônio motor gama na medula, e este, por sua vez, modula o tônus muscular. O componente muscular depende das condições viscoelásticas do efetor. A distribuição das alterações do trofismo e tônus são fundamentais para a elaboração de uma hipótese clínica adequada. Lesões do TCEL, cerebelo, núcleos da base, SNP e dos próprios músculos podem afetar o tônus.

Técnica de Exame

Tem início com a observação da postura do paciente e obrigatoriamente pela movimentação passiva de suas articulações. Com o paciente relaxado, o examinador movimenta cada uma das articulações por toda a amplitude do movimento, primeiro de maneira lenta e, em seguida, de maneira rápida. Devem-se realizar em cada articulação todos os movimentos que lhe são possíveis, como flexão, extensão, adução, abdução e rotações. Em decúbito dorsal, pode-se realizar a manobra de rolar passivo dos membros inferiores, atentando-se para os movimentos laterolaterais dos pés, que se mostram com maior amplitude em casos de hipotonia.

A avaliação do tônus é mais interessante, quando os movimentos passivos são realizados em velocidade variável, obedecendo a um protocolo conhecido apenas pelo examinador, para que o paciente não preveja quais movimentos serão realizados, facilitando o seu relaxamento. O paciente ansioso ou apreensivo pode ter dificuldade em relaxar, simulando um aumento patológico do tônus. É útil tentar distrair o paciente por meio de perguntas, fechamento dos olhos ou solicitando que ele execute cálculos. É importante lembrar que dor, independente da causa, pode restringir o movimento e simular hipertonia.[6,10]

Uma manobra interessante para observar o tônus dos membros superiores consiste em mover rápida e alternativamente cada ombro para trás e para frente algumas vezes e observar as oscilações dos braços, com o paciente em pé. O amplo balanço dos braços sugere hipotonia. O teste de *pêndulo de Wartemberg* consiste em empurrar rapidamente para trás as pernas pendentes do paciente. Em condições fisiológicas, esta manobra desencadeia oscilações das pernas que diminuem progressivamente em amplitude e velocidade até a parada gradual do movimento. Em casos de espasticidade, onde há aumento do tônus por disfunção do TCEL, os movimentos se tornam bruscos e irregulares. Na hipotonia, a amplitude da resposta e a sua duração são aumentadas.[8,9]

Alterações Tonígenas

A hipotonia sobrevém tanto em lesões da unidade motora, quanto em distúrbios sensitivos, cerebelares ou até em alguns casos de disfunção dos núcleos da base, como na coreia aguda. Nela, ocorre aumento da amplitude do movimento e diminuição da resistência à movimentação, podendo ser generalizada, em um hemicorpo ou segmentar. No caso de lesões focais do SNP, a hipotonia respeita o sítio de lesão. Nas radiculopatias, por exemplo, a hipotonia estará restrita ao miótomo correspondente.

A hipertonia pode ser do tipo plástico ou elástico. A hipertonia plástica decorre de disfunção dos núcleos da base, sendo o aumento do tônus verificado ao longo de toda extensão do movimento, não variando a depender de sua velocidade ou direção. O predomínio tonígeno dá-se principalmente em músculos flexores, induzido à postura clássica parkinsoniana ou hemiparkinsoniana. Em casos de tremor sobreposto à rigidez plástica, o membro mobilizado pode ceder em uma série de pequenas etapas, imitando o movimento de uma roda denteada *(de Negro)*, possivelmente uma evidência indireta de tremor. Este sinal é mais facilmente identificado quando o movimento passivo é feito de maneira lenta.[5,9]

A hipertonia elástica, também chamada de espasticidade, ocorre em pacientes com lesão do primeiro neurônio motor no TCEL e, quase sempre, é acompanhada de um aumento patológico da intensidade dos reflexos profundos. Neste caso, a hipertonia é mais evidente no início do movimento, tornando-se ainda mais intensa quando este é executado de maneira rápida. O *sinal do canivete* se refere à grande dificuldade de mobilizar um membro espástico no início do movimento, seguido por relativa facilidade, conforme o segmento corporal avaliado se aproxima de sua máxima amplitude. A espasticidade envolve de maneira diferente os grupos musculares, sendo, portanto, eletiva: nos membros superiores resulta em hipertonia dos flexores dos dedos e oponente do polegar (segundo ao quinto dedos fletidos sobre os polegares fletido e aduzido – *figa*), flexores e pronadores do punho, flexores do cotovelo; e, nos membros inferiores os adutores do quadril, extensor do joelho, flexores e inversor do tornozelo.

Como resultado ocorrem posturas características, como é o caso da atitude de decorticação ou atitude de *Wernicke-Mann*.[5,10] Em resumo, as afecções piramidais proporcionam hipertonia elástica, eletiva (predomínio em flexores e pronadores nos MMSS e extensores e inversores no MMII), e as lesões de núcleos da base (parkinsonismo) determinam hipertonias plástica e global.

▶ MANOBRAS DEFICITÁRIAS (PROVAS PARÉTICAS)

As manobras deficitárias são especialmente úteis quando há suspeita clínica de lesão do SNC, especialmente do sistema piramidal (composto predominantemente pelo TCE). Consistem na adoção de uma postura e em sua manutenção por dois minutos. Tais manobras podem evidenciar déficit motor sutil, que, embora não seja capaz de reduzir a força muscular, afeta a velocidade e destreza dos movimentos, em especial dos segmentos distais. Déficits motores verdadeiros e graves são mostrados pela incapacidade de adotar a postura indicada.

É importante notar não só se ocorrem desvios com relação à postura inicial, mas a velocidade, direção e ordem em que ocorrem tais desvios. A execução de movimentos que requerem grande precisão e velocidade também pode revelar déficit sutil por lesão do TCE. Entretanto, disfunção de vias motoras indiretas, como as vias cerebelares e os núcleos da base, também interfere nas manobras, embora de maneira diversa e característica para cada uma delas.[11,12]

Membros Superiores

Manobra dos Braços Estendidos (ou Mingazzini dos Membros Superiores)

O paciente deve manter os braços estendidos horizontalmente à frente do corpo, mãos e olhos abertos, dedos abduzidos, preferencialmente sentado ou em pé (Figura 9-2). Esta prova foi descrita originalmente por Mingazzini com as mãos pronadas, modernamente, é realizada com as mãos supinadas, pois torna a manobra mais sensível e específica, uma vez que o aumento do tônus pronador, que ocorre na disfunção piramidal sutil, é assim evidenciado.[4] Em caso de paresia mais significativa, o membro afetado desenvolve uma mudança lenta e gradual de posição na seguinte ordem: adução dos dedos, pronação da mão, queda do punho, flexão do cotovelo e queda do braço. Quando a prova é realizada com os olhos fechados, estamos avaliando não só a motricidade, como também a propriocepção, acrescentando dificuldades na interpretação dos resultados, pois desvios posturais podem ocorrer exclusivamente por disfunção proprioceptiva. Daí termos preferido executar a prova com olhos abertos.[6,10]

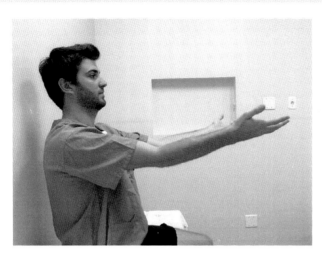

Figura 9-2. Prova dos braços estendidos.

É importante observar que pacientes com distúrbios articulares acometendo ombros ou cotovelos podem apresentar dificuldade para realizar o teste. Em caso de disfunção cerebelar, podem ocorrer desvios graduais da posição de prova durante a manobra dos braços estendidos, sendo o mais característico a abdução dos braços. Em lesões de lobo parietal, ocorre tipicamente desvio do membro superior contralateral para cima. Durante a prova também se pode observar a ocorrência de movimentos involuntários como tremores ou minipolimioclonus.

A abdução involuntária dos dedos indica disfunção do TCEL. Este sinal ocorre mais precocemente no quinto dedo. Uma das possíveis explicações para tal consiste na menor representação cortical deste dedo com relação aos demais.[13,14] Este sinal só tem valor localizatório quando unilateral, lembrando a possibilidade de falso-positivo em alguns casos de lesão do nervo ulnar. Os braços estendidos para o alto constituem uma variação da manobra dos braços estendidos utilizada pelas escolas nórdicas. Historicamente, esta variante é atribuída à *Joseph Grasset*, embora sua origem não tenha sido comprovada.[15]

Manobra de Raimiste

Esta manobra é executada em decúbito dorsal ou sentado,[10] com os braços ao longo do corpo e cotovelo fletido a 90°, posição neutra do punho (semipronada) e dedos maximamente abduzidos, como se as palmas das mãos estivessem em espelho (Figura 9-3). A prova é mais sensível quando realizada com o paciente em decúbito dorsal horizontal. Em caso de paresia, ocorre adução dos dedos, seguida de flexão do punho e posterior queda do braço. Conforme Bordas, Clavey e Garcin observaram, durante esta manobra o polegar primeiro aduz e flete, resultando na "mão escavada parética". É útil, portanto, durante a execução da manobra de Raimiste, dedicar especial atenção ao polegar.[11,16]

Figura 9-3. Manobra de Raimiste.

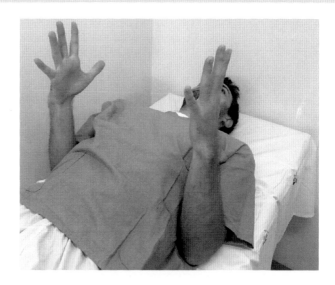

Manobra de Percussão do Polegar com o Índice de M. Fisher

Ao paciente é solicitado que percuta o mais rapidamente possível a face palmar do polegar, utilizando, para isto, a ponta ou a polpa do índice. Em caso de déficit motor sutil, o movimento se encontra lentificado.[6] Uma variante desta prova é o gesto de "contar dinheiro" com as duas mãos o mais rapidamente possível. Esta variante foi ensinada oralmente pelo professor *Oswaldo Freitas Julião* durante a década de 1960 (escola de Neurologia da Universidade Estadual de Campinas). Após ampla pesquisa não encontramos registro escrito desta variante.

Deve-se ter em mente que os movimentos da mão dominante podem apresentar maior velocidade e destreza. Em caso de parkinsonismo, os movimentos não são apenas lentos, como ocorre também redução progressiva da amplitude, configurando bradicinesia. Na ataxia cerebelar, o movimento apresenta amplitude normal, porém com evidente dismetria, a velocidade pode ou não estar alterada. Em extremos de idade, os movimentos podem ser algo lentos e imprecisos, o que não deve conferir valor patológico, exceto em casos de assimetria evidente.[17,18]

Manobras de Rolamento

A execução de movimentos que requerem grande precisão e velocidade sensibiliza a identificação de lesões do TCE. Neste teste, validado por *Sawyer*, em 1993, (ensinado por *Monrad-Krohn*), o paciente é solicitado a cerrar os punhos e manter os antebraços à frente do corpo dispostos horizontalmente, de modo que a parte distal dos braços se sobreponha. O paciente deve, então, realizar movimentos circulares dos antebraços, hora no sentido horário e após no sentido anti-horário, ou vice-versa. Em caso de lesão unilateral, o lado envolvido não se

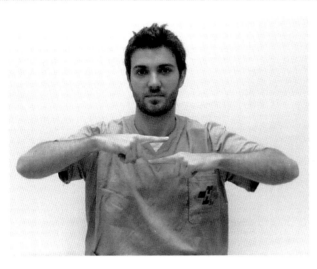

Figura 9-4. Manobra de rolamento dos dedos.

move com a mesma amplitude e velocidade que o contralateral.[19] Variante desta manobra consiste no rolamento dos dedos índices um sobre o outro (Figura 9-4).[17,18,20]

Membros Inferiores

Manobra de Mingazzini

Paciente permanece em decúbito dorsal, flexão do quadril sobre o tronco e flexão do joelho e tornozelo, todos a 90°. Nas plegias, há incapacidade de adotar a posição de prova; nas paresias, ocorrem oscilações e queda gradual do membro afetado, em geral do distal para o proximal (Figura 9-5).[18,21]

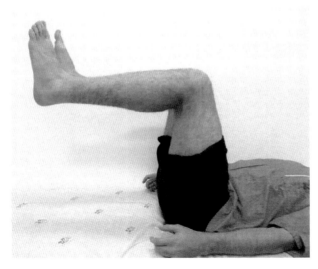

Figura 9-5. Manobra de Mingazzini.

Manobra de Barré

Com o paciente em decúbito ventral, o examinador flexiona os joelhos do mesmo. Em sua descrição original, esta prova foi apresentada em 3 tempos:

1. O examinador posiciona a perna em um ângulo de 90°, e o paciente é solicitado a manter-se imóvel por dois minutos (Figura 9-6A).
2. Caso o primeiro tempo não revele alterações, mas persista a hipótese de déficit motor, o examinador orienta o paciente a flexionar ao máximo os joelhos e tornozelos, buscando tocar os glúteos com os pés. O lado afetado não consegue manter a posição no tempo de dois minutos (Figura 9-6B).
3. O examinador estende as pernas do paciente, mantendo-as em um ângulo maior que 90°, havendo queda gradual do membro do lado parético (Figura 9-6C). A manobra de Barré exige mais da musculatura flexora da coxa, isto a torna especialmente sensível, tendo em vista que a disfunção piramidal afeta predominantemente o compartimento posterior da coxa.[9,10]

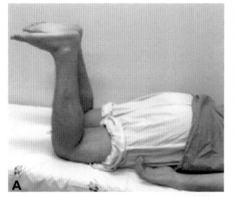
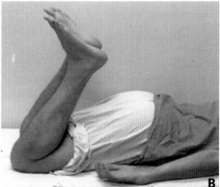
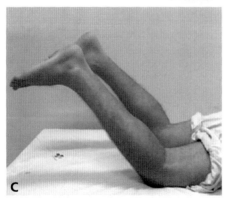

Figura 9-6. Manobra de Barré: primeiro (**A**), segundo (**B**) e terceiro tempos (**C**).

Prova da Queda do Membro Inferior em Abdução

Esta manobra, descrita por *Sanvito*, em 1972, é de grande utilidade por poder ser realizada, quando há alteração do nível de consciência, inclusive em pacientes comatosos. Com o sujeito em decúbito dorsal, o examinador flete suas coxas e pernas, mantendo a região plantar apoiada sobre o leito e segurando o dorso dos pés do paciente (Figura 9-7). Em caso de déficit, quando o examinador solta as pernas do paciente, ocorre abdução da coxa seguida por extensão da perna. A queda gradual e simétrica dos membros inferiores é esperada em paciente incapaz de cooperar. Em caso de paresia, o membro afetado apresenta queda mais rápida e abdução mais significativa que o contralateral. Esta manobra também é útil para detectar assimetrias em casos de paraparesia de intensidade grave[11,21] e em pacientes torporosos ou comatosos.

MANOBRAS DE OPOSIÇÃO DE FORÇA

É imprescindível executar manobras de oposição de força quando se suspeita de lesão do SNP. Tais manobras se prestam a avaliar a ação predominante de um grupo muscular ou de um músculo específico. Quando se avalia um movimento de uma articulação, esta deve estar fixada, evitando-se a movimentação de articulações mais proximais ou outros movimentos da mesma articulação, que não o movimento que está sendo avaliado. Por exemplo, quando se avalia a força do

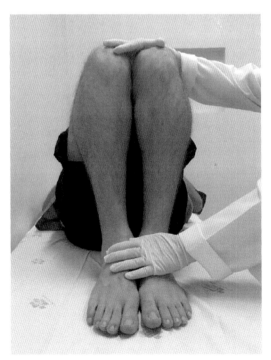

Figura 9-7. Posição de prova para pesquisa da queda do membro inferior em abdução de Sanvito.

bíceps, o cotovelo deve estar apoiado pelo examinador, e a mão deve ser mantida completamente supinada. Caso contrário, um paciente com fraqueza do bíceps pode fazer a semipronação do punho, e o bíceps aparenta ter força normal, quando, na realidade, a fraqueza estará sendo compensada. Com o antebraço em posição neutra, o principal músculo envolvido na flexão do cotovelo é, na verdade, o braquiorradial.[22,23]

Podem interferir na avaliação da força muscular transtornos que alterem a capacidade de cooperação por parte do paciente, como: alteração do nível de consciência, deficiência intelectual ou transtornos de humor. Na presença de doença sistêmica grave, a avaliação pode ser prejudicada tanto por caquexia muscular, quanto por uma redução da capacidade cardiopulmonar. Nestes cenários, a avaliação do tônus e trofismo muscular, além do exame de reflexos e da sensibilidade contribui muito para determinar se há acometimento associado do SNP. Alternativamente, a avaliação do sistema motor pode ser feita de maneira pausada ou intercalada com outras etapas do exame neurológico que não requeiram vigor físico. A ocorrência de assimetrias ou gradiente (fraqueza mais proeminente em músculos proximais ou distais) aponta para comprometimento neurológico em detrimento de um quadro astênico.

Os músculos são mais fortes, quando maximamente encurtados. Por isto, para testar um músculo de força moderada de maneira mais acurada, inicia-se a avaliação com o músculo maximamente encurtado. Para testar um músculo muito forte é útil colocá-lo em situação de desvantagem mecânica, mantendo-o maximamente alongado. Esta regra pode ser empregada, quando o paciente e o examinador apresentam composição corporal distinta, sendo esperado que apresentem força desigual em situação fisiológica. Quando é esperado que o paciente, em condições normais, apresente força inferior à do examinador, como no caso de uma paciente que apresente idade mais avançada ou peso corporal muito inferior, os músculos devem ser avaliados na posição maximamente encurtada. O oposto deve ocorrer quando, por exemplo, uma médica idosa examina um paciente jovem do sexo masculino.[4]

A escala de força mais utilizada é a do Medical Research Council (MRC) (Quadro 9-1). A seguir, o leitor encontrará instruções que o capacitarão a avaliar a força dos principais grupos musculares. Os músculos omitidos neste texto são aqueles, cuja avaliação clínica é pouco prática ou de menor importância, em razão da localização ou da ação conjunta de outros músculos. A escolha dos músculos a examinar depende das hipóteses possíveis para o caso em questão, entretanto, uma avaliação mínima proximal e distal de cada membro é desejável. A descrição de cada músculo (m.) é seguida entre parênteses pelas raízes e nervo (n.) que os inervam.

Quadro 9-1. Escala de força MRC

Medical Research Council (MRC)	
0	Ausência de força ou contração
1	Contração muscular visível ou palpável sem movimento articular
2	Movimenta a articulação com redução do vetor gravitacional (movimento no plano horizontal)
3	Vence apenas a gravidade
4-	Vence pequena resistência do examinador
4+	Vence maior resistência, mas não é força normal
5	Força normal

Pescoço

O movimento de flexão do pescoço pode ser testado com o paciente sentado ou em decúbito dorsal. Em decúbito dorsal, orienta-se ao paciente encostar o queixo no tórax, e, após, o examinador aplica pressão sobre a testa do paciente (Figura 9-8). Com o paciente sentado, deve-se tomar o cuidado de reforçar a estabilização do tórax, colocando a mão sobre a coluna dorsal. Os esternocleidomastóideos (XI craniano, C1-C3: n. espinhal acessório) de ambos os lados executam este movimento.

A extensão do pescoço é efetuada pelo trapézio em sua porção superior (C3, C4: n. espinhal acessório), esplênios e extensores da coluna. Com o paciente sentado ou em decúbito ventral, o examinador aplica força sobre a proeminência occipital, opondo-se ao paciente.[3,10] A rotação é executada pelo esternocleidomastóideo contralateral e pelo esplênio e trapézio ipsolaterais. Evitem inclinações da cabeça durante esta manobra.

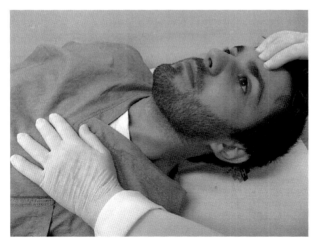

Figura 9-8. Exame dos mm. esternocleidomastóideos.

A cabeça pode-se manter em posição de flexão *Dropped head*, em razão das doenças neurológicas as mais variadas. Em doenças neuromusculares, pode ser sinal nas miopatias inflamatórias, distrofia miotônica, *miastenia gravis* e esclerose lateral amiotrófica, decorrente da fraqueza dos extensores. Na doença de Parkinson, a rigidez plástica favorece esta postura. A distonia cervical leva à adoção de posturas anormais variadas, associadas a movimentos de caráter torcional. Quando provoca a flexão do pescoço, a distonia é chamada anterocolo e, além de movimento involuntário associado, é frequentemente acompanhada de dor e limitação da movimentação passiva. Entretanto, a força dos extensores do pescoço está preservada, o que é fundamental para diferenciar esta anormalidade postural de causa neuromuscular. Doença degenerativa da coluna é causa de cifose cervical que pode ser confundida com cabeça caída.[8,24]

Coluna

Os paravertebrais constituem um grupo muscular que se dispõe imediatamente sobre e ligeiramente lateral à coluna vertebral, sendo inervados pelas divisões posteriores dos nervos espinhais. Como grupo, possuem ação sinérgica durante a execução dos movimentos de extensão, flexão e rotação da coluna. Os principais extensores da espinha são os iliocostais, longuíssimo do dorso e espinhais. Estes músculos mantêm a lordose lombar fisiológica e, além da extensão, contribuem com os movimentos de rotação e flexão lateral da coluna.[24] A avaliação dos músculos paravertebrais constitui um grande desafio. Muitos músculos atuam simultaneamente e de maneira multissegmentar para possibilitar os movimentos da coluna vertebral.

O primeiro passo na avaliação consiste em inspecionar a postura, atentando para desvios, acentuação ou achatamento de curvaturas fisiológicas. A extensão da coluna é executada pelos músculos paravertebrais extensores da espinha. Extensores do quadril (glúteos), quadrado lombar, grande dorsal e trapézio são importantes agonistas na execução deste movimento. O paciente com função preservada, colocado em decúbito ventral com os braços fletidos e apoiados sobre o dorso, deve ser capaz de estender a coluna de modo que o apêndice xifoide não toque a maca. Em pacientes com fraqueza moderada, este movimento pode ser executado apenas com os antebraços apoiados sobre a maca. Quando existe fraqueza dos extensores do quadril, a maneira correta de avaliar os extensores da coluna é estabilizando o quadril. Isto é feito aplicando-se força sobre o quadril bilateralmente. A ação dos flexores da coluna é sinérgica a dos músculos abdominais e é avaliada em decúbito ventral.[15,25]

O termo *camptocormia* trata de uma flexão espinhal anormal (pelo menos 45° de cifose lombar) que aparece em ortostase, se agrava durante a marcha e é aliviada com decúbito. Dentre suas principais causas se encontram as miopatias axiais (miopatia axial idiopática de início tardio, miopatias inflamatórias, miopatias metabólicas, distrofias), onde a alteração se deve à fraqueza extensora

Capítulo 9 □ Exame da Motricidade

dos paravertebrais. Já na *doença de Parkinson*, a camptocormia se deve à distonia axial, envolvendo predominantemente os músculos abdominais. Não se deve confundir a camptocormia com cifose torácica, esta última constitui anormalidade óssea que frequentemente acomete a coluna com significativo processo degenerativo.[3,26]

Abdome

Os músculos retos abdominais são os principais responsáveis pela flexão do tronco, especialmente nos 20° iniciais do movimento. Para avaliá-los, o paciente em decúbito dorsal tenta sentar-se, enquanto o examinador opõe força sobre a porção superior do tronco. Em caso de fraqueza, ocorre hiperlordose compensatória no início do movimento, após o qual os flexores da coluna se tornam predominantes. É útil observar a contração muscular, a presença de diástase dos retos abdominais e a movimentação da cicatriz umbilical. Quando os músculos abdominais se contraem igualmente, não há movimentação do umbigo. Já na paresia dos músculos do andar inferior, ocorre deslocamento da cicatriz umbilical em sentido cefálico. Este é o *Sinal de Beevor*, encontrado nas mielopatias torácicas T10.

Em pacientes com miopatias, a ocorrência do *sinal de Beevor* é sugestiva de *Distrofia Fácio-escápulo-umeral*.[2,25] A diástase, ou separação entre os retos abdominais de cada lado, pode ser vista ou mais facilmente palpada, quando o paciente realiza contração deste grupo muscular. A diástase ocorre em doenças em que a fraqueza acomete preferencialmente esses músculos, como na *doença de Pompe*. Entretanto, este achado é muito frequente na população, sendo encontrado em casos de aumento da pressão abdominal, como em puérperas.[3,15]

Tórax

O diafragma (C3-C5: n. frênico) é o principal responsável pela respiração em condições fisiológicas. Sua contração aumenta a extensão longitudinal da caixa torácica, enquanto seu relaxamento a diminui. A fraqueza diafragmática é difícil de ser avaliada apenas pela clínica. Pode ser suspeitada na presença de respiração paradoxal, quando ocorre retração abdominal na inspiração. Como o diafragma se contrai durante atos expulsivos (tossir, defecar e vomitar), a sua paresia leva à dificuldade de realização destes atos, e a avaliação da tosse voluntária pode ser útil.[2]

Ombro e Escápula

O movimento de elevar o ombro contra a resistência avalia a função predominante do trapézio em sua porção superior (C3, C4: n. espinhal acessório). Ao solicitar que o paciente empurre uma parede com os braços estendidos, é possível ver e palpar a porção inferior do trapézio. O Serrátil anterior (C5-C8: torácico longo) é responsável por fixar a escápula à caixa torácica durante este movimento. Fraqueza de ambos os músculos pode-se manifestar como proeminência exagerada da escápula (escápula alada). Quando a deformidade é decorrente da fraqueza do trapézio, esta se torna mais evidente quando se inclina o tronco para frente e abduz os braços (postura em mergulho do cisne). No caso de fraqueza do serrátil anterior, a escápula se torna mais proeminente durante a elevação do braço à frente. Abaixar os braços estendidos lentamente constitui uma técnica para identificar sinais sutis de escápula alada. Quando a fraqueza é grave, a escápula está deslocada mesmo em repouso, o que resulta em rotação interna dos braços (dorso da mão em plano frontal).[9,16]

A avaliação dos romboides (C5: n. escapular dorsal) é útil na diferenciação entre radiculopatia C5 e plexopatia braquial superior. Este músculo está afetado apenas no primeiro caso, pois o n. escapular dorsal é pré-plexual, emergindo da raiz C5. Com o paciente mantendo os braços ao longo do corpo e os cotovelos fletidos, os romboides podem ser vistos e palpados, quando o paciente aduz braço contra a resistência.[2,22]

A abdução do ombro é um movimento complexo. Nos primeiros 15° de abdução, predomina a ação do m. supraespinhoso (C5, C6: n. supraescapular). Entre 15° e 90° de abdução, o deltoide (C5, C6: n. axilar) é o principal efetor. Acima de 90° o trapézio superior (C2-C4: n. espinhal acessório) é quem predomina na ação. O examinador solicita ao paciente que abduza os ombros e aplica pressão sobre o braço do paciente. A avaliação bilateral simultânea ajuda a identificar assimetrias e mantém o paciente mais equilibrado durante o teste, que é feito com ele sentado (Figura 9-9).

Para testar a adução do ombro, solicita-se que o paciente estenda os braços à frente em posição neutra, e o examinador tenta afastá-los. O peitoral maior (C5-T1: nn. Peitoral medial e peitoral lateral) e o latíssimo do dorso (C6-C8: n. toracodorsal) são os principais efetores deste movimento. A rotação externa do ombro é função principal do m. infraespinhoso (C5-C6: n. supraescapular),

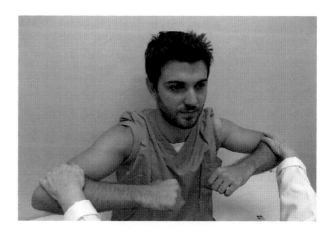

Figura 9-9. Exame de abdução dos ombros.

enquanto a rotação interna é executada pelo subescapular (C5-C6: n. subescapular). A porção anterior do deltoide executa a flexão do ombro, enquanto sua porção posterior executa a extensão.[2,22]

Movimentos do Cotovelo

Na avaliação da flexão do cotovelo, o paciente permanece com os braços à frente em posição semifletida. Com uma das mãos, o examinador segura o cotovelo do paciente para estabilizar a articulação, enquanto com a mão contralateral aplica pressão sobre o antebraço na tentativa de estendê-lo. Quando a mão se encontra supinada, o principal efetor do movimento é o m. bíceps braquial (C5, C6: n. musculocutâneo), mas se a mão estiver em posição neutra, entretanto, o m. braquiorradial (C6: n. radial) se torna o principal responsável pela ação (Figura 9-10). A extensão do cotovelo é executada pelo m. tríceps braquial (C6-C8: n. radial). O examinador estabiliza o movimento segurando o braço, enquanto o paciente estende o cotovelo contra a resistência posta no antebraço (Figura 9-11).

Outros movimentos do cotovelo são: supinação, executada pelo m. supinador longo (C6, C7: n. interósseo posterior, ramo do radial); pronação, executada predominantemente pelo pronador redondo, quando o braço está fletido (C6, C7: n. mediano) e pelo pronador quadrado (C6, C7: n. interósseo anterior, ramo do mediano), quando o braço está estendido.[2,22]

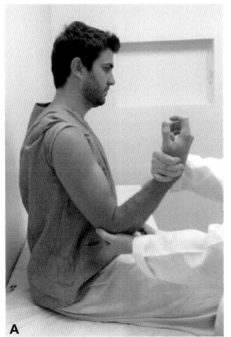 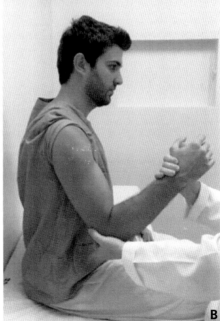

Figura 9-10. Exame do m. bíceps (**A**) e braquiorradial (**B**).

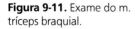
Figura 9-11. Exame do m. tríceps braquial.

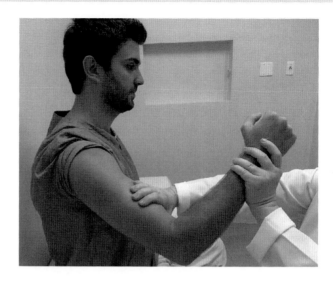

Movimentos do Punho

A flexão do punho é avaliada com a mão supinada e fechada; antebraço estabilizado. O examinador pede ao paciente que faça flexão com desvio ulnar e faz pressão sobre a região hipotenariana, avaliando flexor ulnar do carpo (C7-T1: n. ulnar). Para avaliar o flexor radial do carpo (C6, C7: n. mediano), o examinador faz pressão para estender o punho em direção radial. Com a mão pronada, avalia-se a extensão do punho, aplicando força sobre as regiões dorsal e ulnar do carpo, avaliando o m. extensor ulnar do carpo (C7-C8: n. radial). Para avaliar o m. extensor radial do carpo (C5-C7: radial), a pressão é feita nas regiões dorsal e radial (Figura 9-12).[22,23]

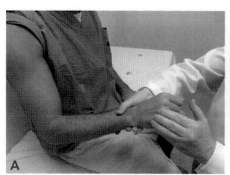
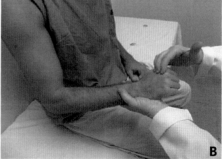

Figura 9-12. Exame do m. extensor ulnar do carpo (**A**) e m. extensor radial do carpo (**B**).

Mãos e Dedos (2º ao 5º)

Na avaliação dos músculos extrínsecos (aqueles que se originam do antebraço) e intrínsecos (aqueles que têm origem na própria mão), a estabilização da articulação que está sendo avaliada se reveste de especial importância, uma vez que se tratem de movimentos delicados. O m. flexor profundo dos dedos (C8-T1: n. mediano-ramo interósseo anterior e n. ulnar) flexiona as articulações interfalangianas distais. O examinador mantém as falanges proximais e médias estendidas, estabilizando-as, enquanto aplica pressão sobre a polpa das falanges distais para estendê-las (Figura 9-13).

O m. flexor superficial dos dedos (C7-T1: n. mediano) flete as articulações interfalangianas proximais. O paciente flete as articulações interfalangianas proximais, enquanto o examinado mantém as falanges proximais fixadas, opondo força sobre as falanges médias. A flexão dos dedos sobre as articulações metacarpofalangianas é função desempenhada pelos músculos lumbricais (C8-T1: 1º-3º dedos/n. mediano; 4º e 5º dedos/n. ulnar) e interósseos (C8, T1: n. ulnar). Estes mesmos músculos são responsáveis pela extensão das articulações interfalangianas.

O extensor comum dos dedos (C7-C8: n. radial) é o principal extensor das articulações metacarpofalangianas. Na avaliação, o antebraço deve estar pronado com punho estabilizado pelo examinador. O paciente deve estender as articulações metacarpofalangianas contra resistência do examinador. O 2º e 5º dedos possuem adicionalmente músculos específicos para sua extensão. Por

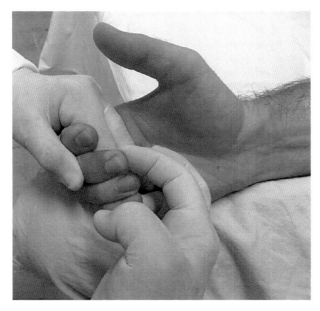

Figura 9-13. Exame do m. flexor profundo dos dedos (mão enluvada para contraste).

esta razão, é possível estendê-los separadamente, enquanto é difícil estender o 3º ou 4º dedos isoladamente.

A adução dos dedos é executada pelos interósseos palmares, e a abdução é função dos interósseos dorsais (Figura 9-14). No caso da adução, o paciente tenta unir os dedos contra a resistência e, na abdução, o paciente tenta afastá-los contra a resistência. O apoio palmar durante a avaliação destes músculos é fundamental, caso contrário uma paresia de músculos extensores, como a provocada por lesão do n. radial, pode simular fraqueza destes músculos. Vale ressaltar que os músculos intrínsecos da mão são pequenos e é necessário prática e experiência para interpretar adequadamente sua força normal.[22,23]

Movimentos do Polegar

Os músculos que movimentam o polegar dividem-se em dois grandes grupos. Aqueles denominados "curtos" situam-se sobre a eminência tenar, enquanto os músculos denominados "longos" situam-se no antebraço. A flexão da falange distal é executada pelo m. flexor longo do polegar (C8-T1: n. interósseo anterior ramo do n. mediano). O examinador opõe força sobre a face palmar da falange distal na tentativa de estendê-la, enquanto estabiliza a base do polegar (Figura 9-15). O m. flexor curto do polegar (C8-T1: ns. Mediano e ulnar) flexiona a articulação metacarpofalangiana.

O m. extensor longo do polegar (C7-C8: n. radial) estende a falange distal em direção ao plano posterior. Para o paciente executar o movimento, o examinador estabiliza o punho em posição neutra e pressiona o leito ungueal. O m. extensor curto do polegar (C7-C8: n. radial), por sua vez, estende a articulação metacarpofalangiana. Para avaliá-lo, pressiona-se a falange proximal. A abdução é realizada pelos músculos: abdutor curto (afasta o polegar perpendicularmente ao plano palmar) (Figura 9-16A) e abdutor longo (move o polegar no

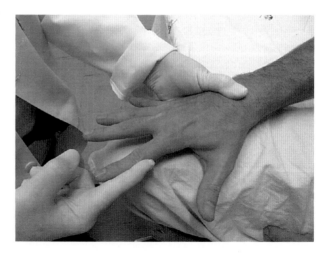

Figura 9-14. Exame do m. primeiro interósseo dorsal.

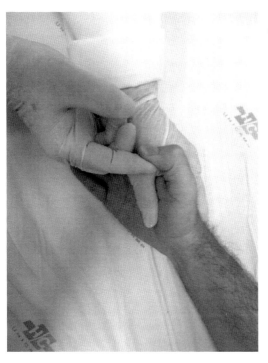

Figura 9-15. Exame do m. flexor longo do polegar.

plano palmar). O uso de um lápis entre o primeiro e segundo dedos, disposto verticalmente, ajuda a orientar corretamente o movimento do abdutor curto, promovendo um ângulo reto com a região palmar.[2] Na compressão do mediano em seu trajeto ao longo do punho *(síndrome do canal do carpo)*, a atrofia do m. abdutor curto é notada precocemente, em razão de sua localização superficial *(atrofia em golpe de cureta)*.

O m. adutor do polegar (C8-T1: n. ulnar) é avaliado solicitando que o paciente segure um papel entre o polegar e a face radial do indicador. Em caso de paresia, o paciente flexiona a falange distal do polegar na tentativa de segurar o

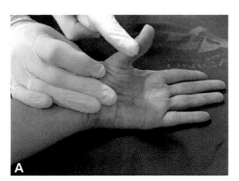 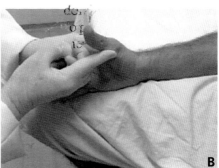

Figura 9-16. Exame do m. abdutor curto do polegar (**A**) e m. oponente do polegar (**B**).

papel *(sinal de Fromment – vide Capítulo 18 – Refinamentos no Exame Neuro-muscular)*. O m. oponente do polegar (C8-T1: n. mediano) faz a flexão, adução e rotação medial do polegar e pode ser avaliado com pressão na porção anterior da articulação metacarpofalangiana enquanto o paciente tenta tocar a base do dedo mínimo (Figura 9-16B).[22,23]

Movimentos do Quadril

O m. iliopsoas é o principal flexor do quadril. Sua porção psoas recebe inervação direta das raízes L2-L4, enquanto que o n. femoral, composto pelas mesmas raízes, inerva a porção ilíaca. É avaliado com o paciente em decúbito ventral ou sentado, com o joelho fletido. O paciente flete o quadril sobre o tronco, enquanto a mão do examinador pressiona a região anterior da coxa, visando estender a articulação. Os mm. glúteos (L5-S2; n. glúteo superior e n. glúteo inferior) são extensores e abdutores do quadril. O paciente em decúbito ventral tenta elevar o joelho flexionado contra a resistência do examinador (oposta sobre a face dorsal da coxa), de forma que a coxa não toque a maca. A região lombar deve ser estabilizada.[22]

A abdução do quadril é produto da ação conjunta dos músculos tensor da fáscia lata, glúteos médio e mínimo (todos inervados por L4-S1: n. glúteo superior). Sua avaliação requer estabilização da pelve por parte do examinador, enquanto o paciente, em decúbito lateral, abduz o quadril. Quando estes músculos estão fracos, ocorre aumento patológico da báscula de quadril ao andar, configurando a chamada marcha anserina.[9,15] A adução do quadril é realizada por vários músculos: pectíneo, grácil, adutores (maior, longo, curto) e sartório (L2-L4: n. obturador e n. femoral). São avaliados preferencialmente em decúbito dorsal ou lateral, idealmente com joelhos estendidos. O examinador tenta afastar as pernas, enquanto o paciente tenta mantê-las unidas.[2,25]

Movimentos do Joelho

A flexão do joelho é executada pelos mm. bíceps femoral, semitendinoso e semimembranoso, localizados na região posterior da coxa e denominados em conjunto de mm. do jarrete (L5-S2: n. ciático, divisão tibial). O paciente em decúbito ventral flete a coxa entre 50° e 90°, e, então, o examinador oferece resistência.

A extensão do joelho é função dos músculos que compõem o quadríceps femoral (L2-L4: n. femoral). Com o paciente em decúbito dorsal, o examinador passa o seu braço sob a perna a ser avaliada, repousando a mão sobre a outra perna. Com a mão contralateral, o examinador opõe força sobre a tíbia distal. Com o paciente sentado, o examinador interpõe a mão entre a cadeira e a coxa do paciente, distalmente, fazendo pressão na porção distal da tíbia, com a outra mão (Figura 9-17).[2,22]

Segundo Campbell,[2] a *"técnica da pegada do segurança de bar"* é útil para testar o quadríceps, que é dos músculos mais fortes do corpo. O examinador

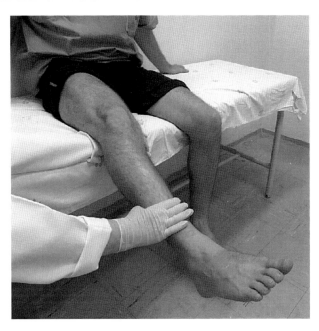

Figura 9-17. Exame dos mm. do quadríceps femoral.

deve dispor-se de costas para o paciente, um braço deve passar entre as coxas e sob a coxa a ser testada. A mão que abraça deve apoiar-se sobre o antebraço contralateral. Este, por sua vez, estará com a mão disposta sobre a tíbia distalmente para realizar pressão.

Movimentos do Tornozelo

A flexão plantar é realizada pelos mm. gastrocnêmio e sóleo, chamados conjuntamente de tríceps sural (L5-S2: n. tibial). Para avaliá-los o examinador oferece resistência sobre o terço distal da região plantar, enquanto o paciente pressiona sua mão. Como se trata de um grupo muscular muito forte, solicitar que o paciente ande na ponta dos pés constitui um método sensível de avaliação. O m. tibial anterior (L4-L5: n. fibular) é o principal efetor da dorsiflexão do pé. O examinador estabiliza o joelho e pressiona a região dorsal do pé com o paciente fazendo a dorsiflexão (Figura 9-18A). O m. pode ser facilmente visualizado em posição imediatamente lateral à crista da tíbia. Outra maneira de testar o m. tibial anterior é solicitar que o paciente caminhe sobre os calcanhares.

A inversão do tornozelo (L5-S1; n. tibial) é executada pelo m. tibial posterior. Para realizar este movimento, o paciente tenta fazer a inversão contra resistência do examinador, que deve estabilizar a perna (Figura 9-18B). Em pacientes com pé caído, a avaliação deste músculo é fundamental. Seu comprometimento aponta para radiculopatia L5 como a causa provável. Já nos casos de pé caído por neuropatia do fibular, a inversão do pé está poupada.

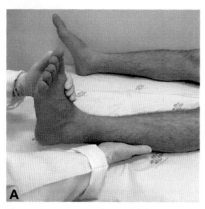
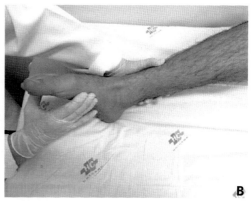

Figura 9-18. Exame do m. tibial anterior (dorsiflexão) (**A**) e m. tibial posterior (inversão plantar) (**B**).

Os músculos flexor longo dos artelhos e flexor longo do hálux (L5-S2: n. tibial), localizados no compartimento posterior da perna, também auxiliam a inversão e flexão do tornozelo, além de flexionarem as falanges distais. A eversão do pé é promovida pelos músculos: fibular longo, fibular curto e fibular terceiro. Todos inervados pelo n. fibular oriundo das raízes L4-S1. O paciente tenta elevar a borda externa do pé contra resistência do avaliador.[2,22]

Movimentos do Pé e Artelhos

O m. extensor longo do hálux (L5-S1: n. fibular) é testado com estabilização do pé (mão do examinador na região posterior do tornozelo), enquanto o paciente faz a dorsiflexão do hálux contra a pressão do examinador sobre a face dorsal do artelho (Figura 9-19A). O m. extensor curto dos dedos (L5-S1: n. fibular) é facilmente palpado na região dorsolateral do pé. O examinador deve estabilizar o pé e aplicar pressão sobre o dorso dos artelhos, enquanto o paciente estende os dedos (Figura 9-19B). Este é o músculo distal mais facilmente palpável, manobra especialmente útil na detecção precoce das polineuropatias.

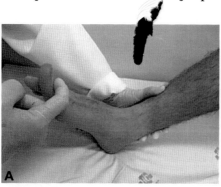
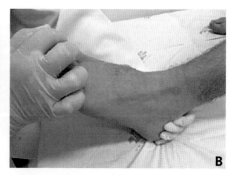

Figura 9-19. Exame do m. extensor longo do hálux (**A**) e m. extensor curto dos dedos (**B**).

Os demais músculos intrínsecos do pé são inervados pelos 2 ramos terminais do nervo tibial: 1. n. plantar medial 2. n. plantar lateral. Na prática, os flexores curto e longo dos artelhos podem ser testados conjuntamente, flexionando os artelhos contra a resistência. O examinador estabiliza o pé à frente do tornozelo. O m. abdutor do hálux é testado com estabilização do pé na região calcânea, fazendo-se pressão sobre a porção medial da falange proximal do hálux.[2,22]

PALPAÇÃO DE NERVOS

A palpação de nervos constitui parte fundamental do exame neurológico, especialmente nos pacientes com suspeita de neuropatias periféricas. A pesquisa é feita por meio de palpação gentil do nervo em sentido transversal ao seu trajeto. Podemos palpar os nervos em suas porções mais superficiais: ulnar na fossa cubital, mediano medialmente e acima da inserção do bíceps, fibular posteriormente à cabeça da fíbula e tibial na fossa poplítea. Em condições normais, essas estruturas são roliças, tenras e palpáveis, apenas em pequenas porções de seu trajeto. Quando anormal, o nervo apresenta aspecto cilindroide, consistência e espessura aumentadas, além de se tornarem palpáveis em maior extensão.

Não raro está presente o *sinal de Tinel*. Além da palpação dos maiores troncos nervosos, os ramos cutâneos são de particular interesse, sendo acessíveis: nervo supraorbitário (região superomedial da órbita); nervo grande auricular (desde sua saída posterior ao m. esternocleidomastóideo e em direção à orelha, facilitada pela rotação cervical contralateral); ramo superficial do radial (na tabaqueira anatômica sobre o tendão do extensor longo do polegar); ramo cutâneo dorsal do ulnar (região inferodorsal à apófise estiloide da ulna); n. sural (atrás e ligeiramente inferior ao maléolo lateral) e o n. fibular superficial (no dorso do pé).

A hipertrofia neural ocorre na desmielinização/remielinização crônicas (aspecto histopatológico em *bulbo de cebola*), conferindo, particularmente aos ramos cutâneos palpáveis, a sugestão de uma das neuropatias desmielinizantes crônicas. Os troncos nervosos podem estar aumentados de maneira isolada em casos de neuropatias compressivas. O estudo da palpação de nervos foi difundido na neurologia brasileira por meio dos trabalhos do professor *Oswaldo Julião* com pacientes portadores de Hanseníase. Doença onde a ocorrência de nervos palpáveis é típica, acometendo um terço dos casos.[7]

PADRÕES DE FRAQUEZA

O exame detalhado do sistema motor tem como objetivo fundamental a identificação de um padrão de fraqueza. Este é fundamental na elaboração de uma hipótese diagnóstica topográfica e possivelmente etiológica. A fraqueza pode ser generalizada ou aproximadamente focal. O acometimento completo do TCEL acima da decussação das pirâmides leva à hemiparesia ou hemiplegia contralateral. A hemiparesia/plegia é incompleta quando poupa um segmento do hemicorpo. Aquela em que todo o dimídio é afetado, incluindo face, é completa. O déficit pode ser ainda desproporcionado, acometendo mais intensamente um segmento em relação aos outros (p. ex., predomínio braquiofacial). O acometimento do TCEL também pode provocar monoparesia, como, por exemplo, no Acidente Vascular Cerebral que acomete a artéria cerebral anterior, com monoplegia/paresia do membro inferior contralateral.[1,2]

O comprometimento do TCEL abaixo da decussação das pirâmides se manifesta por fraqueza ipsolateral à lesão. As lesões medulares podem ser bilaterais, causando tetraplegia/paresia ou paraplegia/paresia (dependendo do nível da lesão) ou unilaterais, causando hemiplegia/paresia incompleta ou ainda plegia/paresia monomélica. A lesão do neurônio motor superior na via piramidal se expressa preferencialmente nos músculos distais. O aumento do tônus e exaltação dos reflexos de estiramento muscular são características das lesões do TCEL. A exceção constitui a fase aguda da lesão, que pode-se manifestar por hipotonia e abolição de reflexos (em geral até 4 semanas).[2,5]

A lesão do segundo neurônio pode gerar padrões de fraqueza muito diversos. A região acometida apresenta hipo ou arreflexia com atrofia precoce. É importante examinar múltiplos músculos dos segmentos corporais, pois o padrão de fraqueza identificado pode respeitar o território de uma raiz, plexo (completo ou incompleto) ou nervo periférico (mono, multi ou polineuropatia). O exame da sensibilidade contribuirá significativamente com o diagnóstico topográfico.

Nas polineuropatias, a lesão é dependente do comprimento axonal com a característica de simetria, afetando inicialmente apenas os membros inferiores. Quando os sinais e sintomas evoluem ao nível dos joelhos, as mãos também apresentarão anormalidades. As polineuropatias podem acometer fibras motoras e sensitivas associadamente ou haver predomínio ou exclusividade de uma delas. Com relação ao calibre das fibras sensitivas afetadas, a neuropatia pode ser preferencial ou exclusiva de fibras finas ou grossas[2,3] *(vide Capítulo 18 – Refinamentos no Exame Neuromuscular)*.

Nas doenças de junção neuromuscular, os exames de oposição de força e reflexos podem ser normais. A *fatigabilidade*, característica da disfunção pós-sináptica que ocorre na *miastenia gravis*, pode ser evidenciada após sustentação de um segmento corporal por 2-4 minutos. Ptose e diplopia podem-se revelar após 1 minuto de mirada para cima[3] *(vide Capítulo 18 – Refinamentos no Exame Neuromuscular)*.

As miopatias se manifestam mais frequentemente por fraqueza simétrica e de predomínio proximal. Atrofia é mais tardia que nas lesões nervosas. Outros padrões de fraqueza podem ocorrer, como o acometimento de músculos bulbares ou da face, que representam importantes pistas diagnósticas[27] *(vide Capítulo 18 – Refinamentos no Exame Neuromuscular)*. O Quadro 9-2 a seguir resume os principais padrões de fraqueza observados na prática clínica.

Quadro 9-2. Padrões de fraqueza mais frequentemente relacionados com os diferentes sítios de lesão/disfunção

	Distribuição da Fraqueza	Disfunção Sensitiva	Reflexos de Estiramento Muscular	Sinais e Sintomas Associados
Músculo	Proximal > distal (regra)	Ausente	Normais em estágios iniciais	Mioglobinúria, miotonia, hipertrofia/atrofia, escoliose
Junção neuromuscular pós-sináptica	Face, bulbar, membros proximais	Ausente	Normais	Diplopia, ptose flutuante, fatigabilidade
Junção neuromuscular pré-sináptica	Membros inferiores, bulbar	Ausente	Diminuídos	Melhora com exercício, disautonomia
Mononeuropatia	Fraqueza e atrofia precoces troncular	Sim, respeita território neural	Abolidos no arco reflexo específico	Neuralgia, alodínea,
Mononeuropatia múltipla	Multifocal, assimétrica	Sim, respeita território neural	Reduzidos de modo multifocal	Dor intensa pode preceder fraqueza e atrofia
Polineuropatia axonal	Simétrica, predomínio distal	Simétrica em bota e luva	Abolidos ou reduzidos; distal > proximal	Dor em queimação distal e de predomínio noturno
Polineuropatia desmielinizante	Relativamente simétrica	Simétrica, leve distal ou ausente	Globalmente abolidos	Nervos palpáveis em casos crônicos
Polineuropatia de fibras finas	Simétrica, predomínio distal	Restrita à dor e temperatura	Normais	Dor em queimação ou choque, alodínea
Neuronopatia sensitiva (ganglionopatia)	Multifocal	Multifocal	Abolidos de modo multifocal	Ataxia sensitiva, pseudoatetose
Neuronopatia motora (corno anterior)	Segmentar medular	Ausente	Abolidos	Hiper-reflexia e s. Babinski se afecção associada do TCEL

(Continua)

Quadro 9-2. Padrões de fraqueza mais frequentemente relacionados com os diferentes sítios de lesão/disfunção *(Cont.)*

	Distribuição da Fraqueza	Disfunção Sensitiva	Reflexos de Estiramento Muscular	Sinais e Sintomas Associados
Radiculopatia	Em miótomo	Leve	Diminuído/abolido no miótomo	Dor radicular
Cauda equina	Paraparesia assimétrica	Em sela	Diminuídos ou normais	Dor radicular
Cone medular	Paraparesia relativamente simétrica	Em sela	Exaltados	Disfunção esfincteriana
Medula espinhal torácica	Paraparesia/plegia	Acentuada, com nível sensitivo	Exaltados	Disfunção esfincteriana. Reflexos abolidos na fase aguda
Medula espinhal cervical	Tetraparesia/plegia	Acentuada, com nível sensitivo	Exaltados	Disfunção esfincteriana. Reflexos abolidos na fase aguda
Tronco cerebral	Hemiparesia/plegia cruzada	Variável	Exaltados	Disfunção de nervos cranianos
Cápsula interna	Hemiparesia contralateral proporcionada	Ausente	Exaltados	
Artéria cerebral anterior	Paresia/plegia do mi contralateral	Diminuída no membro afetado	Exaltados no membro afetado	
Artéria cerebral média	Hemiparesia contralateral fácio-braquial > mi	Fácio-braquial > mi	Exaltados em dimídio afetado	Afasia (hem. dominante/negligência (hem. não dominante)

MOVIMENTOS ASSOCIADOS E SINCINESIAS

Os movimentos associados são movimentos involuntários que ocorrem durante a execução de outro movimento, esforço ou estresse psíquico. Alguns ocorrem fisiologicamente, por exemplo: movimentos da cabeça que ocorrem no mesmo sentido do movimento dos olhos, movimentos da mímica facial ao realizar esforço físico intenso e balançar dos braços durante a marcha. Os movimentos associados fisiológicos (sinergias) são perdidos em síndromes parkinsonianas. Ao nascimento, pela imaturidade das vias motoras, um maior número de movimentos associados está presente, estes desaparecem gradualmente, podendo reaparecer em condições patológicas, particularmente na síndrome piramidal. Os movimentos associados considerados patológicos (sincinesias) podem ser classificados em três grupos:

1. **Sincinesia global ou espasmódica:** é a contração maciça de músculos do lado parético que leva à exacerbação da postura de decorticação *(Wernicke-Mann)* ou fragmentos dessa. Aparece quando o lado normal executa movimentos contra a resistência, ou ainda durante atos automático-reflexos, como bocejo, tosse ou choro.
2. **Sincinesias de coordenação:** são desencadeadas por movimentos específicos que podem ser pesquisados pelo examinador. O *sinal de Wartenberg* é desencadeado pela flexão forçada das falanges distais do 2º ao 4º dedo. Na mão parética, ocorre adução e oponência do polegar, enquanto que na mão sã, o polegar se mantém em abdução. O *sinal tronco-coxa de Babinski* é a elevação da perna parética, quando o paciente passa da posição supina para sentada. A flexão forçada do joelho e quadril quando acompanhada de dorsiflexão plantar involuntária constitui o *sinal de Strumpell*. O *sinal da perna de Raimiste* é evocado, quando o paciente aduz ou abduz o quadril do lado são de maneira vigorosa. A perna contralateral realiza involuntariamente o mesmo movimento.[2,9]
3. **Sincinesia de imitação ou especular:** é quando um membro executa involuntariamente o mesmo ato que o contralateral desempenhou voluntariamente. Os movimentos especulares são encontrados em crianças normais, sua manutenção na vida adulta ocorre, geralmente, em doenças das vias motoras. Sua presença, porém, deve ser valorizada apenas quando em conjunto com outros dados. Eles aparecem, por exemplo, durante a execução de movimentos alternados, como abrir/fechar, supinar/pronar (como na pesquisa de disdiadococinesia).

REFERÊNCIAS BIBLIOGRÁFICAS

1. Biller J, Gruener G, Brazis P. *De Myer's the neurological examination.* 6th ed. China: McGraw-Hill, 2011.
2. Campbell WW. *DeJong o exame neurológico.* 6ª edição. Rio de Janeiro: Guanabara e Koogam, 2007. p. 249-339; 418-26.

3. Amato AA, Russel JA. *Neuromuscular disorders*. Unites States: McGraw-Hill; 2008.
4. Babinski J. De la pronation de la main dans l'hémiplégie organique. *Revue Neurologique* 1907;15:755.
5. Blumefeld H. *Neuroanatomy through clinical cases*. 2nd ed. Sunderland: Sinauer Associates, 2010.
6. Davidoff RA. The pyramidal tract. *Neurology*. 1990;40:332-39.
7. Fredrikson S, Ekbom K. Armar–uppåt–sträck bättre än Grassets test. *Läkartidningen* 2006;103:1046.
8. Julião OF. O exame neurológico do adulto. In: Tolosa APM, Canelas HM. *Propedêutica neurológica*. 2. ed. São Paulo: Sarvier, 1971. p. 365-412.
9. Monrad-Krohn GH. *The clinical examination of the nervous system*. 8th ed. Great Britan: PB Hoeber, 1947.
10. Bordas LB. *Neurología fundamental*. 2. ed. Barcelona: Toray, 1968.
11. Maranhão-Filho P, Silva MM. O exame neurológico. In: Neto JPB, Takayanagui OM. *Tratado de neurologia da Academia Brasileira de Neurologia*. Rio de Janeiro: Elsevier, 2013. p. 21-63.
12. Weaver DF. A clinical examination technique for mild upper motor neuron paresis of the arm. *Neurology* 2000;54:531-32.
13. Engel AG. Armstrong CF. *Miology: basic and clinical*. 2nd ed. New York: McGraw-Hill, 1994.
14. Alter M. The Quinti digiti sign of mild hemiparesis. *Neurology* 1973;23:503-5.
15. Katirji B, Kaminski HJ, Ruff RL. *Neuromuscular disorders in clinical practice*. 2nd ed. New York: Spinger, 2014.
16. Mayo Foundation of medical education. *Clinical examinations in neurology*. 6th ed. St Louis: Mosby Year Book, 1991. p. 150-239.
17. Anderson NE, Mason DF, Fink JN et al. Detection of focal cerebral hemisphere lesions using the neurological examination. *J Neurol Neurosurg Psychiatry* 2005;76:545-49.
18. Maranhão-Filho PA, Maranhão ET. A evolução do Exame Neurológico e alguns sinais descritos a partir do século XX. Semiologia neurológica. *Rev Bras Neurol* 2007;43:5-11.
19. Sawyer RN, Hanna JP, Ruff RL et al. Asymmetry of forearm rolling as a sign of unilateral cerebral dysfunction. *Neurology* 1993;43:1596-98.
20. Yamamoto T. Forearm-rolling test. *Neurology* 1995;45:2299.
21. Sanvito W. *Propedêutica neurológica básica*. 2. ed. Rio de Janeiro: Atheneu, 2010.
22. Kendall FP, McCreary EK, Provance PG. *Muscles: testing and function*. 4th ed. Baltimore: Williams and Wilkins, 1993.
23. O´Brien M. *Aids to the examination of the peripheral nervous system*. 5th ed. China: Elsevier, 2010.
24. Witting N, Andersen LK, Vissing J. Axial myopathy: an overlooked feature of muscle diseases. *Brain* 2016;139:13-22.
25. Kendall FP, McCreary EK, Provance PG. *Muscles: testing and function*. 4th ed. Baltimore: Williams and Wilkins, 1993.
26. Lenoir T, Guedj N, Boulu P, Guigui P, Benoist M. Camptocormia: the bent spine syndrome, an update. *Eur Spine J* 2010;19:1229-37.
27. Engel AG. Armstrong CF. *Miology: basic and clinical*. 2nd ed. New York: McGraw-Hill, 1994.

10

Semiologia dos Reflexos

Anamarli Nucci ▪ Ingrid Faber ▪ Carlos Roberto Martins Jr.
Marcondes C. França Jr. ▪ Wilson Marques Júnior

▶ INTRODUÇÃO

A avaliação dos reflexos é fundamental no exame neurológico, proporcionando informações objetivas, significativas e rápidas para a composição do raciocínio sindrômico e topográfico das doenças dos sistemas nervoso central (SNC) e periférico (SNP).[1,2] Esta parte do exame esteve presente desde os primórdios da sistematização da propedêutica neurológica. Grande vantagem é que os reflexos podem ser pesquisados com relativa facilidade em pacientes comatosos, crianças, naqueles menos colaborativos[3] e pacientes psiquiátricos.[4] Sua interpretação, no entanto, deve ser realizada dentro do contexto global do exame neurológico.

▶ SEMIOTÉCNICA

Os pressupostos obrigatórios na avaliação dos reflexos clínicos estão listados adiante e devem ser obedecidos para cada reflexo (R) pesquisado:

A) Instrumental adequado, ou seja, use um dos vários tipos de martelo de reflexos disponíveis no mercado *(Babinski, Taylor, McGill, Buck)*, com borracha macia, para não causar dor à percussão.

B) A região corporal que será examinada deve estar descoberta.

C) Observação da melhor posição de pesquisa para cada R. As figuras do capítulo são ilustrativas das posições para pesquisa de vários reflexos, e uma regra geral deve ser lembrada: a de manter o efetor do R em leve estado de tensão, favorecedor da resposta reflexa. Exemplo, ligeira dorsiflexão passiva do pé facilita a resposta do R do tríceps sural ou aquileu.

D) Relaxamento adequado do paciente, pois a contratura excessiva bloqueia o R. Para isso, conversar com o paciente durante o exame, pedir a ele que faça cálculos, desviar sua atenção, enfim, usar de circunstâncias que ajudem a relaxar.

E) Conhecer as "manobras de facilitação ou métodos de reforço".[2] A facilitação consiste em uma contração sustentada de músculos distantes do efetor do R a ser pesquisado. O exemplo clássico é a *manobra de Jendrassik* (efeito de 1 a 6 segundos) (Figura 10-1).

Tipos de reflexos: os mais importantes reflexos aplicáveis à clínica estão listados a seguir.

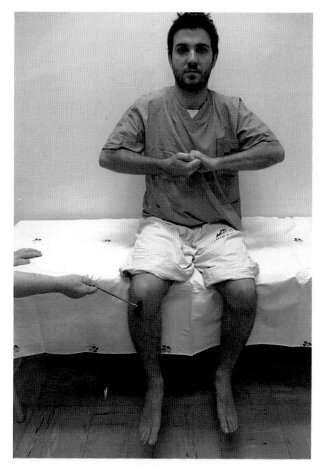

Figura 10-1. Manobra facilitadora para obtenção do R. patelar *(manobra de Jendrassik).* Consiste na postura demonstrada, o paciente deve opor força em ambas as mãos (uma contra a outra).

▶ REFLEXOS DE ESTIRAMENTO MUSCULAR

Sinonímia. Reflexo de estiramento muscular (REM), R profundo, R proprioceptivo, R miotático fásico, R tendíneo, R osteotendíneo. Preferimos a denominação REM que está mais em concordância com a nomenclatura neurofisiológica, enquanto que as demais, de justificativas não propriamente errôneas, mas menos precisas, ainda são tradicionalmente utilizadas.

Nomenclatura para o REM: o REM deve receber o nome do efetor do arco R, por exemplo, R do quadríceps, R do tríceps sural e R do tríceps braquial. Entretanto, aqueles autores que preferem R osteotendíneo, referindo-se ao local de percussão para desencadeá-lo, usam R patelar, R aquileu, R espôndilo-crural, por exemplo.

Bases neurofisiológicas: O REM tem um arco bineural, monossináptico, envolvendo o neurônio sensitivo (gânglio da raiz dorsal) e o motoneurônio alfa (corno anterior da medula espinhal). O estiramento desencadeado pela percussão do martelo em um tendão traciona as fibras extrafusais (musculares propriamente ditas) e intrafusais (fuso neuromuscular), que estão em paralelo. Isto permite que a aferência nervosa (fibra Ia) sinalize a situação de estiramento, levando o motoneurônio alfa a emitir impulsos e, consequentemente, permitindo que haja contração do músculo que foi estirado (Figura 10-2).

O nível funcional do REM depende do grau de facilitação a que estão submetidas as fibras intrafusais, que, em suas regiões polares, são inervadas por prolongamentos de neurônios gama. Portanto, o fuso neuromuscular é suscetível a influências suprassegmentares.[5]

Características do REM: na pesquisa de todo REM devem-se analisar as seguintes características para melhor classificá-lo em normal ou anormal e, se anormal, em qual intensidade:

- *Tempo de latência:* tempo decorrido entre a percussão e o início da resposta. A mensuração desse tempo é impossível na prática clínica, porém, objetivado pela eletroneurografia, através do estudo do *R de Hoffmann*. Tende a estar diminuído em reflexos exaltados. Interessante anotar que quando o paciente já é conhecedor da possível resposta de um determinado R e, sendo ele "excessivamente colaborativo", pode responder voluntariamente. Então, não ocorre o característico tempo de latência, e a resposta voluntária pode vir antes mesmo de o martelo tocar o ponto de percussão ou ser simultânea ao toque. Nesse caso, o examinador experiente alerta o paciente para relaxar, entabula uma conversação, faz perguntas para distraí-lo, por exemplo.
- *Amplitude de resposta:* em condições normais, espera-se uma amplitude de resposta "normal" (RN) do efetor do arco R. É uma avaliação subjetiva na

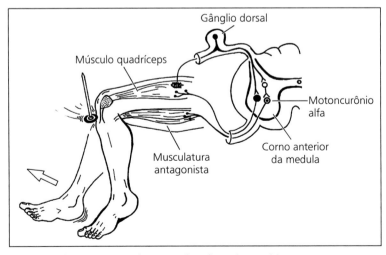

Figura 10-2. Desenho representando o arco do reflexo do quadríceps.

prática clínica, estando aumentada nos casos de hiper-reflexia e diminuída nos casos de hiporreflexia. A amplitude pode estar aumentada não só em condições de, como também em alguns casos de ataxia cerebelar.

- *Área provocadora específica ou ampliada:* cada R tem uma área de percussão específica. Por exemplo: o R do quadríceps pode ser obtido por percussão infrapatelar ou suprapatelar. Caso seja obtida a resposta de contração do quadríceps por percussão ao longo da crista tibial, abaixo do tendão patelar, a área provocadora do R está ampliada. A ampliação da área provocadora de um R ocorre na hiperexcitabilidade reflexa e é interpretada como parte dos sinais da síndrome do neurônio motor superior.[6]

- *Especificidade de resposta ou difusão da mesma:* o R normal tem como resposta a contração específica do efetor do arco R em questão. Quando a resposta tem movimentos referentes a outros músculos, diz-se difusão de resposta, fenômeno compatível com aumento da excitabilidade reflexa. Exemplo: R do bíceps braquial tem como RN a contração do bíceps. Caso haja também significativa pronação do antebraço e flexão dos dedos, pode-se interpretar como difusão de resposta.

- *Presença de reflexos ditos "patológicos" e clonus:* serão descritos detalhadamente em itens separados.

- *Simetria do R no sentido laterolateral (direita X esquerda) e craniocaudal:* nem todos os reflexos simétricos são normais.[6] Exemplos: a) arreflexia global, em um paciente com hipótese clínica de neuropatia desmielinizante autoimune, mostra que simetria pode estar associada a R anormais; b) paciente com hiper-reflexia em membros inferiores, associada a reflexos patológicos, nesse caso a simetria deve ser entendida no contexto da síndrome do neurônio motor superior, na paraplegia/paresia espástica.

A assimetria de determinado R com relação ao seu homólogo contralateral, isoladamente, é mais compatível com lesão do SNP. Então, neste caso, a assimetria se reveste de grande valor diagnóstico topográfico, a ser julgado pelos componentes do arco R anormal. Entretanto, doenças osteoarticulares, com bloqueio doloroso articular, por exemplo, devem ser consideradas no diagnóstico diferencial.

A resposta pode variar de abolida, diminuída, viva até exaltada e ser avaliada em escalas. Estas, embora possam ser personalizadas em cada serviço (Quadro 10-1), para fins de comunicação internacional devem ser o mais uniformizadas possível. A escala mais usada internacionalmente é a escala do *National Institute of Neurological Disorders and Stroke (NINDS)*,[7] resumida no Quadro 10-2.

Quadro 10-1. Escala de respostas reflexas proposta por Tolosa[20]

R ausente	0
R diminuído	(-)
R normal	+1
R vivo	+2
R exaltado	+3
R exaltado com clono	+4

Quadro 10-2. Escala de respostas reflexas NINDS, segundo *Hallet*

Resposta ausente	0
R leve resposta ou após reforço (hipoativo)	+1
R normal	+2
R aumentado, não necessariamente patológico (vivo)	+3
R exaltado com clono	+4

Quando o examinador pesquisa um R, deve vir à sua mente o arco do R em questão, ou seja, sua aferência (Af), o centro do R (CR), eferência (Ef), efetor (E) e a RN, para que ele possa formar um raciocínio de normalidade, anormalidade, intensidade do processo mórbido e localização da lesão ou disfunção. Na rotina do exame neurológico, estão incluídos:

REM do Grupo Axial da Face

Nesse grupo, estão os REM pesquisados na região média da face, cujos arcos são constituídos por nervos cranianos e CR no tronco encefálico.

■ *R orbicular dos olhos:* (R glabelar, nasopalpebral)
Af/Ef = n. trigêmeo/n. facial, CR = núcleos do facial na ponte; E = m. orbicular dos olhos.

Técnica: percuta a glabela, trazendo o martelo de reflexos por cima ou lateralmente à cabeça do paciente, para evitar ameaça visual geradora do "piscamento à ameaça", uma resposta condicionada, não REM. RN = piscamento sutil, bilateral e único (Figura 10-3).

Variante técnica: *manobra ou reflexo de McCarthy* – com o dedo na região supraorbitária externa de um dos olhos, o examinador percute seu dedo ou diretamente a superfície óssea supraorbitária, observando a resposta de fechamento palpebral ipsolateral. A variante é útil quando se está em dúvida quanto à assimetria na pesquisa descrita para o R orbicular dos olhos, e que necessita de confirmação, pois, na variante técnica, os lados são analisados separadamente e permite tirar dúvidas.

Figura 10-3. Pesquisa do reflexo orbicular dos olhos.

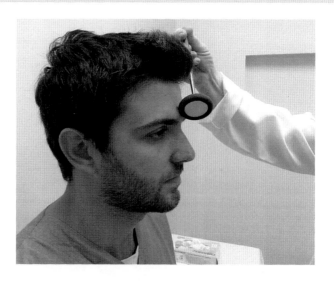

Quando o piscamento é muito rápido ou repetido, é necessário verificar se não se trata de exaltação do R. Para tal, percuta a glabela 5 a 10 vezes e, se não ocorrer extinção da resposta após 5 percussões, a interpretação é de exaltação reflexa *(sinal de Myerson)*. Tal sinal pode ser encontrado na Doença de Parkinson ou encefalopatias.

- *R orbicular da boca:* (R peribucal, R oro-orbicular)
Af/Ef = n. trigêmeo/n. facial, CR = núcleos do facial na ponte; E = m. orbicular da boca.
Técnica: interpondo o dedo indicador, o examinador percute o lábio superior do paciente, abaixo do tabique nasal. RN = ligeiro franzir dos lábios ou ausência de resposta (Figura 10-4).
Nos casos de hiperatividade reflexa, ocorrerá protrusão labial *(snout)* e, em casos mais graves, acrescenta-se movimento de sucção, de gustação, mastigação e deglutição, culminando com a resposta de voracidade (abertura da boca, movimentos de estalar os lábios, mastigar e deglutir). Esta resposta pode ser provocada por objetos próximos à boca, mesmo sem tocá-la. A interpretação é de liberação frontal *(vide item de reflexos primitivos)*.

- *R do masseter:* (R mandibular, mentoniano ou mental)
Af/Ef = n. trigêmio (ramo mandibular), CR = núcleo motor trigeminal; E = m. masseter.
Técnica: paciente com a boca entreaberta, mandíbula relaxada; o examinador interpõe seu dedo indicador ou polegar sobre a porção média da mandíbula e percute sobre seu dedo. RN = leve fechamento da boca ou ausência de resposta (Figura 10-5).

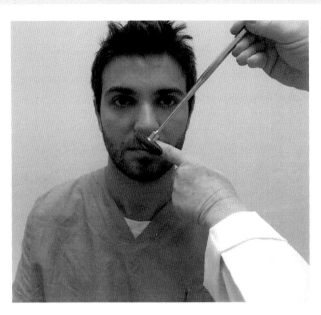

Figura 10-4. Pesquisa do reflexo orbicular da boca.

A exaltação do R do masseter, em associação a outros R axiais da face, pode ocorrer na síndrome parkinsoniana ou em lesões corticossubcorticais difusas.

- *R de extensão cervical*: (R retrator da cabeça – *Wartenberg*)[1]
  Af/Ef = raízes C2, C3 e C4; CR = segmentos medulares C2 a C4; E = mm. extensores do pescoço.

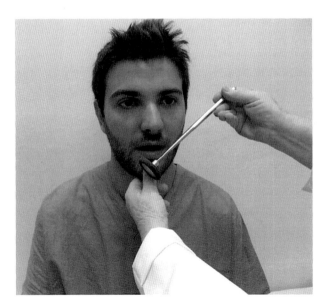

Figura 10-5. Técnica para obtenção do reflexo do masseter ou mentoniano.

Técnica: paciente com a cabeça ligeiramente flexionada, o examinador percute o lábio superior na porção média, abaixo do tabique nasal, interpondo seu dedo. RN = não resposta. Na hiper-reflexia, ocorre movimento rápido e brusco da cabeça para trás, por extensão reflexa do pescoço. Esta resposta é interpretada como sinal de liberação piramidal.

REM dos Membros Superiores

- *R do bíceps braquial:* (R bicipital)
Af/Ef = n. musculocutâneo; CR = C5, C6; E = m. bíceps braquial.

Técnica: percussão do dedo do examinador colocado sobre o tendão do bíceps na prega do cotovelo; paciente com cotovelo em semiflexão e supinação do antebraço, sustentado pelo examinador (Figura 10-6). RN = contração do bíceps, flexão do antebraço sobre o braço. Na síndrome piramidal podemos encontrar aumento da área provocadora desse R, que inclui a percussão do **olécrano, epitróclea, epicôndilo, clavícula** e **processos espinhosos da coluna cérvico-torácica** (R espôndilo-braquial *de Tolosa*), por exemplo.[8]

- *R do tríceps braquial:* (R tricipital)
Af/Ef = n. radial; CR = C6, **C7**, C8, E = m. tríceps braquial.

Técnica: percussão do tendão tricipital, acima do olécrano; paciente com cotovelo em 90°, e o examinador sustentando a posição através da mão em apoio do braço (Figura 10-7). RN = extensão do antebraço. Vale lembrar uma peculiaridade: o *Reflexo Tricipital invertido.* Trata-se de resposta flexora, em vez de extensora do braço, ao percutir o tendão tricipital. Tal situação pode ocorrer, quando há lesão das raízes C7 ou C8 ipsolateralmente.

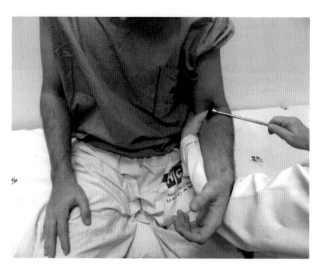

Figura 10-6. Técnica para obtenção do reflexo bicipital.

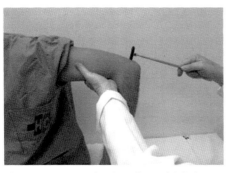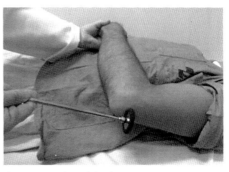

Figura 10-7. Pesquisa do reflexo tricipital nas posições sentada e deitada.

- *R supinador longo:* (R estilorradial, R braquiorradial)
  Af/Ef = n. radial; CR = C5, **C6**, E = m. supinador longo.

  Técnica: percussão da apófise estiloide do rádio; paciente com o braço em flexão de 90° e posição neutra do punho; examinador sustentando essa posição através de sua mão embaixo do punho do paciente (Figura 10-8). RN = flexão do antebraço.

  Em casos de hiperatividade reflexa, observa-se nítida resposta, incluindo contração do bíceps braquial, dos mm. flexores dos dedos e dos mm. pronadores, expressando os correspondentes movimentos. Pode haver também aumento de área com obtenção de resposta à percussão do epicôndilo lateral.

- *R dos pronadores:* (R cúbito-pronador, R rádio-pronador)
  Af/Ef = n. mediano; CR = C8, E = mm. pronadores (redondo e quadrado).

  Técnica: idem posição do paciente para o R do supinador longo; percussão da apófise estiloide do rádio na sua face anterior para obtenção do R rádio-pronador e na face posterior da apófise estiloide da ulna para obtenção do R cúbito-pronador (Figura 10-9). RN = pronação do antebraço.

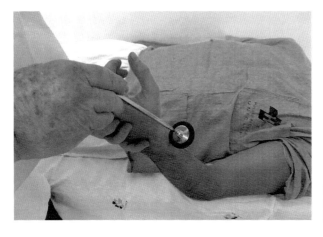

Figura 10-8. Pesquisa do reflexo supinador longo (ou braquiorradial).

Figura 10-9. Método para obtenção do reflexo cúbito-pronador.

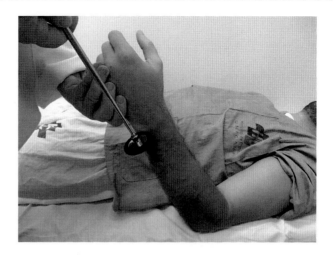

Considerando o precoce aumento do tônus pronador na síndrome piramidal, evidenciado às manobras deficitárias, não raro, há coerência de dados, observando-se precocemente a exaltação do R dos pronadores.[8] O reflexo cúbito-pronador é um dos primeiros a se exaltar em síndromes piramidais, acima do nível C6.

- *R flexor dos dedos*
  Af/Ef = nn. mediano e ulnar; CR = **C8**, T1, E = m. flexor profundo dos dedos.
  Manobra de Wartenberg: o examinador interpõe os dedos médio e indicador sobre as falanges proximais do segundo ao quinto dedos do paciente e percute sobre os dedos interpostos (Figura 10-10).

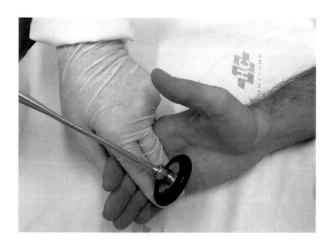

Figura 10-10. Manobra de Wartenberg para obtenção de reflexo flexor dos dedos.

Manobra de Trömner: o examinador percute bruscamente a polpa do dedo médio ou indicador do paciente com seu dedo médio. A mão do paciente preferencialmente em pronação ou com o punho neutro, posições estas sustentadas pela outra mão do examinador sob o punho do paciente (Figura 10-11).

Manobra de Hoffmann: o examinador prende a falange média da mão do paciente entre seus dedos médio e indicador. Com seu polegar faz uma brusca e intensa fricção da unha do dedo médio do paciente. Posição da mão do paciente em pronação ou neutra (Figura 10-12).

Manobra de Bechterew: o examinador percute os tendões dos flexores dos dedos sobre o canal carpiano, mão em supinação (Figura 10-13).

RN = leve flexão das falanges distais dos quatro últimos dedos ou ausência de resposta. Quando a resposta reflexa inclui flexão intensa das falanges distais de todos os dedos, incluindo flexão/adução do polegar, interpreta-se como hi-

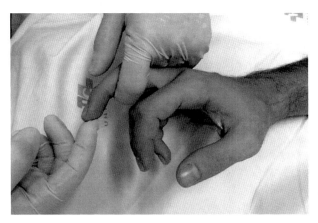

Figura 10-11. Manobra de Trömner para obtenção de reflexo flexor dos dedos.

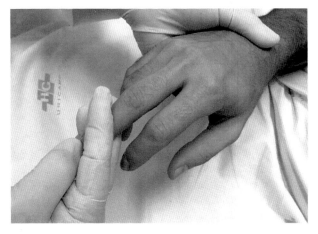

Figura 10-12. Manobra de Hofmann para obtenção de reflexo flexor dos dedos (também pode ser realizada no segundo dedo).

Figura 10-13. Manobra de Bechterew para obtenção de reflexo flexor dos dedos.

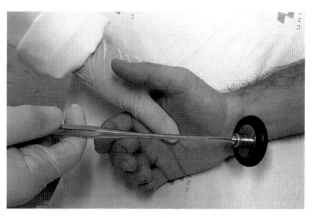

per-reflexia. A valorização é maior ainda quando a resposta assim exagerada é unilateral, sugerindo lesão piramidal contralateral (encéfalo) ou ipsolateral (lesão medular cervical).

REM do Tronco

- *R abdominais:* (R abdominais profundos)
  Af/Ef = nn. intercostais; CR = T6 a T12; E = m. reto abdominal.

Técnica: paciente em decúbito dorsal; vários pontos de percussão são possíveis:
A) Rebordo costal na linha mamilar (R costo-abdominal) (Figura 10-14A).
B) Apêndice xifoide (R esterno-abdominal) (Figura 10-14B).
C) Sínfise púbica, com interposição do dedo do examinador (R médio-púbico) (Figura 10-14C).
D) Espinha ilíaca anterossuperior (R iliopúbico) (Figura 10-14D).
E) Processos espinhosos torácicos (R espôndilo abdominal *de Tolosa*).
RN = contração parcelar da musculatura abdominal com desvio da cicatriz umbilical em direção ao estímulo ou reposta pouco evidente. Raramente ocorre adução das coxas.

Quando há hiperatividade reflexa, pode ocorrer contração associada de mm. Adutores das coxas. Outro dado de interesse localizatório é a dissociação dos reflexos abdominais, ou seja, os abdominais profundos exaltados e os superficiais abolidos, na *síndrome piramidal*. Nas lesões da medula torácica, ocorre abolição da resposta abdominal no nível lesional (síndrome do segundo neurônio motor – lesão do núcleo do nervo) e a presença da contração adutora em nível sublesional (síndrome do primeiro neurônio motor).[8]

Capítulo 10 □ Semiologia dos Reflexos

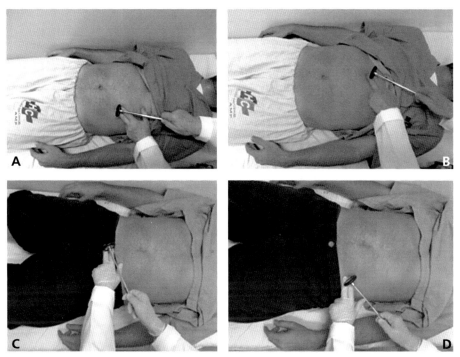

Figura 10-14. Reflexos abdominais profundos. (**A**) R costo-abdominal. (**B**) R esterno-abdominal. (**C**) R médio-púbico. (**D**) R iliopúbico.

REM dos Membros Inferiores

- *R do quadríceps femoral:* (R patelar, R rotuliano)
  Af/Ef = n. femoral; CR = L2 a L4, E = mm. quadríceps femoral.

Técnica: paciente sentado, com as pernas pendentes é a posição de pesquisa mais comum, para essa e outras posições possíveis, vide Figura 10-15; percussão sobre o tendão patelar, abaixo da rótula (área infrapatelar provocadora do R) ou, acima dela (área suprapatelar provocadora do R), estando o examinador com uma das mãos espalmada sobre o m. quadríceps ipsolateral, pois em caso de resposta diminuída, o examinador percebe a contração muscular. RN = extensão da perna (Figura 10-15).

Na hiperatividade reflexa, além da dimunuição da latência e aumento da amplitude, observam-se aumento da área provocadora (percussão ao longo da crista tibial) e, por vezes, resposta policlônica. A arreflexia patelar é chamada de *Sinal de Westphal*.

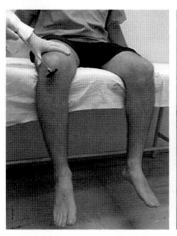
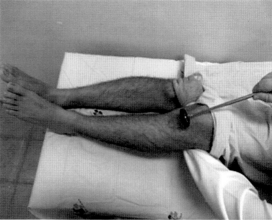

Figura 10-15. Pesquisa do reflexo quadricipital (patelar) sentado e deitado.

- *R adutor da coxa*

Af/Ef = nn. obturador e ciático; CR = L2 a L4, E = mm. adutores.

Técnica: paciente sentado, coxas em ligeira abdução; examinador coloca os dedos indicador e médio sobre o tendão do adutor maior e percute sobre os dedos (Figura 10-16). RN = adução da coxa ipsolateral ou reposta pouco evi-

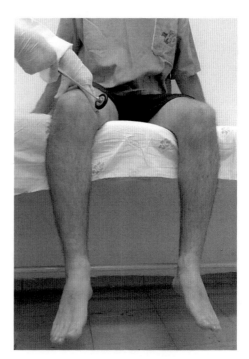

Figura 10-16. Pesquisa do reflexo adutor da coxa.

dente. A hiper-reflexia é traduzida por contração associada dos músculos adutores contralaterais e quadríceps ("reflexo cruzado").

- *R do semitendinoso e do semimembranoso:* (R poplíteo interno, R tíbio-femoral posterior)
  Af/Ef = n. ciático porção tibial; CR = L4, **L5**, S1, S2, E = m. semitendinoso e m. semimembranoso.
  Técnica: paciente em decúbito ventral, perna ligeiramente em abdução, fletida sobre a coxa e em rotação externa; o examinador interpõe o dedo sobre os tendões dos citados músculos internamente e acima da prega poplítea. RN = leve flexão da perna e rotação interna. Muito útil para diferenciar radiculopatias L5 de lesões de nervo fibular em casos de pé caído.

- *R do bíceps femoral:* (R poplíteo externo, R fibular-femoral posterior)
  Af/Ef = n. ciático porção tibial; CR = L5, **S1**, E = bíceps femoral, cabeça longa.
  Técnica: paciente em decúbito lateral, a perna a ser examinada para cima e em semiflexão; examinador interpõe o dedo sobre o tendão do bíceps femoral, percutindo-o. RN = contração palpável ou ligeira contração visível do bíceps.

- *R do tríceps sural:* (R aquilino, R aquíleo, R aquileano ou aquileu)
  Af/Ef = n. tibial; CR = S1, S2, E = mm. gastrocnêmios e sóleo.
  Técnica: as posições de pesquisa do reflexo estão demonstradas na Figura 10-17. Em todas elas, uma ligeira flexão dorsal deve ser realizada pelo examinador que percute o tendão de Aquiles (Figura 10-17). RN = flexão plantar do pé. Este é o único reflexo profundo que pode ser pesquisado, utilizando o cabo do martelo de reflexos. Em caso de hiper-reflexia, pode ser observada resposta policlônica, e vários pontos de percussão na planta do pé desencadeiam a resposta (aumento de área reflexógena), por exemplo, *R médio plantar.* O *Sinal de*

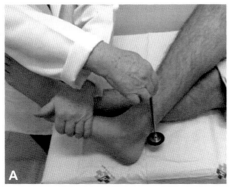
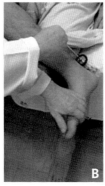
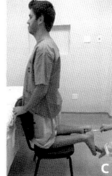

Figura 10-17. Métodos para obtenção do reflexo do tríceps sural (aquileu). (**A**) Deitado. (**B**) Sentado. (**C**) Ajoelhado.

Woltman é um achado clássico do hipotireoidismo, caracterizado por fase de relaxamento prolongada do reflexo do calcâneo, gerando hiporreflexia.

- *R flexor dos artelhos*
Af/Ef = nn. plantar medial e lateral; CR = S1, S2, E = mm. flexores plantares dos artelhos.
Técnica: paciente em decúbito dorsal; vários locais de percussão pelo martelo foram descritos.[1] Faremos destaque a dois deles:

1. Percussão da base do 4º dedo do pé, de acordo com *Rossolimo* (Figura 10-18).
2. Percussão sobre o osso cuboide, segundo *Mendel-Bechterew*.
RN = não obtenção de resposta.

A resposta de flexão dos dedos alerta para possível hiperatividade reflexa no contexto da síndrome do neurônio motor superior, constituindo um dos chamados "sinais piramidais".[7]

- *Clônus de patela*
Técnica: com o paciente em decúbito dorsal, joelho em extensão, o examinador desloca sua rótula para baixo (Figura 10-19) de modo brusco e sustentado, usando seus dedos polegar e indicador para fazê-lo. RN = não resposta.

Ocorrem contrações clônicas do m. quadríceps de modo que a rótula faz movimento "sobe-desce", que pode ser sustentado (inesgotável, enquanto durar a pressão) ou transitório, esgotável, com apenas alguns movimentos clônicos do quadríceps. Interpretação: para a maioria dos autores,[9] o clonus de patela é a expressão da hiper-reflexia do R do quadríceps, principalmente se inesgotável.

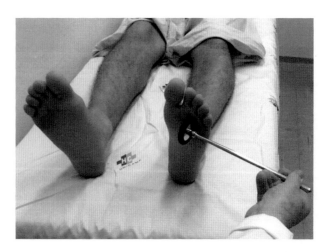

Figura 10-18. Pesquisa do reflexo flexor dos artelhos por percussão da base do quarto dedo (Rossolimo).

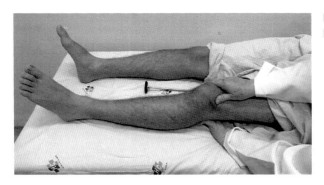

Figura 10-19. Técnica para pesquisar clono patelar.

Clono de pé
Técnica: com o paciente sentado ou em decúbito dorsal, joelho em semiflexão, sustentado por uma das mãos do examinador, que com a outra faz uma brusca e extrema dorsiflexão do pé, mantendo moderada pressão plantar (Figura 10-20). RN = não resposta. A ocorrência de contrações clônicas do m. tríceps sural é indicativa de acometimento do primeiro neurônio motor (síndrome piramidal).

Clono de mão e mandíbula
Ambos são mais raramente observados, com relação aos anteriores. A técnica de exame consiste na extensão passiva, brusca e mantida do punho e, na mandíbula, abaixamento passivo, rápido e mantido da mesma. Em ambos os casos, não é esperada resposta em condições fisiológicas. Como expressão de hiper-reflexia, contrações clônicas da mão ocorrerão, enquanto houver a extensão passiva, assim como movimentos clônicos da mandíbula, respectivamente. Clono mandibular deve sempre ser pesquisado nos pacientes com suspeita de doença do neurônio motor (ELA), pois pode ser a única manifestação piramidal encontrada em alguns pacientes.

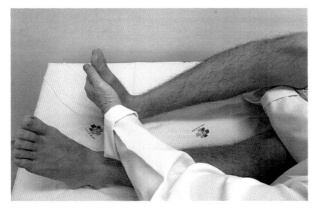

Figura 10-20. Técnica para pesquisar clono do pé.

) REFLEXOS CUTÂNEOS OU SUPERFICIAIS

Sinonímia. R cutâneos, superficiais ou exteroceptivos, que são provocados por estímulo na pele, do tipo picadas ou o roçar de um instrumento de ponta romba,[3,9] uma ponta de lápis, cabo do martelo de reflexos, estímulo pelo frio[10] ou pressão[11] por exemplo.

- *R cutâneo-plantar:* (n. tibial, L4-S2)

Técnica: estímulo na porção medial e/ou lateral da planta do pé (na direção posteroanterior até a base do segundo dedo) com paciente em decúbito dorsal (Figura 10-21). RN = flexão dos artelhos.

A inversão da resposta, ou seja, a extensão dos artelhos e, principalmente, do hálux, o *sinal de Babinski*, é possivelmente o mais conhecido na clínica neurológica pela sua importância, como expressão da síndrome piramidal.[12] Em uma série de artigos de 1896 a 1903 o "fenômeno dos artelhos" e o "sinal do leque" foram definidos por Babinski.[13] O fenômeno dos artelhos foi o primeiro a ser descrito, referia-se ao "movimento de extensão dos artelhos sobre o metatarso, em determinadas afecções orgânicas do SNC",[1] entretanto, *a posteriori*, o próprio Babinski valorizou a extensão do hálux, como essencial para considerar-se o sinal de expressão maior de lesão piramidal. O sinal do leque, referindo-se à abdução dos artelhos, poderia ou não ser associado à extensão do hálux. Inicialmente o estímulo foi descrito como picadas na sola do pé[6] e, mais tarde, como traço firme na porção lateral do pé, com instrumento de ponta levemente aguda, indo de posterior para anterior, até, no máximo, a base do segundo artelho.[12]

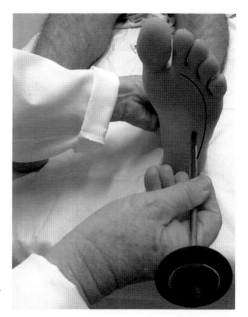

Figura 10-21. Técnica para obtenção do reflexo cutâneo-plantar. A linha preta representa o trajeto do estímulo executado na face lateral do pé desde a região posterior até a base do segundo pododáctilo.

Variantes técnicas na pesquisa do sinal de Babinski são encontradas na literatura e, ao longo do tempo, somaram mais de 30,[2,13] das quais resumimos as mais ensinadas aos nossos alunos (Quadro 10-3). Os clínicos, em geral, avaliam mais que uma variante na pesquisa do R plantar, quando há extensão. Dados de literatura indicam que a combinação das técnicas de Babinski e Chaddock foram as mais confiáveis com relação a resultados intra e interobservadores.[8] É importante lembrar que pacientes com lesões piramidais podem apresentar contração exagerada do músculo tensor da fáscia lata ipsolateral durante a evocação do reflexo cutâneo plantar. Tal achado é chamado de *Sinal ou Reflexo de Brissaud (Édouard Brissaud, 1896),* muito útil quando o paciente se apresenta com o hálux amputado.

▪ *R cutâneo-palmar:* (R cutâneo-hipotenar; C6-T1, nn. mediano e ulnar)

Técnica: a estimulação cutânea da região hipotenar, em geral, não provoca resposta. Na síndrome do neurônio motor superior, especialmente na tetraplegia/paresia espástica, ocorrem adução e flexão do polegar *(fenômeno de adução do polegar de Pierre Marie-Foix),* cujo significado fisiopatogênico é o mesmo que o do sinal de Babinski, descrito originalmente no pé.

▪ *R cutâneo-abdominais:* (superior – T6 a T9; médio – T9 a T11; inferior; T11 a T12; nn. Intercostais – superior e médio; nn. ilio-hipogástrio e ilioinguinal – inferior)

Técnica: paciente em supino, roçar rapidamente o mesmo instrumento usado para o R plantar (Figura 10-22), de fora para dentro, em três níveis, superior, médio e inferior, sendo o nível médio na altura do umbigo. RN = contração da parede abdominal e deslocamento da cicatriz umbilical na direção do estímulo. Certas condições podem favorecer um falso-negativo deste R, como cicatrizes na parede abdominal, obesidade, edema etc. Considerando que o sis-

Quadro 10-3. Variantes técnicas da pesquisa do sinal de Babinski (Sucedâneos de Babinski)

Autor	Ano	Técnica de Obtenção
Schaeffer	1899	Pinçamento enérgico do tendão aquileu
Oppenheimer	1902	Deslizamento do polegar e indicador "em pinça"sobre a crista tibial
Gordon	1904	Compressão profunda da panturrilha
Chaddock	1911	Roçar na pele inferolateral ao maléolo externo
Austregésilo e Esposel	1912	Pressão da coxa medial e/ou anterior
Bing	1918	Espetar a face dorsal do hálux ou dorso do pé
Gonda	1942	Flexão vigorosa do quarto (preferencial), terceiro ou segundo artelhos

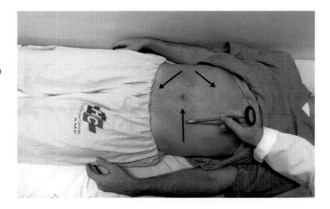

Figura 10-22. Locais de estimulação para obtenção dos reflexos abdominais superficiais nos andares superior, médio e inferior do abdome.

tema piramidal é facilitador desse R, na síndrome piramidal, há abolição do mesmo, contralateral à lesão cerebral.

- *R palmomentoniano ou palmomentual:* (R policomentoniano – *Marinesco e Radovici*)
Técnica: estímulo cutâneo na região tenar, em geral, não determina qualquer resposta mentual ou pode levar à leve contração do m. mentalis e orbicular da boca, com elevação do ângulo da boca e ligeira retração. A hiperatividade reflexa tem sido evidenciada nas lesões piramidais, em especial encefalopatias difusas.

- *R cremastérico:* (L1, L2, nn. Ilioinguinal e genitofemoral)
Técnica: estímulo na face interna da coxa, sobre os adutores. RN = no homem há ascensão do testículo e na mulher do grande lábio, ipsolateral. O R cremastérico não deve ser confundido com o reflexo escrotal ou *Dartos*, que produz uma sinuosa contração da pele escrotal ao se afagar o períneo ou ao se aplicar um objeto frio ao escroto.

- *Reflexo bulbocavernoso:* (R bulboesponjoso; S2-S4, nn. Ilioinguinal e genitofemoral)
Técnica: pinçamento da glande peniana. RN = contração do m. bulbo esponjoso, perceptível à mão espalmada sobre o períneo.

- *R anal superficial:* (S4, S5, n. hemorroidário inferior)
Técnica: leve toque na margem mucosa do ânus. RN = contração do m. esfíncter externo do ânus.

Reflexos mucosos, como **R córneo-palpebral**, **R faríngeo**, **R velopalatino** e outros, foram descritos nos respectivos capítulos de nervos cranianos.

ANORMALIDADES DOS REFLEXOS E "REFLEXOS PATOLÓGICOS"

As duas alterações mais importantes dos reflexos consistem em hipoatividade e hiperexcitabilidade, características das lesões do SNP e SNC, respectivamente. A hipoatividade de um R, considerando o espectro de diminuição até abolição, permite inferir sobre a topografia lesional (conhecendo o arco do R anormal) e a intensidade do processo mórbido. Na abolição do R, o *pool* neuronal (nas lesões do corno anterior da medula) ou os prolongamentos nervosos desses neurônios (raízes, plexo, tronco nervoso) estão gravemente comprometidos e, na diminuição, em menor gravidade.

Idêntico raciocínio se aplica quando a lesão está nos corpos neuronais localizados no gânglio da raiz dorsal ou nas fibras sensitivas. Além disso, considera-se a distribuição das alterações no corpo como um todo (*vide Capítulo 18 – Refinamentos no Exame Neuromuscular e Quadro 9-2*). A abolição dos REM deve ser destacada nas lesões medulares agudas, na fase de choque espinhal, abaixo do nível lesional, decorrente de perda das influências motoras descendentes, particularmente dos tratos corticospinhal lateral, vestibuloespinhal e reticuloespinhal.

O choque espinhal se associa à perda sensitiva, paralisia motora e distúrbios esfincterianos. Após cerca de 3 a 4 semanas, em lesões segmentares, há lento e progressivo aparecimento dos reflexos patológicos, e a hiperatividade dos REM se instala no nível infralesional.[9] Por "reflexos patológicos" denominam-se genericamente reflexos cujas respostas são incipientes em indivíduos normais ou neles ausentes, mas que estão presentes ou exaltados na síndrome do neurônio motor superior. Como exemplos: o R cutâneo-plantar em extensão (*sinal de Babinski*), R flexor dos dedos, clonus de pé e/ou patela.

REFLEXOS PRIMITIVOS

Sinonímia: reflexos atavísticos ou sinais de liberação frontal. Recém-nascidos apresentam respostas reflexas adaptativas à sobrevivência que vão desaparecendo com a maturidade do SNC, como o R de sucção. O reaparecimento com exagero desse e outros com intensa hiperatividade (R orbicular dos olhos, R orbicular da boca, R retrator da cabeça, R palmomentoniano, R de preensão e sucção) indica disfunção do SNC. Reflexo de preensão (*grasping*) também segue o mesmo raciocínio.

A ocorrência de apenas um dos vários reflexos primitivos de maneira isolada não tem valor diagnóstico ou localizatório, uma vez que possa estar presente em indivíduos normais ou no envelhecimento com saúde, especialmente acima dos 70 anos.[5] Entretanto, parece ser consenso que a combinação de dois ou mais deles, particularmente em associação ao sinal de Babinski ou outros reflexos patológicos,[2] sugere alta probabilidade diagnóstica de doenças cerebrais difusas, em especial de doença de Alzheimer.[14,15]

▶ REFLEXOS DE AUTOMATISMO MEDULAR

Os "reflexos de automatismo medular" *(Pierre Marie-Foix)* ou "reflexos de defesa" *(Babinski)* e outros sinônimos, como sinergia flexora reflexa, fenômeno do encurtamento, R de encurtamento patológico,[5] significam a supressão da inibição dos centros superiores. Em indivíduos normais, estímulos nociceptivos distalmente na perna resultam em abrupta e breve flexão do joelho e articulação coxofemoral e, mais raramente, dorsiflexão do tornozelo. Há flexão dos quatro últimos artelhos que é rápida e geralmente maior que a do hálux, todos fazendo uma flexão plantar.[13,16]

Em condições patológicas, como nas mielites transversas, compressões medulares, enfim, nas afecções medulares crônicas, ocorre significativa dorsiflexão do tornozelo, flexão do joelho e da articulação coxofemoral (R de retirada, R de tríplice flexão, R de automatismo espinhal) e, como parte mais distal dos mecanismos espinhais de defesa, a flexão dorsal (extensão) do hálux. Os estímulos aplicados abaixo do nível lesional podem ser os mais variados, desde leve pressão da roupa de cama, frio, calor, pressão profunda, até estímulos viscerais ou nociceptivos.

O R de defesa pode-se acompanhar de respostas autonômicas intensas, como sudorese, piloereção, ejaculação, esvaziamento vesical, defecação, situação conhecida como *Reflexo em massa de Riddoch*. Quando o R de defesa é facilmente evocado, podem ocorrer espasmos flexores (R flexor fixo), culminando com a paraplegia em flexão. Esta ocorre, geralmente, nas lesões medulares altas ou múltiplas (p. ex., esclerose múltipla). Trata-se de situação grave, causadora de dor e complicações diversas, exigindo cuidados preventivos, terapias medicamentosas e/ou cirúrgicas.

Nas secções medulares incompletas, com predomínio da afecção do trato corticospinhal lateral, pode haver a paraplegia em extensão. Ela se expressa por espasmos em extensão, hipertonia de extensores, adutores e rotadores internos das pernas; clônus e REM exaltados em membros inferiores. Interessante notar que o mesmo paciente lesado medular pode apresentar ora espasmos em flexão, ora em extensão, a depender do local do estímulo

▶ CONCEITOS FINAIS

Reflexos profundos hiperativos caracterizam-se por redução da latência e do limiar de resposta, limite de movimento aumentado, extensão da zona reflexógena e maior velocidade e vigor de resposta, sendo marca das lesões piramidais (R profundos exaltados e R superficiais abolidos). Os reflexos hipoativos, por sua vez, são comuns nas afecções periféricas (lesão do segundo neurônio motor ou de qualquer componente do arco reflexo) e em situações que cursem com hipotonia importante, como nas miopatias graves, cerebelopatias e coreia grave. Cerebelopatas tendem a ter reflexos pendulares (comum nos patelares), ou seja,

Capítulo 10 □ Semiologia dos Reflexos

após percussão verificam-se resposta extensora e posterior oscilação da perna, em razão da hipotonia *(Pêndulo de Wartenberg)*.

Na *miastenia gravis*, os reflexos tendem a estar preservados, diferentemente da síndrome miastênica de Lambert-Eaton, em que os reflexos profundos estão deprimidos. A perda de reflexo nas miopatias se dá proporcionalmente ao grau de atrofia muscular presente. Não é incomum mulheres apresentarem-se hiporreflexas e com pupila miotônica de Adie, o que caracteriza a *Síndrome de Adie*. Em lesões do sistema extrapiramidal, geralmente não há alterações reflexas. Por vezes, em tais situações, os reflexos podem estar vivos por aumento do tônus muscular, mas este não é um achado consistente.

▶ REFERÊNCIAS BIBLIOGRÁFICAS

1. Monrad-Krohn GH. Reflexes. In: *The clinical examination of the nervous system.* 8th ed. New York: Harper & Brothers, 1947. p. 151-202.
2. Tolosa APM, Canelas HM. Motricidade. In: Tolosa APM, Canelas HM. *Propedêutica neurológica*. Temas essenciais. 2. ed. S Paulo: Sarvier, 1971. p. 3-55.
3. Julião OF. O exame neurológico do adulto. In: Tolosa APM, Canelas HM. *Propedêutica neurológica*. Temas essenciais. 2. ed. São Paulo: Sarvier; 1971. p. 365-411.
4. Sanders RD, Gillig PM. Reflexes in psychiatry. *Innov Clin Neurosci* 2011;8(4):24-29.
5. Lance JW, McLeod JG. The tendon jerk and other spinal reflexes. In: *A physiological approach to clinical neurology*. 2nd ed. England: Butterworths, 1975. p. 81-102.
6. Barraquer-Bordas L. Reflejos. In: *Neurologia fundamental*. Barcelona: Toray, 1963. p. 408-31.
7. Hallett M. NINDS myotatic reflex scale. *Neurology* 1993;43:2723.
8. Singerman J, Lee L. Consistency of the Babinski reflex and its variants. *Eur J Neurol* 2008;15:960-64.
9. Haerer AF. *DeJong's the neurologic examination*. 5th ed. Philadelphia: Lippincott-Raven, 1992. p. 430-68.
10. Silva JAG, Spina-França A. Sinal de Babinski: emprego do frio como estímulo sensitivo. *Arq Neuropsiquiatr* 1966;24:180-84.
11. Teive HAG, Sá D, Neto OS *et al*. Professor Antonio Austregésilo – O pioneiro da neurologia e do estudo dos distúrbios do movimento no Brasil. *Arq Neuropsiquiatr* 1999;57:898-902.
12. Oliveira-Souza R, Figueiredo WM. A abdução os artelhos e o sinal do leque (Babinski, 1903). *Arq Neuropsiquiatr* 1996;54(3):519-24.
13. Oliveira-Souza R, Figueiredo WM. O reflexo cutâneo-plantar em extensão (Babinski, 1896/1898). *Arq Neuropsiquiatr* 1995;53(2):318-23.
14. Damasceno A, Delicio AM, Mazo DFC *et al*. Primitive reflexes and cognitive function. *Arq Neuropsiquiatr* 2005;63(3-A):577-82.
15. Gabelle A, Gutierrez LA, Dartigues JF *et al*. Palmomental reflex a relevant sign in early Alzheimer's disease diagnosis? *J Alzheimer's Dis* 2016;49:1135-41.
16. Members of the Department of Neurology, Mayo Clinic. Reflexes. In: *Clinical examination in neurology*. 6th ed. St Louis: Mosby, 1991. p. 240-54.

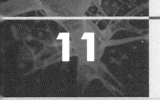

11 Semiologia do Sistema Sensorial

Alberto R. M. Martinez ▪ Carlos Roberto Martins Jr.
Anamarli Nucci ▪ Marcondes C. França Jr.
Acary Souza Bulle Oliveira

▶ INTRODUÇÃO

O sistema sensorial constitui a forma pela qual podemos monitorizar consciente e inconscientemente tanto nosso organismo, como o ambiente ao nosso redor. Esta frase ou variantes da mesma é o que encontramos em 90% dos livros-texto de Semiologia referente ao Sistema Sensorial.

No entanto, neste capítulo, preferimos uma visão mais filosófica e provocadora que estimule a árdua, porém reveladora, tarefa de executar o exame sensorial. Tal atitude pretenciosa é justificada pela "magia" que ocorre a todos instantes sem que tenhamos consciência: somos capazes de transformar energia. É isso o que ocorre quando algo toca nossa pele (energia mecânica) e somos capazes de sentir e interpretar esse toque (energia elétrica). Esse "superpoder" é a base que rege a fisiologia das sensibilidades, e o aprimoramento evolutivo desse sistema permitiu a seleção de indivíduos hábeis em evitar os estímulos nocivos em detrimento dos inofensivos.

A despeito de tratar-se de um livro de Semiologia e de nossa proposta ser a mais prática possível, não há como escapar das descrições anatomofuncionais, fundamentais para a compreensão das possíveis alterações encontradas durante o exame físico. Por isso, não vá diretamente para o tópico de Semiologia do Exame de Sensibilidade, fique tranquilo, deixamos aqui o mínimo necessário para uma compreensão profunda o suficiente para um aprendizado de rápida aplicação prática e acurada.

▶ ORGANIZAÇÃO HISTOLÓGICA E ANATÔMICA

Antes de iniciarmos as considerações estruturais e semiológicas propriamente ditas, é preciso que uma delimitação do que será abordado neste capítulo seja feita. Apesar de considerarmos as modalidades sensitivas em um contexto mais amplo que engloba tanto os sentidos especiais (visão, audição, olfação, gustação e equilíbrio), como os somáticos (dor, temperatura, tato, vibração e posição segmentar), no texto a seguir, nos ateremos às modalidades somáticas e especificamente as que são interpretadas ao nível da consciência e passíveis de avaliação ao exame específico à beira do leito. Os sentidos especiais e a avaliação de sensibilidade facial (nervo trigêmeo) serão delineados nos capítulos específicos.

RECEPTORES SENSORIAIS

A recepção dos estímulos se dá por sensores especiais, espalhados na superfície corporal. Vários modelos de classificação desses receptores foram propostos, porém merecem destaque as classificações morfológica/estrutural e a fisiológica/funcional.

A classificação morfológica destaca dois grandes grupos de receptores:

A) *Especiais:* compostos pelos componentes dos órgãos especiais dos sentidos, como audição, visão, equilíbrio, olfato e gustação.

B) *Gerais:* distribuídos difusamente por todo o corpo desde a pele até componentes viscerais e incluem os receptores livres (terminações nervosas) e os receptores encapsulados (fusos neuromusculares, *corpúsculos de Vater-Paccini*, de *Meissner* e de *Ruffini*).

Já a classificação que se refere à fisiologia dos receptores divide os mesmos conforme sua função sensitiva em: mecanorreceptores, quimiorreceptores, nociceptores, osmorreceptores, fotorreceptores e termorreceptores.[1]

FIBRAS NERVOSAS

Feita a recepção dos diversos tipos de estímulos, os mesmos dirigem-se ao Sistema Nervoso Central (SNC) para as devidas áreas de associação, onde é efetuado o processamento simultâneo, gerando uma reação, consciente ou não, a cada conjunto de impulsos nervosos recebido. A condução do impulso nervoso desde a geração de potenciais de ação pelos receptores, até as áreas de interpretação no córtex cerebral, é feita pelas células neuronais. Os diferentes tipos de fibras são organizados de modo que, a depender de seu calibre, grau de mielinização e receptor envolvido, transportam as diversas modalidades sensoriais.[2,3] Didaticamente são divididas em 4 tipos principais:

1. **Fibras tipo I ou A-α:** mielinizadas com 13-20 μm de diâmetro. Conduzem informações proprioceptivas (fuso neuromuscular e *órgão tendinoso de Golgi*).

2. **Fibras tipo II ou A-β:** mielinizadas com calibre variando entre 6-12 μm. Responsáveis por transmitir informações proprioceptivas (fuso neuromuscular), de tato superficial (*corpúsculos de Meissner e discos de Merkel*), de vibração e tato profundo (*corpúsculos de Paccini e de Ruffini*).

3. **Fibras tipo III ou A-δ:** mielinizadas de calibre variando entre 1-5 μm, que conduzem informações de dor e temperatura captadas por terminações nervosas livre.

4. **Fibras tipo IV ou C:** amielínicas de 0,2 a 1,5 μm, que veiculam dor e temperatura percebidas por terminações nervosas livres.

Neste ponto, a despeito de ainda não termos introduzido conceitos do exame neurológico da sensibilidade em si, podemos citar as diferenças clínicas (muito importantes) entre as neuropatias de fibras predominantemente amielínicas ou pobremente mielinizadas (fibras finas) e as predominantemente de fibras densamente mielinizadas (fibras grossas),[4] diferenças essas resumidas no Quadro 11-1.

Quadro 11-1. Principais diferenças entre as neuropatias por fibras finas e por fibras grossas

	Fibras Finas	Fibras Grossas
Modalidades sensitivas	Temperatura, dor, tato	Vibração, tato, propriocepção
Reflexos osteotendíneos	Preservados	Hipoativos/abolidos
Dor	++	+/-
Ataxia	–	++
Lesões tróficas	Presentes	Normalmente não

▶ VIAS SENSORIAIS

Uma vez recebidos na periferia e transportados pelas fibras nervosas específicas cujos núcleos se encontram na intimidade dos gânglios sensitivos da raiz dorsal (GRD), os impulsos nervosos que traduzem as variadas modalidades sensitivas ascendem em tratos, cujos trajetos colaboram para a interpretação de possíveis achados anormais.

O conhecimento dessas vias ascendentes e de integração sensitiva assume aqui grande importância, uma vez que, como já foi mencionado, leva à elaboração de hipóteses diagnósticas coerentes aos achados de exame clínico, facilitando o diagnóstico topográfico. Obviamente, a descrição de todos os tratos ascendentes se faz mais pertinente aos tomos de neuroanatomia, sendo assim, faremos aqui a descrição daqueles mais pertinentes às modalidades avaliadas pelo exame neurológico, excluindo-se as participantes dos nervos cranianos, abordadas nos capítulos específicos.

A melhor maneira de iniciarmos é com a observação cuidadosa da Figura 11-1, que representa esquematicamente as vias sensitivas ou ascendentes.[1,2] O Quadro 11-2, por sua vez, descreve as vias em função dos seus neurônios componentes, sensibilidades transmitidas e localização topográfica medular.[1] De uma maneira geral, o primeiro neurônio da via encontra-se abrigado no gânglio da raiz dorsal (GRD), o segundo neurônio no local de cruzamento para os segmentos contralaterais das estruturas envolvidas (medula espinhal ou tronco cerebral, a depender da via considerada) e o terceiro neurônio da via sensitiva abriga-se no tálamo (exceção para a via paleoespinotalâmica).

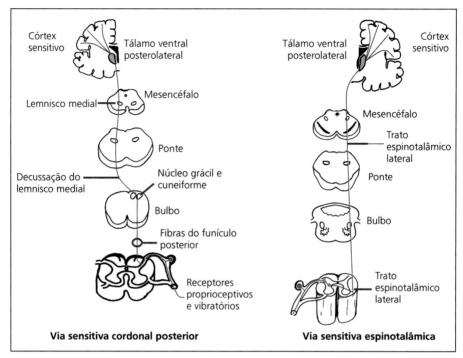

Figura 11-1. Vias sensitivas em seu trajeto desde o gânglio sensitivo da raiz dorsal até o córtex sensitivo.

Dessa maneira, dois pontos merecem destaque sob a óptica semiológica por fornecerem pistas preciosas, no sentido de facilitar a tarefa de se estabelecer a topografia de possíveis lesões. São eles:

1. O local em que cada uma das vias sensitivas realiza o seu cruzamento para que se atinja o córtex sensitivo contralateral (ao nível medular para dor, temperatura e tato protopático e ao nível bulbar para propriocepção, vibração e tato epicrítico).
2. A somatotopia das fibras nervosas.

A maneira pela qual as fibras sensitivas organizam-se ao no interior das estruturas em que se agrupam espacialmente é denominada somatotopia. Estudos microestruturais apontam para uma distribuição somatotópica em todo o trajeto das vias sensitivas desde o córtex sensitivo até o GRD, onde o feixe lateral de fibras é composto por fibras que trazem informações relativas à dor e temperatura, enquanto o feixe medial transporta tato, propriocepção, vibração e pressão.[5]

Quadro 11-2. Descrição das vias sensitivas quanto à modalidade sensitiva veiculada, neurônios integrantes da via ascendente e topografia anatômica medular

Modalidade Sensitiva	Topografia e (Via Medular)	Local de Cruzamento	I Neurônio	II Neurônio	III Neurônio
Propriocepção consciente, vibração, tato epicrítico (fino)	Funículo posterior (fascículos grácil e cuneiforme)	Bulbo cerebral (transição craniocervical)	GRD	Núcleos grácil cuneiforme (transição craniocervical)	Tálamo (núcleo ventral posterolateral)
Dor "rápida" e temperatura*	Funículo lateral (trato espinotalâmico-lateral)	Medula em 1 ou 2 segmentos de entrada na comissura anterior	GRD	Corno posterior (lâminas I-V de Rexed)	Tálamo (núcleo ventral posterolateral)
Dor "lenta"	Funículo lateral (trato espinotalâmico-lateral)	Medula em 1 ou 2 segmentos de entrada na comissura anterior, e um pequeno componente ascende ipsolateralmente	GRD	Corno posterior	Formação reticular (via polissináptica e após o tálamo)
Tato protopático (grosseiro)* e pressão	Funículo anterior (trato espinotalâmico anterior)	Medula em 1 ou 2 segmentos de entrada na comissura anterior	GRD	Corno posterior	Tálamo (núcleo ventral posterolateral)

GRD, gânglio da raiz dorsal.

*Embora exista essa divisão clássica, atualmente defende-se a teoria de que dor, temperatura e tato protopático são, na realidade, transportados pelo sistema espinotalâmico anterolateral e não de maneira individualizada.

No entanto, são nos segmentos medulares que a somatotopia ganha maior destaque. A Figura 11-2 apresenta a maneira pela qual estão distribuídas as fibras sensitivas, à medida que adentram a intimidade dos tratos específicos. Verifica-se, então, que, à medida em que as fibras sensitivas adentram o funículo posterior, vão adotando uma posição mais medial dando origem ao *fascículo grácil*. Por consequência, as fibras que transportam informações dos membros superiores encontram refúgio mais lateralmente, formando, então, o *fascículo cuneiforme*. Uma maneira mnemônica de se memorizar essa distribuição é pelo termo GICS *(Grácil-Inferior Cuneiforme-Superior)*.

Já no trato espinotalâmico, a distribuição somatotópica se dá de forma que as fibras mais caudais adotam uma posição mais lateral, com as fibras responsáveis por transportar informações dos membros superiores, ocupando a porção mais medial. Para que tenhamos em mente a importância do aprendizado dessa distribuição, existe uma situação peculiar em que ocorre a preservação da sensibilidade na região sacral com comprometimento de todas as modalidades sensitivas no tronco e membros (preservação sacral ou *sacral sparing* do inglês). A topografia que justifica tal achado é uma lesão extensa intramedular (por neoplasia, por exemplo).

Isso posto, os sinais e sintomas referentes às alterações do sistema sensorial podem, didaticamente, localizar-se em algum(uns) dos níveis abaixo:

- Nervo periférico.
- Gânglio sensitivo da raiz dorsal.
- Plexo nervoso.
- Raiz neuronal.

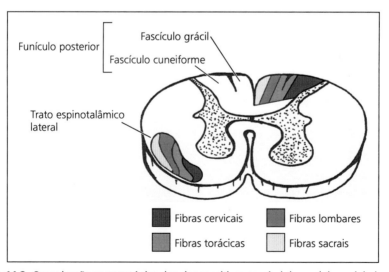

Figura 11-2. Organização somatotópica das vias sensitivas ao nível da medula espinhal. (Ver *Prancha* em *Cores*.)

- Medula espinhal.
- Tronco cerebral.
- Tálamo.
- Córtex sensorial.

Caso você não saiba nada sobre exame da sensibilidade e se depare com um paciente com queixas sensitivas, suas chances de, ao acaso, acertar a topografia da lesão é de, na melhor das hipóteses, 1 em 8. Para que suas chances melhorem e, principalmente, que você não tenha que contar com o acaso, o próximo tópico é destinado a esclarecer a técnica necessária para um exame acurado.

▶ EXAME NEUROLÓGICO DA SENSIBILIDADE

O exame neurológico da sensibilidade, a despeito de sua aparente simplicidade, traz grandes dificuldades técnicas, por depender de repetidos testes e de um grau significativo de colaboração por parte do paciente. É considerado por muitos como a parte mais complexa e menos confiável de todo o exame físico. A necessidade de repetição em busca de respostas confiáveis faz com que muitos o considerem, também, a etapa mais enfadonha do exame neurológico. Uma estratégia que julgamos prudente e passível de uso, mesmo em consultas ambulatoriais, é a de deixarmos o exame sensorial como última etapa do exame neurológico, com a perspectiva de coleta mais dirigida e objetiva de informações.

A avaliação sensorial necessita que o ambiente seja o mais tranquilo e livre de estímulos externos, para que a atenção do paciente esteja dirigida em responder corretamente ao examinador. Além disso, é necessário que os instrumentos específicos (diapasão 128 Hz, chumaço de gaze ou algodão, tubos de ensaio, instrumentos pontiagudos e instrumentos rombos) estejam à mão, e o paciente posicionado corretamente (decúbito dorsal ou sentado).

Tendo isso em mente, dividimos as considerações semiológicas em subtópicos com as modalidades sensitivas a serem examinadas, destacando além do material necessário, a semiotécnica adequada ao exame.[6,7]

Princípios Gerais do Exame da Sensibilidade

A imprecisão do exame sensorial é derivada de uma somatória de fatores: subjetividade da percepção e das respostas dos pacientes, as diferenças naturais entre as intensidades dos estímulos aplicados e a diminuição sem perda completa das modalidades avaliadas.[8] Sendo assim, destacamos 5 princípios dogmáticos que devem ser adotados durante o exame sensorial:

1. Realize uma rápida amostragem de todos os segmentos, incluindo tronco e face em busca de áreas alteradas, assim como áreas de eventuais queixas da anamnese, que receberão mais atenção no decorrer do exame.
2. Oriente o paciente a permanecer de olhos fechados e explique acerca de cada estímulo que será realizado para que ele saiba o que esperar.

3. Identificada uma área considerada "normal", utilize-a como base de comparação para os outros segmentos.
4. Examine com estímulos sequenciais no sentido caudal-craniano com comparações exaustivas entre ambos os lados e também entre os segmentos proximal e distal dos membros, buscando sempre níveis sensitivos e/ou assimetrias.
5. Cuidado com o modo com que o paciente é interpelado, perguntas do tipo "Esses estímulos são iguais?" são preferidas em vez de perguntas como "Onde o estímulo é mais forte?" ou ainda "São estímulos diferentes?", que podem encorajar os pacientes mais minuciosos a buscar diferenças mínimas entre os estímulos que supostamente devem ser iguais.

Dor

As complicações que permeiam o teste de sensibilidade dolorosa vão além do ato de infligir dor ao paciente, para que conclusões sejam alcançadas. O próprio material adequado para o teste é motivo de polêmica. Instrumentos pontiagudos, não cortantes e descartáveis, como pode ser o caso de agulhas de costura, palitos de dente ou alfinetes, são os idealmente utilizados. Outra alternativa é a aquisição de instrumentos específicos, comerciais e também descartáveis que possuem uma extremidade pontiaguda, e a outra romba. Embora motivo de polêmica, sendo até desaconselhadas por alguns autores, as espátulas de madeira quebradas por torção, de modo que fragmentos pontiagudos sejam obtidos, por sua vasta disponibilidade, podem ser instrumentos úteis na falta dos anteriormente descrito.

Outro fato interessante são as modalidades dolorosas passíveis de avaliação. No exame de rotina, avaliamos a dor "rápida", mas o Quadro 11-2 menciona duas modalidades de dor: "rápida" e "lenta". Esses tipos de dor podem ser experimentados por você nesse exato momento: toque a pele do braço com um objeto pontiagudo de forma vigorosa, a dor inicial é a dor "rápida" veiculada pelo trato neoespinotalâmico, composto por 3 neurônios, já a dor que acontece em um segundo momento ou dor "lenta" é veiculada pelo trato paleoespinotalâmico, via essa composta por quatro ou mais neurônios. Há ainda outra modalidade dolorosa que pode ser testada: é a chamada dor "profunda" que pode ser testada pela preensão vigorosa do ventre muscular, dos tendões ou ainda dos testículos. Alguns sinais característicos de lesões na coluna posterior são mencionados no tópico que trata sobre os padrões de lesão.

Tato

Idealmente realizado com chumaços de algodão ou gaze, o exame da modalidade tátil da sensibilidade segue os mesmos princípios dogmáticos já descritos. Alguns instrumentos específicos constituídos por monofilamentos de espessuras e comprimentos diferentes são úteis para uma avaliação quantitativa da sen-

Capítulo 11 □ Semiologia do Sistema Sensorial

sibilidade tátil e de pressão, estando comercialmente disponíveis. Uma alternativa mais acessível é a utilização de linhas de pesca, por exemplo, de várias espessuras.

Propriocepção

Refere-se à capacidade de percepção do movimento dos segmentos corporais. A sua integridade pode ser triada com a movimentação passiva dos artelhos (geralmente o hálux) e das interfalangianas proximais (geralmente do 2º dedo). A partir de um exame alterado nessas topografias, progride-se para as articulações mais proximais. A técnica para execução parte da movimentação passiva do segmento avaliado com estabilização da articulação envolvida. Inicialmente, o paciente deve permanecer de olhos abertos, sendo ensinado o que será chamado de "cima" e o que será chamado de "baixo", sempre com a orientação específica de não fornecer respostas a esmo.

Com os olhos fechados, movimentos sequenciais são realizados parando-se em uma das posições e solicitando-se ao paciente que diga para onde aquele segmento está apontado. A repetição faz com que respostas ao acaso sejam facilmente detectadas. Contudo, um cuidado extra deve ser tomado: a preensão dos dedos durante o teste deve ser feita na sua porção lateral a 90° do sentido do movimento, evitando, assim, que o paciente utilize-se das diferenças de pressão inerentes a uma preensão feita nas regiões dorsal e ventral.

Vibração

A avaliação é feita de maneira padronizada com o auxílio de um diapasão com frequência de 128 Hz e que possua percussores em suas extremidades. Inicialmente, o diapasão é percutido e colocado, geralmente, sobre a fronte ou esterno do indivíduo para que o mesmo compreenda o que será avaliado. O mesmo deve entender as diferenças entre a vibração do diapasão e sensação do toque propiciado pelo cabo do instrumento. O paciente deve ainda ser orientado a informar ao examinador o momento exato em que a vibração não é mais detectada. Para isso, o examinador deve periodicamente interromper a vibração do diapasão para verificar se o paciente informa que sentiu a interrupção do estímulo.

A avaliação deve ser realizada sobre as proeminências ósseas em que sugere-se: dorso do hálux, maléolo medial, tuberosidade da tíbia, espinha ilíaca anterossuperior, interfalangiana distal, processo estiloide da ulna, epicôndilo lateral, acrômio, esterno e o mento, sempre de maneira comparativa. Idealmente, o registro da duração em segundos do período em que o paciente percebeu a vibração deve ser feito para comparação em visitas posteriores. Como referência, considera-se normal duração de pelo menos 15 segundos no hálux e de 25 segundos no índex.[9] Outro modo que torna a avaliação mais quantitativa é o uso de diapasões graduados (instrumento de *Rydel-Seiffer*) que fornecem a frequência em que o paciente informa não sentir mais o estímulo vibratório.

Teste de Romberg

O teste de Romberg fornece informações valiosas sobre a sensibilidade profunda. Cuidado na sua interpretação, uma vez que comumente respostas anormais sejam erroneamente encaradas como sinal de cerebelopatia. Para a execução do teste, o paciente é solicitado que fique em pé com os pés próximos, sem que estejam tocando-se, e os braços ao longo do corpo. Após o examinador posicionar-se de modo a garantir que o paciente não caia ao solo em uma eventual resposta positiva (posicionar-se próximo às paredes pode ser uma estratégia interessante para aqueles de menor compleição física), o mesmo é solicitado a fechar os olhos. A manutenção do equilíbrio nessa posição é feita por, no mínimo, dois dos três sistemas envolvidos: visual, vestibular e proprioceptivo.

Ao retirarmos o apoio conferido pela visão, os pacientes com vestibular ou proprioceptivo tenderão a desequilibrar-se e até a cair. Uma maneira simples de diferenciação entre o envolvimento vestibular ou proprioceptivo é a alteração do sentido de queda de acordo com a posição do segmento cefálico, presente nas vestibulopatias. Além disso, há uma latência entre o fechamento dos olhos e o início do desequilíbrio nas vestibulopatias. Para detalhes específicos do *teste de Romberg*, vide Capítulo 8 – Equilíbrio e Coordenação.

Temperatura

A avaliação da sensibilidade térmica não é realizada rotineiramente no exame neurológico. No entanto, em algumas doenças, como a hanseníase, há o acometimento em uma fase ainda precoce da sensibilidade térmica.[10] Pequenas diferenças de temperatura, tão pequenas quanto 2°C, são passíveis de reconhecimento por indivíduos com a sensibilidade intacta. Tendo isso em mente, podemos testar qualitativamente a sensibilidade térmica com o auxílio de dois tubos: um com líquido quente, outro com líquido frio (água da torneira aquecida e não aquecida, por exemplo), lembrando o cuidado de evitar os extremos de temperatura, uma vez que os mesmos podem estimular indistintamente os nociceptores o que acabaria por avaliar dor.

Neste ponto, você possivelmente estará se perguntando: como faço se no lugar em que trabalho não há a opção de água aquecida nas torneiras? Muito simples: improvise! Essa é a realidade da grande maioria da rede pública de saúde. Vá até a copa do setor, peça um pouco de café (3-5 mL), coloque no tubo que servirá como estímulo quente e use a água normal da torneira como estímulo frio. Mas cuidado, já que, em muitos casos, uma singela contribuição financeira poderá ser cobrada, uma vez que você utilizou o café fruto de um possível rateio entre os funcionários do setor. Contribua e teste pacientes por todo o mês, tudo pela ciência! Um outro improviso que pode ser útil em tempos de crise é a utilização do cabo metálico do martelo de reflexos ou do diapasão, bem como gaze embebida em álcool (teste da sensibilidade ao frio).

Modalidades Sensoriais Secundárias ou Corticais

Este grupo de modalidades sensoriais depende não somente da recepção de estímulos na periferia com a posterior integração no córtex sensorial, como também de áreas sensitivas associativas. Em outras palavras, as modalidades sensoriais primárias aliam-se às informações previamente aprendidas, colocando-as em contexto e agregando informações ao exame geral e, por vezes, estabelecendo o diagnóstico topográfico. Esse é o caso das lesões parietais em que as modalidades sensoriais primárias encontram-se preservadas, enquanto que as secundárias estão afetadas.

A preservação das modalidades primárias é condição fundamental para o teste das modalidades secundárias, que incluem: discriminação entre dois pontos, grafoestesia, localização tátil, estereognosia entre outras. A estereognosia consiste na capacidade de reconhecer objetos em sua forma e tamanho pelo tato; assim, os objetos oferecidos aos pacientes devem ser simples, como chave, moeda ou uma caneta, e a incapacidade de desempenhar essa tarefa dá-se o nome de astereognosia. A grafestesia refere-se à capacidade de identificar formas traçadas sobre as mãos com um objeto de ponta romba; agrafestesia é a impossibilidade de descrever as formas testadas. A discriminação entre dois pontos pode ser de dois tipos: estática ou dinâmica. Para ambas é necessário um instrumento em forma de "V" com a distância entre as duas hastes passível de mensuração (estesiômetro).

Na forma estática, os dois pontos são deixados em contato com a pele do paciente, e o examinador deve identificar a menor distância em que o paciente é capaz de identificar o contato dos dois pontos. Para a técnica dinâmica, fixa-se um dos pontos e move-se o outro, tendo o paciente que identificar a distância em que percebe os dois estímulos. A menor distância percebida é diferente, conforme o local examinado: variando de 1 mm na ponta da língua até 40 mm no dorso dos pés. As polpas digitais, em geral, são os locais mais comumente avaliados, e uma distância de 2-4 mm é considerada como normal.[6]

A modalidade cortical mais simples de avaliação é a localização de estímulos em que o paciente deve simplesmente informar o local do corpo em que está sentindo ser estimulado e qual estímulo está sendo fornecido. O examinador, por sua vez, deve sempre desafiar o paciente com estímulos aleatórios e, por vezes, simultâneos. A *extinção sensorial* ou *inatenção* refere-se à incapacidade de perceber dois estímulos iguais aplicados em regiões homólogas de maneira simultânea. Ela está presente em pacientes com lesões parietais no hemisfério não dominante. Exemplo clássico se dá em infartos corticais parietais direitos, em que o paciente de olhos fechados é incapaz de identificar estímulos sensitivos no braço ou perna esquerdos, quando se estimula simultaneamente os MMSS (para maiores informações vide Capítulo 13 – Exame das Funções Corticais Superiores).

Passadas todas essas etapas, você provavelmente concluiu que o exame neurológico é semelhante a um quebra-cabeças, não somente no grau de dificuldade e na sagacidade necessárias, mas porque os achados colocados em conjunto devem fazer primeiro um sentido anatômico e, em um segundo momento, devem ser encaixadas nos padrões de doenças específicas. Dessa maneira, a avaliação do sistema sensorial deve coletar o máximo possível de informações, sendo as mesmas anotadas em esquemas como o da Figura 11-3.

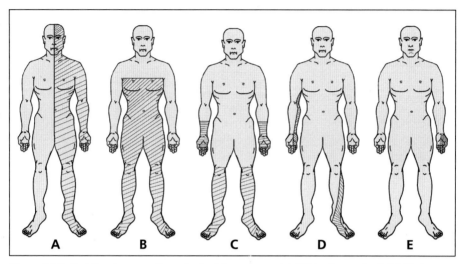

Figura 11-3. Padrões de acometimento do sistema sensorial. (**A**) Lesão cerebral. (**B**) Síndrome medular. (**C**) Polineuropatia. (**D**) Mononeuropatia múltipla. (**E**) Mononeuropatia.

NOMENCLATURA ESPECÍFICA

Após o término do exame sensorial, as possíveis alterações encontradas devem ser categorizadas conforme a nomenclatura que faz parte da descrição do exame neurológico.[3,11,12] A despeito da grande quantidade de nomes, tente familiarizar-se ao máximo com todos eles, porém prefira termos descritivos literais que são mais objetivos.

- *Anestesia:* abolição das modalidades sensoriais (analgesia quando se trata da sensibilidade dolorosa).
- *Hiper/hipoestesia:* aumento/diminuição da duração ou da intensidade de uma modalidade sensorial.
- *Disestesia:* sensação desagradável, ocorrendo espontaneamente ou pela perversão de um estímulo.
- *Parestesia:* corresponde às queixas que ocorrem espontaneamente sem que estímulos externos específicos sejam feitos, muitas vezes, os seguintes termos são utilizados: agulhadas, formigamentos, dor, ardência, frio, dormência, coceira etc.

- *Alodínia:* dor causada por estímulos que, em condições normais, não a causaria (característica típica das dores neuropáticas e que as diferenciam das dores nociceptivas).
- *Hiperpatia:* reação dolorosa aumentada após estímulos dolorosos prolongados ou estímulos sequenciais sublimiares.
- *Hiper/hipoalgesia:* exacerbação/redução da sensação dolorosa aos estímulos nociceptivos. Hiperalgesia também pode ser relacionada com a sensação dolorosa desencadeada por estímulo não doloroso.
- *Palestesia:* sensibilidade vibratória.
- *Cinestesia:* sensação de movimento.

PADRÕES DE LESÃO

Agora que você é capaz de examinar e descrever os achados do exame físico relativos ao sistema sensorial, perceberá que, com a prática clínica, alguns padrões de alteração sensitiva emergem de maneira mais frequente. Tais padrões são capazes de fornecer pistas que auxiliam na investigação complementar para um diagnóstico etiológico preciso.

Didaticamente, optamos por separar esses padrões de acometimento em 5 padrões básicos: mononeuropatia, polineuropatia, mononeuropatia múltipla, lesões medulares e lesões cerebrais. A Figura 11-3 ilustra esses 5 padrões básicos, que são mais bem esclarecidos do ponto de vista clínico nos tópicos a seguir:

MONONEUROPATIA

O termo mononeuropatia refere-se ao acometimento de um nervo isolado. Dentre as causas mais comuns estão as traumáticas e as compressivas em que o território correspondente ao nervo afetado se encontra alterado ao exame físico. Além de sintomas sensoriais, lesões traumáticas podem ser acompanhadas por sinais disautonômicos no território do nervo lesado, como o representado na Figura 11-4. Para a elaboração de hipóteses que levem a um diagnóstico diferencial plausível, o conhecimento das anatomias dermatotópica (vide Figura 11-3) e plexual (vide Capítulo 18 – Refinamentos no Exame Neuromuscular) é fundamental.

Um exemplo clássico é o paciente com queixa de parestesias em região medial da mão e na face medial do antebraço. Os mais despreparados podem atribuir o quadro exclusivamente ao envolvimento do nervo ulnar, quando, na verdade, há também alterações características do território de inervação sensitiva do *nervo cutâneo medial do antebraço*. Nesse caso em específico, o diagnóstico diferencial envolve lesões plexuais ou referentes a raízes neurais (perda dermatomérica), já que a perda sensitiva corresponde ao envolvimento do território de mais de um nervo periférico, raízes C8-T1 ou tronco inferior do plexo braquial (Figura 11-5).[2]

Figura 11-4. Paciente com neuropatia traumática de mediano direito e sinais de disautonomia com vasodilatação no território cutâneo correspondente.
Cedida pela Professora Beatriz Helena M. Pfeilsticker (Unicamp). (Ver *Prancha em Cores*.)

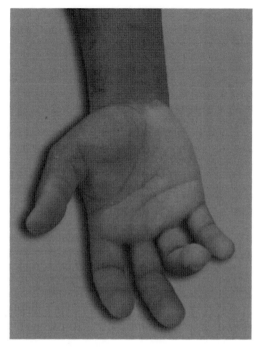

Existem, ainda, algumas peculiaridades anatômicas que tornam certos nervos periféricos particularmente suscetíveis a processos compressivos. Este é o caso do nervo fibular na cabeça da fíbula, do nervo ulnar no canal cubital, do nervo ulnar no punho *(canal de Guyon)*, do nervo mediano no punho *(canal carpiano)* entre outros. Algumas condições tornam tais neuropatias mais frequentes, devendo sempre ser lembradas com uma relação causa-efeito, este é o caso do diabetes melito, hipotireoidismo, artrite reumatoide, obesidade, gestação etc.

Nesses casos, é fundamental além da palpação cuidadosa de ramos cutâneos, a investigação do *sinal de Tinel* (percussão do nervo, em geral, sobre os supostos sítios de compressão com subsequente reprodução de dor ou formigamento no território do nervo correspondente)[13] e da *manobra de Phallen* (especificamente para os casos suspeitos de síndrome do túnel do carpo – STC).[14] Nesta manobra, os pacientes são solicitados a posicionar as mãos por 1 minuto em oposição de forma que o dorso das mesmas fiquem a 90° com relação ao antebraço e voltados para baixo, o teste resulta positivo quando é capaz de reproduzir sintomas relativos ao envolvimento do nervo mediano no contexto de STC.[15,16]

Ademais, alguns cuidados com o uso do termo mononeuropatia devem ser tomados, uma vez que também possa ser utilizado, quando há o envolvimento de mais de um nervo, em geral, anatomicamente não relacionados. Por exemplo, um paciente com STC bilateral (dupla mononeuropatia) que tenha sofrido um trau-

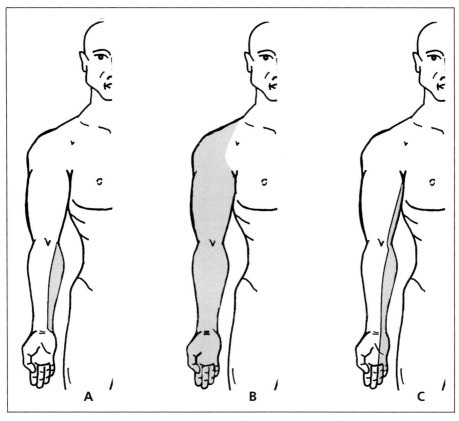

Figura 11-5. Comparação entre o acometimento de: (**A**) nervo periférico, (**B**) plexo e (**C**) dermátomo.

ma em perna com lesão do nervo fibular superficial, nesse momento diz-se que o mesmo tem uma neuropatia dos medianos e do fibular superficial (tripla mononeuropatia e não uma mononeuropatia múltipla). A denominação de mononeuropatia múltipla, em geral, é reservada aos processos patológicos que envolvem, de maneira aleatória, os nervos periféricos, em geral, no contexto de outras doenças sistêmicas, como vasculites ou neuropatias desmielinizantes.

MONONEUROPATIA MÚLTIPLA

Os quadros de mononeuropatia múltipla (MM) referem-se àqueles em que a expressão clínica de doenças que envolvem o sistema nervoso periférico expresse-se por sintomas em múltiplos territórios neurais. Em outras palavras, as alterações ocorrem de maneira assimétrica com o acometimento concomitante ou em uma sequência de nervos anárquica em membros inferiores e superiores, não obedecendo aos critérios estabelecidos para as polineuropatias. Este padrão é o comumente encontrado em dois grandes representantes em nosso meio: a hanseníase[17] e as vasculites.[18] Em algumas situações, o envolvimento é tão difuso e grave, que o padrão de envolvimento assimétrico pode desaparecer, dando lugar a um padrão que lembra ao das polineuropatias ("mononeuropatia confluente"), nesses casos, a história clínica do paciente, que conta o envolvimento sequencial dos segmentos envolvidos, é o ponto-chave para o diagnóstico.

Um padrão que segue o já descrito para as MM, porém com a peculiaridade de acometer de forma exclusiva os nervos sensoriais, é o da neuronopatia sensitiva (NS) ou ganglionopatia. Nessa doença, existe o dano direto ao GRD que abriga o núcleo dos neurônios sensitivos. Esta lesão acaba por gerar, além de ataxia sensitiva (detectada, por exemplo, pela marcha ou através da prova índex-nariz, em que uma significativa piora da *performance* é observada com os olhos fechados), o padrão de mononeuropatia múltipla dos déficits sensoriais. As dicas clínicas incluem também nas fases iniciais da doença, o envolvimento do tronco e do dorso na forma de áreas circunscritas, além de queixas de áreas disestésicas, como se tivessem sofrido queimadura solar, principalmente na região perioral *(Síndrome da Queimadura Solar* ou *Sunburn Syndrome)*, padrões incomuns no seu principal diagnóstico diferencial (polineuropatias).

Adicionalmente, o déficit sensitivo pelo impacto no GRD é responsável por outros sinais bastante sugestivos da NS: a pseudoatetose e a pseudoparesia. Na pseudoatetose, quando o paciente é solicitado a estender os braços e/ou pernas, separar os dedos e fechar os olhos, o déficit proprioceptivo é compensado por movimentos de baixa amplitude e habitualmente distais, que têm a função de gerar informações compensatórias ao déficit proprioceptivo grave, gerando movimentos sinuosos, que lembram a atetose, classicamente causada por disfunção dos gânglios da base (vide Capítulo 19 – Refinamentos nos Distúrbios do Movimento).[19]

Já na pseudoparesia, o paciente e até um examinador menos avisado podem concluir que o paciente apresenta algum grau de paresia, no entanto, o déficit proprioceptivo acaba por não conseguir gerar uma contração muscular eficiente. O suposto quadro de paresia "desaparece" ou apresenta expressiva melhora, quando o paciente é solicitado a realizar a contração olhando para o grupamento muscular que deseja ativar. O reconhecimento da NS é de fundamental importância clínica, uma vez que represente uma janela de oportunidade para o diagnóstico precoce de condições associadas passíveis de tratamento, como é o caso das neoplasias pulmonar, hematológica e da *Síndrome de Sjögren*.[20]

Por sua alta prevalência em outras épocas, a sífilis na sua expressão neurológica mais clássica de *tabes dorsalis* também pode lesar os GRDs, com impacto significativo sobre a chamada dor profunda (sensação dolorosa pobremente localizável advinda de tecidos profundos). Neste contexto, alguns sinais clássicos foram descritos: **Sinal de Abadie** (compressão indolor do tendão de Aquiles), **Sinal de Pitres** (compressão testicular indolor) e o **Sinal de Biernacki** (compressão do nervo ulnar indolor).[6]

POLINEUROPATIA

O entendimento do padrão correspondente à polineuropatia passa pela análise etimológica da palavra, que se refere ao envolvimento de múltiplos nervos periféricos. Em neurologia, o uso do prefixo "poli" remete ainda à condição de simetria dos déficits. Dessa maneira, quando detectamos quadros simétricos e que obedecem a um ritmo predeterminado de ocorrência, estamos tratando da polineuropatia. Este ritmo predeterminado refere-se a uma característica, denominada *comprimento-dependência*, em que um cortejo de envolvimento dos nervos periféricos é observado de acordo com o seu comprimento, isto é, a porção distal dos maiores nervos é acometida primeiramente (a hipoestesia é maior distalmente). A melhor descrição desse padrão é "presença de hipoestesia distal com gradiente sensitivo".

Considerando a obviedade das diferenças relativas ao comprimento entre nervos que se dirigem aos membros inferiores e superiores, surgem as consagradas distribuições em bota e luva referentes ao envolvimento de pés-pernas e mãos respectivamente. É importante frisar que essas "botas" possuem inicialmente um cano curto sem a presença das "luvas", e, à medida que ocorre uma progressão do quadro clínico, as botas vão ganhando canos longos até os joelhos quando, então, surgem os déficits sensitivos que delimitam as luvas (o comprimento dos nervos que emergem da coluna espinhal e se dirigem aos joelhos tem o mesmo comprimento dos que chegam até as mãos, daí seu envolvimento quase que concomitante).

Uma dica clínica interessante e facilmente observada é a pobreza dos fâneros nas regiões acometidas, geralmente mais facilmente observada nos membros inferiores como o demonstrado na Figura 11-6. Doenças que trazem dis-

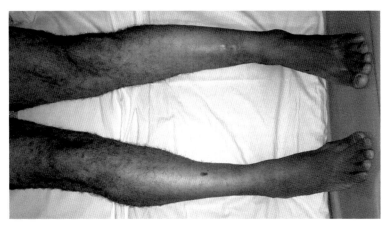

Figura 11-6. Fotografia dos membros inferiores de um paciente com diabetes melito e queixas de parestesias até altura dos joelhos nos últimos 2 anos. Observe a pobreza de fâneros secundária ao quadro de polineuropatia sobreajuntado.

230 Unidade II ▫ Semiologia Básica

funções tóxicas ou metabólicas, como o diabetes melito ou a deficiência de vitamina B12, danificam as porções mais distais dos nervos, que são mais frágeis por estar anatomicamente mais distantes do corpo celular do neurônio.[21]

❯ SÍNDROMES MEDULARES

A compreensão dos diferentes padrões que representam as síndromes medulares constitui um exercício de imaginação e extrapolação a partir da análise da Figura 11-2. Considerando os processos fisiopatológicos, seis diferentes padrões (Figura 11-7)[1,2,6,7] se destacam:

- *Secção medular completa (Figura 11-7A):* nessa situação, ocorre a interrupção de todos os tratos medulares ascendentes e descendentes com comprometimentos sensitivo, motor e autonômico. Consequentemente, observa-se um nível sensitivo na topografia correspondente à lesão (± dois níveis) por interrupção dos tratos sensitivos e também tetraplegia (lesões cervicais) ou paraplegia (lesões toracolombares) por interrupção do trato piramidal (vide Capítulo 10 – Semiologia dos Reflexos). Nessas situações, a tríade clássica da síndrome medular completa está presente: nível sensitivo, déficit motor com liberação piramidal e disfunção esfincteriana. Alguns pontos de referência são úteis na predição do nível de lesão medular: T12- sínfise púbica; T10- cicatriz umbilical; T6- apêndice xifoide e T4- linha mamilar. Dentre as etiologias responsáveis por esse padrão estão os traumatismos, compressão medular secundária a neoplasias, mielite transversa, esclerose múltipla entre outras.
- *Hemissecção medular (Síndrome de Brown-Séquard) (Figura 11-7B):* como o próprio nome revela, na síndrome de hemissecção medular há a interrupção dos tratos ipsolaterais na metade lesada da medula, no entanto, como já foi descrito, existem algumas peculiaridades a respeito da somatotopia dos tratos envolvidos, de maneira que: as perdas motoras e das modalidades veiculadas pelos fascículos grácil e cuneiforme (propriocepção, vibração e tato epicrítico) ocorrem ipsolateralmente, uma vez que o cruzamento dessas vias ocorra ao nível do tronco cerebral, enquanto que, pelo cruzamento localizado ao nível de entrada na medula, faz com que a perda das modalidades de dor e temperatura ocorra contralateralmente à lesão.

  No entanto, o fato de que algumas fibras que veiculam dor e temperatura ipsolateralmente à lesão na zona de entrada das raízes posteriores gera uma pequena faixa de anestesia ao nível (ou 1 a 2 níveis acima) do sítio em que ocorreu a hemissecção medular. Em geral, as causas desse padrão de perda sensitiva são as mesmas dos quadros de síndrome medular completa.
- *Lesão da coluna posterior (Figura 11-7C):* os fascículos grácil e cuneiforme compõem a coluna posterior da medula espinhal. A sua lesão afeta bilateralmente as modalidades de sensibilidade profunda (propriocepção consciente, vibração e tato epicrítico) e pode cursar com ataxia sensitiva. Um achado peculiar presente nas lesões do cordão posterior é o *sintoma de Lhermitte*, em que o paciente se queixa de uma sensação de choque elétrico descendente na

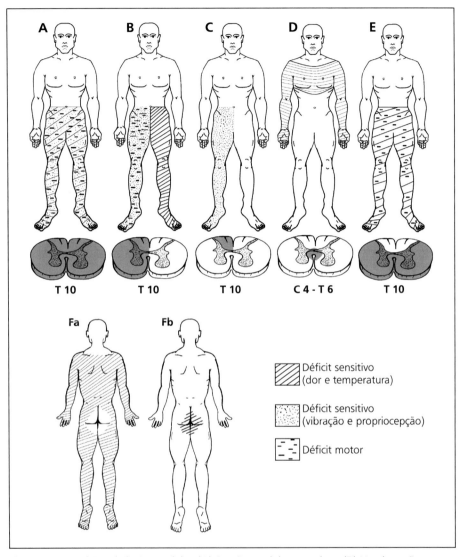

Figura 11-7. Padrões de lesão medular. (**A**) Secção medular completa. (**B**) Hemissecção medular. (**C**) Lesão da coluna posterior. (**D**) Siringomielia. (**E**) Síndrome espinhal anterior. (**Fa**) Preservação sacral. (**Fb**) Acometimento sacral exclusivo.

região da coluna vertebral com a flexão anterior do pescoço (note que essa manobra elege sensações no paciente que são referidas pelo mesmo, qualificando-se como sintoma e não sinal). Classicamente, a sífilis em sua forma terciária *(tabes dorsalis)* e o déficit de vitamina B12 são etiologias responsáveis, porém a esclerose múltipla, ataxias espinocerebelares e traumatismos também devem ser lembrados.

- *Siringomielia (Figura 11-7D):* a região da comissura anterior da medula constitui uma região estratégica, uma vez que é nela que ocorre o cruzamento dos tratos espinotalâmicos que veiculam dor e temperatura. As afecções centromedulares incluem basicamente tumores (ependimomas e astrocitomas) ou malformações (siringomielia que pode estar associada à malformação de *Arnold-Chiari*). Aqui ocorre a dissociação siringomiélica (preservação das modalidades profundas com anestesias térmica e dolorosa) que classicamente ocorre de maneira suspensa em ambos os braços com distribuição em forma de "capa". Tal peculiaridade pode ser explicada pelo fato de que estas enfermidades afetam preferencialmente a região cervical.
- *Síndrome espinhal anterior (Figura 11-7E):* a artéria espinhal anterior é o ramo das artérias vertebrais responsável pela nutrição dos 2/3 anteriores da medula espinhal. A interrupção do seu fluxo sanguíneo gera déficits correspondentes aos tratos mais anteriores da medula com consequente déficit motor, autonômico e das modalidades sensitivas de dor e temperatura. Os achados característicos incluem a preservação das modalidades relativas à coluna posterior (propriocepção consciente e vibração). Dentre as causas clássicas estão a embolização e/ou a presença de trombos no interior da artéria espinhal anterior, mas a dissecção das mesmas, quadros de hipotensão grave, procedimentos cirúrgicos espinhais e até intoxicações por cocaína devem ser lembrados.[22]

Vale a pena ressaltar que infartos medulares geralmente se dão ao nível de T4-T8, em razão da pobreza de irrigação colateral nessa região, gerando *watershed infarcts* ou infartos de zona de fronteira por hipofluxo, principalmente em indivíduos portadores de placas gordurosas vasculares. Além disso, em casos de dissecção aórtica em região lombar, pode ocorrer infarto medular nos segmentos supridos por um famoso ramo da aorta, denominada *artéria de Adamkiewcz*, que irriga os segmentos medulares de T8 a L3.

- *Envolvimento sacral:* a somatotopia das fibras sensitivas referentes à região sacral, posicionadas na periferia do trato espinotalâmico, leva aos padrões peculiares de envolvimento sacral descritos a seguir:
  - Preservação sacral (Figura 11-7Fa): lesões intramedulares extensas levam à compressão dos tratos medulares anterolaterais a partir de sua região mais medial. Dessa forma, uma síndrome semelhante à secção completa da medula se impõe, entretanto, com uma diferença: a preservação da sensibilidade na região sacral. Este tipo de situação pode ser facilmente explicado pelo posicionamento mais marginal das fibras que transportam os sinais sensitivos dessa região.
  - Acometimento sacral exclusivo (Figura 11-7Fb): nestas situações, ocorre o envolvimento do cone medular e cauda equina, o que leva à perda das modalidades sensitivas na região sacral. Enquanto a síndrome de cone medular tende a ser mais simétrica, localizada na região perianal e com expressivo envolvimento esfincteriano, na síndrome de cauda equina, a

perda sensitiva pode ser assimétrica e localizada na região de sela, podendo estender-se até a região púbica, incluindo a glande e o clitóris. Além disso, na síndrome de cone medular, observam-se sinais piramidais, enquanto que, na síndrome de cauda equina, os reflexos basicamente estão hipoativos ou abolidos. As causas tumorais são as mais frequentemente envolvidas, bem como as inflamatórias e infecciosas (com destaque para a infecção por citomegalovírus).

SÍNDROMES ENCEFÁLICAS

Tronco Cerebral

As lesões que acometem parte do tronco cerebral levam, em geral, às síndromes alternas (perda de sensibilidade corporal do lado contrário à lesão com perda ipsolateral da sensibilidade na hemiface). Para uma maior discussão, *vide Capítulo 20 – Semiologia nas Síndromes Neurovasculares.*

Tálamo

O tálamo constitui um grande ponto centralizador de recepção dos impulsos sensoriais captados pelo corpo. Sua lesão leva à hemiperda sensorial de todas as modalidades sensitivas contralateralmente. A *Síndrome de Dejerine-Roussy* representa uma condição relativamente incomum, em que surge dor talâmica intratável, descrita por disestesias e alodínia contralaterais após um período de tempo variável, subsequente à lesão talâmica. Dentre as principais causas estão os acidentes vasculares cerebrais, traumatismos, tumores e a esclerose múltipla.[23]

Córtex

O envolvimento cortical, em específico do lobo parietal, raramente traz perda total das modalidades sensitivas primárias (dor, temperatura, propriocepção consciente, vibração e tato), no entanto, as modalidades secundárias, que necessitam de integração central (vide tópico de Modalidades Sensoriais Secundárias ou Corticais, neste capítulo), são impactadas contralateralmente à lesão.

Apesar de cansativo e, por vezes, inconclusivo, o exame sensorial é fundamental para o raciocínio neurológico eficiente. Caso, em algum momento de sua prática, você se sinta frustrado pelas dificuldades encontradas, lembre-se de que até os grandes mestres encontram dificuldades exemplificadas nas palavras dos doutores Membros do Departamento de Neurologia da Clínica Mayo na obra *Clinical Examinations in Neurology*: "Se todos os pacientes fossem alertas, inteligentes, observadores, objetivos, cooperativos e não sugestionáveis, um exame sensorial acurado seria possível sem grandes dificuldades".[24]

REFERÊNCIAS BIBLIOGRÁFICAS

1. Machado A. *Neuroanatomia funcional*. 2. ed. São Paulo: Atheneu, 2002.
2. Blumenfeld H. *Neuroanatomy through clinical cases*. 2nd ed. Sunderland: Sinauer Associates, 2010.
3. Asbury AK, JoHnson PC. *Pathology of peripheral nerve*. Philadelphia: WB Saunders, 1978.
4. Gibbons CH. Small fiber neuropathies. *Continuum (Minneap Minn)* 2014;20(5):1398-412.
5. Baehr M, Froster M. *Duss diagnóstico topográfico em neurologia*. 4. ed. Rio de Janeiro: Guanabara Koogan, 2012.
6. Campbell WW. *DeJong O Exame Neurológico*. 6. ed. Rio de Janeiro: Guanabara Koogan, 2007.
7. Biller J, Gruener G, Brazis PW. *DeMyer's the neurologic examination a programed text*. 6th ed. New York: McGraw-Hill, 2011.
8. Clark JW. *Neurologia clínica: da sala de aula ao consultório*. Porto Alegre: Artmed, 2009.
9. Lynch DR, Farmer JM, Tsou AY et al. Measuring Friedreich ataxia: complementary features of examination and performance measures. *Neurology* 2006;66:1711-16.
10. Talhari C, Talhari S, Penna GO. Clinical aspects of leprosy. *Clin Dermatol* 2015;33(1):26-37.
11. Schestatsky P. Definição, diagnóstico e tratamento da dor neuropática. *Rev HCPA* 2008;28(3):177-87.
12. Kraychete DC, Sakata RK. Neuropatias perifeìricas dolorosas. *Rev Bras Anestesiol* 2011;61:641-58.
13. Jules CD. Tinel and Tinel's sign. *Clin Plast Surg* 1983;10(4):627-28.
14. Phallen GS. The carpal tunnel syndrome– Clinical evaluation of 598 hands. *Clin Orthop* 1972;83:29-40.
15. Mondelli M, Passero S, Giannini F. Provocative tests in different stages of carpal tunnel syndrome. *Clin Neurol Neurosurg* 2001;103(3):178-83.
16. El Miedany Y, Ashour S, Youssef S et al. Clinical diagnosis of carpal tunnel syndrome: old tests-new concepts. *Joint Bone Spine* 2008 July;75(4):451-57.
17. Reibel F, Cambau E, Aubry A. Update on the epidemiology, diagnosis, and treatment of leprosy. *Med Mal Infect* 2015;45(9):383-93.
18. Gwathmey KG, Burns TM, Collins MP et al. Vasculitic neuropathies. *Lancet Neurol* 2014;13(1):67-82.
19. Lo YL, See S. Images in clinical medicine. Pseudoathetosis. *N Engl J Med* 2010 Nov.;363(19):e29.
20. Martinez AR, Nunes MB, Nucci A et al. Sensory neuronopathy and autoimmune diseases. *Autoimmune Dis* 2012;2012:873587.
21. Staff NP, Windebank AJ. Peripheral neuropathy due to vitamin deficiency, toxins, and medications. *Continuum (Minneap Minn)* 2014;20:1293-306.
22. Weidauer S, Nichtweiss M, Lanfermann H et al. Spinal cord infarction: MR imaging and clinical features in 16 cases. *Neuroradiology* 2002;44(10):851-57.
23. Neuropathic pain special interest group of the Italian Neurological Society. Prevalence and Time Course of Post-Stroke Pain: a Multicenter Prospective Hospital-Based Study. *Pain Med* 2015;14. pii:pnv019.
24. Members of the Mayo Clinic Department of Neurology, Mayo Clinic and Mayo Foundation, Rochester, Minnesota. *Clinical Examinations in Neurology*. 6th ed. London: Mosby, 1991.

12 Sinais e Manobras Meningorradiculares

Bruno Della Ripa Rodrigues Assis ▪ Carlos Roberto Martins Jr.
Rodrigo Bazan

▶ PERSPECTIVA HISTÓRICA

A semiótica neurológica ainda hoje representa o armamento mais fiel do dedicado e apaixonado neurologista, que mantém a tônica da necessidade em se ouvir as queixas e histórias de seus pacientes, conjuntamente à observação minuciosa de sua expressão corporal em sinais a serem ativamente buscados. Dessa forma, realiza-se a clássica estratificação diagnóstica em *Sindrômica*, *Topográfica* e *Etiológica* e, a partir de então, valendo-se da propedêutica complementar, não suprema, mas assaz preciosa ao neurologista moderno.

Por entre mais de 30 manobras e sinais Meningorradiculares descritos ao longo dos séculos, dois consagraram-se e são ainda frequentemente utilizados: o *Sinal de Kernig* e o *Sinal de Brudzinski*.

Vladimir Mikhailovich Kernig[1] fora um neurologista russo-báltico germânico, nascido, em 1840, na Latvia. Formou-se pela Universidade da Rússia, trabalhando no Hospital Obuchow, em São Petersburgo. Neste ambiente, por anos, observara em pacientes com meningite bacteriana (em maior parte decorrente da infecção por *M. tuberculosis*) a ocorrência de contratura à flexão em 135° das pernas e, eventualmente, dos braços, ao colocar-se o paciente em posição sentada; ainda nesta posição, evidenciava-se com maior gravidade a rigidez da nuca e das costas. Observe o leitor que tal descrição não corresponde ao que se ensina atualmente, conforme veremos logo mais.

Além do afamado Sinal de Brudzinski, o pediatra de formação, nascido na Polônia, descrevera mais três sinais relevantes para investigação da irritação meníngea por meningite bacteriana:[1] o *Fenômeno da Bochecha de Brudzinski*, o *Sinal Sinfiseal* e o *Reflexo de Brudzinski*. Apesar de mais famoso, o Sinal de Brudzinski fora o último descrito, em 1909, mas também o mais extensamente estudado em sua patogênese, a partir de experimentos com sapos, cães, pássaros e coelhos, no Departamento de Fisiologia da Universidade de Jaguielonia, em Cracóvia, o que lhe renderia grande reconhecimento no meio científico da época.

Contudo, adaptando a propedêutica neurológica às necessidades atuais, faz-se importante contextualizar tais manobras dentro do conceito da *Medicina Baseada em Evidências*, para que se possa nortear a investigação direcionada da irritação meníngea, com as melhores sensibilidade e especificidade possíveis, visando seu rápido reconhecimento. Frente ao exposto, sigamos para a orientação quanto à realização das manobras supracitadas e discussão de quando e para quê usá-las.

AVALIAÇÃO INICIAL DO PACIENTE COM IRRITAÇÃO MENÍNGEA

A avaliação do paciente com irritação meníngea dá-se desde a sua entrada no consultório, com a constante observação de seu comportamento, geralmente em postura antálgica, assumindo posturas que evitem o estiramento de nervos e raízes, que se encontram inflamados pelo agente causador. Entre as possíveis queixas relacionadas, faz-se de grande importância identificar a presença de cefaleia (geralmente aguda/subaguda e de forte intensidade), associada a náuseas, vômitos, febre e turvação visual.

A presença de alteração do *status* mental, acometimento de nervos cranianos (principalmente III, IV, VI e VII), outros déficits neurológicos focais (como paresias e parestesias, dimidiadas ou não) e crises convulsivas devem alertar para um provável acometimento encefálico concomitante *(meningoencefalite)*. Assim, uma anamnese bem executada e um cuidadoso exame neurológico devem ser suficientes para levantar e reforçar a suspeita de uma *Síndrome de Irritação Meníngea*, a partir de então valendo-se de exames subsidiários para a complementação da investigação etiológica.[2]

PRINCIPAIS MANOBRAS PARA INVESTIGAÇÃO DE IRRITAÇÃO MENÍNGEA

Conceitua-se **meningismo**[3] como *"os sinais e sintomas de irritação meníngea associados à doença febril aguda ou desidratação, com ou sem infecção meníngea"* (como na presença de infecções, doenças inflamatórias, *sangramento subaracnóideo,* substâncias tóxicas irritativas entre outros). **Meningite**[3] diz respeito à *"inflamação das meninges, geralmente por uma bactéria ou vírus"*, entre outros agentes etiológicos infecciosos. Portanto, os sinais meníngeos são a expressão clínica da presença de irritação meníngea por diferentes agentes etiológicos (portanto, inespecíficos), elicitados à realização de manobras em etapas sequenciais.

Dentre os vários sinais históricos de irritação meníngea já descritos, alguns poucos tiveram maior destaque, tendo seu uso perpetuado pelos tempos. Dessa forma, apresentaremos adiante as principais manobras de avaliação de irritação meníngea (algumas também utilizadas para avaliação radicular).

Rigidez de Nuca (Figura 12-1)

Geralmente, presente em cerca de 70% dos casos de irritação meníngea,[4] consiste na rigidez da musculatura cervical, predominantemente extensora, com resistência à flexão passiva pelo examinador. Pode apresentar-se em graus variados, de acordo com a gravidade do acometimento. De modo geral, encontram-se preservados os movimentos de hiperextensão, rotatórios e de lateralização; contudo, em acometimentos mais graves todos os movimentos podem encontrar-se restritos, incluindo-se a hiperextensão cervical e de toda a musculatura axial, conhecida como a posição do *arc de cercle*, ou opistótono.[5]

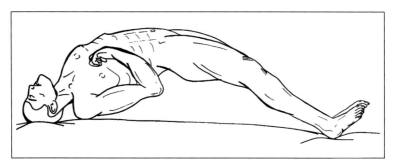

Figura 12-1. Opistótono.

As Quatro Manobras de Brudzinski[5,6]

Sinal de Brudzinski (Figuras 12-2 e 12-3)

O mais famoso sinal meníngeo, conhecido por toda a classe médica, consiste na flexão reflexa dos joelhos de ambos os membros inferiores, a partir da flexão cervical passiva com o queixo em direção ao peito.

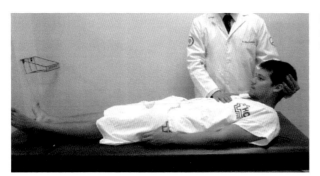

Figura 12-2. Flexão cervical na pesquisa de rigidez de nuca.

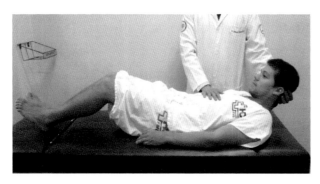

Figura 12-3. Resposta positiva de flexão dos membros inferiores na pesquisa do Sinal de Brudzinski.

Fenômeno da Bochecha de Brudzinski
Consiste na compressão bilateral abaixo da borda inferior do arco zigomático, culminando na flexão do braço e antebraço.

Sinal da Sínfise Púbica
Compreende a flexão reflexa da coxa e do joelho, e abdução das pernas ao aplicar-se pressão sobre a sínfise púbica.

Reflexo de Brudzinski
Dá-se a partir da flexão passiva de um joelho contra o abdome, levando à flexão reflexa da coxa e joelho contralaterais.

Sinal de Kernig (Figuras 12-4 e 12-5)[5,6]
Apesar de historicamente descrito de outra maneira, a investigação deste sinal dá-se com o paciente em decúbito dorsal horizontal, com flexão passiva da coxa e do joelho, formando ângulos retos com o eixo, e a posterior extensão passiva do joelho, quando se apresentará resistência e dor na vigência de irritação meníngea ou radicular.

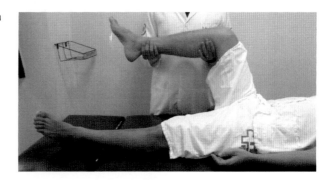

Figura 12-4. Flexão da coxa na pesquisa do Sinal de Kernig.

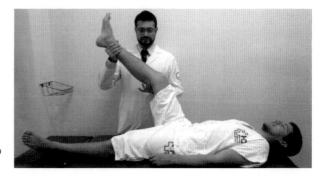

Figura 12-5. Extensão da perna até 135° na pesquisa do Sinal de Kernig, causando resposta álgica positiva.

Face à importância atribuída aos sinais descritos anteriormente, Thomas *et al.*[7] conduziram uma coorte prospectiva com 297 pacientes que apresentaram sintomas sugestivos de meningite infecciosa aguda (cefaleia, febre, náuseas, vômitos, fotofobia e rigidez de nuca), objetivando avaliar a sensibilidade, especificidade e valores preditivos positivo e negativo dos sinais de Brudzinski e Kernig. Os resultados demonstraram, para estes sinais, sensibilidade de 5%, especificidade de 95%. Já para a rigidez de nuca, evidenciou-se sensibilidade de 30% e especificidade de 68%.

Dessa forma, a ausência de tais sinais neurológicos, na vigência de sintomas compatíveis com irritação meníngea, não descarta de forma alguma a possibilidade de meningite, especialmente nos quadros infecciosos agudos. No entanto, a presença de quaisquer desses sinais, combinados ou não, são fortes indicadores de doença, devendo-se, então, prosseguir com a coleta do líquido cefalorraquidiano.

Heel-Drop Jarring ou Teste de Markle (Figura 12-6)

Sinal descrito pelo cirurgião George B. Markle, em 1973,[8] inicialmente para avaliação de apendicite aguda, foi recentemente sugerido como potencial indicador de irritação meníngea por Han *et al.*,[9] em 2010. Consiste em solicitar que o paciente permaneça em posição ortostática, apoiado nas extremidades dos arte-

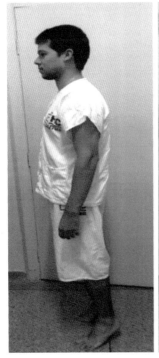
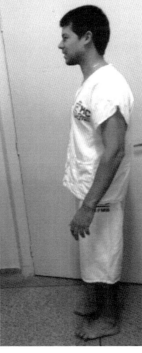

Figura 12-6. Heel-drop Jarring – Piora da cefaleia após os calcanhares tocarem o solo de maneiras rápida e vigorosa.

lhos, deixando-se sobre seus calcanhares, de modo que estes atinjam o solo rápida e vigorosamente, proporcionando piora da cefaleia. Sugere-se, ainda, que tal manobra seja realizada concomitantemente à manobra de Valsalva. Postula-se que tal impacto seja o suficiente para maximizar a ativação mecanoceptora de estruturas meníngeas deslocadas pela gravidade e, então, estimulação nociceptiva de fibras durais A-delta e C, no contexto de uma inflamação dural. Segundo Han,[9] este poderia ser o teste mais sensível para irritação meníngea, porém ainda sem qualquer estudo estatístico publicado até o momento.

Sinal do Solavanco (Head Jolt Sign ou Jolt Accentuation of Headache)

Consiste em solicitar que pacientes com cefaleia realizem movimentos de rotação horizontal da cabeça na cadência de 2-3 rotações por segundo, com piora da dor quando positivo. Classicamente associado a enfermidades intracranianas. Uchihara et al.[10] realizaram estudo prospectivo de pacientes com suspeita de irritação meníngea, com sensibilidade de 97% em estudo inicial, levando o teste a ser rapidamente difundido por todo o Japão, onde, atualmente, é considerado o teste mais sensível para pleocitose liquórica. No entanto, tal sensibilidade fora questionada e avaliada em outros três estudos,[11-13] que mostraram sensibilidade variável entre 6 e 78,9%, tornando-o, assim, ineficaz para descartar a necessidade de coleta liquórica em sua ausência. Contudo, segundo Uchihara,[10] se o teste for positivo em pacientes com cefaleia de início recente, febre e/ou déficits neurológicos focais, há forte indicação de avaliação liquórica. Não obstante, deve-se observar que tal sinal encontrou-se quase ausente em pacientes com afecções granulomatosas ou carcinomatose meníngea.

Outras Manobras e Sinais Meníngeos[3,5,14]

Como citado anteriormente, uma série de sinais e manobras de avaliação meníngea foi descrita por diferentes autores, em diferentes períodos. No entanto, a maioria é pouco utilizada na prática diária. Observa-se que muitos refletem a adoção de atitudes antálgicas, na tentativa de evitar o estiramento de fibras nervosas que se encontram sob intensa atividade inflamatória. Contudo, o conhecimento de tais sinais pode auxiliar na avaliação neurológica da irritação meníngea, visto que alguns podem surgir mais precocemente que outros, sempre avaliados dentro do contexto das queixas e sintomas:

A) *Sinal de Binda:* protrusão involuntária de um ombro após rotações passiva e abrupta da cabeça para o ombro contralateral.

B) *Sinal de Bikele (Figura 12-7):* com o paciente em decúbito dorsal, posiciona-se o indivíduo com o cotovelo fletido, ombro abduzido, elevado e rodado externamente, haverá resistência à extensão passiva do cotovelo. Tal manobra é muito útil para avaliar também radiculopatias cervicais e casos prováveis de *Síndrome de Guillain-Barrè.*

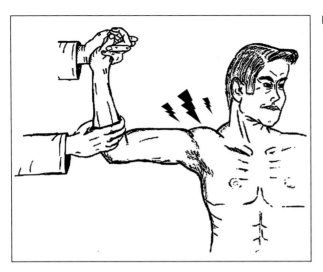

Figura 12-7. Sinal de Bikele.

C) **Sinal de Lafora:** ato de coçar incessantemente o nariz, visto como possível sinal precoce de irritação meníngea em pacientes não riníticos.
D) **Sinal de Flatau:** midríase à flexão cervical na vigência de irritação meníngea.
E) **Sinal de Squire:** alternância entre miose e midríase, espontânea ou por estímulo álgico cervical, nos casos de meningite basilar.
F) **Sinal de Amoss ou Sinal do Tripé (Figura 12-8):** posição espontaneamente adquirida pelo paciente, na vigência de irritação meníngea importante, permanecendo sentado à beira do leito, com joelhos e coxas fletidas, costas em lordose, apoiando-se com os braços para trás.

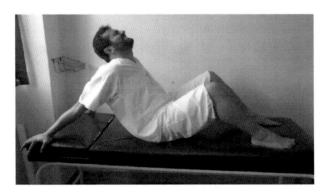

Figura 12-8. Sinal de Amoss ou Sinal do Tripé – ao solicitar que o paciente se levante da maca, o mesmo apresenta impossibilidade em fletir o pescoço e o dorso, em razão da inflamação meníngea. Assim, posiciona os braços distantes do eixo axial do corpo, em extensão, posteriormente à pelve (com uma formação "em tripé"), a fim de evitar a flexão cervical e do dorso, enquanto mantém suas pernas e coxas em flexão, evitando, portanto, o estiramento das meninges e das raízes nervosas inflamadas.

G) **Sinal de Signorelli:** dor e amolecimento à palpação na compressão da fossa glenoide, em frente ao processo mastóideo.

H) **Reflexo mediopúbico ou de Guillain-Alajouanine:** contração excessiva da musculatura abdominal e adução das pernas desencadeada por golpe na sínfise púbica.

I) **Sinal ou Fenômeno de Leichtenstern:** dor à percussão suave das extremidades e em proeminências de ossos longos (processo estiloide da ulna, tuberosidade da tibia), com postura de defesa antálgica, na vigência de irritação meníngea importante.

J) **Sinal de Guillain:** flexão brusca do joelho e da coxa ao pinçamento do músculo quadríceps contralateral.

❯ MANOBRAS SEMIOLÓGICAS NA AVALIAÇÃO DAS RADICULOPATIAS

Dentre as inúmeras queixas que levam o paciente ao consultório neurológico, encontram-se as dores cervicais e lombares. No entanto, apesar de tão frequentes, apresentam-se, como verdadeiros, desafios diagnósticos, visto que tais sintomas são inerentes às mais variadas causas, que podem levar a importante comprometimento das atividades de vida diária, quando não identificadas corretamente ou em tempo hábil. Para tanto, assim como no caso da irritação meníngea, foram descritos uma gama de sinais e manobras sugestivos de radiculopatias, sendo ferramentas úteis para diferenciar afecções osteoarticulares e musculares das radiculopatias propriamente ditas.

Assim, a adequada avaliação de um quadro radiculopático[5] inicia-se na coleta das queixas e história do paciente, na presença de sintomas, como dor do tipo neuropática (em choque, facada, queimação), acompanhada de parestesias ou hipoestesia, aliados ou não a déficits motores, indicando comprometimento em distribuição de dermátomos (sensibilidade) e miótomos (motricidade).

Deve-se estar atento para a presença de *red flag,*[15] sinais de alerta que sugerem etiologias de maior gravidade para a síndrome radiculopática, como a presença de tumores medulares e hérnia discal extrusa. São estes: instalação antes dos 20 anos ou após os 55 anos, traumatismo prévio, histórico de câncer e doenças sistêmicas, uso abusivo e/ou prolongado de corticoides (lipomatose meníngea), uso de drogas, HIV, dor constante e progressiva, alteração esfincteriana, impotência sexual, perda ponderal, restrição grave de movimentos e deformidade estrutural.

Avaliação nas Radiculopatias Cervicais

Teste de Spurling (Figura 12-9)[5,16,17]

Dores irradiadas ou parestesias no membro superior com a cabeça em extensão e ligeiramente inclinada para o lado sintomático são altamente sugestivas de radiculopatia cervical. Prender a respiração ou manobra de Valsalva nesta posição evoca, por vezes, dor, se o posicionamento por si só não provocar. Adição de compressão axial, pressionando o topo do crânio, não acrescenta positividade ao teste. Sensibilidade 40-60%, e especificidade 92-100%.

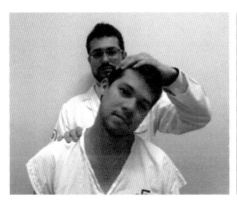
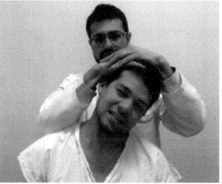

Figura 12-9. Teste de Spurling – Lateralização passiva e posterior compressão em sentido craniocaudal, ocasionando dor radicular cervical.

Sinal da Abdução do Ombro ou Sinal da Mão na Cabeça (Sinal de Bakody) (Figura 12-10)[5,16,17]

Abdução ativa do ombro, repousando-se a mão sobre a cabeça, ocasionando melhora da dor cervical ipsolateral, quando positivo. É nada mais do que uma postura antálgica. Sensibilidade 43-50%, especificidade 80-100%.

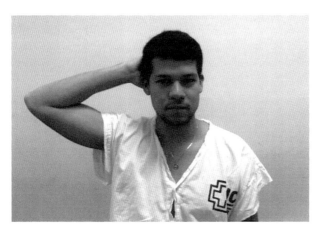

Figura 12-10. Manobra de abdução do ombro ou sinal da mão na cabeça (Sinal de Bakody) – abdução do ombro com apoio da mão sobre a cabeça, ocasionando alívio das dores cervical e apendicular ipsolaterais.

Teste de Distração do Pescoço[5,16,17]

Tração axial forçada do pescoço, em posição supina, realizada pelo examinador, levando ao alívio da dor cervical, quando positivo. Sensibilidade 40-43%, especificidade 100%.

ULTT (Upper Limb Tension Test)[6,18]

Paciente em posição supina, com o braço afetado junto ao seu corpo. Realizar a depressão escapular do braço acometido, seguido da abdução do ombro com os braços pronado e fletido. Então, realizar a supinação do antebraço, extensão do punho e dos dedos, rotação lateral do ombro, extensão do cotovelo e flexão lateral do pescoço para o lado contralateral e para o ipsolateral. O teste será positivo, caso a manobra desencadeie ou agrave o quadro álgico. Sensibilidade 60-83%, especificidade 11-40%.[18]

Sinal de Viet's[5,16]

Também chamado de *Sinal de Naffziger* (apesar de tratar-se de dois testes diferentes, com o mesmo princípio), implica em aplicar-se pressão sobre as veias jugulares concomitantemente, até que o rosto fique avermelhado. No indivíduo normal, não haverá qualquer queixa; no entanto, na presença de radiculopatias compressivas por lesões que ocupam espaço (hérnia discal, tumores medulares) ou estreitamento do canal medular, poderá haver sintomas radiculares, como dor unilateral no ombro, escápula, peitoral ou parestesias com irradiação para o braço ipsolateral. É de extrema importância atentar-se para o fato de que tal manobra pode ocasionar importante estímulo vagal, devendo-se ser evitada em pacientes idosos e/ou com histórico de disautonomia (hipotensão ortostática).

Curiosidade: durante a punção lombar de um paciente podem-se realizar provas manométricas, a fim de estudar a permeabilidade do canal raquiano. De uso rotineiro e extremamente simples é a prova de *Queckenstedt-Stookey*, que se assemelha ao *Sinal de Viet's*. Após realizada a punção lombar simples com o paciente em decúbito lateral, afere-se a pressão inicial e, em seguida, é feita compressão manual de ambas as veias jugulares internas por 10 segundos. Em razão da estase venosa intracraniana provocada, a pressão do LCR se eleva em torno do dobro da pressão inicial. Cessada a compressão jugular, a pressão liquórica deve voltar ao nível inicial nos 10 segundos subsequentes.

Nos diversos tipos de bloqueios que afetam o canal raquiano, como tumores medulares ou inflamação com estenose do canal medular, pode-se verificar bloqueio parcial, que é expresso por uma subida pequena e queda lenta da pressão ou bloqueio completo, quando não ocorre aumento da pressão após a compressão. Além disso, é possível obter um liquor denso, às vezes de aspecto gelatinoso, decorrente do excesso de proteínas que decantam no saco dural *(sinal de froin)*, em razão do alentecimento da circulação liquórica.

Avaliação nas Radiculopatias Lombossacras

Manobra de Lasègue ou Straigh Leg Raising (SLR) (Figura 12-11)[5,15,16]

Consiste na elevação lenta e passiva do membro inferior sintomático, entre 30 e 70 graus, procurando-se as seguintes respostas para positividade:

A) Piora da dor no membro elevado (pouco significativo).
B) Piora da dor em região lombar (moderadamente significativo).
C) Dor irradiada para o membro contralateral (fortemente significativo).

Deve-se observar que a referência álgica ao elevar-se a perna a menos de 30 graus é sugestiva de possível não organicidade, ao passo que, acima de 70 graus, a maioria dos pacientes pode sentir dor na ausência de radiculopatia. Revisões sistemáticas apontam alta sensibilidade (85-91%) com baixa especificidade (29-52%).[15]

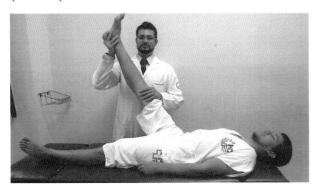

Figura 12-11. Extensão da perna entre 30° e 70°, na pesquisa da Manobra de Lasègue, levando à resposta álgica positiva.

Manobra ou Sinal de Bragard (Figura 12-12)[5,15,16]

Consiste na dorsiflexão passiva do tornozelo, durante a realização da manobra de Lasègue, na tentativa de sensibilizá-lo. Equivalente na dorsiflexão do hálux, denomina-se *Sinal de Sicard*.

Manobra de Fajersztajn ou Crossed-SLR[5,15,16]

Elevação passiva do membro não sintomático, concomitantemente à dorsiflexão do pé ipsolateral, causará dor e/ou flexão da perna contralateral, sintomática. Tal achado apresenta baixa sensibilidade (23-34%), porém com alta especificidade (86-90%).

Tríade de Dejerine[16]

Diz respeito à piora da dor lombar quando à manobra de Valsalva, sendo sugestivo de lesão que causa estenose do canal medular.

Figura 12-12. Manobra de Bragard – dorsiflexão do pé durante a realização da manobra de Lasègue, objetivando a sensibilização desta.

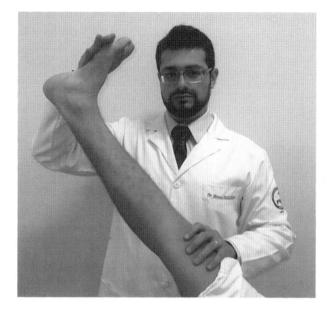

Manobra de Bechterew (Figura 12-13)[16]

Primeiramente, solicitar ao paciente que exerça extensão ativa e persistente do membro não sintomático; nesta posição, a extensão do membro sintomático será impossibilitada ou dificultada por dor lombar, geralmente em razão da pro-

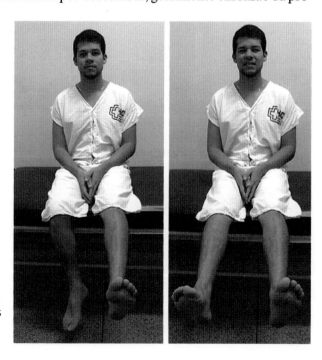

Figura 12-13. Manobra de Bechterew – Dificuldade ou impossibilidade de extensão de ambos os membros, por causa da dor ocasionada por distensão das raízes nervosas lombares, na vigência de radiculopatia.

Capítulo 12 ▫ Sinais e Manobras Meningorradiculares

trusão discal. Na posição sentada, o paciente pode ser capaz de estender cada perna isoladamente, mas a manobra de estender ambas as pernas ao mesmo tempo causa dor radicular.

Manobra de O'Connell[5]

Realizar a flexão passiva da coxa (SLR) no membro sadio, observando o ângulo em que se exprima dor, ipsolateral ou contralateral; então, realizar a mesma manobra no membro afetado, observando-se novamente o ângulo da expressão álgica. Então, realizar a flexão de ambos os membros concomitantemente, momento em que se observa que o ângulo permitido pelo movimento (isto é, sem expressão álgica) será maior do que ao avaliar-se um dos membros apenas. Ainda com as coxas fletidas, o relaxamento do membro sadio poderá exacerbar a dor no membro afetado.

Manobra de Ely ou Reverse SLR[5]

Manobra utilizada para avaliação de **radiculopatias lombares altas**, onde se coloca o paciente em posição prona, realizando-se extensão máxima da coxa, com a perna estendida. Tal manobra será positiva se causar dor lombar ou em trajeto do nervo femoral. Outra forma para se realizar esta manobra é deixar o paciente em decúbito dorsal à beira da maca e com o membro sintomático pendente desde o quadril para fora da cama. É altamente útil para radiculopatias de L2 a L4 (altas).

Sinal de Minor[5]

Ao tentar colocar-se em pé, o paciente com radiculopatia tenderá a compensar a dor sobrecarregando o lado não afetado, ao passo em que mantém a perna afetada fletida, a fim de evitar o estiramento sob o nervo ciático acometido. Ainda, penderá o corpo para frente, enquanto repousa a mão sob a região lombar, no lado afetado.

Sinal de Neri[5]

Solicita-se ao paciente que permaneça em posição ortostática, pendendo o corpo para frente, enquanto mantém as pernas esticadas. Na presença de radiculopatia, o paciente tenderá a fletir os joelhos, visando amenizar a dor causada pelo estiramento do nervo afetado.

Assim como na radiculopatia cervical, a sensibilidade e especificidade de tais testes são insuficientes para que, sozinhos, possam inferir quanto à presença ou ausência de acometimento radicular lombossacral, devendo ser usados em consonância aos sintomas e às queixas do paciente.

Situações Especiais

Radiculopatia L5 vs. Neuropatia do Fibular Comum[35]

Entre as radiculopatias lombossacrais mais comuns, encontra-se a radiculopatia L5. Esta pode ocorrer em razão da protrusão discal L4-L5 posterolateralmente, ou da protrusão lateral em L5-S1.[3] Também pode ocorrer pela compressão causada por tumores ou estar envolvida nos casos de estenose lombar, dentro do contexto de síndrome de pseudoclaudicação neurogênica da cauda equina (vide adiante).

A síndrome de radiculopatia L5 consiste na presença de dor lombar do tipo neurogênica, com irradiação para nádegas, face lateral da coxa, concomitantemente à ocorrência de parestesias e hipoestesia na face lateral da perna e dorso do pé. Em casos avançados, pode-se ter fraqueza nos músculos glúteo médio e mínimo, tensor da fáscia lata, semimembranáceo, semitendíneo, fibular longo, tibial anterior e posterior, extensor longo do hálux, extensor curto dos dedos e flexor longo dos dedos.

Quanto aos reflexos de estiramento muscular, encontram-se poupados o patelar (L2-L4) e calcâneo (S1-S2), porém com acometimento dos reflexos dos músculos semimembranoso e semitendinoso (posteriores mediais da coxa, vide Capítulo 10 – Semiologia dos Reflexos), em razão do envolvimento da porção tibial do nervo ciático, primariamente formado pelas fibras da raiz de L5. Nos quadros mais graves de radiculopatia L5, pode-se ter a presença de pé caído com marcha escarvante, sendo potencialmente confundido com uma neuropatia do nervo fibular comum, na cabeça da fíbula.

O nervo fibular comum situa-se em posição superficial ao contornar a cabeça da fíbula, momento em que se divide em porções superficial e profunda. Dessa forma, encontra-se sujeito à compressão externa, como ao manter-se com a perna cruzada por longos períodos, em pacientes com síndrome consumptiva com perda ponderal rápida, acamados, usuários de órteses ou bandagens no joelho, em portadores de *HNPP (Neuropatia Hereditária Sensível à Compressão)* ou compressão nervosa por cistos de Baker, lipomas ou tumores. O quadro clínico consiste na fraqueza para dorsiflexão do pé e artelhos e para eversão do tornozelo, com perda sensitiva na região dorsal do pé; em casos mais graves apresenta-se com pé caído.

Portanto, como diferenciar semiologicamente duas síndromes com sintomas tão semelhantes? Basta, primeiramente, testar músculos inervados por nervos diferentes, porém pelo mesmo miótomo (raízes). Um paciente com pé caído com certeza tem fraqueza do músculo tibial anterior, que é inervado pelo nervo fibular profundo (L4-L5). Se, ao examinar, verificarmos fraqueza de inversão do pé, provavelmente estamos diante de uma radiculopatia L5, pois a inversão é dada pelo músculo tibial posterior, inervado pelo nervo tibial (e não fibular) e suprido pela raiz L5. O mesmo vale para flexão do hálux, que é realizada pelo músculo flexor longo do hálux, inervado pelo nervo tibial (L5).

Por outro lado, se o paciente não apresentar fraqueza nos músculos inervados pelo tibial e miótomo L5 simultaneamente, estaremos diante de uma neuropatia do fibular. Além disso, a presença de tinel na cabeça da fíbula corrobora uma lesão do nervo. Já a abolição dos reflexos posteriores da coxa e a presença de sinais radiculares falam a favor de radiculopatia L5. No entanto, deve-se atentar que o padrão de acometimento sensitivo abaixo do joelho não auxilia na diferenciação, uma vez que o achado de hipoestesia acomete a mesma região em ambos os casos.

SÍNDROME DA CAUDA EQUINA E DO CONE MEDULAR[4,5]

Entre as síndromes de radiculopatia lombossacral, faz-se notável a Síndrome da Cauda Equina. Em decorrência do desenvolvimento fetal craniocaudal da medula espinhal e da diferença entre a razão de crescimento medular e da coluna vertebral, a porção terminal da medula espinhal, o cone medular, encontra-se no nível vertebral L1-L2 (abaixo da dilatação lombar), a partir dos 2 meses de idade. Saindo do cone medular, segue-se um filamento fino de pia-máter, denominado filamento terminal, descendo até o nível coccígeo.

Ao entorno do filamento terminal encontram-se as raízes nervosas dos segmentos lombossacrais e coccígeos, principalmente a partir da raiz de L3, formando longos prolongamentos nervosos, que juntos são denominados cauda equina. Assim, a Síndrome da Cauda Equina dá-se pela lesão radicular múltipla em níveis abaixo de L3, geralmente (mas não exclusivamente) compressiva, causando sintomas unilaterais ou assimétricos, de instalação gradual, como dor proeminente, predominantemente na região lombar, períneo, coxas e pernas. Pode haver piora da dor à manobra de Valsalva e com o decúbito.

O acometimento sensorial leva à perda sensitiva global, com distribuição em **sela**, também **unilateral ou assimétrica**, em regiões perineal, genital e anal, podendo ainda estender-se para a face dorsal da coxa, anterolateral da perna e lateral da extremidade. Quando presente, o comprometimento motor determina uma paresia flácida, com hipotonia e atrofia predominante nos glúteos, grupamento posterior da coxa e anterolateral da perna. Somam-se ainda arreflexia do aquileu (S1-S2) e hipo ou arreflexia patelar (L2-L4).

Mais tardiamente, poderá encontrar-se comprometimento esfincteriano, caracterizada pelo quadro de bexiga neurogênica, composta pela arreflexia do músculo detrusor, culminando na ausência de sensibilidade e percepção do enchimento e plenitude vesicais, determinando, muitas vezes, retenção urinária. Pode-se ter também disfunção do esfíncter fecal, através de retenção e/ou incontinência, bem como disfunção erétil. As principais causas de síndrome da cauda equina são a compressão por hérnia discal, estenose do canal espinhal lombossacral, trauma, neoplasia e infecções (CMV, HSV-2, abscesso epidural).

A lesão do cone medular, por sua vez, leva ao comprometimento instantâneo, bilateral e simétrico da musculatura do assoalho pélvico, com acometimento do arco reflexo vesical, culminando em uma bexiga neurogênica como primeira e principal manifestação, além de alterações proeminentes do esfíncter fecal e disfunção sexual. Também podem estar presentes sintomas sensitivos com anestesia em sela, porém **bilateral e simétrica**. A dor não é sintoma usual, e quando presente não costuma ser tão importante quanto na síndrome da cauda equina.

Quanto ao comprometimento motor, na síndrome do cone medular costuma ser bilateral e simétrico e em menor gravidade, quando comparado à síndrome de cauda equina, sem atrofia importante. Os reflexos profundos dos membros inferiores estão preservados ou exaltados. Os fatores etiológicos mais comuns para a síndrome do cone medular são trauma, neoplasias, malformações espinhais, como a espinha bífida, além de hérnia discal, hemorragias e abscessos epidurais.

Em suma, a síndrome da cauda equina inicia-se por dor radicular importante, de instalação gradual, com características unilaterais ou assimétricas e comprometimento esfincteriano apenas mais tardiamente, ao passo que a síndrome do cone medular apresenta-se desde o início com sintomas abruptos e bilaterais, com disfunção esfincteriana precoce e poucos sintomas dolorosos (Quadro 12-1).

Quadro 12-1. Diferenças semiológicas entre lesões de cauda equina e cone medular

Sinais/ Sintomas	Cauda Equina	Cone Medular
Dor	Grave. Pode ser o sintoma mais marcante. Unilateral ou assimétrica. Períneo, coxas ou pernas (distribuição dos nervos sacros). Tipo radicular	Períneo ou coxas. Ausente ou leve. Bilateral e simétrica
Déficit sensitivo	Distribuição em sela. Unilateral ou bilateral assimétrica. Todas as formas afetadas (sem dissociação da sensação)	Em sela. Bilateral. Geralmente simétrica. Dissociação da sensação
Déficit motor	Assimétrico. Pode haver atrofia	Simétrico, leve. Trofismo presente
Reflexos	Ausentes ou diminuídos	Presentes. Podem estar exaltados
Sintomas esfincterianos	Tardios e menos acentuados	Precoces e intensos
Funções sexuais	Comprometimento leve	Ereção e ejaculação comprometidas
Início	Gradual e unilateral geralmente	Súbito e bilateral geralmente

REFERÊNCIAS BIBLIOGRÁFICAS

1. Ward MA, Greenwood TM, Kumar DR et al. Josef Brudzinski and Vladimir Mikhailovich Kernig: signs for diagnosing meningitis. *Clin Med Res* 2010;8(1):13-17.
2. Attia J, Hatala R, Cook DJ et al. The rational clinical examination. Does this patient have acute meningitis? *JAMA* 1999 July 14;281(2):175-81
3. *Dorland's illustrated medical dictionary*. 32nd ed. Philadelphia: WB Saunders, 2012.
4. Brazis PW, Masdeu JC, Biller J. *Localization in clinical neurology*. 6th ed. Philadelphia: Wolters Kluwer/Lippincott Williams & Wilkins, 2011.
5. Campbell WW. *DeJong´s. The neurologic examination*. 7th ed. Philadelphia: Wolters Kluwer/Lippincott Williams & Wilkins, 2013.
6. Wainner RS, Fritz JM, Irrgang JJ et al. Reliability and diagnostic accuracy of the clinical examination and patient self-report measures for cervical radiculopathy. *Spine* 2003;28(1):52-62.
7. Thomas KE, Hasbun R, Jekel J et al. The diagnostic accuracy of Kernig's sign, Brudzinski's sign, and nuchal rigidity in adults with suspected meningitis. *Clin Infect Dis* 2002 July 1;35(1):46-52.
8. Markle GB. Heel-drop jarring test for appendicitis [correspondence]. *Arch Surg* 1985;120:243.
9. Han DG, Kim HJ. The most sensitive sign of meningeal irritation: Heel-drop jarring test for meningitis [correspondence]. *Med Hypotheses* 2010;74:1084-90.
10. Uchihara T, Tsukagoshi H. Jolt accentuation of headache: the most sensitive sign of CSF pleocytosis. *Headache* 1991;31:167-71.
11. Nakao JH, Jafri FN, Shah K et al. Jolt accentuation of headache and other clinical signs: poor predictors of meningitis in adults. *Am J Emerg Med* 2014;32:24-28.
12. Tamune H, Takeya H, Suzuki W et al. Absence of jolt accentuation of headache cannot accurately rule out meningitis in adults. *Am J Emerg Med* 2013;31:1601-4.
13. Waghdhare S, Kalantri A, Joshi R et al. Accuracy of physical signs for detecting meningitis: a hospital-based diagnostic accuracy study. *Clin Neurol Neurosurg* 2010;112:752-57.
14. White FA. Physical signs in medicine and surgery. An atlas of rare, lost and forgotten physical signs. *Fred Ashley White* 2009.
15. Rubinstein SM, Van Tulder M. A best-evidence review of diagnostic procedure for neck and low-back pain. *Best Pract Res Clin Rheumatol* 2008;22(3):471-82.
16. Cipriano JJ. *Photographic manual of regional orthopedic and neurological tests*. 4th ed. Philadelphia: Lippincott Williams & Wilkins, 2003.
17. Malanga GA, Landes P, Nadler SF. Provocative tests in cervical spine examinantion: historical basis and scientific analyses. *Pain Physician* 2003;6:199-205.
18. Ghasemi M. The value of provocative tests in diagnosis of cervical radiculopathy. *J Res Med Sci* 2013 Mar.;18(Suppl 1):S35-S3.

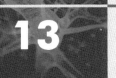

13 Exame das Funções Corticais Superiores

Letízia G. Borges ▪ Carlos Roberto Martins Jr. ▪ Marcio L. F. Balthazar

▶ INTRODUÇÃO

A organização cerebral das funções cognitivas pode ser vista como um sistema de redes neurofuncionais interconectadas, composto por uma combinação de regiões cerebrais que funcionam como um concerto, em modo sincrônico.[1]

Cada região cerebral contribui de forma peculiar para o funcionamento do sistema como um todo. Assim, determinada função psicológica complexa pode ser comprometida por lesões em diferentes regiões cerebrais, que causam sintomas muito parecidos. Por exemplo, a memória pode estar prejudicada por lesões no córtex pré-frontal que processam atenção e seleção de estratégias; por lesões no lobo temporal medial que processa a consolidação da informação aprendida ou por alterações em córtices associativos que promovem a codificação e o armazenamento de informações. Dessa forma, um único domínio pode estar comprometido por lesão em diferentes áreas, assim como uma lesão em uma única área pode originar vários sintomas.[1]

Com isso, a relação entre lesão e sintoma não é tão evidente quanto em outras partes do encéfalo, e só uma anamnese e exame psíquico detalhados, complementados, muitas vezes, por testes neuropsicológicos, são capazes de auxiliar nos diagnósticos sindrômicos e topográficos.

▶ OBSERVAÇÃO CLÍNICA

A observação clínica inicia-se já no primeiro contato com o paciente. É possível avaliar o cuidado com a aparência, a atitude, a marcha e se há comportamento social adequado. Avalia-se também o grau de cooperação e algumas características emocionais, como irritabilidade, hostilidade, grau de atenção, agitação, agressividade entre outras.

De forma mais ampla, o exame das funções corticais superiores analisa a **consciência**, que pode ser definida como o estado em que o indivíduo é capaz de reconhecer a si próprio e interagir com o meio. Existem dois componentes a serem observados:

1. **Nível de consciência:** é o grau de alerta que pode variar de vigília a coma. Distúrbios do nível de consciência refletem alterações localizadas no tronco cerebral, que envolvem o sistema ativador reticular ascendente (SARA) ou no sistema tálamo-cortical bilateralmente. Lesões exclusivamente corticais costumam alterar o nível de consciência quando são muito extensas.[2]

2. **Conteúdo de consciência:** conjunto de todas as funções cognitivas e afetivas de um indivíduo (linguagem, humor, memória, crítica etc.) que depende da integridade do córtex cerebral e dos principais núcleos subcorticais.

Um exemplo comum de alterações no nível e conteúdo de consciência é o *delirium*, que pode ser definido como um estado confusional agudo potencialmente reversível. O indivíduo apresenta predominantemente alterações da atenção, que comprometem secundariamente o conteúdo da consciência. Há tendência a flutuações ao longo do dia, e existem evidências de que a perturbação é causada por consequências fisiológicas diretas de uma condição médica geral.[2]

ANAMNESE

Sem dúvida, a parte mais importante do processo diagnóstico de disfunções cognitivas. O médico deve ser empático, flexível, se esforçar para não julgar o paciente e é importante que o escute, pois o paciente só discorrerá sobre seu estado mental e suas preocupações se lhe for dada oportunidade.[3] Ao mesmo tempo, o médico deve direcionar a conversa, pois muitos pacientes têm dificuldade para descrever seus sintomas.

A princípio, pergunte ao paciente o motivo da consulta (mesmo que ele não pareça capaz de compreender ou responder) e deixe-o falar, permitindo-o descrever o que ele apresenta. Em casos onde há comprometimento evidente, como em fases mais tardias das demências, faça a mesma pergunta ao acompanhante, que deve ser íntimo do paciente.

ROTEIRO DE PERGUNTAS RELEVANTES EM NEUROLOGIA COGNITIVA E NEUROPSIQUIATRIA

Memória Episódica

Esquece fatos recentes do dia a dia? Dificuldade com recados? Repete perguntas? Dificuldade para lembrar-se de compromissos? Esquece onde guardou objetos? Esquece itens de compra? Dificuldade em manter-se atualizado(a)? Esquece de tomar seus remédios? Dificuldade com datas recentes?

Funções Executivas

Dificuldade em tomar decisões? Dificuldade em resolver problemas cotidianos? Dificuldade em participar da vida financeira da família? Dificuldade em lidar com dinheiro? Dificuldade de atenção/concentração? Perda de iniciativa para tarefas? Dificuldade em planejar eventos, como almoço ou viagens? Julgamento inadequado de situações?

Habilidades Visuoespaciais e Praxias

Dificuldade para se orientar na vizinhança ou em sua própria casa? Dificuldade em reconhecer o rosto das pessoas? Dificuldade em dirigir veículos ou estacioná-los? Dificuldade em perceber adequadamente distância ou profundidade? Dificuldade para se vestir? Dificuldade em pentear-se ou barbear-se? Dificuldade para usar objetos comuns, como chave, talheres?

Linguagem

Dificuldade para encontrar palavras? Dificuldade com nomes de pessoas? Dificuldade com nomes de objetos? Dificuldade para se fazer entender e explicar as coisas? Pouca objetividade, estende demasiadamente algo que pode ser dito em poucas palavras? Dificuldade para compreender palavras ou frases? Dificuldade para pronunciar algumas palavras? Dificuldade para leitura e escrita? Dificuldade para repetir o que lhe é dito? Troca sílabas de uma mesma palavra? Empobrecimento do vocabulário? Diminuição da fluência?

❯ SINTOMAS NEUROPSIQUIÁTRICOS

Tais sintomas estão extremamente relacionados com as mais variadas síndromes cognitivas e sempre devem ser investigados.

Sintomas Depressivos

Sente tristeza? Choro imotivado? Falta de ânimo? Falta de prazer? Alteração do padrão de sono? Alteração de peso?

Ansiedade

Preocupa-se em excesso com coisas que deve fazer ou entes da família? Dificuldade de iniciar o sono? Angústia ao ser separado do cônjuge ou do cuidador?

Apatia

Parece menos ativo que o habitual? Parece menos espontâneo? Tem iniciativa para conversar?

Desinibição

Faz comentários grosseiros que não fazia? Faz piadas com estranhos que não fazia? Comportamento ou comentários sexuais inadequados? Mudança do comportamento alimentar colocando mais comida na boca ou preferindo apenas um tipo de alimento? Mudança da personalidade?

Comportamento Motor Aberrante

Anda a esmo pela casa? Faz coisas repetidas como abrir/fechar gavetas e armários? Remexe em coisas à sua volta? Mexe repetidamente em seus botões?

Irritabilidade

Tem acessos de raiva? Está mais teimoso? Está mais irritadiço? "Pavio curto"?

Delírios

É a alteração do juízo da realidade com crenças falsas. O paciente acredita que os outros o estão perseguindo? Apresenta ciúme imotivado e excessivo?

Alucinações

É a percepção de um objeto sem que ele esteja presente. O paciente ouve vozes que não existem? Enxerga coisas que não existem? Conversa com pessoas que não estão presentes?

Ilusão

É a percepção deformada de objeto real e presente. Por exemplo, ver animais que não existem a partir de estímulos visuais vindos de um quadro na parede, que é real.

▶ EXAME DAS FUNÇÕES COGNITIVAS

Atenção e Negligência

A atenção é uma função básica com relação aos outros domínios cognitivos e, dessa forma, não é possível avaliar a cognição com testes neuropsicológicos, se o indivíduo tiver comprometimento da atenção. Para mantê-la, é necessário que algumas estruturas estejam funcionando adequadamente.

Estruturas Subcorticais

Fibras da formação reticular do mesencéfalo no tronco cerebral e os núcleos intralaminares do tálamo. O Sistema Ativador Reticular Ascendente (SARA) ativa o córtex por meio desses núcleos a partir de conexões com a formação reticular. Quando ocorre lesão dessas regiões, o paciente pode ter desde distúrbios de atenção e até mesmo coma.

Estruturas Corticais

Área pré-frontal: responsável pelos planejamentos motor e comportamental. Pacientes com lesão desta área apresentam dificuldade de concentração.

Área Temporoparietal Direita

Contém o lóbulo parietal inferior (formado pelos giros angular e supramarginal) que é essencial para a percepção espacial.

Para testar a atenção de forma mais rápida, sugerem-se os itens de atenção do MoCA (*Montreal Cognitive Assessment* – será visto mais adiante), que inclui testes de *extensão de dígitos nas ordens direta e indireta:*[4] considera-se normal se o paciente falar 7 dígitos ± 2 na ordem direta. Na ordem indireta, consideram-se 5 (±1) e não deve ser maior que 2 números a menos que na ordem inversa;[5] *cálculo seriado de 7*; e *vigilância* (batida para determinada letra). É possível também pedir para que o paciente fale todos os meses na ordem inversa. Em determinados casos, é preciso uma avaliação neuropsicológica específica dos subtipos de atenção.

Assim como a linguagem, a atenção é uma função lateralizada, sendo o hemisfério direito predominante. Apesar de o funcionamento das áreas primárias de ambos os lados ser simétrico, as áreas de associação são assimétricas. O hemisfério cerebral direito é o mais relacionado com os processos visuoespaciais e tem mais influência que o esquerdo na manutenção da atenção. O hemisfério esquerdo também tem sua importância, já que as regiões parietal e frontal do lado esquerdo são responsáveis pela focalização da atenção do lado contralateral. Contudo, o hemisfério direito se destaca já que é responsável pela percepção de ambos os lados. Sendo assim, lesões no hemisfério esquerdo causam déficits parciais de atenção, já que sua perda é compensada pela ação do hemisfério direito. Lesões na região parietal direita, mas também na junção temporoparietal e no córtex frontal inferior direito, levam à síndrome de heminegligência, quando o paciente tem um déficit de atenção do lado esquerdo que pode ser de 2 tipos:

1. **Negligência do corpo:** o paciente não reconhece a metade esquerda de seu corpo como sendo sua, assim ele pode não se barbear do lado esquerdo.
2. **Negligência visuoespacial:** o paciente não reconhece pessoas ou objetos do lado esquerdo e pode deixar, por exemplo, de comer a comida da metade esquerda de um prato. Ao solicitar que o paciente leia um texto, ele irá ler somente a metade direita do papel. Uma forma simples de testar é fazer uma linha horizontal em um papel e pedir ao paciente para marcar o meio da linha. Pacientes com heminegligência marcam o meio mais à direita do centro.[6]

Também pode ser feito o teste de cancelamento de alvos visuais: mostramos um papel cheio de letras dispostas aleatoriamente (Figura. 13-1) e pedimos para o paciente circular apenas os alvos (letras "A"). Se ele apresentar negligência hemiespacial, será incapaz de detectar os alvos à esquerda.[7]

Memória

É a capacidade de assimilar informações ou atos, manter um aprendizado, acessá-lo e modificar um comportamento diante de um estímulo. Quando uma informação é adquirida ela passa por circuitos neuronais antes de ser armazenada como memória a longo prazo. Estes circuitos de codificação e consolidação dependem do bom funcionamento do sistema límbico[6] (Figura 13-2), que é for-

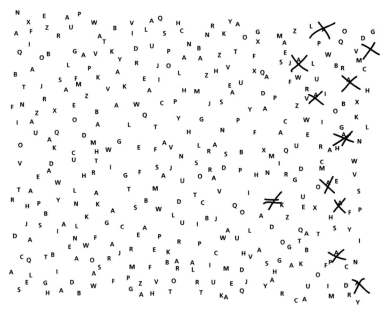

Figura 13-1. *Performance* de um paciente com negligência hemiespacial no teste de cancelamento de alvos visuais da Dra. Weintraub e do Dr. Mesulam. O paciente é incapaz de detectar os alvos (letras "A") à esquerda. (Cortesia da Dra. Weintraub – *Northwestern University*).

mado pelo hipocampo, corpos mamilares, núcleo anterior do tálamo, giro do cíngulo, giro para-hipocampal e amígdalas. As estruturas do sistema límbico são conectadas ao lobo frontal pelo *circuito de Papez* (associado às emoções).[8]

A perda da memória é denominada amnésia e, de uma forma geral, podemos classificá-la, como:

- *Amnésia anterógrada:* o paciente é incapaz de adquirir novas informações após a instalação do processo mórbido (doença, trauma), como o ocorrido com o caso clássico *H.M.* após cirurgia de epilepsia com remoção do lobo temporal (hipocampo e tonsilas).[8] A amnésia anterógrada ocorre, por exemplo, na doença de Alzheimer, no trauma cranioencefálico (TCE), na encefalite herpética e na síndrome de Korsakoff.
- *Amnésia retrógrada:* o paciente não consegue lembrar-se de informações que foram armazenadas antes do dano cerebral. Este tipo de amnésia pode ocorrer após um TCE.

Existem diferentes sistemas de memória (Quadro 13-1), assim como diversas formas de classificação, como o tempo de armazenamento ou a natureza da informação armazenada. Do ponto de vista clínico, o sistema mais comumente afetado é o da memória episódica, que pode ser definida como o ato consciente

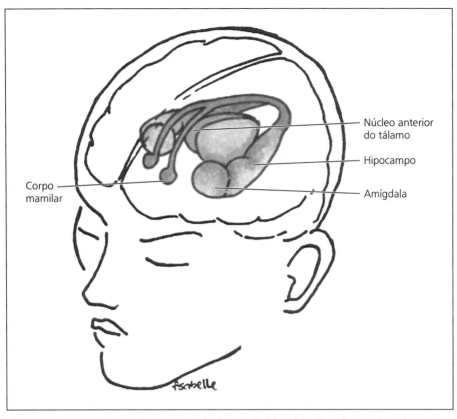

Figura 13-2. Estruturas que fazem parte do sistema límbico. (Ver *Prancha* em *Cores*.)

de se lembrar de experiências pessoais e concretas. Este tipo de memória, que envolve processos de retenção e consolidação de novas informações, está afetado em doenças que acometem o lobo temporal medial, em estruturas, como hipocampo, córtex entorrinal e giro para-hipocampal. É muito comum na doença de Alzheimer e na epilepsia de lobo temporal.

As alterações de memória episódica são detectadas principalmente pela anamnese (vide anteriormente). No consultório, é comum que haja contradições entre a opinião do familiar e a do paciente com amnésia, que, em geral, não acha que tenha problemas (é frequente que "esqueça que esqueceu"). É também comum que o paciente com doença de Alzheimer atribua seus possíveis problemas cognitivos à idade, ao fato de estar aposentado ou ao fato de ter alguém que faça suas tarefas por ele. Na anamnese, é importante perguntar sobre assuntos cotidianos: com quem mora, se tem netos etc. Nessa ocasião, é frequente o paciente apresentar o "sinal de virar a cabeça", quando procura olhar para seu familiar, buscando ajuda nas respostas a esse tipo de questões.

Quadro 13-1. Principais tipos de memória

TIPOS DE MEMÓRIA

Verbal: para nomes e palavras, relacionada com a linguagem
Não verbal: associada a objetos, música e faces. Para testar: esconder objetos na sala, enquanto o paciente observa e depois pedir para ele lembrar onde está cada objeto; utilizar a evocação tardia da Figura 13-3 Complexa de Rey

Imediata (a curto prazo): informações recentes. Para avaliá-la, pedir ao paciente para memorizar uma lista de palavras de classes diferentes.[5] Depende muito da atenção e está relacionada com o córtex pré-frontal.[6] A memória Operacional (de trabalho) está relacionada com circuitos que são utilizados ao registrar e recordar informações na memória a curto prazo.[5] É caracterizada pela retenção de informações que poderão ser utilizadas durante a execução de uma tarefa. Por ex.: guardar número de telefone
Remota (a longo prazo): é a mais estável, pode manter-se por anos e geralmente carrega um significado emocional. Por ex: lembrar-se do nome dos pais. Depende do sistema límbico

Implícita: memória inconsciente. Através dela uma pessoa consegue fazer tarefas repetitivas com habilidade progressivamente melhor, mesmo sem consciência de tê-las feito anteriormente. Por ex: aprender a andar de bicicleta. Provavelmente relacionada com o cerebelo e com os gânglios da base[6]

Explícita (declarativa): memória consciente. Necessita do sistema límbico até ser consolidada.[6] Dividida em:

* *Episódica*: autobiográfica, é a memória para eventos vividos individualmente
  Por ex.: lembrar-se de qual restaurante foi no último sábado
* *Semântica*: relacionada com um conhecimento,[6] está comprometida na doença de Alzheimer. Por ex.: saber que o Brasil está na América do Sul

Há diversos testes de memória episódica que tornam a avaliação mais objetiva. Em geral, esses testes têm três principais etapas: *codificação* da informação apresentada, com repetição dos itens que o examinador deseja que sejam memorizados; *evocação tardia*, em que o paciente deve-se lembrar da informação após alguns minutos (em geral, acima de 15 minutos), inicialmente sem pistas e, caso não se lembre, podem ser usadas pistas; e *reconhecimento*, em que o paciente deve distinguir se determinado item estava ou não presente na etapa de codificação. Podem ser citados o *Teste de aprendizagem auditivo verbal de Rey*, o item de memória da Bateria Breve de Rastreio Cognitivo, a evocação tardia da Figura Complexa de Rey[9] (Figura 13-3) entre outros.

Linguagem

A linguagem humana é um complexo sistema de sinais, signos e símbolos utilizados para comunicação, expressão, compreensão e regulação do pensamento. Do ponto de vista neurológico, há interesse, sobretudo, das características que permitem classificar as diferentes afasias e localizar as alterações no cérebro. Tal complexidade envolve diversas regiões cerebrais, porém os principais centros clássicos da linguagem estão localizados nas áreas perissilvianas do hemisfério dominante. Durante a anamnese é importante observar os seguintes itens:

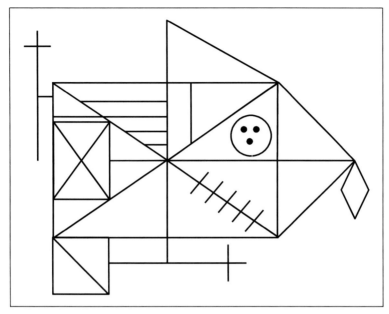

Figura 13-3. Figura complexa de *Rey-Osterrieth* para avaliação da capacidade de construção e da memória não verbal.

Fala Espontânea

Fluência

A fala é dita fluente, se o paciente mantiver volume de emissão, extensão da frase e melodia apropriados. Do contrário, é não fluente. Os pacientes, geralmente, têm consciência da diminuição na fluência, e pode haver laconismo, quando tenta não falar mais que o necessário. Objetivamente, a fluência verbal pode ser testada, pedindo-se que o paciente fale o maior número de palavras com determinadas características:

- *Fluência verbal fonêmica:* solicitar ao indivíduo que fale a maior quantidade de palavras iniciadas por uma dessas letras ("F", "A", "S") em 1 minuto. Não são considerados nomes próprios (de pessoas ou lugares, p. ex.: Finlândia, Fernanda) e espera-se que um indivíduo de escolaridade média seja capaz de falar 12 ou mais palavras por letra em um minuto.
- *Fluência verbal semântica:* anotar quantos animais o paciente consegue falar em 1 minuto. Deve-se contar somente uma espécie por vez, ou seja, se o paciente citar o macho, a fêmea e o filhote, só vale um ponto, como, por exemplo: boi, vaca e bezerro, só se conta um animal. O corte para o teste são 13 palavras (se o indivíduo tiver 8 anos incompletos de escolaridade: 9 palavras).[10]

- *Estereotipia verbal:* é a repetição automática de um som, palavra ou expressão sem sentido comunicativo.
- *Aprosodia:* consiste na falta de melodia, entonação. A fala fica monótona, dando a impressão de que o paciente está com depressão. Ocorre por causa da lesão no hemisfério direito (na região homóloga à área de Broca).
- *Perseveração:* é a repetição da própria fala.

Compreensão Oral

Observar se há dificuldade para a compreensão de palavras ou frases de estruturas gramaticais simples até as mais complexas. Para testar, solicitar que o paciente obedeça a comandos verbais ("abra a boca"). Se não obedecer, verificar se ele consegue dizer sim e não com a cabeça e, então, lhe fazer perguntas absurdas ("um elefante pode voar?"). Deve-se excluir a possibilidade de hipoacusia.

Nomeação

A anomia, que é incapacidade de nomeação, é o achado mais encontrado nas afasias. É importante verificar se a anomia é *fonológica* (quando o paciente sabe o significado do objeto), *semântica* (quando o paciente não sabe o significado do objeto) ou se a dificuldade de nomear é consequência de uma *agnosia visual* (neste caso, um objeto não reconhecido pela visão, mas pode ser facilmente identificado pelo tato). Quando solicitado a dizer o nome de um objeto, o paciente pode dizer neologismos (criar palavras ou atribuir a elas um novo significado); circunlocuções (utilizar palavras para substituir uma palavra que não se recorda, em vez de dizer tesoura ele diz "usado para cortar"); e parafasias (substituição de fonemas, sílabas ou palavras).

Existem 2 tipos de parafasias:

1. **Parafasia fonêmica:** o paciente comete um erro fonético, e a palavra dita é semelhante à correta. Por ex.: diz "láfis" em vez de "lápis" (lesão perissilviana anterior).
2. **Parafasia semântica:** se o paciente enunciar uma palavra que pertence à mesma categoria da palavra-alvo. Por exemplo, "caneta" no lugar de "lápis" ou "gato" em vez de "tigre" (lesão perissilviana posterior ou em polo temporal esquerdo).

Para testar a nomeação, solicitar ao paciente que nomeie partes do corpo ou objetos que estejam no consultório (p. ex.: botões do jaleco). Outra maneira é pedir que aponte algum objeto (p. ex.: janela). Podemos usar alguns testes: itens de nomeação do MEEM, bateria breve de rastreio cognitivo ou testes mais extensos, como o teste de nomeação de Boston.

Leitura

Deve-se testar a capacidade de compreensão dos símbolos da linguagem, pedindo que obedeça ordens escritas, como "mostre os dentes" ou solicitando que leia um texto em voz alta. Depende da integridade da área de Wernicke (principalmente do giro angular, vide Figura 13-4) e das áreas que processam informações visuais, pré-motoras e motoras. A incapacidade de leitura denomina-se Alexia.

- *Alexia:* incapacidade de ler ou de compreender palavras escritas (síndrome de cegueira para palavras). Ocasionada por disfunção dos centros de linguagem ou comprometimento das conexões entre o córtex visual e o giro angular. O giro angular é importante para a leitura, pois transforma a língua escrita em língua falada e vice-versa.[5] Na alexia "pura" (alexia sem agrafia), a lesão está no córtex occipital esquerdo e no esplênio do corpo caloso, e, geralmente, o paciente apresenta hemianopsia à direita.[1]

Escrita

Solicitar ao paciente que escreva uma frase que deve conter sujeito e predicado e fazer sentido, bem como que anote um ditado. Para a correção, não são considerados erros gramaticais. O centro de Exner é uma área cortical localizada no giro frontal médio do lobo frontal dominante e que está supostamente associado à escrita[1] (Figura 13-4).

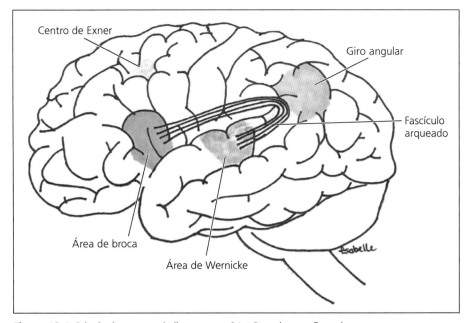

Figura 13-4. Principais centros da linguagem. (Ver *Prancha* em *Cores*.)

■ *Agrafia (ou disgrafia):* é usada para descrever um déficit adquirido para escrever. Pode ser de origem linguística, mas também de alterações práxicas e visuoespaciais. Alguns pacientes com alexia também têm agrafia. A agrafia e acalculia, junto com a agnosia digital e a confusão direita-esquerda constituem a *Síndrome de Gerstmann,* em que há lesão no lobo parietal inferior dominante, especialmente na região do giro angular esquerdo.[5]

Repetição

O paciente é instruído a repetir palavras e frases, inicialmente mais simples e progressivamente mais complexas. Avaliar a repetição é uma ótima forma de triar afasia já que ela está alterada nas afasias perissilvianas (de Broca, de Wernicke, de condução e global) e está preservada nas afasias extraperissilvianas (anômica, transcortical e subcortical). Pode haver ainda tendência a aumento de repetição, por exemplo, na *ecolalia,* quando o paciente repete o que é dito pelo interlocutor. Na *palilalia,* há uma repetição progressivamente mais rápida de sílabas, palavras ou frases curtas, imediatamente ditas.

Afasias

Afasia é um distúrbio adquirido de linguagens falada e escrita, secundário à doença cerebral, em que pode haver alteração da capacidade de produção, compreensão ou repetição. É um alteração simbólica, e o aparelho fonoarticulatório está normal (ausência de disartria). Pode ocorrer agudamente, por exemplo, em casos de acidente vascular cerebral ou insidiosamente nas doenças neurodegenerativas. Pode-se classificar a afasia em vários tipos, porém, na prática clínica, é comum encontrarmos apresentações mistas, vide o Quadro 13-2.

Afasia de Broca (Motora, de Expressão, Eferente)

O paciente apresenta alteração da capacidade de expressão oral, escrita ou por gestos, com fala não fluente. Caracterizada por pausas, com esforço para encontrar palavras, anomia, dificuldade na estruturação gramatical (agramatismo) e perseverações. O paciente tem consciência de sua dificuldade para falar, o que comumente ocasiona depressão. Alguns podem ser capazes de articular normalmente as palavras, enquanto cantam e, por isso, estão sendo desenvolvidas abordagens específicas com terapia musical para esses pacientes. É decorrente de lesão na área de Broca que corresponde ao giro frontal inferior esquerdo, áreas 44 e 45 de Brodmann (Figura 13-4).

Quadro 13-2. Classificação das Afasias

	Fluência	Compreensão	Repetição	Nomeação	Leitura	Escrita
Wernicke*	+					
Broca*		+				
Condução*	+	+			+	+
Global*						
Anômica	+	+	+		+	
Transcortical motora		+	+			
Transcortical sensitiva	+		+			
Transcortical mista			+			

(+), significa função preservada; espaço cinza, significa função comprometida. Tabela adaptada.[5]
*As afasias perissilvianas são caracterizadas por dificuldade na repetição.

Afasia de Wernicke

Há alteração da capacidade de compreender a linguagem oral, escrita ou por gestos. A fala é fluente, por vezes, até excessiva (logorreia), desprovida de conteúdo significativo e com presença de neologismos. Podem ocorrer parafasias e circunlocuções. Muitas vezes, o paciente não percebe que sua fala está incompreensível (anosognosia) e pode ficar ansioso e agitado, apresentando uma fala prolixa, o que pode levar a um diagnóstico errôneo de quadro confusional ou de mania. Na afasia de Wernicke, o paciente costuma manter a capacidade de obedecer a comandos com a musculatura axial, portanto, se houver dúvida quanto à surdez ou a um quadro psiquiátrico, a dica é pedir ao paciente para fechar os olhos. Se ele obedecer este comando rapidamente, mas quando você perguntar por sua idade ele não entender, provavelmente é afasia de Wernicke.[1]

A área de Wernicke tem localização imprecisa, mas é tradicionalmente conhecida por incluir a região posterior do lobo temporal, área 22 de Brodmann (Figura 13-4). A afasia de Wernicke é causada por lesão do córtex temporal posterossuperior, que inclui o córtex de associação auditivo e os giros angular e supramarginal. O giro angular situa-se no lobo parietal inferior, entre a área de Wernicke e o córtex visual, e é importante para leitura e para funções semelhantes da linguagem não verbal.[5]

Afasia de Condução

Neste caso, a repetição da linguagem está prejudicada. Ocorre após uma desconexão entre a área de Wernicke e de Broca, com lesão do fascículo arqueado (é um arco que conecta as duas áreas, formado por substância branca, Figura 13-4).

Afasia Transcortical

Existe a anterior (motora; não fluente), similar à afasia de Broca. E a posterior (sensorial; fluente), similar à afasia de Wernicke. O que ajuda a diferenciá-las das outras afasias é que ambas, juntamente com a afasia anômica, apresentam repetição intacta.

Afasia Global

Combinação de características da afasia de Wernicke com a de Broca. Em alguns casos em que o paciente mantém a repetição parcialmente preservada, pode ocorrer ecolalia.

Afasia Anômica

O paciente é fluente, porém apresenta parafasias, circunlocuções. É o distúrbio de linguagem que é mais encontrado, quando um paciente tem TCE, encefalopatia metabólica, doença de Alzheimer e afasia progressiva fluente (demência semântica).

Afasia Subcortical

O paciente apresenta déficits combinados das outras afasias, ocorre geralmente por lesão do *striatum* e tálamo do lado esquerdo.[1]

▶ AGNOSIAS

A palavra grega *Gnosia* significa conhecimento, portanto, agnosia significa, literalmente, falta de conhecimento. Agnosia é a alteração da percepção, ou seja, da capacidade de reconhecer e interpretar o significado de estímulos de determinada modalidade sensorial, porém com as vias sensitivas preservadas.

O processo de reconhecimento é dependente das áreas associativas secundárias corticais (visual, auditiva e somestésica), que recebem aferências da área primária correspondente e as repassam para áreas terciárias.[11] As agnosias são causadas por lesões das áreas secundárias. O paciente perde a capacidade de reconhecer objetos por determinada modalidade sensorial, mas consegue reconhecer através de outra.[5] Portanto, se o paciente não consegue reconhecer o que vê, ele pode fazer o reconhecimento de um objeto por outras vias sensitivas (p. ex.: tátil, auditiva). Assim, no exame do paciente com agnosia, a sensibilidade deve estar normal; o objeto em questão deve ser conhecido e familiar; o nível de consciência deve estar intacto; o sujeito deve ser capaz de reconhecer o objeto em questão quando este lhe é apresentado por outra modalidade sensorial. Existem vários tipos de agnosias:

Agnosia Visual

Nas agnosias visuais, há alteração da capacidade de reconhecimento visual, apesar de a visão estar intacta *(cegueira psíquica)*. Podemos dividir as agnosias visuais em tipos aperceptivo e associativo. Na agnosia visual aperceptiva, o paciente é incapaz de reconhecer as formas dos objetos, em razão de uma distorção na imagem visual e não consegue distinguir, por exemplo, um círculo de um quadrado. Geralmente é consequência de lesões parieto-occipitais bilaterais. A agnosia visual associativa é caracterizada por incapacidade global de reconhecer objetos em decorrência de uma anormalidade da associação do objeto com memórias. Ocorre em decorrência de lesões bilaterais da junção occipitotemporal ou do esplênio do corpo caloso e lobo occipital esquerdo.[5] Existem outros tipos de agnosias visuais a saber.

Agnosia Visual para Objetos

É um tipo de agnosia associativa em que o paciente pode até descrever o objeto, mas é incapaz de identificá-lo. É importante diferenciar essa agnosia da anomia. Na anomia, o paciente não reconhece o objeto por outra modalidade (p. ex., auditiva), não consegue produzir listas de palavras (p. ex., nome de animais), porém é capaz de demonstrar o objeto por gestos (p. ex., escova de dente).[1]

Agnosia Visual para Cores

Incapacidade de nomear ou identificar cores é ocasionada por lesão do córtex occipital.

Prosopagnosia

É a incapacidade de reconhecer rostos familiares, porém o paciente consegue reconhecer as pessoas imediatamente pela voz. Ele consegue descrever o rosto, mas falha ao tentar reconhecer quem é a pessoa e pode ser incapaz de reconhecer a si próprio no espelho. Ocorre por causa de lesões occipitotemporais bilaterais com acometimento dos giros lingual, fusiforme e para-hipocampal. Pode ocorrer também nas lesões hemisféricas posteriores direitas unilaterais.[5]

Agnosia Visual por Categorias

Incapacidade de reconhecer, por exemplo, determinadas categorias (mais comumente animais) em razão da lesão occipitotemporal bilateral.

Simultagnosia

Incapacidade de perceber uma imagem completa. O paciente consegue perceber apenas um objeto de cada vez, por exemplo, "vê as árvores, mas não a floresta". Está presente na *Síndrome de Balint*, que é caracterizada por simultagnosia, apraxia oculomotora e ataxia óptica. Para avaliação, pode-se pedir para que o paciente descreva uma cena complexa, como a *"Figura do Roubo dos Biscoitos"*.

Neste teste, ele pode detectar elementos isolados, como o garoto ou a mãe, mas não consegue identificar o significado global da cena. Pode-se também utilizar uma modificação da tarefa de cancelamento de letras (Figura 13-5), em que alguns dos alvos devem ser bem maiores que os outros (letras "A" com altura de 7,5 a 10 cm *vs.* 2,5 cm), e todos os alvos estão entremeados com elementos distrativos. Os pacientes com simultagnosia apresentam uma tendência de não ver os alvos maiores.[1]

Existe ainda um tipo de agnosia visual caracterizada por incapacidade de revisualizar ou perda da memória visual. O paciente identifica um objeto, porém não é capaz de descrevê-lo. Isto ocorre na *Síndrome de Charcot-Wilbrand*, em que o paciente não consegue desenhar com base na memória.[5]

Agnosia Auditiva

Do Som Ambiente

É a incapacidade de reconhecer sons. É a agnosia auditiva mais comum, o paciente é incapaz de reconhecer, por exemplo, o som de uma campainha e está relacionada com lesões bilaterais dos giros temporais superiores.

Fonagnosia

É a incapacidade de reconhecer vozes familiares. O paciente não reconhece uma pessoa pela voz, mas sim pelo rosto. Está relacionado com a lesão parietal inferior direita.

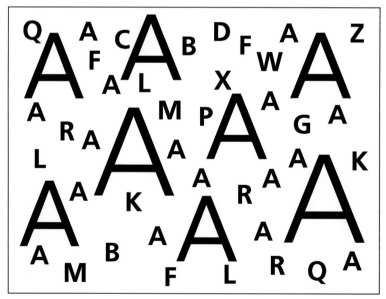

Figura 13-5. Modificação da tarefa de cancelamento de letras. Cedida pela *Dra. Weintraub – Northwestern University.*

Amusia

O paciente tem dificuldade em reconhecer sons musicais. Ambos hemisférios cerebrais estão envolvidos na habilidade musical.[5]

Agnosia Somestésica

Autotopagnosia

É a agnosia da imagem corporal, diminuição da capacidade de nomear e reconhecer partes do corpo.

Agnosia Tátil

Vide a seguir os vários tipos:

- *Astereognosia (estereoanestesia):* incapacidade de identificar um objeto pelo tato. O paciente sente uma moeda, percebe sua dimensão e textura, mas não consegue sintetizar essas informações e correlacioná-las com informações armazenadas sobre moedas semelhantes. Este tipo de agnosia é resultado de lesão parietal contralateral e também é descrita nas lesões anteriores do corpo caloso e na lesão das radiações talâmicas.[5]
- *Agrafestesia:* perda da capacidade de reconhecer números escritos na palma da mão ou nas pontas dos dedos do paciente. A lesão está no lobo parietal contralateral.
- *Agnosia digital:* tipo de autotopagnosia relacionada com os dedos. É a diminuição da capacidade de reconhecer ou selecionar dedos específicos das próprias mãos ou das mãos do examinador. O paciente tem dificuldade, por exemplo, de tocar a orelha direita com o polegar esquerdo.[5]

APRAXIAS

É a incapacidade de executar uma função motora previamente aprendida na ausência de déficit sensitivo, motor primário ou de coordenação que justifique esta incapacidade. É necessário que a compreensão e a atenção estejam intactas. Há diversos tipos de classificações das apraxias, seguem a seguir as mais comuns:

Apraxia Ideomotora

De forma geral indica alteração com gestos. O paciente é incapaz de imitar o uso de objetos através de pantomima (mímica) ou não consegue demonstrar gestos específicos (acenar, pentear-se). Alguns pacientes conseguem imitar o uso do objeto, quando demonstrado pelo examinador.[1] Por exemplo, o paciente é incapaz de mostrar a utilização de uma escova de dentes através de mímica, porém consegue, em um ato automático, escovar os dentes. Ele consegue executar o ato motor se tiver o objeto real e, sendo assim, não apresenta grandes prejuízos em suas atividades diárias. Essa apraxia ocorre em razão de uma desconexão entre a rede de linguagem ou visual e as áreas motoras, ou seja, entre a rede que compreende o comando e as áreas motoras que o executam.

A apraxia ideomotora é quase sempre causada por lesões no hemisfério esquerdo e, portanto, comumente associada à afasia de Broca e à de condução. Quando ocorre em razão de uma lesão da porção anterior do corpo caloso (também conhecida como apraxia do caloso), o paciente apresenta o sinal da *dispraxia simpática* que é a apraxia ideomotora confinada ao lado esquerdo do corpo.[1] Uma forma grave desta dispraxia é a *síndrome* da *mão alienígena*, caracterizada por desinibição motora da mão esquerda *(vide Capítulo 19 – Refinamentos nos Distúrbios do Movimento)*.

Apraxia Ideatória ou Ideativa

Dificuldade na manipulação de ferramentas ou outros objetos, associada a déficits conceituais do movimento. O paciente não consegue realizar uma sequência correta de uma ação, embora consiga executar cada etapa do ato motor complexo. Se for solicitado que escove os dentes, ele não conseguirá pegar a escova, abrir a pasta dental, colocá-la na escova e, depois, introduzir a escova na boca. Ele poderá levar a escova à boca sem pasta dental, ou passar a pasta do lado contrário da escova. O paciente não consegue abotoar uma camisa, amarrar um sapato ou servir café. Ele é capaz de descrever a função de um objeto "a chave de fenda serve para apertar parafusos", mas nem mesmo com a chave de fenda na mão, conseguirá utilizá-la. A apraxia ideatória está associada à lesão da junção temporoparietal posterior esquerda ou em pacientes com comprometimento cortical mais difuso, sendo comum em demências.

Apraxia do Vestir

Incapacidade de vestir uma camisa, dar um nó na gravata.[1]

Apraxia da Marcha

A marcha apresenta-se com padrão rígido-hipocinético. É uma marcha a pequenos passos, magnética e, após iniciada, é vacilante, ficando mais fácil com o auxílio de um suporte ou de indicações no chão. Contudo, paradoxalmente, quando o paciente está em decúbito dorsal é capaz de fazer qualquer movimento com os membros inferiores de forma perfeitamente coordenada. O termo apraxia da marcha é muito usado quando ocorre distúrbio da marcha decorrente de lesão dos lobos frontais, em particular na hidrocefalia de pressão normal *(Síndrome de Hakin Adams)* e nos infartos lacunares.

Apraxia Bucofacial

É a incapacidade de movimentar a mandíbula, a língua e os lábios sob comando. Pedir, por exemplo, ao paciente para colocar a língua entre os dentes, assobiar ou apagar uma vela. Porém o paciente é capaz de fazer tais movimentos em atos automáticos, como durante a mastigação. É causada por lesões próximas à área de Broca.

Apraxia Oculomotora

Caracterizada pela dificuldade de mover os olhos horizontalmente de forma voluntária, porém com as vias primárias preservadas. O reflexo oculocefálico apresenta-se íntegro nesta situação, ratificando a integridade das funções motoras primárias.

Apraxia Construtiva

Incapacidade de copiar um desenho na ausência de distúrbios visuais, perceptivos ou motores. A cópia dos pentágonos do MEEM ou do cubo no MoCA avalia essa modalidade de praxia, que comumente está comprometida nas demências. A figura complexa de *Rey-Osterrieth* pode mostrar quando o paciente tem apraxia de construção sutil (Figura 13-3).

Apraxia Simpática

Ocorre em paciente com lesão do hemisfério dominante para linguagem. É a incapacidade de realizar um ato motor complexo com o membro não parético. Por exemplo, se houver lesão no hemisfério esquerdo, o paciente pode ser incapaz de dar adeus com a mão esquerda, pois há acometimento das fibras que conectam as áreas de linguagem com as áreas motoras do hemisfério contralateral.[5]

Apraxia Cinética dos Membros

Caracterizada por dificuldade nos movimentos finos. É o tipo mais simples de apraxia e talvez nem devesse existir pois, ao contrário dos outros tipos de apraxia, trata-se de disfunção nas vias motoras primárias. Sendo assim, o paciente terá dificuldade de executar o ato motor decorrente de lesões discretas no trato corticospinhal.[5] Essa apraxia surge em contexto de lesões no córtex pré-motor ou na degeneração corticobasal.[1] Pode-se pedir ao paciente para "contar dinheiro" com os dedos.

▶ FUNÇÕES EXECUTIVAS

São um conjunto de habilidades cognitivas associadas à supervisão de um objetivo. Está relacionado com a organização dos pensamentos e comportamentos através do planejamento, execução e monitoramento desse objetivo. Os déficits de funções executivas associam-se a lesões das porções pré-frontais dos lobos frontais e das conexões dessas regiões com os núcleos da base e tálamo.[11] Na síndrome frontal, o paciente perde suas ambições, o interesse por sua aparência e a autocrítica.[12] Além disso pode apresentar: apatia e perda de iniciativa; dificuldade de executar várias tarefas simultaneamente; dificuldade de concentração; dificuldade em realizar atividades com sequenciamento (p. ex.: fazer a barba); perseveração; dificuldade para tomar decisões; alteração do comportamento com agressividade, jocosidade, desinibição sexual ou agressividade; comportamento inadequado ou antissocial.

Para testar as funções executivas podem-se utilizar o teste de trilhas B, teste de Stroop e a sequência de Luria. A sequência de Luria (Figura 13-6) avalia a organização dinâmica, que é a capacidade de executar movimentos repetidos e em sucessão. Nas lesões pré-motoras, há dificuldade de passar de um movimento a outro e de inibir movimentos que foram iniciados. A diferença entre lesões pré-motoras e frontais é que nas pré-motoras, o paciente percebe seus erros e tenta corrigi-los, enquanto nas lesões frontais, a crítica não está preservada.

O teste do desenho do relógio (TDR) é um instrumento rápido de ser aplicado e utilizado para avaliar funções executivas.[4] O paciente é solicitado a desenhar um mostrador de relógio com os números e ponteiros indicando um horário estabelecido (p. ex.: 11:10 h). Para um bom desempenho neste teste, o paciente deve ter a habilidade de planejamento, sequência de respostas e monitoramento intactas. O TDR avalia múltiplos domínios cognitivos (memória semântica, visuoconstrução e funções executivas).

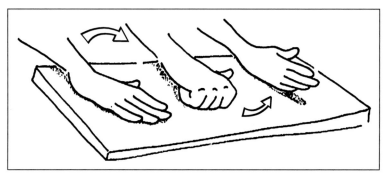

Figura 13-6. *Sequência de Luria*: movimentos alternados com sequência da mão em 3 posições.

▶ AVALIAÇÃO COGNITIVA

Existem alguns testes padronizados para complementar a avaliação de pacientes com alterações cognitivas. Descreveremos a seguir dois testes de rastreio comumente usados na clínica, que não dão diagnóstico de doenças, mas auxiliam na identificação de síndromes cognitivas.

▶ MINIEXAME DO ESTADO MENTAL ("MINIMENTAL")

O Miniexame do Estado Mental (MEEM – Folstein *et al.*)[13] é um teste de triagem, sendo uma ferramenta a mais em nosso raciocínio clínico. É importante conhecer os detalhes deste exame, pois falhas de aplicação podem levar a erros diagnósticos. Ao aplicar o teste, certifique-se de que o paciente esteja se sentindo à vontade e evite corrigir os erros cometidos durante o teste para que ele não se sinta julgado. O MEEM é o teste de rastreio mais empregado em razão da simplicidade de sua execução e interpretação. É composto pelos seguintes itens (Quadro 13-3):

Capítulo 13 □ Exame das Funções Corticais Superiores

Quadro 13-3. Miniexame do Estado Mental (MEEM)

MINIEXAME DO ESTADO MENTAL Data:___/___/___

Nome: _____ Idade: _____ Escolaridade (em anos): _____

ORIENTAÇÃO . . . .( )

Temporal (1 ponto para cada resposta correta)
1. Dia do mês
2. Mês
3. Ano
4. Dia da semana
5. Hora *(Considere correta a variação de aproximadamente uma hora)*

Espacial (1 ponto para cada resposta correta)
6. Em que local estamos? *(Apontando para o chão. Por ex.: consultório)*
7. Que local é este aqui? *(Apontando ao redor em um sentido mais amplo. Por ex.: hospital)*
8. Bairro (ou perguntar nome de uma rua próxima)
9. Cidade
10. Estado

MEMÓRIA (IMEDIATA). . . . .( )

Eu vou dizer três palavras e você irá repeti-las a seguir: carro, vaso, tijolo. (1 ponto para cada palavra repetida acertadamente na 1ª vez). *Fale as palavras devagar, 1 palavra por segundo. Se houver erros, repita as palavras por, no máximo, 6 vezes, até o paciente ser capaz de repeti-las*

ATENÇÃO E CÁLCULO . . . .( )

Cálculo: subtração de sete seriadamente [100-7, 93-7, 86-7, 79-7, 72-7]. (1 ponto para cada resultado correto, total de 5 pontos). *Se houver erro, aguarde um momento esperando uma correção espontânea, que será válida para dar a pontuação. Se isso não ocorrer, corrija-o e prossiga a partir do resultado correto*

Se ele não for bem nesta prova, uma alternativa é solicitar ao paciente que soletre a palavra "MUNDO" de trás para frente (O-D-N-U-M). Utilizar o teste em que o desempenho tenha sido melhor[17]

MEMÓRIA (EVOCAÇÃO) . . . .( )

Evocação dos 3 objetos nomeados anteriormente. (1 ponto por palavra correta, total de 3 pontos)

LINGUAGEM . . . .( )

Nomeação: Mostre um relógio e uma caneta e peça para o sujeito nomeá-los. (1 ponto para cada)

Repetição: Repita o que vou dizer: Nem aqui, nem ali, nem lá. (1 ponto) *Permita somente uma tentativa. Considere somente se a repetição for perfeita na 1ª tentativa*

Comando: Pegue este papel com a mão direita (1 ponto), dobre-o ao meio (1 ponto) e coloque-o no chão (1 ponto). Total de 3 pontos. *Se o paciente pedir ajuda no meio da tarefa, não dê dicas*

Leitura: Mostre a frase escrita "FECHE OS OLHOS" e peça ao paciente para fazer o que está escrito. (1 ponto)

Escrita: Peça ao paciente para escrever uma frase. (1 ponto)

Cópia do desenho: mostre o modelo e peça para fazer o melhor possível. (1 ponto)

A figura não precisa ser semelhante ao modelo. Considere correta se houver 10 lados interseccionados

---

- *Orientação* (10 pontos): este exame avalia a orientação temporoespacial, memória recente e também a atenção. Não existe uma área do cérebro específica para a orientação, ela é resultado da integração de diversas áreas corticossubcorticais.
- *Memória (imediata)* (3 pontos): neste exame, estamos testando a retenção de dados pela avaliação da memória imediata que, na maioria das pessoas, tem duração de 30 segundos a 2 minutos e capacidade limitada a 10 itens.[14]
- *Atenção e cálculo* (5 pontos): se fizer o teste de subtração de 7 e o paciente não for bem, pedir para soletrar a palavra "MUNDO" ao contrário. Deve ser considerado o resultado do teste em que se saiu melhor. Se o paciente tiver acalculia, possivelmente tem lesão no giro angular no lóbulo parietal inferior esquerdo.
- *Memória (evocação)* (3 pontos): estamos avaliando a memória a curto prazo.
- *Linguagem* (9 pontos): ao solicitar que o paciente escreva uma frase, se ele não compreender o significado, ajude pedindo: "alguma frase que tenha começo, meio e fim; alguma coisa que aconteceu hoje; alguma coisa que queira dizer". Não dite a frase. Ao dar o comando de pegar o papel, dê a ordem apenas uma vez. Com a cópia do desenho avaliamos orientação visuoespacial e a praxia construtiva (relacionadas com o hemisfério cerebral direito).

Notas de Corte: o MEEM tem, no máximo, 30 pontos, com escores maiores indicando melhor desempenho. A primeira versão do MEEM adaptada para a população brasileira foi feita por Bertolucci *et al.*, e as notas de corte foram sugeridas de acordo com o nível de escolaridade, sendo 26 para altamente escolarizados, com sensibilidade de 80% e especificidade de 95,6%.[15-17] Posteriormente, Caramelli *et al.* (1999) compararam uma população normal a idosos com diagnóstico de quadro demencial confirmado por exame neuropsicológico e obtiveram um corte de 18 pontos para analfabetos. Veja no Quadro 13-4 as notas de corte recomendadas pelo consenso da Academia Brasileira de Neurologia em relação à escolaridade.[18]

Quadro 13-4. Cortes do MEEM

MEEM	
Escolaridade	**Nota de Corte**
Analfabetos[17]	18
Escolarizados[16]	23
Alta escolaridade (≥ 8 anos)[15]	26

MOCA TEST

O MoCA *(Montreal Cognitive Assessment)*[19] é um teste que foi desenvolvido como um instrumento de rastreio para declínio cognitivo leve. É um teste simples de ser executado (Figura 13-7), com alta sensibilidade para detectar declínio cognitivo leve (90%) e para detectar Doença de Alzheimer (100%).[20] O escore total é de 30 pontos, sendo considerado normal o resultado final de 26 ou mais. Deve-se adicionar 1 ponto para o paciente que possui escolaridade formal menor ou igual a 12 anos. O teste pode ser encontrado na internet *(http://www. mocatest.org./pdf_files/test/MoCA-Test-Portuguese_Brazil.pdf)*.

A seguir estão as principais orientações:

- *Alternância de trilha:* o examinador instrui o sujeito – "Por favor, desenhe uma linha indo de um número para uma letra em ordem ascendente. Comece aqui [aponte para (1)] e desenhe uma linha de 1 para A, daí para 2 e assim por diante. Termine aqui [aponte para (E)]":
  - Pontuação: atribua 1 ponto se o sujeito desenhar satisfatoriamente o seguinte padrão **1- A-2-B-3-C-4-D-5-E**, sem desenhar nenhuma linha que ultrapasse o alvo. Qualquer erro que não for imediatamente autocorrigido, recebe 0 de pontuação.
- *Habilidades visuoconstrutivas (cubo):* o examinador dá as seguintes instruções – "Copie este desenho o mais precisamente que você puder no espaço abaixo":
  - Pontuação: um ponto é atribuído para a execução correta do desenho. Ele deve ser tridimensional; todas as linhas são desenhadas; nenhuma linha é adicionada; as linhas são relativamente paralelas, e seu comprimento é semelhante (prismas retangulares são aceitos).

MONTREAL COGNITIVE ASSESSMENT (MOCA)
Versão Experimental Brasileira

Nome: _____ Data de nascimento: __/__/__
Escolaridade: _____ Data de avaliação: __/__/__
Sexo: _____ Idade: _____

VISUOESPACIAL/EXECUTIVA		Pontos

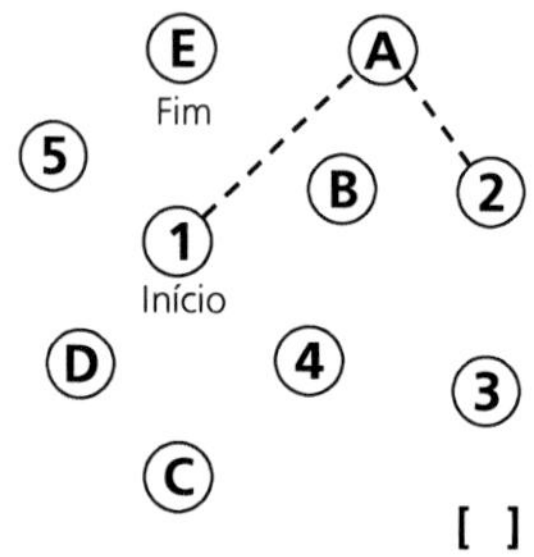

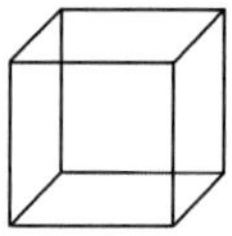

Copiar o cubo

Desenhar um RELÓGIO (onze horas e dez minutos) (3 pontos)

[ ] [ ] [ ] [ ] [ ] __/5
Contorno Números Ponteiros

NOMEAÇÃO

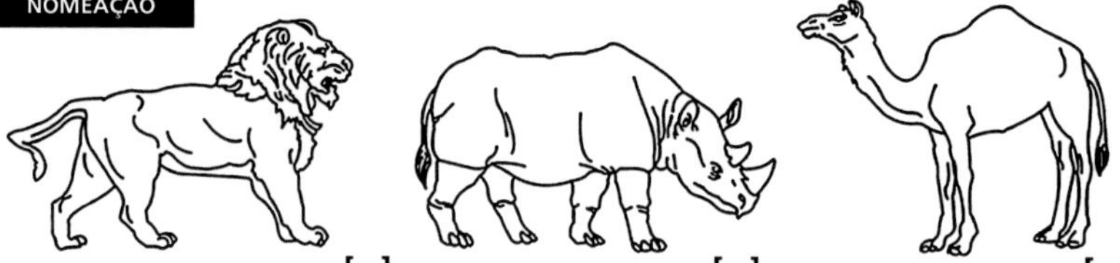

[ ] [ ] [ ] __/3

MEMÓRIA	Leia a lista de palavras O sujeito de repeti-la, faça duas tentativas Evocar após 5 minutos		Rosto	Veludo	Igreja	Margarida	Vermelho	Sem pontua-ção
		1ª tentativa						
		2ª tentativa						

ATENÇÃO	Leia a sequência de números (1 número por segundo)	O sujeito deve repetir a sequência em ordem direta [ ] 2 1 8 5 4	__/2
		O sujeito deve repetir a sequência em ordem indreta [ ] 7 4 2	

Leia a série de letras. O sujeito deve bater com a máo (na mesa) cada vez que ouvir a letra "A". Nilo se atribuem pontos se ³ 2 erros.
[ ] F B A C M N A A J K L B A F A K D E A A A J A M O F A A B __/1

Subtração de 7 começando pelo 100 [ ] 93 [ ] 86 [ ] 79 [ ] 72 [ ] 65 __/3
4 ou 5 subtrações corretas: 3 pontos; 2 ou 3 corretas 2 pontos; 1 correta 1 ponto; 0 correta 0 ponto

LINGUAGEM	Repetir: Eu somente sei que é João quem será ajudado hoje. [ ]	O gato seempre se esconde embaixo do Sofá quando o cachorro está na sala. [ ]	__/2

Fluência verbal: dizer o maior número possível de palavras que comecem pela letra F (1 minuto). [ ] _____ (N ³ 11 palavras) __/1

ABSTRAÇÃO	Semelhança p.ex. entre banana e laranja = fruta [ ]	trem - bicicleta [ ]	relógio - régua [ ]	__/2

EVOCAÇÃO TARDIA	Deve recordar as patavras SEM PISTAS	Rosto [ ]	Veludo [ ]	Igreja [ ]	Margarida [ ]	Vermelho [ ]	Pontuação apenas para evocação SEM PISTAS	__/5
OPCIONAL	Pista de categoria							
	Pista de múltipla escolha							

ORIENTAÇÃO	[ ] Dia do mês [ ] Mês [ ] Ano [ ] Dia da semana [ ] Lugar [ ] Cidade	__/2

©Z. Nasreddine MD www.mocatest.org
Versão experimental Brasileira: *Ana Luisa Rosas Sarmento*
Paulo Henrique Ferreira Bertolucci - José Roberto Wajman
(UNIFESP -SP 2007)

TOTAL
Adicionar 1 pt se £ 12 anos __/30
de escolaridade

Figura 13-7. Teste cognitivo de MoCA (Montreal Cognitive Assessment).

Capítulo 13 ▫ Exame das Funções Corticais Superiores

■ *Habilidades visuoconstrutivas (relógio):* os números podem ser colocados do lado de fora do contorno do círculo; ponteiros.

■ *Nomeação:* cada ponto é dado para as seguintes respostas: (1) camelo ou dromedário; (2) leão; (3) rinoceronte.

■ *Memória:* o examinador lê uma lista de palavras no intervalo de uma por segundo. Marque no espaço reservado para cada palavra o desempenho do sujeito na primeira tentativa. Quando o sujeito indicar que terminou, leia a lista pela segunda vez. Marque no espaço reservado para cada palavra o desempenho do sujeito na segunda tentativa. Ao final da segunda tentativa, informe o sujeito que lhe será pedido para resgatar essas palavras novamente.
  • Pontuação: não são dados pontos para as tentativas 1 e 2.

■ Atenção:
  • *Span* de dígitos direto: leia a sequência de 5 números no intervalo de um dígito por segundo.
  • *Span* de dígitos indireto: leia a sequência de 3 números no intervalo de um dígito por segundo. Pontuação: atribua um ponto para cada sequência repetida na ordem inversa (2-4-7).
  • Vigilância: o examinador lê as listas de letras no intervalo de uma por segundo, após dar as seguintes instruções: "Eu lerei uma sequência de letras. Toda a vez que eu disser a letra A, bata a mão uma vez. Se eu disser uma letra diferente, não bata a sua mão." Pontuação: dê um ponto se houver de zero a um erro.
  • Sete seriado: o examinador dá as seguintes instruções: "Agora eu lhe pedirei para que você subtraia 7 a partir de 100 e, então, siga subtraindo sete da sua resposta até eu lhe disser que pare".

■ *Replicação de sentença:* o examinador explica que irá ler uma sentença e o sujeito deve repeti-la. Atribua 1 ponto para cada sentença repetida corretamente. A repetição deve ser exata. Esteja atento para erros que são omissões (omitir "somente", "sempre") e substituições/adições ("João é quem ajudou hoje").

■ *Fluência verbal:* o examinador solicita que o indivíduo diga em 1 minuto quantas palavras conseguir lembrar que comecem com a letra F, exceto nomes próprios (Fernanda) ou variantes morfológicas (feijão, feijãozinho). Grave a resposta do sujeito no espaço ou ao lado.

■ *Abstração:* o examinador pede ao sujeito que explique o que cada par de palavras tem em comum. Não dê nenhuma instrução adicional ou dica. As seguintes respostas são aceitas: trem-bicicleta=meios de transporte, meios de viajar, você viaja em ambos; régua-relógio=instrumentos de medida, usados para medir. As seguintes respostas não são aceitas: trem-bicicleta=eles têm rodas; régua-relógio=eles têm números.

■ *Evocação tardia:* atribua 1 ponto para cada palavra lembrada livremente sem nenhuma pista.

- *Orientação aplicação:* o examinador dá as seguintes instruções: "Diga-me a data de hoje". Se o sujeito não der a resposta correta, então diga imediatamente:" Me diga o ano, mês, data exata e o dia da semana". Então diga: "Agora me diga o nome deste lugar e em que cidade fica". O sujeito deve dizer a data e local exatos (nome do hospital, setor, consultório).

QUAL A PRINCIPAL DIFERENÇA ENTRE O MEEM E O MOCA?

A principal vantagem do MoCA é que ele consegue detectar comprometimento cognitivo quando o paciente ainda não tem prejuízo nas atividades diárias (comprometimento cognitivo leve) e geralmente ainda pontua de forma normal no MEEM. Dessa forma, o MoCA tende a ser mais sensível que o MEEM. Veja as principais diferenças entre os testes no Quadro 13-5.

Quadro 13-5. Principais diferenças entre os domínios do MEEM e MoCA

	MEEM	MoCA	Explicação
Orientação	10 pontos	6 pontos	O MEEM atribui mais para orientações temporal e espacial
Atenção	Subtração de 7 seriados	Subtração de 7 seriados; extensão de dígitos Prova de vigilância	O MoCA apresenta mais provas
Memória	Evocação de 3 palavras Até 6 tentativas para aprendizado	Evocação de 5 palavras Com 2 tentativas para aprendizado	A prova de memória do MoCA tem mais palavras, menor número de tentativas para aprendizado e utiliza um tempo maior para a evocação tardia
Habilidades visuoespaciais	Desenho do pentágono	Desenho do cubo e do relógio	Os desenhos do MoCA são mais complexos
Funções executivas		Teste das trilhas; fluência verbal fonêmica; abstração verbal	Não são avaliadas no MEEM
Linguagem	Nomeação; repetição; comando; escrita; leitura	Nomeação; repetição; fluência verbal	O MoCA apresenta provas de linguagem mais complexas

CONCLUSÃO

Por fim, a avaliação cognitiva dos pacientes no consultório ou à beira do leito é extremamente importante e nos fornece informações preciosas para o diagnóstico das mais variadas afecções neurológicas. É importante lembrar que, caso a anamnese e os testes de rastreio não sejam suficientes para o diagnóstico adequado, o paciente deve ser submetido à avaliação neuropsicológica mais aprofundada.

REFERÊNCIAS BIBLIOGRÁFICAS

1. Mesulam MM. Aphasia, memory loss and other focal cerebral disorder. In: Kasper DL, Hauser SL, Jameson JL et al. (Eds.). *Harrison's principles of internal medicine.* 19th ed. New York: McGraw-Hill, 2015. p. 176-84.
2. Dalgalarrondo P. *Psicopatologia e semiologia dos transtornos mentais.* 2. ed. Porto Alegre: Artmed, 2008.
3. DeMyer WE. *Technique of the neurologic examination.* 5th ed. New York: McGraw-Hill, 2003.
4. Chaves ML, Godinho CC, Porto CS et al. Doença de Alzheimer. Avaliação cognitiva, comportamental e funcional. *Dement Neuropsychol* 2011;5(Supl.1):21-33.
5. Campbell WW. *DeJong o exame neurológico.* 7. ed. Rio de Janeiro: Guanabara Koogan, 2014.
6. Mesulam MM. *Principles of behavioral neurology.* 3rd ed. Philadelphia: FA Davis, 1987.
7. Weintraub S. Examining mental state. In: Samuel MA, Feske SK. (Eds.). *Office practice of neurology.* 2nd ed. Philadelphia: Churchill-Livingstone, 2003:850-58.
8. Nitrini R, Bacheschi LA. *A neurologia que todo médico deve saber.* 2. ed. São Paulo: Atheneu, 2005.
9. Weintraub S. Neuropsychological assessment of dementia. In: *Dementia: comprehensive principles practice.* Dickerson BC, Atri A. (Eds.). New York: Oxford University, 2014. p. 487-507.
10. Brucki SM, Malheiros SMF, Okamoto IH et al. Dados normativos para o teste de fluência verbal categórica animais em nosso meio. *Arq Neuropsiquiatr* 1997;55(1):56-61.
11. Luria AR. *Fundamentos de neuropsicologia* (Trad. De The Working Brain). São Paulo: EDUSP, 1981.
12. Damasceno BP. Avaliação neurológica básica nas síndromes psicorgânicas. In: Botega NJ. (Ed.). *Prática psiquiátrica no hospital geral.* 2. ed. Porto Alegre: Artmed, 2006. p. 83-192.
13. Folstein MF, Folstein SE, McHugh PR. A practical method for grading the cognitive state of patients for the clinician. *J Psychiat Res* 1975;12:189-98.
14. Mutarelli EG. *Propedêutica neurológica.* 2. ed. São Paulo: Sarvier, 2014.
15. Bertolucci PHF, Brucki SMD, Campacci SR et al. O mini-exame do estado mental em uma população geral: impacto da escolaridade. *Arq Neuro-Psiquiatr* 1994;52(1):1-7.
16. Almeida O. Mini exame do estado mental e o diagnóstico de demência no Brasil. *Arq Neuropsiquiatr* 1998;56:605-12.
17. Caramelli P, Herrera JRE, Nitrini R. O mini-exame do estado mental no diagnóstico de demência em idosos analfabetos. *Arq Neuropsiquiatr* 1999;57(Supl 11):7.
18. Nitrini R, Caramelli P, Bottino CMC et al. Diagnóstico de doença de Alzheimer no Brasil. *Arq Neuropsiquiatr* 2005;63(3-A):720-27.
19. Sarmento ALR, Bertolucci PHF, Wajman, JR. *Montreal Cognitive Assessment: versão experimental brasileira.* UNIFESP-SP, 2007.
20. Nasreddine ZS, Phillips NA, Bédirian V et al. The Montreal Cognitive Assessment, MoCA: a brief screening tool for mild cognitive impairment. *J Am Geriatr Soc* 2005;53:695-99.

14 Exame Neurológico Pediátrico

Maria Augusta Montenegro ▪ Marilisa Mantovani Guerreiro

INTRODUÇÃO

Sempre que possível, o exame neurológico na infância deve ser feito com a criança descansada e alimentada. Isto é particularmente importante nos primeiros meses de vida. Neste capítulo, discutiremos as particularidades do exame neurológico pediátrico, principalmente as peculiaridades com relação ao exame neurológico do adulto.

DESENVOLVIMENTO NEUROPSICOMOTOR

O desenvolvimento neuromotor se dá no sentido craniocaudal, portanto, em primeiro lugar, a criança firma a cabeça, a seguir o tronco e após os membros inferiores. A maturação cerebral também ocorre no sentido posteroanterior, dessa forma, primeiro a criança fixa o olhar (região occipital), a seguir leva a mão aos objetos e os manipula (região frontal). A avaliação do desenvolvimento deve ser com base nos marcos definidos pela escala de desenvolvimento *Denver II*.

Na avaliação do desenvolvimento neuropsicomotor do prematuro, utiliza-se a idade "corrigida". Ela é calculada com relação ao momento da concepção do embrião. Isto ocorre porque o bebê tem comportamento neurológico semelhante, quer ele atinja o termo intra ou extraútero. Portanto, nos primeiros dois anos de vida do prematuro, os meses da prematuridade devem ser descontados.

Para exemplificar, consideremos um paciente com idade cronológica de 4 meses nascido prematuramente (*Capurro* = 28 semanas). Como ele nasceu 12 semanas antes de completar 40 semanas de gestação, sua idade corrigida é 1 mês. Nesse caso, devemos realizar o exame neurológico considerando que o bebê tem 1 mês de vida. Alguns marcos frequentemente utilizados são apresentados no Quadro 14-1.

Quadro 14-1. Marcos do desenvolvimento neuropsicomotor úteis no dia a dia

Característica Avaliada		
Desenvolvimento social	Olhar o examinador e segui-lo em 180°	2 meses
	Sorriso social	3 meses
	Leva mão a objetos	4 meses
	Apreensão a estranhos	10 meses
	Dá tchau, bate palma	15 meses
	Imita atividades diárias	18 meses
Desenvolvimento motor	Sustento cefálico	4 meses
	Sentar com apoio	6 meses
	Sentar sem apoio	9 meses
	Pinça superior	9 meses
	Em pé com apoio	10 meses
	Andar sem apoio	18 meses
Linguagem	Lalação	6 meses
	Primeiras palavras	12 meses
	Palavra frase	18 meses
	Junta duas palavras	2 anos
	Frases gramaticais	3 anos

▶ COGNIÇÃO

A avaliação formal da cognição é feita pela avaliação neuropsicológica. Idealmente, esta avaliação deve ser feita após os 6 anos de idade. Em crianças com menos de 6 anos, a cognição pode ser avaliada informalmente, utilizando-se alguns outros parâmetros. A maioria dos testes é aplicada por psicólogos. Assim, uma alternativa muito útil ao neurologista ou neuropediatra é recorrer às características dos desenhos da criança.

A maioria das crianças apresenta um padrão uniforme do desenvolvimento do desenho. A análise desse padrão é simples (Quadro 14-2, Figuras 14-1 a 14-6) e pode ser muito útil para estimar o desenvolvimento cognitivo infantil. Além disso, pode ser feito rapidamente no consultório durante uma consulta de rotina. O desenvolvimento da linguagem também pode dar uma ideia do desenvolvimento cognitivo (Quadro 14-1), desde que a criança não tenha distúrbios motores que impeçam a fala ou distúrbio específico de linguagem.

Entretanto, é importante lembrar que após os 6 anos de idade, o ideal é realizar a avaliação neuropsicológica, sempre que houver suspeita de déficit cognitivo.

Quadro 14-2. Desenvolvimento do desenho na infância

Idade	Características do Desenho
2 anos	Rabiscos (depois de alguns meses a criança começa a nomear o que o rabisco representa)
3 anos	Círculo como símbolo universal (pode representar quase tudo)
3 anos	Tentativa de representação da figura humana (círculo com duas pernas)
4 a 5 anos	A figura humana tem mais detalhes, e os desenhos representam histórias ou eventos
6 a 7 anos	Fase da paisagem (linha azul na parte superior representa céu, linha verde na parte inferior representa o chão). Geralmente, desenham a mesma paisagem inúmeras vezes
8 a 10 anos	Fase do realismo, quando a criança começa a desenhar detalhadamente as coisas (não se contenta com esquematização/simplificação do desenho)
12 anos/Adolescência	Fim do período artístico (frustração por não conseguir desenhar as coisas exatamente como são vistas)

REFLEXOS PRIMITIVOS

Os reflexos primitivos são respostas automáticas e estereotipadas a um determinado estímulo externo. Estão presentes ao nascimento, mas devem ser inibidos ao longo dos primeiros meses, quando surgem os reflexos posturais. Sua presença mostra integridade do sistema nervoso central; entretanto, sua persistência mostra disfunção neurológica.

De modo geral, a sucção reflexa e a marcha reflexa desaparecem por volta dos dois meses de vida. Os outros reflexos arcaicos devem desaparecer até, no máximo, 6 meses de idade, exceto os dois reflexos dos pés. A preensão plantar desaparece aos 9 meses. Já o reflexo cutâneo-plantar é em extensão no primeiro semestre de vida. No segundo semestre, pode ser em flexão, indiferente ou em extensão. A partir da aquisição da marcha independente, deve ser sempre em flexão (1 a 2 anos de vida). A seguir descreveremos os reflexos primitivos mais comuns.

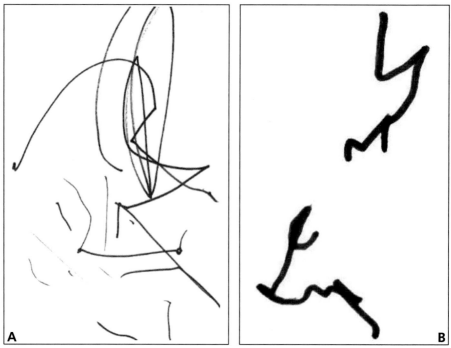

Figura 14-1. Rabiscos (depois de alguns meses a criança começa a nomear o que o rabisco representa) = 2 anos. (**A**) A criança risca o papel apenas pelo prazer de riscar. (**B**) A criança já passa a nomear o desenho, indicando o que está sendo representado (no caso, um caminhão).

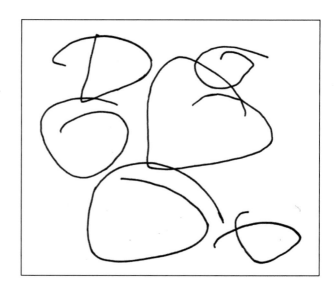

Figura 14-2. Círculo como símbolo universal (pode representar quase tudo) = 3 anos.

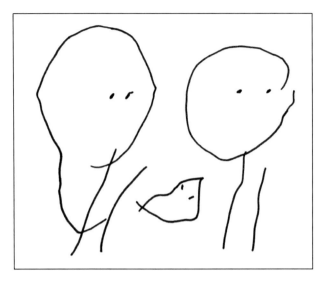

Figura 14-3. Tentativa de representação da figura humana (círculo com duas pernas) = 3 anos.

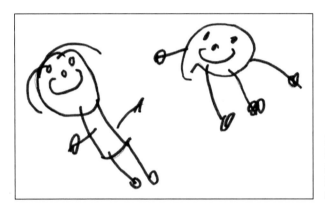

Figura 14-4. A figura humana tem mais detalhes, e os desenhos representam histórias ou eventos = 4 a 5 anos.

Reflexo de Moro

É desencadeado por queda súbita da cabeça, amparada pela mão do examinador. Observam-se extensão e abdução dos membros superiores seguida por choro (Figura 14-7). Aparece entre 28 e 32 semanas de gestação e deve desaparecer até o sexto mês de vida. Resposta assimétrica ou unilateral pode indicar lesão periférica ou ortopédica (paralisia do plexo braquial, fratura umeral ou clavicular) no lado que se move pouco. Ausência do reflexo pode corresponder à lesão intracraniana. Persistência do reflexo, além do sexto mês, indica atraso do desenvolvimento. Ausência em lactente com hiperbilirrubinemia pode corresponder a *Kernicterus*.

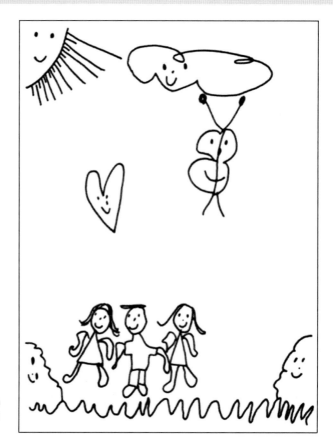

Figura 14-5. Fase da paisagem. Pode desenhar a mesma paisagem inúmeras vezes) = 6 anos.

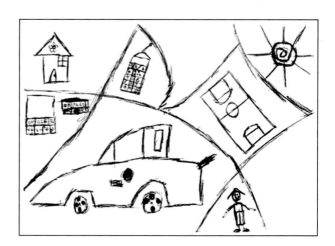

Figura 14-6. Fase do realismo, quando a criança começa a desenhar detalhadamente as coisas (não se contenta com esquematização/ simplificação do desenho) = 8 a 10 anos.

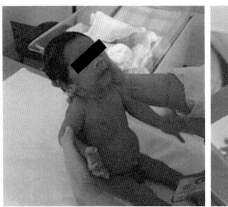 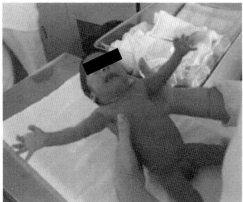

Figura 14-7. Reflexos primitivos: moro.

Sucção Reflexa

É desencadeado pela estimulação dos lábios. Observa-se sucção vigorosa. Sua ausência é sinal de disfunção neurológica grave e desaparece por volta do sexto mês (Figura 14-8).

Reflexo de Busca

É desencadeado por estimulação da face ao redor da boca. Observa-se rotação da cabeça na tentativa de "buscar" o objeto, seguido de sucção reflexa do mesmo.

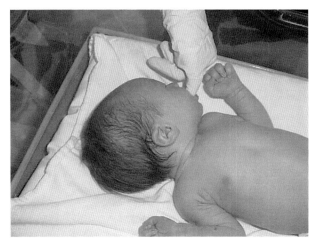

Figura 14-8. Reflexos primitivos: sucção reflexa.

Reflexo Tônico-Cervical Assimétrico (Reflexo Tônico-Cervical de Magnus e De Kleijn, ou Reflexo do Esgrimista)

É desencadeado por rotação da cabeça, enquanto a outra mão do examinador estabiliza o tronco do RN. Observa-se extensão do membro superior ipsolateral à rotação e flexão do membro superior contralateral. A resposta dos membros inferiores obedece ao mesmo padrão, mas é mais sutil (Figura 14-9). Persistência após os 3 meses de idade pode corresponder a atraso do desenvolvimento neurológico.

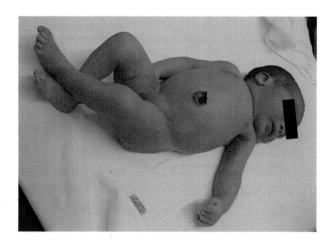

Figura 14-9. Reflexos primitivos: reflexo tônico-cervical assimétrico.

Preensão Palmar

É desencadeado pela pressão da palma da mão. Observa-se flexão dos dedos (Figura 14-10). Ausência antes dos 3 meses, assimetria ou persistência após os 6 meses pode corresponder à anormalidade.

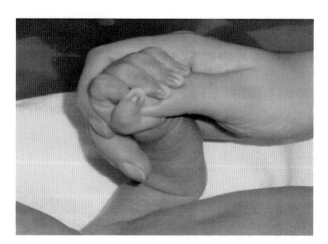

Figura 14-10. Reflexos primitivos: preensão palmar.

Preensão Plantar

É desencadeado pela pressão da base dos artelhos. Observa-se flexão dos dedos (Figura 14-11). Ausência antes dos 3 meses, assimetria ou persistência após os 12 meses pode corresponder à anormalidade.

Apoio Plantar

É desencadeado pelo apoio do pé do RN sobre superfície dura, estando este seguro pelas axilas. Observa-se extensão das pernas.

Marcha Reflexa

É desencadeado por inclinação do tronco do RN após obtenção do apoio plantar. Observa-se cruzamento das pernas, uma à frente da outra (Figura 14-12A e B).

Reflexo de Galant (Reflexo de Encurvamento do Tronco)

É desencadeado por estímulo tátil na região dorsolateral. Observa-se encurvamento do tronco ipsolateral ao estímulo (Figura 14-13).

Reflexo da Escada ou de Colocação *(Placing)*

É desencadeado por estímulo tátil do dorso do pé estando o bebê seguro pelas axilas. Observa-se elevação do pé como se estivesse subindo um degrau de escada. É o único reflexo primitivo com integração cortical (Figura 14-14).

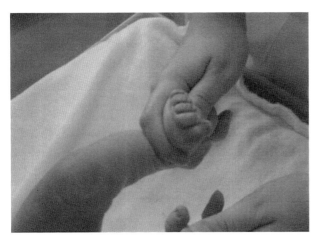

Figura 14-11. Reflexos primitivos: preensão plantar.

Unidade II □ Semiologia Básica

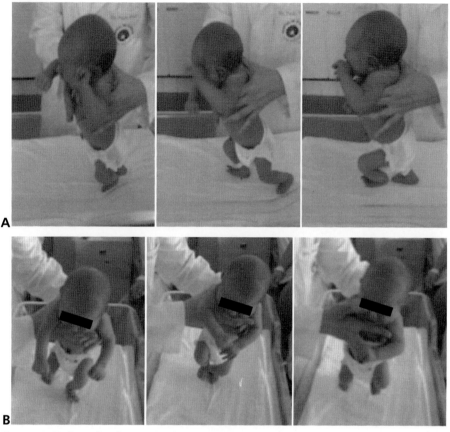

Figura 14-12. (**A** e **B**) Reflexos primitivos: marcha reflexa.

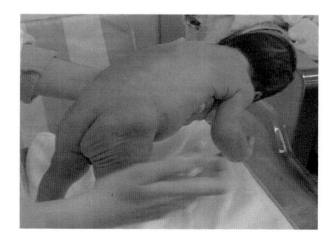

Figura 14-13. Reflexo primitivo: galant.

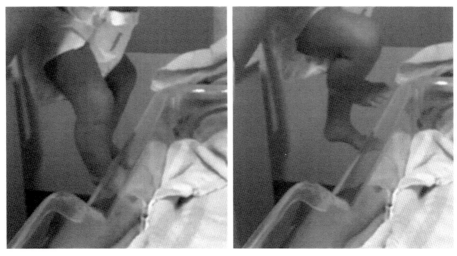

Figura 14-14. Reflexos primitivos: reflexo de colocação *(Placing)*.

◗ REFLEXOS POSTURAIS

São reflexos (movimentos automáticos) que mantêm a posição e equilíbrio do corpo durante repouso ou movimento. Modulam a distribuição do tônus muscular nos membros e tronco. Mantêm postura, equilíbrio e harmonia do movimento. Os reflexos posturais substituem os reflexos primitivos. A seguir descreveremos os reflexos posturais mais comuns.

Reflexo de Landau

É desencadeado quando o bebê é suspenso na posição prona. Observa-se elevação da cabeça acima do tronco. Em seguida, o tronco é retificado, e as pernas estendidas. Quando o examinador flete a cabeça, as pernas se fletem. É um reflexo postural fundamental para sentar e andar. Está presente a partir de 4 ou 5 meses de idade (Figura 14-15).

Apoio Lateral

É desencadeado lateralizando-se o tronco do bebê sentado. Observa-se extensão do braço ipsolateral ao lado da queda, com apoio da palma da mão na maca. Está presente a partir de 6 ou 8 meses de idade (Figura 14-16).

Paraquedas

É desencadeado colocando-se a criança de ponta cabeça. Observa-se a extensão dos braços para frente, como se fosse amparar a queda. É o último reflexo postural a aparecer. Está presente a partir de 8 a 9 meses de idade. Deve estar obrigatoriamente presente aos 12 meses (Figura 14-17).

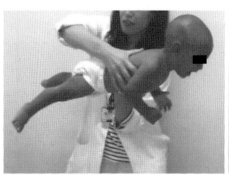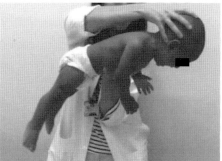

Figura 14-15. Reflexos posturais: landau.

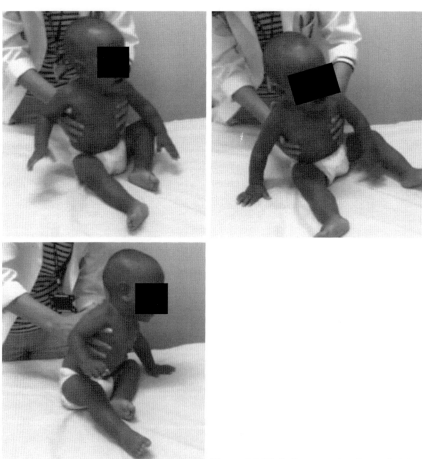

Figura 14-16. Reflexos posturais: apoio lateral.

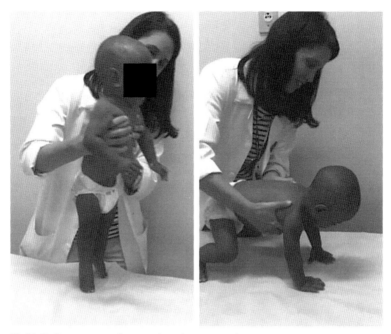

Figura 14-17. Reflexos posturais: manobra do paraquedas.

Os reflexos de estiramento muscular devem ser pesquisados de acordo com os padrões utilizados no adulto. Os reflexos habitualmente pesquisados são o bicipital, o tricipital, o patelar e o aquileu. Estão presentes desde o recém-nascido, entretanto, são muito variáveis. Até 1 ano de idade, a pesquisa do reflexo patelar pode desencadear adução da coxa contralateral (reflexo adutor cruzado).

Vale a pena salientar também que recém-nascidos e lactentes, principalmente na sonolência, podem apresentar clônus de pé, porém é rapidamente esgotável. Deve-se valorizar quando há assimetria franca.

) INSPEÇÃO DA PELE

O ectoderma é a origem embrionária tanto da pele quanto do sistema nervoso central. Assim, algumas doenças neurológicas estão associadas a lesões de pele que podem ser valiosas no auxílio do diagnóstico do paciente, como *Síndrome de Sturge-Weber, Esclerose Tuberosa, Melanose Neurocutânea, Hipomelanose de Ito etc.* (Figuras 14-18 a 14-23).

Figura 14-18. Neurofibromatose tipo 1: (**A**) mancha café com leite, (**B**) neurofibromas cutâneos. (Ver *Prancha* em *Cores*.)

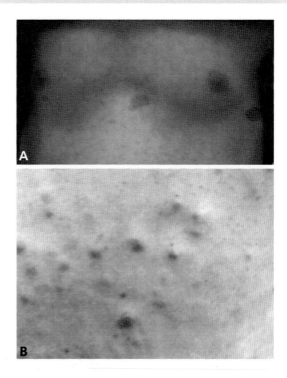

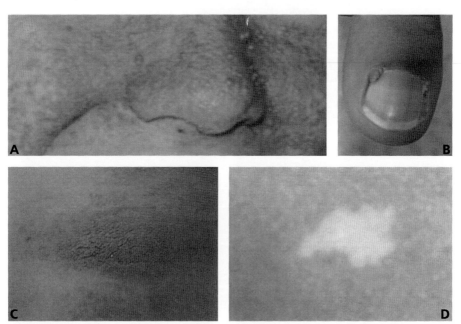

Figura 14-19. Esclerose tuberosa: (**A**) angiofibroma facial, (**B**) fibroma periungueal, (**C**) *shagreen* e (**D**) mancha hipocrômica. (Ver *Prancha* em *Cores*.)

Capítulo 14 ▫ Exame Neurológico Pediátrico

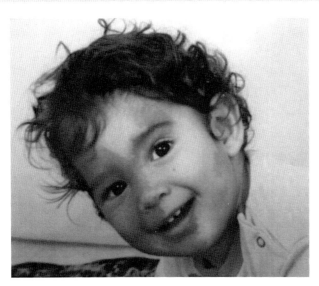

Figura 14-20. Síndrome de Sturge Weber: mancha vinhosa em face. (Ver *Prancha* em *Cores*.)

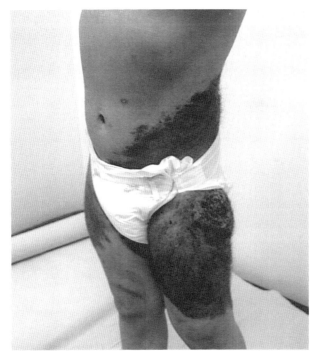

Figura 14-21. Melanose neurocutânea: nevus gigante. (Ver *Prancha* em *Cores*.)

Figura 14-22. Hipomelanose de Ito: mancha hipocrômica com aspecto de turbilhão. (Ver *Prancha* em *Cores*.)

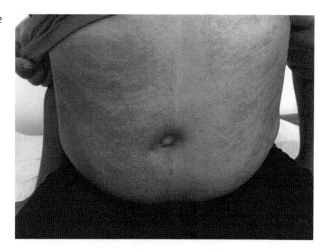

Figura 14-23. Nevus sebáceo linear. (Ver *Prancha* em *Cores*.)

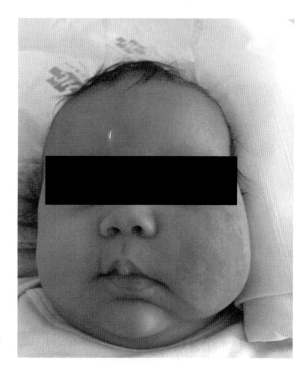

INSPEÇÃO E MEDIDA DO CRÂNIO

Devem-se avaliar assimetrias cranianas, suturas e fontanelas (Figura 14-24). A fontanela anterior (bregma) tem a forma de losango, com tamanho variando entre 1 e 3 cm. O fechamento da fontanela anterior é muito variável e ocorre entre 8 e 18 meses de idade. A fontanela posterior (lambdoide) nem sempre pode ser palpada no recém-nascido. Tem em média 1 cm, e seu fechamento ocorre no primeiro mês de vida.

Além disso, devem-se aferir as medidas do perímetro cefálico (medido com fita métrica, tendo como ponto de referência a glabela e a protuberância occipital externa) (Figura 14-25); *anteroposterior* (pontos de referências são a glabela e a protuberância occipital externa, com a fita sobre a sutura sagital e passando pelo bregma, Figura 14-26) e *biauricular* (pontos de referências são as inserções superiores das orelhas, com a fita sobre a sutura coronal e passando pelo bregma, Figura 14-27).

As medidas do perímetro craniano devem sempre ser registradas em uma curva de perímetro cefálico. O seguimento do perímetro craniano na curva permite que aumentos súbitos ou desacelerações do crescimento craniano sejam evidenciados, antes mesmo da medida ser considerada anormal para a idade. Ao nascer, a circunferência craniana é, em média, 34 cm em meninas e 35 cm em meninos, com crescimento em torno de 12 cm no primeiro ano de vida (2 cm/mês no primeiro trimestre; 1 cm/mês no segundo trimestre e 0,5 cm/mês no 3º trimestre). Consideram-se alteradas medidas abaixo ou acima de 2 desvios- padrão da normalidade.

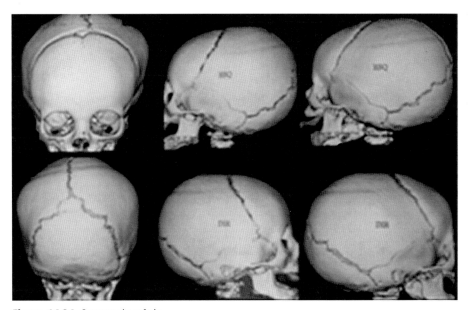

Figura 14-24. Suturas do crânio.

Figura 14-25. Medida do perímetro craniano. Os pontos de referência são a glabela e a protuberância occipital externa.

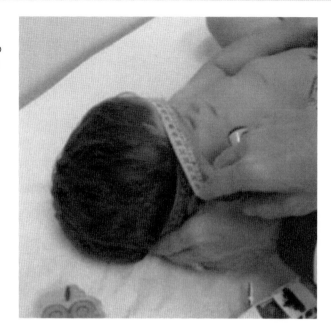

Figura 14-26. Medida anteroposterior. Os pontos de referência são a glabela e protuberância occipital externa, passando a fita métrica ao longo da sutura sagital.

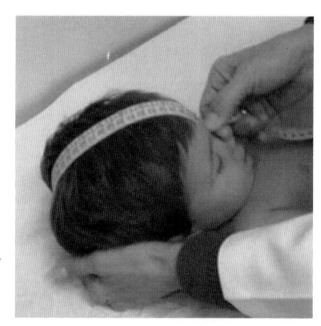

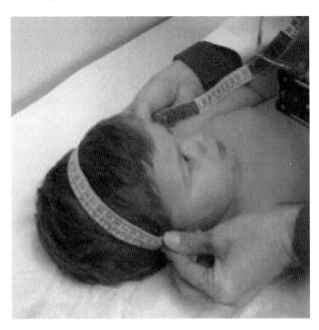

Figura 14-27. Medida biauricular. Os pontos de referência são a inserção das orelhas, passando a fita métrica ao longo da sutura coronal.

Utiliza-se o termo *"craniossinostose"* para descrever os fechamentos prematuros de uma ou mais suturas cranianas. O crescimento do crânio se dá perpendicularmente às suturas e, quando há restrição pela fusão de alguma sutura, o crescimento ósseo ocorre, em compensação, em outra região do crânio para acomodar o encéfalo. Caracteriza-se por ser uma alteração congênita, logo, com deformidades presentes desde o nascimento. Existem basicamente dois tipos: a forma isolada (não sindrômica) e a forma sindrômica, que ocorre no contexto de uma síndrome, geralmente autossômica dominante, sendo as mais comuns a *Síndrome de Crouzon* (disostose craniofacial) e *Síndrome de Apert* (fusão da sutura coronária e sindactilia). As principais craniossinostoses estão expostas no Quadro 14-3.

NERVOS CRANIANOS

- O nervo craniano I (olfatório) raramente é avaliado na infância. Entretanto, quando necessário, pode ser avaliado, solicitando-se que a criança identifique um odor familiar, como café.
- O nervo II (óptico) é avaliado, observando-se a fixação visual a objetos e fundoscopia. Além disso, o nervo óptico também é responsável pela aferência do reflexo fotomotor (presente desde o nascimento; Figura 14-28). O reflexo do piscamento tende a aparecer após 3 ou 4 meses de idade. Ao contrário do que muitos imaginam, o exame de fundo de olho pode ser feito em muitas crianças (desde que haja um mínimo de colaboração). Em poucos segundos, podem-

Quadro 14-3. Principais tipos de craniossinostoses

Tipos	Sutura Precocemente Fechada	Aspecto do Crânio
Trigonocefalia	Metópica	Andar anterior do crânio com forma de triângulo; hipotelerosimo
Plagiocefalia	Coronária unilateral	Achatamento do osso frontal ipsolateral; abaulamento do osso frontal contralateral
Oxicefalia	Coronária bilateral	Achatamento da base e abaulamento superior dos ossos frontais
Escafocefalia (mais comum)	Sagital	Estreitamento biparietal do crânio; alongamento anteroposterior
Turrincefalia	Sagital e coronária bilateral	Típico da *Síndrome de Crouzon*

-se avaliar as bordas e cor da papila óptica, que tende a ser pálida e levemente acinzentada em lactentes. Mácula vermelho-cereja sugere *sialidose* ou outras doenças genéticas.

- Os nervos III (oculomotor), IV (troclear) e VI (abducente) são avaliados pela motricidade ocular extrínseca, posicionando-se um estímulo luminoso em várias direções. O terceiro nervo também é responsável pela eferência do reflexo fotomotor. Em recém-nascidos com menos de 30 semanas de gestação, as pupilas não apresentam resposta à luz. Após 32 semanas de gestação, a ausência do reflexo é considerada anormal. A conjugação do olhar ocorre a partir de 2 semanas do nascimento. Aos 4 meses, a criança passa a acompanhar os

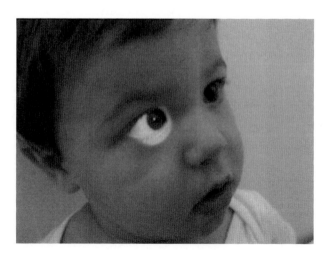

Figura 14-28. Pesquisa do reflexo fotomotor.

objetos com os olhos. O fenômeno dos olhos de boneca (reflexo oculocefálico) já é encontrado em recém-nascidos saudáveis.
- Os nervos V (trigêmeo), IX (glossofaríngeo), X (vago) e XII (hipoglosso) são avaliados pela observação de movimentos de sucção, deglutição e mastigação do lactente. A avaliação da função sensitiva do quinto nervo é limitada na infância.
- O nervo VII (facial) deve ser avaliado, observando-se a motricidade facial, principalmente durante o choro ou riso. Fraqueza isolada do depressor do ângulo da boca por hipoplasia desse músculo é relativamente comum em crianças. Nota-se pela falha do músculo afetado em tracionar o ângulo da boca para o lado e para baixo durante o choro.
- O nervo VIII (vestibulococlear) é avaliado pela estimulação auditiva com chocalho, observando se o lactente procura o som. A habilidade de os olhos se virarem em direção ao ruído fica evidente por volta das 7-8 semanas de vida, e a cabeça por volta dos 3 ou 4 meses. Também pode ser avaliado pelo reflexo cócleo-palpebral. Neste, observa-se piscamento após estímulo auditivo (bater palma) próximo ao ouvido do bebê.
- Os nervos IX e X (glossofaríngeo e vago) são avaliados conjuntamente pela inserção de uma espátula na boca para se observar a migração da úvula e a presença do reflexo nauseoso. Aproveita-se esse momento também para avaliar o nervo XII (hipoglosso), o que é possível através da observação da simetria da língua no leito bucal (Figura 14-29).
- O nervo XI (acessório) é responsável pela inervação do músculo esternocleidomastóideo e é avaliado, observando-se os movimentos de rotação da cabeça do bebê. Na criança, realiza-se oposição de força no trapézio. Na paralisia, o ombro se mantém caído, e a escápula se desvia para baixo e para fora (aspecto alado).
- O nervo XII também pode ser avaliado pela protrusão da língua a qualquer momento da consulta. Muitas vezes, a criança "mostra a língua" se o examinador "provocá-la", mostrando a sua própria língua (Figura 14-30).

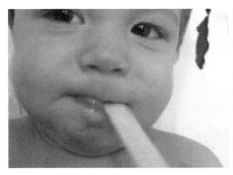 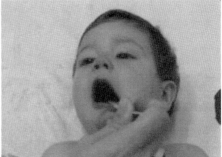

Figura 14-29. Avaliação dos nervos cranianos V, IX e XII.

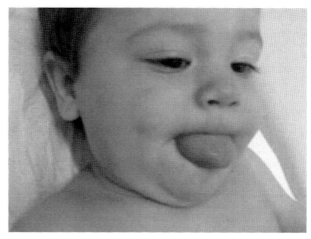

Figura 14-30. Protrusão da língua na avaliação do nervo craniano XII.

MOTRICIDADE

O tônus muscular é avaliado pela palpação dos músculos, movimentação passiva dos membros e balanço passivo de extremidades. Nos primeiros meses de vida, a cabeça do bebê deve sempre ser centralizada (Figura 14-31) para o exame, pois a presença do reflexo tônico-cervical assimétrico altera o tônus caso a cabeça esteja lateralizada.

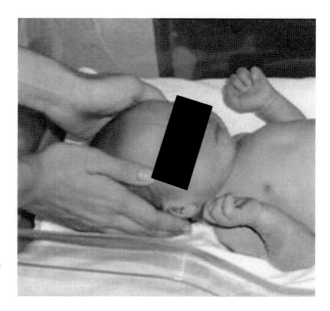

Figura 14-31. Centralização da cabeça para o exame neurológico.

Durante o primeiro ano de vida, o tônus muscular varia de flexor (no RN a termo) para hipotônico (entre 6 e 8 meses), até atingir valores normais no fim do primeiro ano de vida (Figura 14-32). O reflexo de Landau é muito útil para diferenciar a hipotonia fisiológica da hipotonia patológica. Para avaliar se há hipertonia de ação, deve-se elevar a criança, segurando-a pelas axilas. Caso haja hipertonia de ação, o paciente apresentará extensão das pernas, com predomínio do tônus adutor (Figura 14-33). A *postura de batráquio* (MMII levemente abduzidos e rodados externamente com joelhos tocando a cama) é um sinal clássico de hipotonia.

Para avaliação da força muscular, devemos observar principalmente se há alguma assimetria entre os membros através da manobra do rechaço (Figura 14-34). Na avaliação da força muscular de membros inferiores, coloca-se o bebê na beira da cama e observa-se se o mesmo consegue manter as pernas elevadas (Figura 14-35). Pequenas assimetrias devem ser valorizadas.

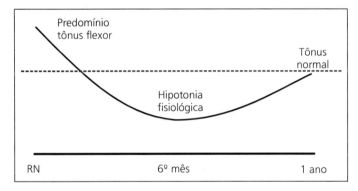

Figura 14-32.
Evolução do tônus no primeiro ano de vida.

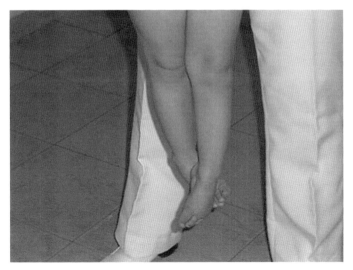

Figura 14-33.
Pesquisa de hipertonia de ação.

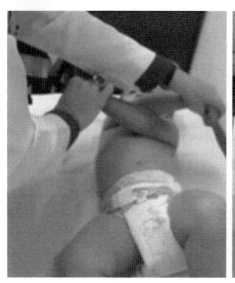
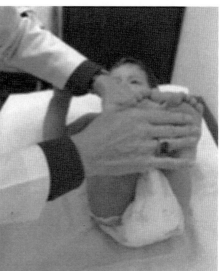

Figura 14-34. Manobra do rechaço.

Pode ser difícil identificar hemiparesia leve no primeiro ano de vida. Nessa idade, é importante perguntar se a criança apresenta preferência manual. Geralmente, a definição da dominância manual não deve ocorrer no primeiro ano de vida. Um bebê com menos de um ano, que mostra claramente preferência por uma das mãos, pode apresentar hemiparesia contralateral. Outro sinal importante de hemiparesia na infância é manter a mão fechada (Figura 14-36).

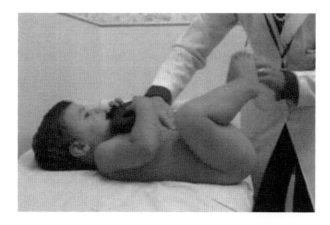

Figura 14-35. Manobra da beira da cama.

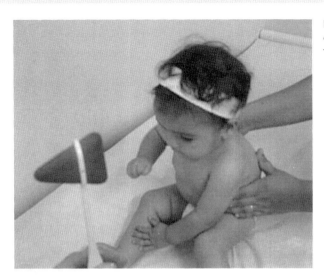

Figura 14-36. Hemiparesia direita (observe a mão fechada).

Fraqueza proximal, muitas vezes associada à doença neuromuscular, pode ser avaliada pela *manobra de Gowers*. Nessa manobra, pede-se que a criança sente no chão e levante. A manobra é positiva (sinalizando fraqueza muscular proximal) quando a criança se apoia no solo ou nas coxas para se levantar (Figura 14-37). Os reflexos osteotendíneos são pesquisados, utilizando-se a mesma técnica do exame neurológico do adulto (Figura 14-38). O reflexo cutâneo plantar deve ser em flexão a partir do momento em que o lactente adquire a marcha.

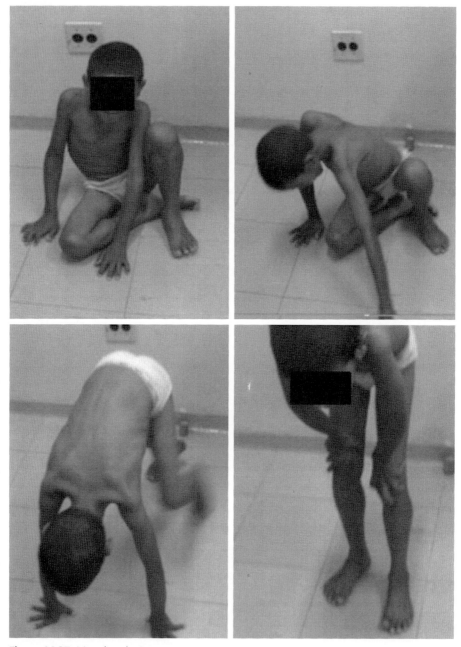

Figura 14-37. Manobra de Gowers.

Capítulo 14 ▫ Exame Neurológico Pediátrico

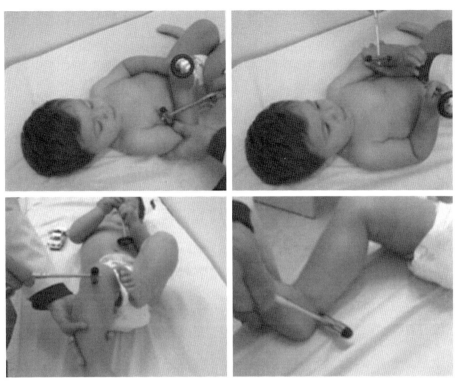

Figura 14-38. Pesquisa de reflexos osteotendíneos.

COORDENAÇÃO, EQUILÍBRIO E MARCHA

Para avaliar a coordenação deve-se oferecer um objeto ao bebê e observar se ele consegue pegá-lo (Figura 14-39). A manobra do lenço no rosto é realizada colocando-se um pano sobre o rosto da criança e observando-se o modo de retirá-lo

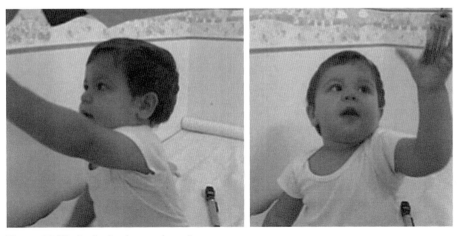

Figura 14-39. Avaliação da coordenação.

(Figura 14-40). Manobras como a do índex-nariz só são realizadas após 3 anos de idade com os olhos abertos e 4 anos com os olhos fechados. Movimentos alternados devem ser realizados com maior precisão a partir dos 7 anos de idade.

O equilíbrio estático deve ser avaliado com o lactente sentado e em pé. Assim como nos adultos, o normal é conseguir ficar em pé tanto com os olhos abertos, como com os olhos fechados. Ao fim do primeiro ano de vida, podemos observar o equilíbrio dinâmico durante a marcha em alguns pacientes (Figura 14-41).

É importante lembrar que é normal apresentar marcha com base discretamente alargada nos primeiros anos de vida. Durante a marcha, também deve-se observar a simetria do balanço dos braços. Assimetrias devem ser valorizadas, pois diminuição no balanço pode ser sinal de hemiparesia.

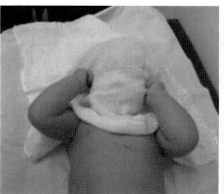
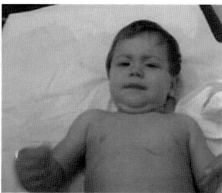

Figura 14-40. Manobra do lenço no rosto.

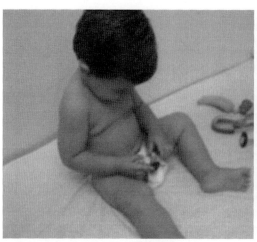
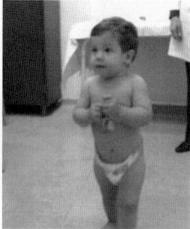

Figura 14-41. Avaliação dos equilíbrios estático e dinâmico.

SENSIBILIDADE

Raramente a sensibilidade é avaliada na criança pequena, pois nem sempre há colaboração suficiente para o exame. Além disso, mesmo em crianças maiores, nem sempre as respostas são confiáveis. A técnica do exame se assemelha a utilizada no adulto.

BIBLIOGRAFIA

Frankenburg WK, Dodds J, Archer P et. The Denver II: a major revision and restandardization of the Denver Developmental Screening Test. *Pediatrics* 1992;89:91-97.

Funayama CAR. *Exame neurológico na criança*. Ribeirão Preto: Funped, 2004.

Lowenfeld V. *Creative and mental growth*. New York: Macmillan, 1947.

Montenegro MA, Guerreiro MM. Avaliação neurológica da criança. In: Montenegro MA, Baccin CE. *Neuropediatria ilustrada*. Rio de Janeiro: Revinter, 2012. p. 304-13.

UNIDADE III
SEMIOLOGIA EM SITUAÇÕES ESPECIAIS

15

Exame Otoneurológico

Danilo dos Santos Silva ▪ Carlos Roberto Martins Jr. ▪ Raquel Mezzalira

▶ INTRODUÇÃO

Diante de uma queixa de tontura ou vertigem, um dos papéis do neurologista é determinar se sua origem está ou não relacionada com uma lesão do sistema nervoso central. O principal desafio é obter uma descrição clara dos sintomas envolvidos no amplo conceito de tontura e relacioná-los com os possíveis mecanismos fisiopatológicos. Aliado à anamnese, a avaliação dos reflexos vestíbulo-ocular (RVO) e vestibuloespinhal (RVE) permite ao examinador um diagnóstico topográfico da lesão vestibular, bem como supor as suas prováveis etiologias.

Nos quadros vertiginosos agudos, é importante que se leve em consideração o fato de que uma considerável proporção dos casos de lesões vasculares do sistema vertebrobasilar pode-se apresentar como síndrome vestibular isoladamente, isto é, sem nenhum outro achado clínico no exame neurológico geral.[1-4] Neste sentido, a realização de anamnese e exame físico otoneurológico adequados são a chave para o diagnóstico correto de uma condição potencialmente grave e ameaçadora à vida, como uma lesão vascular do tronco encefálico.

A despeito disso, o neurologista deve permanecer atento para outras causas muito comuns de sintomas vestibulares, como as doenças cardiovasculares, metabólicas e hormonais, além do uso indiscriminado de medicamentos, que não serão tema deste capítulo.

▶ OBJETIVOS

Descrever as características de anamnese e de exame físico que auxiliam na localização da lesão causadora da síndrome vestibular.

Descrever o exame físico que pode ser realizado à beira do leito de forma simples e rápida diante de um quadro vestibular agudo e que ajuda na diferenciação entre as lesões periféricas e centrais; os chamados *bed side tests*.

▶ ANAMNESE

Os pacientes descrevem sua experiência com uma síndrome vestibular através de vários termos: vertigem, tontura e desequilíbrio, por exemplo. Por este motivo, algumas definições com base em consenso internacional se tornam fundamentais na anamnese destes casos (Quadros 15-1 e 15-2).[5] A classificação do paciente com queixa vestibular em categorias facilita o raciocínio diagnóstico e se baseia na duração dos sintomas e na presença de fatores desencadeantes:[6,7]

Quadro 15-1. Sintomas vestibulares primários

Tontura	Perturbação da orientação espacial em que não há ilusão de movimento
Vertigem	Ilusão de movimento do corpo ou do ambiente ou distorção da sensação de automovimentação da cabeça ou corpo. Sensação de rodar o ambiente (vertigem objetiva) ou o próprio indivíduo (vertigem subjetiva)
Sintoma vestibulovisual	Corresponde aos sintomas visuais resultantes da disfunção vestibular ou de falha da integração entre os sistemas vestibular e visual. Inclui ilusão de movimento e inclinação do ambiente
Sintomas posturais	Relacionados com a manutenção da estabilidade postural, enquanto na posição vertical (sentada, em pé ou durante deambulação)

1ª Categoria: sintomas agudos, sem desencadeantes ou de surgimento espontâneo e de duração prolongada (mais de 24 h): síndrome vestibular aguda. Pode estar relacionada com uma neurite vestibular ou com um acidente vascular isquêmico de circulação vertebrobasilar.

2ª Categoria: episódica e desencadeada por movimentos ou mudanças de posição da cabeça: ocorre na vertigem posicional paroxística benigna.

3ª Categoria: episódica e de instalação espontânea: pode ser observado em migrânea com sinais e sintomas de tronco encefálico e na *doença de Menière*, mas também em ataques isquêmicos transitórios da circulação vertebrobasilar.

4ª Categoria: sintomas crônicos, como desequilíbrio em doenças cerebelares degenerativas e progressivas.

Resumidamente, o importante nesta fase da abordagem de um paciente com síndrome vestibular é caracterizar:

Fatores Desencadeantes

Movimento específico ou posição da cabeça, esforço físico, alimentação ou estresse. Nas doenças vestibulares periféricas, os movimentos rápidos da cabeça podem provocar ou piorar a tontura, pois acentuam as assimetrias da função vestibular. A vertigem posicional é aquela que surge com mudanças de decúbito, hiperextensão ou flexão cervical e desaparece em segundos. Associa-se, mais comumente, aos quadros de desprendimento de otólitos. Por outro lado, a vertigem que surge e se mantém quando o paciente assume determinadas posições da cabeça pode estar associada à compressão vascular por alterações na coluna cervical ou alteração central. O sintoma pode surgir apenas quando se passa da posição sentada ou decúbito para a ortostática, sugerindo hipofluxo central (hipotensão ortostática em disautonomias, hemorragias internas agudas e insuficiência cardíaca grave).[7,8]

Quadro 15-2. Sintomas vestibulares secundários

Vertigem ou tontura espontâneas	Vertigem ou tontura que ocorrem sem um fator desencadeante óbvio
Vertigem ou tontura secundárias	Ocorrem após um fator desencadeante óbvio e são classificadas de acordo com ele em: • **Posicional:** induzidas por mudança de posição da cabeça no espaço em relação à gravidade • **De movimentação cefálica:** ocorre apenas durante o movimento da cabeça • **Por estímulo visual:** desencadeada por estímulos visuais complexos, incluindo o movimento de alvos nos campos visuais • **Por estímulo auditivo:** ocorrem em associação a estímulo sonoro • **Valsalva:** sintomas disparados por situações que levam a aumento da pressão na orelha média ou intracraniana • **Ortostático:** quando os sintomas surgem após mudança da posição deitada para sentada ou sentada para de pé
Vestibulovisuais	• **Vertigem externa:** ilusão de movimentação rotatória ou flutuante do ambiente • **Oscilopsia:** falsa sensação de oscilação nos campos visuais • **Atraso visual:** sensação de que há um atraso entre o movimento da cabeça e a percepção do ambiente • **Inclinação visual:** falsa sensação de que os objetos estão orientados fora da vertical • **Visão borrada induzida pelo movimento:** sensação de redução da acuidade visual transitória e relacionada com movimentação cefálica
Sintomas posturais	• **Desequilíbrio:** sensação de instabilidade, enquanto sentado, andando ou de pé, sem uma direção preferencial • **Pulsão direcional:** instabilidade com tendência à queda em uma direção específica • **Sensação de queda iminente:** decorrente da instabilidade, pulsão ou outro sintoma vestibular • **Queda:** decorrente da instabilidade, pulsão ou outro sintoma vestibular

Os hábitos alimentares devem também ser detalhados, uma vez que a integridade fisiológica da orelha interna dependa de um metabolismo normal do açúcar. Em pacientes com *doença de Ménière*, por exemplo, as crises de vertigem costumam ser precedidas por dietas fartas em dissacarídeos. Em pacientes com migrânea e manifestações vertiginosas como parte da aura ou da própria crise, a vertigem pode ser precedida pela ingestão de alimentos considerados gatilhos, como queijos envelhecidos, vinho tinto, glutamato monossódico e alimentos gordurosos. Tontura precedida por jejum prolongado sugere a hipoglicemia como provável causa.[6]

Duração do Sintoma

Sintomas durando segundos e disparados por mudança de posição da cabeça sugerem vertigem posicional paroxística benigna. Sintomas vestibulares de instalação aguda, espontâneos, durando minutos, bem como aqueles que apresentam padrão de episódios de vertigem espontânea recorrentes cada vez piores ou em crescendo, levantam a suspeita de ataques isquêmicos transitórios da circulação posterior. Duração de horas favorece a hipótese de *doença de Ménière*, migrânea vestibular, ataque isquêmico transitório (AIT) ou acidente vascular cerebral (AVC) de circulação posterior. Quando a duração é de 24 h ou mais pode corresponder à neurite vestibular, migrânea vestibular ou AVC.[7,8]

Sintomas e Fatores Associados

Plenitude auricular, vertigem, náuseas, zumbido e flutuação da audição unilateral (hipoacusia flutuante) durante horas apontam para *doença de Ménière* (hidropisia endolinfática). Zumbido unilateral agudo associado à perda de audição unilateral e síndrome vestibular pode ser resultado de um infarto no território da artéria cerebelar inferior anterior (AICA). Vertigem associada à cefaleia com fotofobia, fonofobia e aura visual sugere migrânea vestibular. Vertigem após episódios de trauma craniano levanta suspeita de vertigem posicional paroxística benigna e lesões da base do crânio.

Vertigem intensa com náuseas e vômitos proeminentes, e proporcionais ao nistagmo nas lesões periféricas, enquanto vertigem mínima ou ausente com nistagmo proeminente, (desproporção sintomas *versus* nistagmo) sugere lesão central. Síndrome vestibular aguda em paciente com fator de risco para doenças cerebrovasculares levanta sempre a suspeita de lesão vascular em tronco encefálico, mesmo que os sintomas vestibulares sejam isolados, isto é, sem paresia ou outros sintomas de acometimento de vias longas. Qualquer paciente com pelo menos um dos seis sinais ou sintomas *"D"* (disartria, dismetria, diplopia, disestesia, disfagia e disfonia) pode ter uma lesão central.[7,8]

Características do Sintoma

As tonturas podem-se apresentar como uma sensação rotatória, de flutuação, desequilíbrio, instabilidade, percepção de "cabeça vazia" ou como uma sensação de escurecimento visual (pré-síncope). A vertigem é o sintoma mais comum das vestibulopatias periféricas. O Quadro 15-3 descreve as alterações relacionadas com cada sintoma.[6,9-11]

Capítulo 15 □ Exame Otoneurológico

Quadro 15-3. Mecanismos relacionadas com sintomas vestibulares

Sintomas	Alterações e Mecanismos
Desequilíbrio	Danos proprioceptivos, vestibuloespinhal, articulares, visuais, motores e psicológicos
Pré-síncope	Hipoperfusão transitória do SNC
Síncope	Hipofluxo encefálico
Oscilopsia	Comprometimento do RVO, presença de nistagmo espontâneo. Cerebelopatias. Nistagmo
Sensação de flutuação	Readaptação em ambiente estável e ansiedade
Cinetose ou enjoo do movimento	Conflito entre estímulos visual e vestibular
Sensação de movimento inespecífico na cabeça	Transtornos do humor e somatoformes
Diplopia vertical	Comprometimento otolítico, da vertical visual subjetiva e do RVO
Sensação de cabeça vazia	Hidropisia endolinfática *(Ménière)*, migrânea

▌EXAME FÍSICO

O exame físico do paciente com queixa otoneurológica deve sempre incluir avaliação clínica geral, seguida de avaliação neurológica com ênfase para o estudo dos nervos cranianos, movimentos oculares anormais, sobretudo nistagmo, desalinhamentos das órbitas, reflexos vestíbulo-oculares, equilíbrios estático e dinâmico, bem como exame das grandes vias motoras e sensitivas. Além disso, é de fundamental importância realizar a otoscopia, pois doenças da orelha média são uma importante causa de sintomas vestibulares. É fundamental ter em mãos para o exame otoneurológico uma lanterna clínica ou *penlight*, oftalmoscópio direto de bolso e óculos M de +16 a +20 dioptrias ou *óculos de Frenzel*.[12]

▌TESTES DA FUNÇÃO VESTIBULAR CENTRAL

Inspeção

Procure observar desalinhamentos oculares no plano vertical e a presença de desvios cefálicos na tentativa de compensar a diplopia gerada por tais desalinhamentos. É importante notar a presença de nistagmo e outros movimentos oculares anormais, além de especial atenção para assimetrias da face e ptose. Chamamos de *desvio skew* o desalinhamento ocular vertical na ausência de paresia de músculos extraoculares. O desalinhamento se mantém constante e em todas as direções do olhar, diferentemente do que ocorre na paresia de um músculo extraocular, quando o desalinhamento fica maior em determinadas direções, e o paciente se queixa de piora da diplopia.

Figura 15-1. *Cover test* ou teste de oclusão alternada dos olhos: ao ocluir de forma alternada e seguidas vezes cada olho, ocorre supressão da fixação visual no olho ocluído e, ao ser descoberto, nota-se um desvio vertical seguido de movimento de refixação da órbita recém-descoberta no plano vertical para cima ou para baixo.

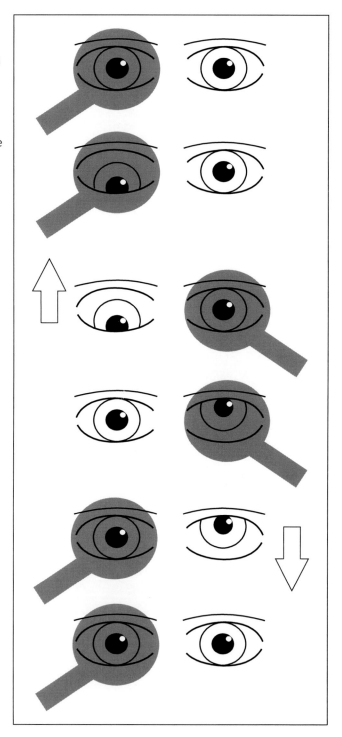

Desvio skew pode ser encontrado em lesões centrais e periféricas, embora seja mais comum nas lesões centrais. Tem importante valor localizatório apontando para uma lesão unilateral central na via graviceptiva formada pelos núcleos vestibulares medial e superior na transição pontobulbar e sua conexão com o centro do olhar vertical no mesencéfalo *(núcleo intersticial de Cajal)*, através do fascículo longitudinal medial (FLM) contralateral. Uma parte desta via vai do mesencéfalo ao tálamo e, de lá, ao córtex parietoinsular.[7,13-15]

Pesquisa de Desvio *Skew*

Pesquisa-se a presença de desvio *skew* pelo teste de oclusão alternada de cada um dos olhos no paciente com síndrome vestibular (*cover test* – Figura 15-1). Em situação normal, ao inclinarmos a cabeça para um dos lados no plano frontal, induz-se um desbalanço fisiológico entre a via graviceptiva direita e esquerda. Este sistema garante que, ao inclinarmos o crânio para a direita, o olho direito se eleve no plano vertical, e o esquerdo se abaixe ao mesmo tempo em que ocorre rotação dos olhos no sentido oposto ao movimento da cabeça, fazendo com que as órbitas permaneçam alinhadas no mesmo plano. Isto garante que a imagem permaneça no mesmo foco nas duas retinas.

Nas lesões centrais, um desbalanço no tônus do sistema vestibular ou via graviceptiva leva ao desalinhamento vertical das órbitas, em razão de conexões dos núcleos vestibulares com os centros para o olhar vertical no mesencéfalo através do FLM, como ilustra a Figura 15-2. Assim, uma órbita fica em hipotropia ou "mais baixa" que a contralateral, como se a cabeça estivesse inclinada para um dos lados, quando ela, na verdade, não está levando a desalinhamento e diplopia. Supondo que o olho direito esteja hipotrópico, ocorre desvio cefálico *(head tilt)* para a direita em uma tentativa de deslocar o olho direito para cima, enquanto o esquerdo se descola para baixo, amenizando o desalinhamento e a diplopia vertical. Portanto, o *head tilt* é na direção do olho mais baixo (hipotrópico).

Ao ocluir um olho de cada vez alternadamente e solicitando ao paciente que mantenha o olhar em um mesmo ponto, ocorre uma sacada corretiva vertical em uma tentativa de manter a fixação visual no mesmo ponto, como ilustra a Figura 15-1. Também ocorre alteração da percepção visual de verticalidade, e este achado é mais sensível que o desvio *skew* para apontar lesões na via graviceptiva no tronco encefálico. O valor localizatório destes achados se reflete no fato de serem secundários a lesões unilaterais do tronco, do mesmo lado do olho hipotrópico (desvio *skew* terá o olho mais baixo ipsolateral à lesão) nas lesões pontobulbares e contralaterais nas pontomesencefálicas. Também pode haver desvio *skew* em lesões cerebelares.[14]

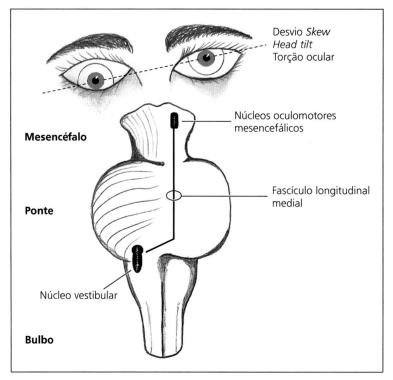

Figura 15-2. Representação do tronco encefálico e da via graviceptiva, ligando os núcleos vestibulares medial e superior aos núcleos oculomotores no mesencéfalo através do fascículo longitudinal medial. Lesões dessa via causam desbalanço no tônus vestibular, e as aferências para o centro mesencefálico do olhar vertical levam ao desalinhamento vertical das órbitas e inclinação da cabeça na direção do olho hipotrópico. A tríade de inclinação cefálica no plano frontal *(head tilt)*, desvio *skew* e torção ocular consiste no chamado OTR: *ocular tilt reaction*.

Teste de Sacadas Oculares

O paciente deve manter a cabeça imóvel e a fixação visual no índex do examinador apresentado em cada uma das mãos de formas rápida e alternada. Este movimento ocular conjugado e rápido coloca o alvo na fóvea e é chamado de sacada. O teste é feito nos planos vertical e horizontal. São analisadas a velocidade do movimento ocular, sua conjugação, amplitude e a presença de dismetria das sacadas. Alterações das sacadas oculares não são esperadas em lesões periféricas. Lesões cerebelares levam a sacadas hipermétricas, e lesões bulbares laterais podem levar a sacadas hipermétricas ipsolaterais à lesão e hipométricas contralaterais à lesão.[14]

Teste de Perseguição ou Rastreio

O paciente faz o seguimento ocular de um alvo a cerca de 0,5 m a 1 m de distância e deve ser capaz de manter o seguimento conjugado dos olhos nas nove posições cardinais do olhar. Também é importante avaliar a capacidade de convergência ocular. Limitação da capacidade de manter o olhar conjugado ou surgimento de diplopia apontam para uma possível causa central ou paralisia de nervos oculomotores discutidas em maiores detalhes no capítulo *"Semiologia dos nervos cranianos oculomotores"*.[14,15]

Avaliação dos Nervos Cranianos Relacionados com o RVO

Antes do teste interessa saber se o paciente pode fixar a visão em um alvo e se tem acuidade adequada. Os testes dos músculos oculares extrínsecos inervados por estes nervos cranianos são realizados durante inspeção da cabeça no repouso, buscando-se observar torcicolo ocular, pesquisa de assimetria de pálpebras, desalinhamentos oculares objetivos por *teste de Hirschberg, bastão de Maddox, lente vermelha*, exame dos movimentos conjugados oculares por seguimento de um alvo e por manobras reflexas além do *cover test* já citado. O exame dos nervos oculomotores está descrito em maiores detalhes em capítulo específico neste livro (Semiologia dos nervos cranianos oculomotores).

Teste de Percepção da Verticalidade: Exame da Vertical Visual Subjetiva (VVS)

Lesões centrais podem provocar sintomas vestibulares sem causar desvio *skew*. Neste caso, pode haver dúvida se o sintoma vestibular referido é secundário a uma lesão central principalmente diante de síndromes vestibulares isoladas. Como a percepção de verticalidade através da VVS está alterada na grande maioria dos pacientes com lesões centrais unilaterais, este é um teste muito sensível para lesões da via graviceptiva no tronco encefálico. Para avaliar a VVS usa-se um método simples como o "teste do balde", descrito por Zwergal A, Rettinger N, Frenzel C *et al.*, 2009, em que o paciente na posição sentada e ereto tem sua cabeça inserida no interior de um recipiente de plástico opaco (balde) de modo a eliminar suas referências de verticalidade do ambiente.

No fundo do recipiente, ele observa uma linha marcada na vertical que coincide com a marcação de 0 grau presente no lado de fora do balde onde há um pêndulo (Figura 15-3). O examinador gira o recipiente para um dos lados, parando em um ponto que deixa a marcação interna inclinada no plano vertical e, então, inicia movimento lento de retorno até a marcação de 0 grau, solicitando ao paciente que sinalize quando a marcação interna estiver no que ele acredita se tratar da verdadeira vertical. Esta etapa deve ser repetida 10 vezes. O examinador anota, então, as variações em graus de cada tentativa feita pelo paciente. O pêndulo do lado externo aponta a inclinação da marcação interna do bal-

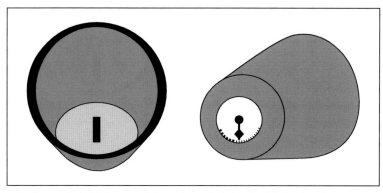

Figura 15-3. "Teste do balde" para aferição da vertical visual subjetiva (VVS) em pacientes com síndrome vestibular aguda.

de em graus, e o examinador pode verificar que o paciente com lesão tem a sua percepção de verticalidade alterada.

O valor normal considerado para o teste binocular é de 0 +/– 2,3 graus para cada lado e média de 2 DP. Nas lesões pontobulbares, há alteração da VVS para o lado da lesão, enquanto as lesões mesencefálicas levam a VVS com inclinações para o lado contralateral. O VVS estará alterada na maioria das lesões unilaterais de qualquer parte da via graviceptiva descrita anteriormente, mesmo em lesões no tálamo e córtex. A alteração da VVS é observada em 94% dos pacientes com lesões unilaterais do tronco encefálico. Apesar da importância deste teste para diagnóstico do paciente com lesões centrais, principalmente por sua grande sensibilidade, é importante destacar que lesões vestibulares periféricas podem causar desvio ipsoversivo da VVS.[16-18]

Teste de Cancelamento Visual do Reflexo Vestíbulo-Ocular ("Teste da Cadeira")

O paciente deve estar sentado em uma cadeira rotatória convencional com os braços estendidos à sua frente e com as mãos justapostas no plano mediano. Os polegares do paciente devem permanecer na vertical, apontando para cima durante todo o teste. O paciente deve manter os olhos fixados aos próprios polegares, enquanto o examinador gira a cadeira, e o corpo do paciente em bloco. A cadeira é girada cerca de 30° em cada direção a uma velocidade de 10-40°/segundo.

À medida que executa a manobra, o examinador deve ficar atento aos olhos do paciente na tentativa de flagrar possíveis sacadas de refixação que denunciam o comprometimento do cancelamento visual do RVO. Em indivíduos normais, não se observam movimentos oculares rápidos, e os olhos permanecem fixados no alvo. Nas lesões cerebelares, o teste de cancelamento visual do RVO pode mostrar movimentos rápidos oculares na direção do sentido de rotação da cadeira.[14]

TESTES DA FUNÇÃO VESTIBULAR PERIFÉRICA

Testes de Reflexos Vestibuloespinhais

Teste de Ultrapassagem do Alvo (Teste de Báràny)

Realizado com o paciente e examinador de frente um para o outro. O paciente tem os braços estendidos para frente, e os dedos indicadores apontados para os indicadores estendidos do examinador. O paciente realiza, primeiro, com olhos abertos e depois fechados, o movimento de elevação dos braços estendidos até a vertical com os indicadores apontando para cima e retornando à posição inicial na horizontal, repetidas vezes, até o nível dos indicadores do examinador.

Se houver lesão vestibular unilateral, os membros estendidos tendem a se desviar do alvo, na direção do lado afetado. Com os olhos abertos, o paciente é preciso, mas, ao fechar os olhos, aponta para o lado do alvo, desviando-se no sentido do lado afetado. Em pacientes com lesões cerebelares unilaterais observaríamos passagem do ponto com desvio lateral apenas no membro ipsolateral à lesão cerebelar. O membro contralateral não apresentaria dismetria ou incoordenação e não ultrapassaria o alvo, como ocorre na lesão vestibular unilateral.[15]

Teste de Romberg

O paciente permanece de pé com os pés juntos com olhos abertos e depois fechados. O teste é positivo *("Romberg vestibular")* quando, de olhos fechados, ocorre queda para o lado afetado nas vestibulopatias periféricas agudas, ou seja, para o lado contralateral à fase rápida do nistagmo espontâneo. O teste pode ser sensibilizado, fazendo-se o paciente permanecer de olhos fechados na posição pé-ante-pé.[15] Deve-se salientar que tal manobra é idealizada para alterações proprioceptivas, entretanto, nas vestibulopatias, verifica-se tendência à queda para apenas um lado e, nesta situação, deve-se dizer "teste de Romberg com queda preferencial para o lado esquerdo ou direito". O termo *"Romberg positivo"* deve ser usado apenas quando o paciente apresenta oscilações para qualquer um dos lados, na presença de afecções, envolvendo as vias proprioceptivas, tal como ele foi classicamente descrito.

Pacientes que não podem permanecer em pé com os olhos abertos levantam a suspeita de lesão cerebelar que pode simular síndrome vertiginosa aguda com padrão periférico, inclusive com um *head impulse test* anormal que é característico nas lesões vestibulares periféricas agudas, conforme descreveremos adiante. Uma dica que pode ajudar a topografar a lesão como sendo central nestes casos é a de que, na pesquisa do sinal de Romberg, o paciente tenderá a cair em direção à fase rápida do nistagmo, portanto, o oposto do que ocorre na vertigem periférica aguda.[15]

Teste de Babinski-Weil

O paciente é instruído a dar dez passos para frente e dez passos para trás com os olhos fechados e de forma alternada por 5 vezes. Nos casos de lesões vestibulares unilaterais, ocorre marcha em estrela com desvio para o lado acometido ao se caminhar para frente e desvio contralateral ao se caminhar para trás.[19]

Teste de Fukuda (Unterberger)

O paciente com olhos fechados e braços estendidos 90° para frente marcha sem sair do lugar, marcando passo, enquanto o examinador conta até 50 (a cada número da contagem uma das pernas se eleva). Estará alterado se o paciente realizar desvio do corpo e braços estendidos mais de 45° para um dos lados de acordo com o lado afetado, além de se deslocar por mais de 1 m.[20]

Testes dos Reflexos Vestíbulo-Oculares

Nistagmo espontâneo (NE)

O principal papel do neurologista ao examinar o nistagmo no contexto de uma síndrome vestibular é determinar se as características que ele apresenta são centrais ou periféricas. Deve-se sempre procurar registrar a relação do nistagmo com oscilopsia, amplitude do movimento, velocidade, latência, mudanças bruscas de posição da cabeça, presença de componente rápido e lento, direção das fases, mudança de direção, posições do olhar em que ocorre e influência da fixação visual.

Procure observar o olhar primário (paciente com a cabeça alinhada e o olhar dirigido ao horizonte) e, depois de alguns segundos, tente examinar o comportamento do nistagmo durante a movimentação ocular nas posições secundárias e terciárias do olhar (para cima, para baixo, para os lados e nas posições oblíquas). Este movimento ocular é rápido, rítmico e involuntário. Sua marca é ter uma fase rápida e uma fase lenta. A direção do nistagmo é determinada pela direção da fase rápida. Quando é adquirido cursa com oscilopsia (sensação de tontura e turvação visual). Quando o nistagmo é congênito, este sintoma não está presente.

Pode ser classificado em fisiológico e patológico. Nos casos fisiológicos, há nistagmo simétrico, geralmente, apenas nos extremos do olhar horizontal, não há mudança de direção ou amplitude nem da velocidade e se esgota após poucos segundos. A forma patológica ocorre em lesões do tronco encefálico, cerebelo ou do sistema vestibular periférico. Existem diferentes tipos de nistagmos patológicos centrais, e a caracterização de cada um deles foge ao propósito deste capítulo (vide Capítulo 4 – Semiologia dos Nervos Cranianos Oculomotores). Concentraremos o foco nas características principais de nistagmo patológico de uma forma geral. O leitor poderá obter vídeos ilustrativos e textos didáticos complementares em sites abertos, como: *http://novel.utah.edu/*.

As principais características de um nistagmo central ou de causa neurológica são: mudança de direção em diferentes posições do olhar, persistente ou não esgotável, pouco influenciado ou não suprimido pela fixação visual, puramente rotatório ou vertical *(upbeat ou downbeat),* não apresenta latência para início, nistagmo associado a síndromes de grandes vias descendentes ou ascendentes, assimétrico, nistagmo evocado pelo olhar com componente exclusivo vertical. Essas características sempre devem ser avaliadas em um contexto e não isoladamente para definir sua natureza.

As principais características de um nistagmo periférico são: componente exclusivamente horizontal ou horizonto-rotatório, suprimível pela fixação visual, unidirecional, pode apresentar latência e é esgotável nos casos de nistagmos em vertigem posicional. Vale ressaltar que durante a fase de compensação vestibular, o nistagmo provocado por lesões periféricas pode, ocasionalmente, sofrer mudança de direção. Nas primeiras 24-72 h de instalação, o nistagmo periférico é unidirecional com a fase lenta, batendo na direção do lado lesionado, e a fase rápida, na direção do lado preservado. Este nistagmo obedece à *Lei de Alexander,* ou seja, aumenta de intensidade quando se pede para o paciente olhar na direção da fase rápida e diminui de intensidade ao olhar na direção da fase lenta. Nistagmo periférico não costuma ser exuberante após as primeiras 24-48 h de instalação da síndrome vestibular aguda. O contrário é verdadeiro para o nistagmo de origem central que costuma persistir por dias, semanas e até meses após o início da síndrome vestibular.[7]

Enquanto um nistagmo puramente vertical, não suprimível pela fixação visual e que muda de direção, implica em uma causa central, o contrário não é verdadeiro, isto é, um nistagmo tipicamente periférico não assegura que a lesão é periférica. Isto porque existem situações centrais, como infartos cerebelares e migrânea vestibular, em que o nistagmo pode apresentar um padrão periférico.[14]

O exame físico de um paciente com sintomas vestibulares não estará completo sem a adequada supressão da fixação visual. Existem duas maneiras principais de se suprimir a fixação visual durante o exame. O objetivo é permitir que um nistagmo vestibular discreto e quase imperceptível seja exacerbado. Isto ajuda a definir se o episódio vestibular tem um componente periférico ou central na dependência das características de um possível nistagmo, pois, na maioria das vezes, a fixação visual não influencia um nistagmo de origem central. As maneiras de se alcançar isto são:

A) *Utilização de lentes de +18 a +20 dioptrias (óculos de Frenzel ou M):* essas lentes impedem a fixação visual ao mesmo tempo que magnificam os olhos do paciente, permitindo a observação de um nistagmo. Para efeito prático, um simples óculos com lentes de +20 dioptrias confeccionado em uma óptica convencional pode cumprir esse papel.

B) **Penlight cover test:** utilizando uma fonte de luz posicionada a poucos centímetros de um dos olhos do paciente enquanto se oclui o contralateral com uma das mãos, o examinador pode suprimir a fixação visual no olho iluminado e, assim, observar um eventual nistagmo e suas características. Descobrindo o olho inicialmente ocluído, enquanto se mantém a iluminação do olho examinado, pode-se observar o efeito da fixação visual sobre um eventual nistagmo. O examinador pode solicitar ao paciente para cobrir e descobrir o olho seguidas vezes, enquanto observa o olho iluminado. Uma maneira elegante de realizar o teste de supressão visual com luz é através do exame de oftalmoscopia direta. Neste caso, o examinador pede ao paciente para ocluir um dos olhos com a mão do mesmo lado, enquanto utiliza o oftalmoscópio para observar o disco óptico do olho contralateral e descoberto. Isto é suficiente para suprimir a fixação visual do olho examinado com oftalmoscópio, já que o olho contralateral não pode fixar a visão, pois está encoberto pela mão do paciente. Ao observar o fundo do olho, podem-se perceber um eventual nistagmo e suas características. O que se observa é o deslocamento do disco óptico com componentes rápido e lento. A vantagem de realizar este teste com auxílio de um oftalmoscópio de bolso é que mesmo um nistagmo de baixa amplitude e de difícil visualização se torna evidente.[7,14]

A resposta à fixação visual não deve ser avaliada de forma isolada para determinar se o nistagmo tem origem central ou periférica, uma vez que, mesmo um nistagmo patológico produzido por lesões centrais pode, ocasionalmente, sofrer supressão pela fixação visual. Cabe lembrar ainda que existem relatos de casos de infartos da AICA, simulando uma síndrome vestibular periférica. Como essa artéria irriga a orelha interna, uma dica para auxiliar o diagnóstico pode ser a presença de perda auditiva unilateral nova no contexto de uma síndrome vestibular aguda.[14,21]

Nistagmo Semiespontâneo (NSE)

O paciente é solicitado a olhar para pontos fixos à esquerda, direita, para cima e para baixo, promovendo um desvio do olhar de 30° com relação à sua posição neutra. A mirada não deve ultrapassar 40° para que não sejam originados movimentos oculares de acomodação. Quando o NSE assume a mesma direção em todos os pontos cardinais do olhar e aumenta de intensidade com o olhar desviado na direção da sua componente rápida sugere provável lesão vestibular periférica. A essa observação clínica foi dado o nome de *Lei de Alexander*. O NSE que muda de direção de acordo com a direção do olhar e não aumenta na direção da sua fase rápida constitui sinal de provável alteração do sistema nervoso central (flóculo cerebelar ou tronco cerebral) ou de hipotonia dos músculos oculomotores. Também pode estar relacionado com o uso de medicamentos, como fenobarbital, fenitoína, benzodiazepínicos, além do álcool.[17,19]

Head Impulse Test (HIT)

É indispensável na avaliação dos pacientes com síndromes vestibulares agudas e permite uma efetiva avaliação da integridade das vias envolvidas no reflexo vestíbulo-ocular (RVO) horizontal. Com a visão fixada em um alvo a cerca de 1 metro de distância a sua frente, o paciente tem sua cabeça apreendida entre as duas mãos do examinador que a gira rapidamente e de forma inesperada para cada um dos lados em um movimento único e de baixa amplitude (10-20°). Quando o RVO está intacto, os olhos do paciente se mantêm fixos no alvo.

Quando há lesão unilateral do sistema vestibular periférico, o RVO fica comprometido na direção do lado afetado, e os olhos seguem o movimento da cabeça, perdendo a fixação. O examinador pode observar, então, uma sacada corretiva de retorno dos olhos do paciente de volta ao alvo e na direção oposta ao movimento da cabeça (Figura 15-4). Quando associada a nistagmo com características periféricas e ausência de desvio *skew* no teste de oclusão ocular alternada, o HIT positivo para um dos lados aponta para um processo periférico e praticamente afasta uma lesão central como provável causa de uma síndrome vestibular aguda. Entretanto, pode ser alterado também em casos de lesões vasculares do território da AICA e infartos cerebelares.

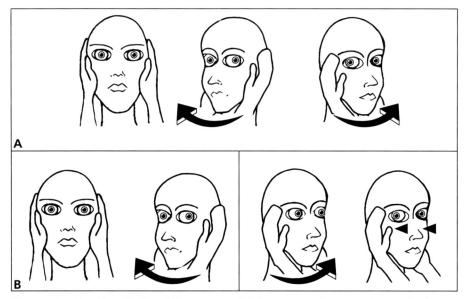

Figura 15-4. *Head Impulse Test:* (**A**) teste normal, (**B**) teste normal com movimentação da cabeça para direita e atraso da correção do globo ocular na movimentação brusca da cabeça para o lado esquerdo, com sacada corretiva para a direita. O teste indica comprometimento da função labiríntica do lado esquerdo.

Nestes casos, uma dica para o diagnóstico é que, apesar de o HIT estar anormal, como nas lesões periféricas, há perda de audição do lado afetado e sinais cerebelares, como dismetria e disdiadococinesia ipsolaterais à lesão. Para discernir adequadamente uma síndrome vestibular aguda de causa periférica de uma central é imprescindível realizar a bateria HINTS *(HINTS plus battery test)*, como será descrito a seguir. O HIT não deve ser realizado, quando houver lesão de nervo abducente ou seu núcleo ou na paresia de músculos extraoculares horizontais.[3,4,7,14,21]

Head Shaking Nystagmus (HSN)

Assim como o HIT, permite investigar assimetria de tônus vestibular em altas frequências de rotação da cabeça, que se alteram nas labirintopatias centrais e nas periféricas, associadas à perda unilateral de função vestibular. Para realização do teste, o paciente fecha os olhos, mantém a angulação da cabeça 30 graus para frente mantendo o canal semicircular lateral no plano horizontal e são realizados 20 ciclos de rotação cefálica passiva em frequência estimada de 20 Hz. Ao final do teste, o paciente abre os olhos, e se observa a presença ou não do nistagmo. Na fase aguda das perdas vestibulares unilaterais periféricas, o componente rápido do nistagmo bate em direção ao lado do labirinto normal; na fase subaguda, o nistagmo pode mudar de direção, sendo um sinal indicativo da evolução para a compensação vestibular.

Avaliação do Nistagmo Posicional

Avalia-se este tipo de nistagmo, observando o paciente por 20 segundos em cada uma das seguintes posições: sentado, decúbito lateral de cada lado, decúbito dorsal e decúbito dorsal com a cabeça pendente para fora da maca. O paciente deverá sempre estar vigil para este teste e sempre que possível em uso de óculos de Frenzel. De acordo com Mezzalira R, Bittar RSM e Albertino S, 2014, pacientes que desenvolvem nistagmo de posição sem sintoma de vertigem podem ter doença central e ele pode ser comumente observado em lesões de fossa posterior.[17] Neste caso, o nistagmo evocado será de baixa frequência, constante e persistente, o oposto do que se observa em casos de nistagmo periférico evocado por manobras provocativas. Entretanto, nem todo nistagmo de posição é patológico, uma vez que pode estar presente em indivíduos normais.

Testes provocativos para Nistagmos de Posicionamento

Todo neurologista deve estar familiarizado com a manobra de *Dix-Hallpike*, considerada padrão ouro para diagnóstico de vertigem posicional paroxística benigna (VPPB) de canais verticais. A VPPB de canal posterior é muito frequente na clínica e está associada a sintomas vestibulares paroxísticos e nistagmo desencadeados por variações de posição da cabeça. Estes sintomas duram poucos segundos, e o nistagmo é rapidamente esgotável. O paciente geralmente tem história de vários episódios semelhantes prévios. É mais comum em pacientes com mais de 60 anos, sendo as mulheres as mais acometidas. É causada por partículas de carbonato de cálcio (derivada dos otólitos) que se desprendem da mácula do utrículo e caem no canal semicircular, induzindo aceleração anormal da endolinfa.

Neste teste, o paciente auxiliado pelo examinador, tem o segmento cefálico girado 45° para o lado a ser examinado e parte da posição sentada com pernas estendidas até a posição de decúbito dorsal, ficando com a cabeça pendente cerca de 30° para fora da maca. A posição é mantida por cerca de 30-40 segundos. Quando positivo, o teste revela um nistagmo com latência de poucos segundos, esgotável em curto período (segundos), vertical para cima no olho contralateral ao lado testado e torcional no lado examinado no caso da VPPP de canal posterior (Figura 15-5). O nistagmo tem um componente vertical para cima, e outro componente rotatório, batendo no sentido do ouvido comprometido, que fica mais baixa durante a manobra. Pode ocorrer inversão da direção quando o paciente é colocado novamente sentado. O nistagmo é esgotável em cerca de 40 segundos, mesmo que a cabeça seja mantida na posição provocadora.

Quando o clássico nistagmo da VPPB é provocado pela manobra descrita, e os sintomas vestibulares habituais são reproduzidos, é pouco provável uma causa central. A utilização de óculos de Frenzel pode facilitar a observação do nistagmo ao remover a fixação visual. A repetição desta manobra várias vezes leva ao esgotamento do nistagmo que passa a não mais ser evidente. Este teste não deve ser realizado em contexto de síndrome vestibular aguda (náuseas, vômitos,

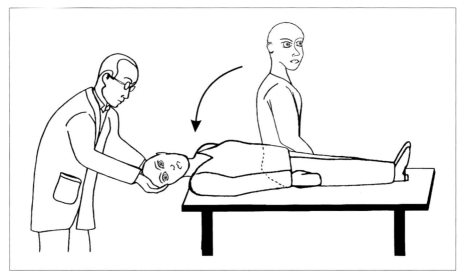

Figura 15-5. Manobra de Dix-Hallpike: A partir da posição sentada, o paciente tem a cabeça virada em 45° e conduzido até o decúbito dorsal com o crânio pendente para fora do leito 30°.

vertigem ou tontura com nistagmo espontâneo e persistente sem ser desencadeado por variações de posição) porque, nestas condições, pouco acrescenta ao diagnóstico.[7]

Quando, na realização da manobra de *Dix-Hallpike*, surge nistagmo vertical sem componente rotatório e que persiste por mais de 30-40 segundos ou enquanto a cabeça do paciente é mantida na posição provocadora, levanta-se suspeita de uma lesão central (vertigem paroxística posicional central). Neste caso, a ausência de supressão à fixação visual e a ausência de vertigem exuberante compatível com a intensidade e duração do nistagmo favorecem o diagnóstico de uma possível lesão central.[7,14]

Outra manobra útil na suspeita de VPPB de canal posterior é a de *Brandt & Daroff* que consiste em fazer com que o paciente partindo da posição sentada tenha sua cabeça virada 45° para o lado oposto à orelha a ser testada e, então, é rapidamente conduzido com auxílio do examinador para posição de decúbito lateral para o lado a ser testado. Ao atingir a superfície da maca, nota-se nistagmo, como o provocado pela manobra de *Dix-Hallpike*.[22]

VPPB de canal lateral é pouco comum, e, neste caso, a manobra de girar ou *"head roll test"* também conhecida como manobra de *"Pagnini-McClure"* é mais apropriada. Para realizá-la, o paciente em decúbito dorsal com a cabeceira da maca elevada em cerca de 30° terá a cabeça girada rapidamente para o lado a ser examinado com a orelha afetada em contato com a maca e virada para baixo. O paciente permanece nessa posição por 60 segundos quando retorna à posição mediana, e a manobra é realizada no sentido contralateral. O nistagmo horizontal característico é observado mais intensamente, quando a orelha afetada estiver para baixo.[14,22]

A VPPP de canal anterior é bastante rara e caracterizada por nistagmo vertical para baixo no olho contralateral ao lado testado e torcional no lado examinado na manobra de *Dix-Hallpike*. Diante de um nistagmo *downbeat* bilateral durante o teste, é prudente se realizar um exame de ressonância magnética para afastar lesões de fossa posterior, principalmente na transição cérvico-bulbar.[14,7]

Pesquisa do Nistagmo de Vibração

Utilizando um diapasão sobre cada mastoide pode-se produzir um nistagmo de direção fixa em razão da preponderância direcional em casos de vestibulopatia unilateral. O nistagmo produzido é horizontal. A presença de nistagmo vertical neste teste indica presença de patologia central.[19]

Outras Manobras Provocativas de Nistagmo[19]

- *Hiperventilação:* pode precipitar nistagmo em condições, como esclerose múltipla, fístula perilinfática ou isquemia, causadas por vasoconstrição, bem como exacerbar o nistagmo *downbeat* nos cerebelopatas.

Capítulo 15 □ Exame Otoneurológico

■ *Valsalva:* pode causar nistagmo em doenças da transição craniocervical e fístulas perilinfáticas.

■ *Tullio:* a emissão de som alto pode induzir nistagmo e vertigem em pacientes com deiscência de canal semicircular superior.

■ *Compressão do tragus:* pode desencadear nistagmo em alterações de cadeia ossicular, fístulas perilinfáticas e dilatações do labirinto membranoso.

QUADRO VERTIGINOSO AGUDO: BATERIA *HINTS PLUS* À BEIRA DO LEITO E *HINTS TO INFARCT*

HINTS é a sigla em inglês para teste de impulso horizontal da cabeça *(head horizontal impulse test),* nistagmo periférico típico *(nystagmus)* e ausência de *desvio skew (test for skew deviation)* com audição normal. Este teste realizado em três etapas é muito útil na diferenciação entre lesões periférica e central em um contexto de síndrome vestibular aguda. Quando o *head impulse test (HIT)* é anormal (padrão periférico), o nistagmo tem características periféricas típicas, e não há nem desalinhamento vertical dos olhos nem perda auditiva, a bateria *HINTS plus* indica lesão periférica. Se qualquer um dos itens da bateria não assumir padrão periférico, isto implica em complementação da investigação para causas centrais.

HINTS to INFARCT ou literalmente do inglês "dicas para infarto" é uma ferramenta do exame físico em que *INFARCT* é sigla para impulso normal, alternância de fases rápidas do nistagmo *(fast-phase alternating)* equivalente a mudanças de direção e refixação no *cover-test.* Todos fazem referência à presença de padrão central na execução da bateria *HINTS.*[3,7,14]

A correta aplicação destas etapas semiológicas permite 100% de sensibilidade e 96% de especificidade em identificar AVC em pacientes com vertigem com duração maior que 24 horas e um fator de risco vascular, como demonstrado por Kattah JC, Talkad AV, Wang DZ *et al.,* 2009.

CONCLUSÃO

A adequada caracterização da tontura através de uma anamnese abrangente e direcionada e a utilização da semiologia otoneurológica fornecem dados que permitem classificar o sintoma, como tendo origem na orelha interna ou no sistema nervoso central. Esta avaliação inicial deve ser seguida de uma propedêutica armada que vai confirmar a topografia da lesão e buscar a sua etiologia.

REFERÊNCIAS BIBLIOGRÁFICAS

1. Jae-Hwan Choi, Hyun-Woo Kim, Kwang-Dong Choi *et al.* Isolated vestibular syndrome in posterior circulation stroke – Frequency and involved structures. *Neurol Clin Pract* 2014;4(5):410-18.
2. Kattah JC, Talkad AV, Wang DZ *et al.* HINTS to diagnose stroke in the acute vestibular syndrome: three-step bedside oculomotor examination more sensitivethan early MRI diffusion-weighted imaging. *Stroke* 2009;40:3504-10.

3. Lee Seung-Han, Kim Ji-Soo. Acute diagnosis and management of stroke presenting dizziness or vertigo. *Neurol Clin* 2015;33:687-98.
4. Tarnutzer AA, Berkowitz AL, Robinson KA *et al.* Does my dizzy patient have astroke? A systematic review of bedside diagnosis in acute vestibular syndrome. *CMAJ* 2011;183:E571-92.
5. Bisdorff A, Staab JP, Newman-Toker DE. Overview of the international classification of vestibular disorders. *Neurol Clin* 2015;33:541-50.
6. Mezzalira R, Bittar RSM, Albertino S. Anamnese. In: Mezzalira R, Bittar RSM, Albertino S. *Otoneurologia clínica.* Rio de Janeiro: Revinter, 2014. p. 31-36.
7. Newman-Toker DE. Symptoms and signs of neuro-otologic disorders. *Continuum Lifelong Learning Neurol* 2012;18(5):1016-40.
8. Newman-Toker DE, Edlow JA. TiTrATE-A novel, evidence-based approach to diagnosing acute dizziness and vertigo. *Neurol Clin* 2015;33:577-99.
9. Hanley K, O'Dowd T, Considine N. A systematic review of vertigo in primary care. *Br J Gen Pract* 2001;51:666-71.
10. Labuguen RH. Initial evaluation of vertigo. *Am Fam Physician* 2006;73:244-51.
11. Magaziner JL, Walker MF. *Dizziness, vertigo, motion sickness, syncope and near syncope, and disequilibrium in principles of ambulatory medicine.* 7th ed. Philadelphia: Lippincott Williams & Wilkins, 2007 (Ovid online).
12. Strupp M, Fischer C, Hanß L *et al.* The takeaway Frenzel goggles: A Fresnel-based device. *Neurology* 2014;83:1241-45.
13. Maranhão-Filho P, Maranhão ET, Silva MM *et al.* Skew deviation e ocular tilt reaction versus paralisia do nervo troclear. *Rev Bras Neurol* 2015;51(1):1-5.
14. Welgampola MS, Bradshaw AP, Lechner C *et al.* Bedside assessment of acute dizziness and vertigo. *Neurol Clin* 2015;33:551-64.
15. Campbell WW. *DeJong, o exame neurológico.* 6. ed. Rio de Janeiro: Guanabara Koogan, 2013.
16. Maranhão ET, Maranhão-Filho P. Como um balde pode contribuir no diagnóstico neurológico? *Rev Bras Neurol* 2014;50(4):71-76.
17. Mezzalira R, Bittar RSM e Albertino S. Exame físico. In: Mezzalira R, Bittar RSM, Albertino S. *Otoneurologia clínica.* Rio de Janeiro: Revinter, 2014. p. 37-48.
18. Zwergal A, Rettinger N, Frenzel C *et al.* A bucket of static vestibular function. *Neurology* 2009;72:1689-92.
19. Zuma e Maia FC, Carmona S, Costa SS. Avaliação clínica do paciente vertiginoso. In: Zuma e Maia, Albernaz PLM, Carmona S. *Otoneurologia atual.* Rio de Janeiro: Revinter, 2014. p. 25-51.
20. Maranhão-Filho P, Silva MM. O exame neurológico. In: Neto JPB, Takayanagui OM. *Tratado de neurologia da academia brasileira de neurologia.* Rio de Janeiro: Elsevier, 2013. p. 28.
21. Strupp M, Magnusson M. Acute unilateral vestibulopathy. *Neurol Clin* 2015;33:669-85.
22. Bittar RSM, Mezzalira R, Furtado PL *et al.* Benign paroxysmal positional vertigo: diagnosis and treatment. *Int Tinnitus J* 2011;16(2):135-45.

16 Refinamentos em Neuro-Oftalmologia

Ingrid Faber ▪ Carlos Roberto Martins Jr.
Marcondes França Jr. ▪ Frederico Castelo Moura

INTRODUÇÃO

Neuro-oftalmologia é o ramo da medicina que estuda as manifestações oculares das doenças neurológicas. Podemos dividi-la em três principais grupos de doenças: as neuropatias ópticas, as paralisias oculomotoras e as afecções da dinâmica pupilar. Nestes grupos, encontramos níveis variados de dificuldade diagnóstica, mas que apresentam um ponto em comum: a semiologia como etapa mais importante para o diagnóstico. Este capítulo abordará conceitos teóricos das doenças e casos clínicos reais que permitirão ao leitor o refinamento em neuro-oftalmologia, logo, antes de prosseguir na leitura, não deixe de ler antes os capítulos de *semiologia dos nervos cranianos I e II*, bem como dos *nervos motores oculares*.

NEUROPATIAS ÓPTICAS

O conhecimento sobre as afecções da via óptica é fundamental em razão da alta prevalência e da repercussão funcional que causam. O nervo óptico deve ser tratado de forma especial decorrente do grande número de patologias que podem acometê-lo e da possibilidade de confusão diagnóstica entre estas patologias. Perda visual e defeito pupilar aferente relativo (ou *pupila de Marcus-Gunn*) são os achados mais frequentes. Alteração do nervo óptico ao exame de fundo de olho depende da etiologia da neuropatia óptica.

NEUROPATIAS ÓPTICAS INFLAMATÓRIAS

Neuropatias ópticas inflamatórias ou neurites ópticas (NO) são caracterizadas por perda visual aguda ou subaguda (acuidade visual 20/20–20/200 em 65% dos pacientes) associada à dor retrocular com piora à movimentação do olho. A perda de campo visual pode ser difusa ou localizada preferencialmente na região central. É a NO mais comum entre os adultos jovens, podendo ser classificadas de acordo com as alterações fundoscópicas. Quando a neurite óptica cursa com edema de papila, é conhecida como papilite (Figura 16-1A). Quando o fundo de olho é normal, ou seja, a inflamação acomete o segmento posterior do nervo óptico, é classificada como neurite óptica retrobulbar.

Neurorretinite é o termo destinado para os casos de edema do nervo óptico associado a exsudatos retinianos na região macular (também conhecido como *estrela macular*).[1,2] Os exames de liquor e ressonância magnética são essenciais para o diagnóstico e seguimento das neurites ópticas. O prognóstico visual é bom, e a maioria dos pacientes apresenta acuidade visual (AV) final melhor do

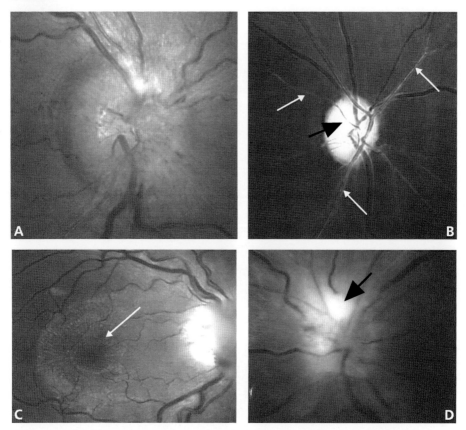

Figura 16-1. (**A**) Edema do nervo óptico secundário à neurite óptica anterior (papilite). (**B**) Fundo de olho após neurite óptica atípica (espectro NMO), mostrando atrofia óptica, embainhamento vascular (setas brancas) e estreitamento focal da artéria justapapilar (seta preta). (**C**) Aspecto do fundo de olho da neurorretinite – edema do nervo óptico e estrela macular (seta branca). (**D**) Coriorretinite justapapilar de Jensen, secundária a foco infeccioso (seta preta) localizado na retina justapapilar superior. (Ver *Prancha* em *Cores*.)

que 20/40.[3] A etiologia mais frequente é doença desmielinizante, ocorrendo em 50% dos pacientes com esclerose múltipla (representando o primeiro sinal da doença em 20%).

Uma parcela pequena dos casos se manifesta de forma atípica e deve ser reconhecida precocemente em razão do pior prognóstico visual e, em alguns casos, diferenças no tratamento. As principais neurites ópticas atípicas são neuromielite óptica, neurorretinite, CRION (do inglês, *chronic relapsing inflammatory optic neuropathy*) e perineurite óptica. Perda visual grave (AV pior do que conta dedos), ausência de recuperação visual, acometimento bilateral simultâneo, recorrência no intervalo menor do que 1 ano e corticodependência são características que apontam para este grupo.[4]

A neuromielite óptica (NMO) é uma doença desmielinizante, inflamatória e imunomediada que se manifesta por mielite longitudinalmente extensa e NO, tendo, como marcador biológico, o *anticorpo antiaquaporina 4* (AQP4).[5] Perda visual grave (p. ex., AV de vultos ou percepção de luz)[6] e alteração dos vasos retinianos ao exame de fundo de olho são característicos.[7] Podemos observar esse fato em uma paciente, sexo feminino, que apresentou vários episódios de neurite óptica em ambos os olhos, mas sem recuperação da visão. O exame de fundo de olho mostrava palidez do nervo óptico e embainhamento dos vasos da retina (Figura 16-1B), o anticorpo antiaquaporina 4 foi positivo e não havia sinais de mielite, que pode ou não se desenvolver posteriormente.

Neurorretinite se caracteriza por edema de papila associada a exsudato macular em forma de estrela (Figura 16-1C). A perda visual é leve ou moderada, inflamação ocular ocorre na maioria dos casos, e pode não haver dor. A neurorretinite não está associada a doenças demielinizantes e, sim, a infecções como doença da arranhadura do gato, doença de Lyme e sífilis. Edema do nervo óptico associado à *estrela macular* também pode ser visto na *neuropatia óptica isquêmica anterior* e papiledema. Outro importante diagnóstico diferencial da NO é *a coriorretinite justapapilar de Jensen*. Trata-se de uveíte posterior comumente secundária à toxoplasmose que se manifesta por focos de infecção na retina. Eventualmente, o foco infeccioso se desenvolve na retina adjacente ao nervo óptico e leva a edema do nervo óptico e perda visual. O exame de fundo de olho é fundamental para a diferenciar da neurite óptica, pois permite identificar o foco infeccioso e exsudação retiniana (Figura 16-1D) que não são compatíveis com NO.

NEUROPATIA ÓPTICA ISQUÊMICA

Neuropatia óptica isquêmica é a neuropatia óptica mais comum em maiores de 50 anos e é classificada de acordo com a região do nervo óptico (anterior ou posterior) e com a etiologia (arterítica e não arterítica). A neuropatia óptica isquêmica anterior não arterítica (NOIA-NA) representa mais de 90% dos casos, acomete preferencialmente idosos com fatores de risco cardiovascular, como hipertensão arterial sistêmica e diabetes melito. A perda visual é súbita, unilateral e indolor, muitas vezes, é percebida pela manhã (fato que deve ser pesquisado ativamente pois é frequentemente omitido).[8,9] Na fase aguda, AV varia tipicamente entre 20/40 e 20/200, sendo que quadros mais graves sugerem NOIA arterítica (NOIA-A).

O paciente pode perceber "mancha" em uma das metades do campo visual, respeitando a linha do horizonte (escotoma altitudinal). A fundoscopia revela edema pálido (diferente da neurite óptica: edema hiperêmico) associado à hemorragia (neurite óptica: hemorragia em 5% dos pacientes) (Figura 16-2A). O edema pode ser altitudinal (comprometendo a metade superior ou inferior) (Figura 16-2B). Teste de confrontação ou campimetria mostrarão defeito altitu-

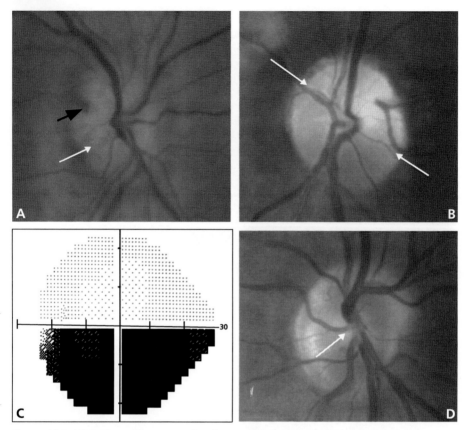

Figura 16-2. (**A**) Retinografia mostrando edema pálido (seta branca) do nervo óptico e hemorragia justapapilar (seta preta) compatível com NOIA. (**B**) Atrofia óptica altitudinal superior do nervo óptico e metade inferior normal (setas indicam o limite entre superior e inferior). (**C**) Campimetria computadorizada, mostrando defeito altitudinal inferior (exame do paciente da Figura 2B). (**D**) Nervo óptico normal sem escavação central (seta mostra localização habitual da escavação). (Ver *Prancha* em *Cores*.)

dinal invertido em relação ao edema (Figura 16-2C). Outro achado característico é a ausência de escavação do nervo óptico contralateral (Figura 16-2D).

Especula-se que o diâmetro reduzido desses nervos (e por isso, a escavação é ausente) promova um aumento da resistência vascular e, consequentemente, uma diminuição da perfusão sanguínea da cabeça do nervo óptico.[8] A detecção de áreas de hipoperfusão no exame de angiofluoresceinografia, realizada na fase aguda, corrobora com o diagnóstico (Figura 16-3A e B). Manifestações clínicas atípicas para NOIA-NA, como recorrência no mesmo olho, acometimento bilateral simultâneo, idade abaixo de 40 anos e progressão da perda visual, devem desencadear investigação de outras neuropatias ópticas.[10]

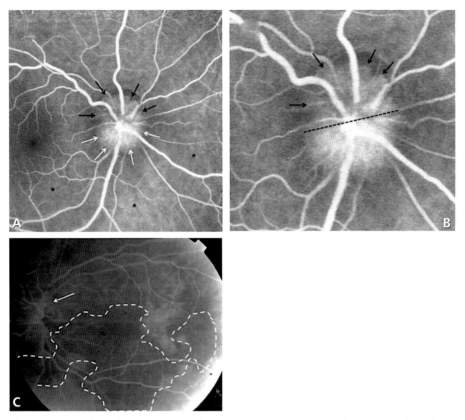

Figura 16-3. Angiografia fluoresceínica da NOIA. (**A**) Forma não arterítica, mostrando realce na metade inferior do nervo óptico (setas brancas) com hipoperfusão superior (setas pretas). A perfusão da retina e coroide adjacentes é normal (asteriscos). (**B**) Mesmo exame do paciente da Figura 3A, com ampliação do nervo óptico para enfatizar o acometimento altitudinal (linha preta tracejada) e a hipoperfusão da região superior do nervo óptico (setas pretas). (**C**) Forma arterítica, mostrando hipoperfusão do disco óptico (seta) e da coroide adjacente (área delimitada pela linha tracejada).

Neuropatia óptica isquêmica anterior arterítica (NOIA-A) ocorre por obstrução do fluxo sanguíneo para a cabeça do nervo óptico secundária à arterite. A causa mais comum é arterite de células gigantes (ou arterite temporal), mas poliarterite nodosa e arterite de Takayasu também podem causar NOIA-A. Predomina na faixa etária acima dos 70 anos, a perda visual é mais grave do que da NOIA-NA, com mais de 50% dos pacientes, apresentando AV pior do que conta dedos e 10-20% SPL.[10] Acometimento bilateral é frequente. Amaurose fugaz pode anteceder a perda visual em semanas ou meses. Na fundoscopia, observam-se intensa palidez do nervo óptico (na literatura americana descrito como *chalk-white pallor*), oclusão da artéria central da retina (Figura 16-4A), exsu-

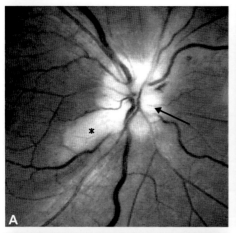
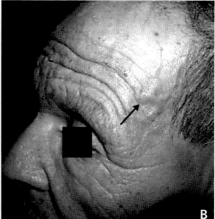
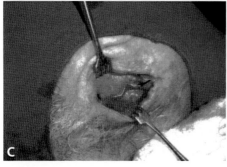

Figura 16-4. (**A**) Retinografia mostrando edema pálido do nervo óptico do tipo *chalk-white palor* (seta) e área de isquemia da retina (asterisco) compatível com oclusão arterial secundários à NOIA arterítica. (**B**) Artéria temporal superficial com tortuosidade e nodulação (seta) em paciente com NOIA arterítica. (**C**) Aspecto da artéria temporal superficial durante biópsia. (Ver *Prancha* em *Cores*.)

datos algodonosos (isquemia da camada de fibras nervosas da retina) (Figura 16-4B) e isquemia da coroide (Figura 16-3B).

Sintomas sistêmicos (cefaleia temporal, claudicação de mandíbula, perda ponderal), não raro, precedem o quadro visual. Sinais locais, acometendo a artéria temporal, como espessamento, enrijecimento e nodulação, devem ser pesquisados (Figura 16-4C). Provas inflamatórias muito elevadas apontam para o diagnóstico que é confirmado por biópsia da artéria temporal (Figura 16-4D). Corticoterapia deve ser iniciada já na suspeita diagnóstica pelo risco de perda visual bilateral.[11] O Quadro 16-1 apresenta um resumo das principais características que diferenciam NOIA-A de NOIA-NA.

PAPILEDEMA

O papiledema é o edema do nervo óptico relacionado com a hipertensão intracraniana (HIC). As principais causas são processos expansivos do sistema nervoso central, hidrocefalias, meningites, trombose venosa cerebral e o pseudotumor cerebral ou hipertensão intracraniana idiopática (HII). Um dos sintomas mais comuns da HIC é cefaleia pulsátil, holocraniana ou occipital que piora com manobra de Valsalva e pode se associar a náuseas e vômitos. Perda da acuidade

Quadro 16-1. Comparação entre as características clínicas da forma arterítica e não arterítica da neuropatia óptica isquêmica anterior

Característica	Arterítica	Não Arterítica
Idade	> 70 anos (raramente < 50 anos)	50-70 anos (pode acometer qualquer idade)
Pródromo ocular	Diplopia e escurecimento transitório	Não
Pródromo sistêmico	Mialgia, claudicação de mandíbula e sintomas constitucionais	Não
Cefaleia/Dor ocular	Dor no couro cabeludo e na região da artéria temporal (comum)	Desconforto ocular leve (5-10%)
Perda visual	< 20/200 em 60-80%; 10-20% SPL	> 20/200 em 60%
Acometimento 2º olho	55-95% em dias ou semanas (se não tratado)	10-30% em meses ou anos
Fundo de olho	Edema pálido, isquemia da retina e coroide. Aumento da escavação (fase tardia)	Edema altitudinal Ausência de escavação contralateral
Angiografia fluoresceínica	Hipoperfusão da coroide e retina	Hipoperfusão do disco
Exames laboratoriais	Aumento VHS e proteína C reativa	Normal
História natural	Raramente visão melhora	Melhora visual (15-40%)

SPL, sem percepção de luz.

visual súbita e de curta duração (poucos segundos) é bastante sugestiva. O grau de comprometimento e a frequência dos episódios são variáveis e, muitas vezes, os episódios são precipitados por mudança de postura. O grau do papiledema pode variar desde discreto edema da região nasal do nervo óptico (Figura 16-5A), passando por edema difuso, obliteração dos vasos e da escavação e terminando com edema intenso com protrusão para cavidade vítrea (que pode ser observada na RM), hemorragias, exsudação peripapilar e ingurgitamento venoso (Figura 16-5B).

Se a HIC não for tratada, o papiledema evolui para a fase crônica com resolução das hemorragias e exsudatos, progressiva redução do edema e substituição por "gliose" adjacente à borda do nervo óptico, aparecimento de linhas circulares na retina ao redor do nervo óptico (similares à "marca d'água" que indicam os limites do papiledema na fase aguda) e surgimento de vasos colaterais sobre o nervo óptico (Figura 16-5C). Mais tardiamente ocorre atrofia com redução quase completa do edema (que pode confundir com melhora do quadro) e palidez do nervo óptico (Figura 16-5D).

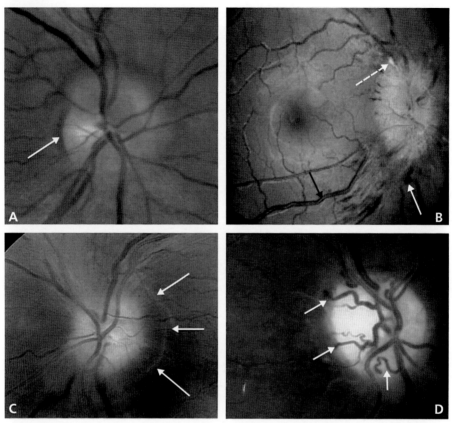

Figura 16-5. (**A**) Retinografia, mostrando papiledema inicial, poupando o setor temporal do nervo óptico (seta). (**B**) Papiledema no estágio avançado com hemorragia (seta branca), ingurgitamento venoso (seta preta) e exsudato peripapilar (seta branca tracejada).
(**C**) Papiledema crônico com redução do edema e aparecimento da marca d'água (setas).
(**D**) Papiledema atrófico com resolução do edema e persistência dos vasos colaterais (setas).
(Ver *Prancha* em *Cores*.)

    A função visual é pouco afetada nas fases iniciais do papiledema e, geralmente, o paciente se apresenta com acuidade visual preservada e alterações discretas do exame de campo visual. Acometimento grave da função visual ocorre nos casos crônicos ou quando a pressão intracraniana (PIC) atinge níveis muito altos e/ou de forma súbita, como na trombose venosa cerebral. A presença de diplopia horizontal pode ocorrer pela paralisia do nervo abducente uni ou bilateral e se resolve com a normalização da PIC. A HII é caracterizada por quadro clínico de HIC, ausência de sinais neurológicos focais, processos expansivos intracranianos ou dilatação dos ventrículos. O HII primário pode ser idiopático (acomete mais frequentemente mulheres obesas jovens) ou associada a medicações, como derivados da vitamina A e tetraciclinas.[12]

Com relação aos exames complementares na HIC, campimetria pode demonstrar aumento da mancha cega, defeito nasal inferior ou constrição difusa dos campos visuais. Exames de imagem excluem a possibilidade de lesão expansiva e trombose de seios venosos (angiorressonância ou angiotomografia) e podem revelar sinais indiretos de HIC: achatamento da esclera posterior, sela túrcica vazia e alargamento do espaço subaracnóideo perióptico (Figura 16-6A e B).[13]

Pseudopapiledema é o termo usado para definir as alterações do nervo óptico que simulam papiledema ao exame do fundo de olho. Comumente, são diagnosticadas no exame de rotina, visto que são assintomáticas na maioria dos casos. Drusas e hipoplasia do nervo óptico, fibras nervosas mielinizadas e disco sem escavação são as principais condições (Figura 16-7A-D).[14]

NEUROPATIAS ÓPTICAS ASSOCIADAS A ESCOTOMA CECOCENTRAL

As neuropatias ópticas associadas ao escotoma cecocentral são um grupo heterogêneo de doenças do nervo óptico que compartilham o quadro clínico oftalmológico: perda visual bilateral, progressiva, insidiosa e indolor associada a escotoma central ou ceco-central (acomete a mancha cega e o centro do campo) (Figura 16-8A e B). Pertencem a este grupo as neuropatias ópticas tóxicas, nutricionais e hereditárias. A *neuropatia óptica hereditária de Leber* (NOHL) é uma relativa exceção, pois a perda visual caracteristicamente acomete um olho por vez e ocorre de forma subaguda.[15,16]

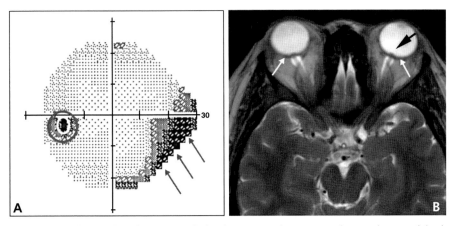

Figura 16-6. (**A**) Campimetria computadorizada, mostrando aumento da mancha cega (círculo branco: mancha cega fisiológica; círculo preto: mancha cega do papiledema) e defeito nasal inferior (setas pretas). (**B**) Ressonância magnética mostrando achatamento da esclera posterior (setas brancas) e protrusão do nervo óptico para a cavidade vítrea (seta preta).

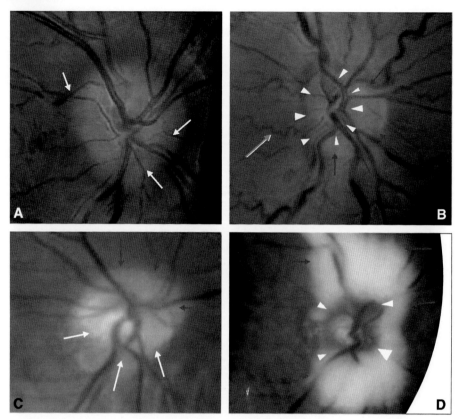

Figura 16-7. (A) Drusa oculta do nervo óptico. As setas mostram que os vasos não ficam obscurecidos ao cruzar as margens do nervo óptico como ocorreria no edema do nervo óptico.
(B) Hipoplasia do nervo óptico. O limite do nervo óptico é definido pelas pontas de setas brancas. As setas pretas delimitam o segmento hipoplásico (preenchido com tecido glial, mas sem axônios). Tortuosidade vascular é um sinal característico da hipoplasia (seta vermelha).
(C) Disco óptico inclinado. A região superior do disco óptico (setas pretas) apresenta elevação relativa comparada à região inferior (setas brancas). Esta elevação simula edema do nervo óptico.
(D) Mielinização das fibras nervosas da retina pode causar confusão entre o limite do nervo óptico (pontas de setas brancas) e das fibras mielinizadas (setas pretas). (Ver *Prancha* em *Cores*.)

A suspeita clínica de neuropatias ópticas tóxico-carenciais ocorre a partir da perda visual bilateral associada à atrofia óptica temporal bilateral e escotoma ceco-central. O diagnóstico é essencialmente clínico e depende de uma anamnese detalhada a respeito da possível exposição às substâncias potencialmente tóxicas (entre elas, etambutol, metanol, amiodarona e cloranfenicol), bem como condições que causam deficiência nutricional específica (vitamina B12) ou múltipla (neuropatia óptica tabaco-álcool).[15] O exame de fundo de olho revela palidez temporal do disco óptico e diminuição da camada de fibras nervosas da retina (CFNR) no feixe papilomacular (Figura 16-8B), pois comu-

Capítulo 16 ▫ Refinamentos em Neuro-Oftalmologia

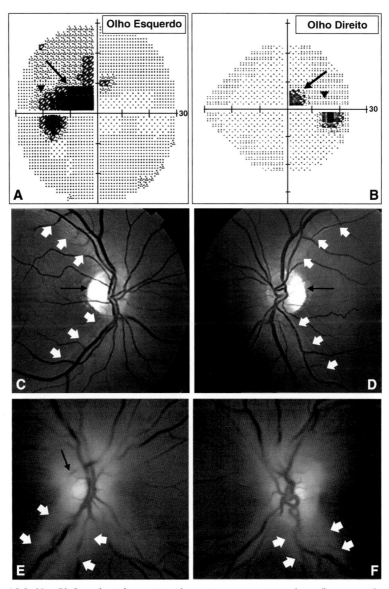

Figura 16-8. (**A** e **B**) Campimetria, mostrando escotoma ceco-central no olho esquerdo e escotoma central no olho direito (setas pretas). (**C** e **D**) Retinografia com filtro aneritra mostrando palidez no setor temporal do nervo óptico (setas pretas) e redução das fibras nervosas do feixe papilomacular. As setas brancas mostram o limite entre a retina com fibras nervosas (aspecto "estriado") e a sem fibras nervosas (ausência de estriação). (**E** e **F**) Neuropatia óptica tóxica secundária a metanol associada à hemorragia justapapilar (seta preta) e edema das fibras nervosas da retina (entre as setas brancas). (Ver *Prancha em Cores*.)

mente a doença já se encontra em estágio avançado no atendimento inicial. Edema do nervo óptico e da CFNR associado à hemorragia peripapilar podem ser observados na fase aguda dos casos associados à rápida instalação da perda visual, como na ingestão de metanol (Figura 16-8C) ou nos usuários de amiodarona.[15]

Na fase aguda da NOHL, a fundoscopia pode revelar a tríade característica da doença: microangiopatia/telangiectásica peripapilar, edema da camada de fibras nervosas da retina e ausência de extravasamento do nervo óptico ou região adjacente no exame de AF (Figura 16-9A e B). Esses dois últimos configuram o pseudoedema do nervo óptico (que é característico da NOHL), que, não raro, é confundido com neurite óptica.[16,17]

▶ PARALISIAS OCULOMOTORAS

A via eferente oculomotora compreende os centros supranucleares, vias integradoras, núcleos e nervos infranucleares (nervos oculomotor, troclear e abducente), junção neuromuscular e os músculos extraoculares. A diplopia é a queixa mais comum e, muitas vezes, a única associada às paralisias oculomotoras. O primeiro passo para o diagnóstico correto é a caracterização da diplopia através da anamnese detalhada sobre a instalação (aguda ou crônica), tempo de duração

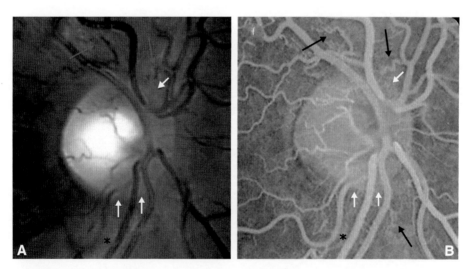

Figura 16-9. (**A**) Retinografia, mostrando palidez temporal do nervo óptico associada à microangiopatia telangiectásica (setas pretas) e edema das fibras nervosas que causa apagamento do vaso adjacente (asterisco) e limite impreciso do disco óptico (setas brancas) (compare com o limite do setor temporal). (**B**) Angiografia fluoresceínica da Figura 9A evidenciando a microangiopatia telangiectásica (setas pretas) e ausência de realce do nervo óptico nos setores de limite impreciso, caracterizando pseudoedema do nervo óptico (setas brancas e asterisco), compatíveis com neuropatia óptica hereditária de Leber.
(Ver *Prancha* em *Cores.*)

Capítulo 16 □ Refinamentos em Neuro-Oftalmologia

(contínua ou intermitente), variação diária, se a diplopia for horizontal ou vertical, se piora em alguma posição do olhar, para longe ou para perto ou com rotação da cabeça. Após a anamnese, deve-se realizar o exame de motricidade ocular (que deve ser antecedido pelo exame da função visual) para avaliar os seis subtipos de movimento ocular: fixação, sacada, seguimento, vergência, vestíbulo-ocular e optocinético.[18,19]

É fundamental diferenciar a diplopia relacionada com uma patologia neuro-oftalmológica das diplopias fisiológica e monocular. A diplopia fisiológica é a duplicação dos objetos que estão fora do foco do olhar (p. ex.: ao olhar para o próprio dedo, os objetos ao redor ficam duplicados). A diplopia monocular é aquela que não desaparece com a oclusão de um dos olhos e é causada por problemas oculares, como astigmatismo e catarata. Ocasionalmente, a diplopia é referida como "borramento ou embaçamento visual", quando o deslocamento entre as imagens é pequeno e não causa duplicação, o que pode confundir com perda visual.[19]

O conhecimento anatômico da via eferente do movimento ocular, especialmente o trajeto dos três nervos motores oculares, é fundamental para a localização da lesão e para solicitar adequadamente os exames de imagem que permitam o diagnóstico correto. É importante ressaltar que toda investigação diagnóstica das paralisias oculares deve incluir o estudo do seio cavernoso e do ápice da órbita, tendo em vista que os três nervos motores oculares estão presentes nestas localizações, e o acometimento destas se manifesta com paralisias oculares variadas.

A paralisia do NC III se apresenta mais frequentemente com ptose palpebral, desvio ocular divergente e pupila midriática que não responde à luz (Figura 16-10A-C). Investigação imediata por neuroimagem visa avaliar as possibilidades diagnósticas de maior gravidade: aneurisma cerebral (mais frequentemente acometendo a artéria comunicante posterior) ou lesões mesencefálicas. Isquemia microvascular (associada à DM e HAS) é a causa mais comum de paralisia do NC III. Geralmente, ocorre de forma aguda e associada à dor ocular, que pode ser intensa. A preservação da função pupilar é comum na paralisia microvascular de NC III, enquanto nas compressões externas a midríase é precoce (o que ajuda na diferenciação com aneurisma intracraniano). O acometimento do ramo superior do NC III leva à ptose e déficit de elevação, mas sem acometimento da pupila e dos outros músculos. A avaliação da dinâmica pupilar é fundamental para a diferenciação entre paralisia do NC III e miopatias/transtornos de junção.[20]

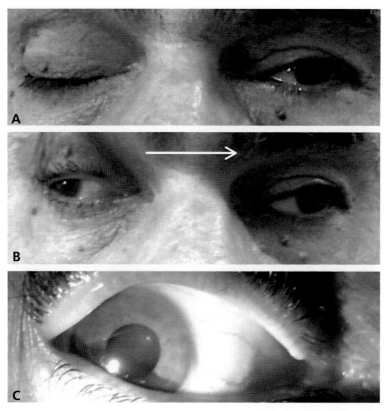

Figura 16-10. (**A**) Paralisia do nervo oculomotor à direita associada à ptose palpebral completa. (**B**) Estrabismo divergente com déficit de adução do olho direito. (**C**) Pupila em midríase que não responde à luz.

O NC IV promove a inciclotorção e abaixamento do olho em adução. A paralisia do NC IV é caracterizada por diplopia vertical associada à exciclotorção (detectada no exame do fundo de olho) e desvio para cima do olho ipsolateral (Figura 16-11A e D). Este desvio vertical melhora com a inclinação da cabeça para o lado oposto ao olho acometido *(sinal de Bielschowsky)* (Figura 16-11B). A inclinação da cabeça para o lado do olho afetado aumenta o desvio vertical e piora a diplopia (Figura 16-11C). Tal medida pode ser adotada de maneira automática pelo paciente que pode, com isto, não perceber diplopia. As principais causas de paralisia do NC IV são: traumática (decorrente de trauma cranioencefálico ou neurocirurgia), idiopática e congênita.[21]

A paralisia congênita pode permanecer assintomática ou se manifestar de forma intermitente durante anos em razão da capacidade de compensar o desvio. Muitas vezes, este quadro se acompanha de desvio cefálico que simula tor-

Capítulo 16 ▫ Refinamentos em Neuro-Oftalmologia

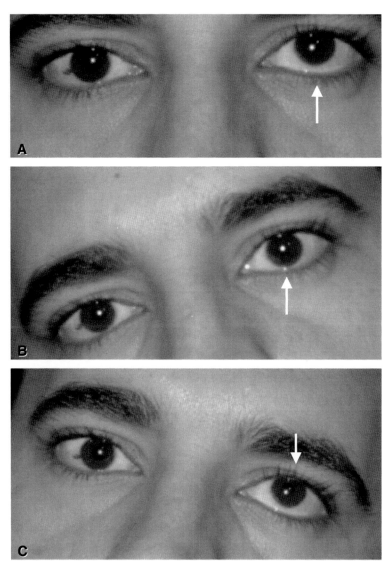

Figura 16-11. Paralisia do nervo troclear esquerdo. (**A**) Em posição primária do olhar, o olho esquerdo apresenta desvio para cima (seta). (**B**) Com inclinação contralateral da cabeça, o desvio diminui (seta). (**C**) Com inclinação ipsolateral da cabeça, o desvio aumenta (seta). Estas variações do desvio podem ser percebidas pela posição do reflexo da luz na córnea. *(Continua.)*

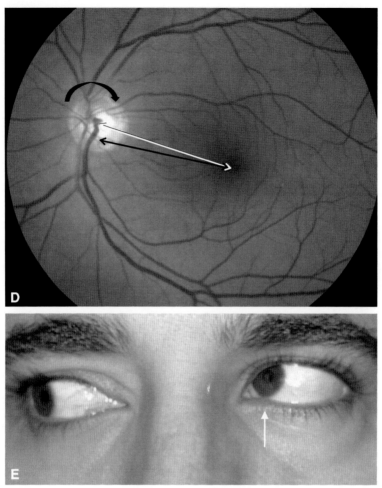

Figura 16-11. *(Cont.)* (**D**) Retinografia, mostrando exciclotorção do olho esquerdo (seta curva). A seta reta preta mostra a posição fisiológica do disco óptico antes da torção (a linha deveria ligar o centro do disco ao centro da mácula). A seta reta branca mostra a posição após a torção. (**E**) Piora do desvio vertical do olho esquerdo em adução (seta) no olhar em direção contralateral.

Capítulo 16 □ Refinamentos em Neuro-Oftalmologia

cicolo. A descompensação tardia da paralisia congênita é diagnóstico diferencial das formas adquiridas e pode ocorrer até a 2ª-3ª décadas de vida. A avaliação de fotos antigas e a presença de assimetria facial contralateral[22] são úteis nesses casos. Desvio *skew* é o principal diagnóstico diferencial da paralisia do NC IV, pois causa um desvio vertical acompanhado de posição viciosa de cabeça com diplopia. Afecções que acometem o centro do olhar vertical localizado no mesencéfalo são as principais etiologias *(vide Capítulo 15 – Exame Otoneurológico)*. Além das manifestações inerentes ao mesencéfalo, a presença de inciclotorção (em vez de exciclotorção) favorece o diagnóstico do desvio *skew*.[23]

O nervo abducente, ou NC VI, inerva o músculo reto lateral, e a paralisia deste leva à déficit de abdução e esotropia do olho acometido. Como a maioria dos casos de paralisia de abducente é idiopática ou associada à lesão microvascular, a ocorrência de qualquer outro comemorativo tem valor semiológico localizatório. Paralisia facial ou hemiplegia sugere lesão em tronco cerebral. Parestesia facial de todas as três divisões do nervo trigêmeo sugere ápice da porção petrosa do osso temporal, enquanto parestesia do segmento oftálmico (V1) e maxilar (V2) sugere seio cavernoso (Figura 16-12A-C).[24] Acometimento de outros nervos oculomotores, como também a rara associação à síndrome de Horner (Figura 16-12D), está associada a lesões no seio cavernoso.[20]

Oftalmoplegia internuclear (OIN) ocorre por acometimento do FLM no tronco cerebral e se caracteriza por limitação da adução do olho contralateral no olhar conjugado horizontal. Pode ser confundida com paralisia do NC III, entretanto, a preservação da adução durante a convergência (mediada no tecto mesencefálico), com pupila normal e ausência de ptose palpebral na OIN, ajuda a diferenciar da paralisia nuclear (Figura 16-13). Nistagmo do olho em abdução e hipertropia por *skew deviation* são achados comuns no quadro de OIN e podem causar confusão diagnóstica. Infarto de tronco cerebral (comumente OIN unilateral) e esclerose múltipla (comumente OIN bilateral) são as etiologias mais comuns da OIN.[25]

Miopatias, acometendo a musculatura ocular extrínseca (p. ex.: mitocondrial e centronuclear) e síndromes miastênicas, podem simular comprometimento de nervos cranianos relacionados com a motricidade dos olhos. Na miastenia, ptose flutuante é o sintoma mais comum (Figura 16-14A-C). A paresia de músculos oculares tipicamente não respeita o território de um nervo craniano específico, mas este fato pode ocorrer, aumentando a dificuldade diagnóstica (Figura 16-15). O *sinal de Cogan* é típico: durante o movimento de sacada vertical para cima, a pálpebra esboça uma elevação e logo volta a cair.[26]

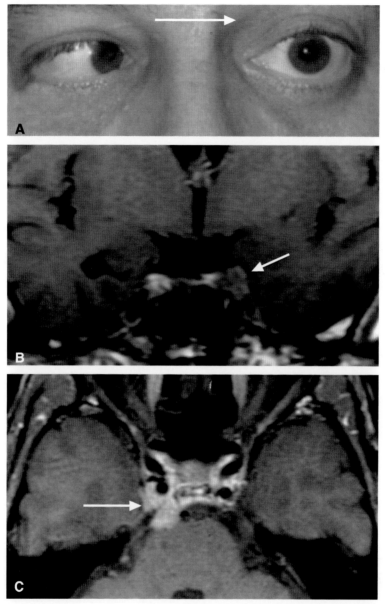

Figura 16-12. (**A**) Paralisia do nervo abducente esquerdo associada à lesão no seio cavernoso. (**B**) RM mostrando linfoma não Hodgkin do seio cavernoso esquerdo (seta) do paciente da Figura 12A. (**C**) RM mostrando meningioma localizado na ponta do osso petroso à direita (seta).

Capítulo 16 ◘ Refinamentos em Neuro-Oftalmologia 351

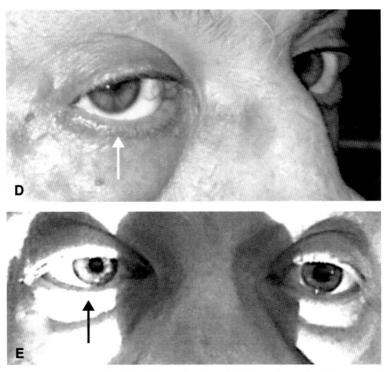

Figura 16-12 *(Cont.)* (**D**) Déficit de abdução do olho direito (seta) associado à ptose palpebral. (**E**) Anisocoria (seta preta – pupila do olho direito menor do que olho esquerdo) decorrente da síndrome de Horner no olho direito.

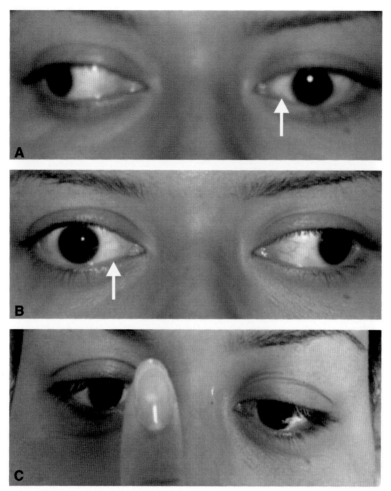

Figura 16-13. Oftalmoplegia internuclear bilateral secundária à esclerose múltipla. (**A**) Déficit da adução do olho esquerdo (seta) no olhar conjugado para direita. (**B**) Déficit de adução do olho direito (seta) no olhar conjugado para esquerda. (**C**) Preservação da convergência no olhar para perto.

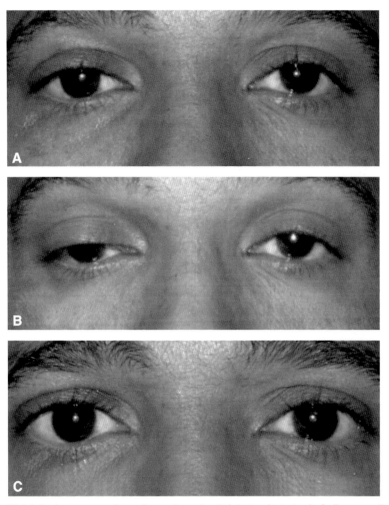

Figura 16-14. Paciente com *miastenia gravis* ocular. (**A**) Antes do teste da fadiga com discreta ptose palpebral bilateralmente. (**B**) Após fadiga, com piora da ptose palpebral bilateral. (**C**) Após teste do gelo, ocorre melhora da ptose palpebral.

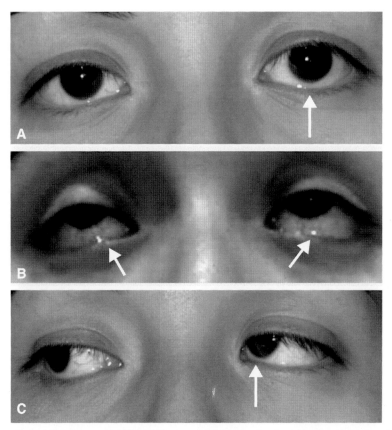

Figura 16-15. *Miastenia gravis* atípica. Sintoma inicial foi lacrimejamento (por fraqueza do músculo orbicular) e diplopia vertical (por fraqueza do músculo oblíquo superior). Negava ptose palpebral. (**A**) Antes do teste da fadiga, apresentava discreto desvio do olho esquerdo para cima e aumento do filme lacrimal (seta). (**B**) Após fadiga, aparecimento da ptose palpebral bilateral e aumento do acúmulo do filme lacrimal (seta). (**C**) Elevação do olho esquerdo em adução, simulando paralisia do NC IV (similar à Figura 16-11E).

AFECÇÕES DA DINÂMICA PUPILAR

O potencial semiológico da pupila é extremo, visto que várias doenças oftalmológicas e neurológicas causam alterações no seu tamanho e na sua resposta à luz. Essas alterações se apresentam isoladamente ou associadas a outros sinais neuro-oftalmológicos. Uma valiosa característica do exame da pupila é o fato de os reflexos pupilares serem imunes à interferência do paciente no caso de simulação.

O primeiro passo na avaliação de anisocoria consiste em definir se estamos diante de fenômeno essencial (fisiológico) ou patológico. Na anisocoria essencial, a diferença entre os diâmetros pupilares é igual em diferentes níveis de iluminação e durante o olhar para perto (Figura 16-16). Não há oftalmoplegia ou ptose palpebral associadas. Fotos antigas contribuem com a investigação diagnóstica.

Capítulo 16 ▫ Refinamentos em Neuro-Oftalmologia

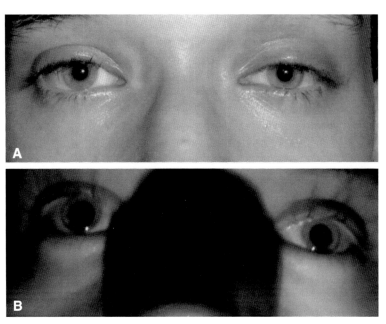

Figura 16-16. Anisocoria essencial. (**A**) No ambiente claro, a pupila do OD mede 5,0 mm de diâmetro e do OE, 4,5 mm. (**B**) No ambiente escuro (sob iluminação indireta), a pupila do OD mede 8,5 mm de diâmetro e do OE, 8,0 mm. A diferença entre os diâmetros é de 0,5 mm no claro e no escuro.

Se a anisocoria for patológica, é importante definir se esta aumenta no ambiente claro (lesão na via parassimpática) ou no escuro (lesão na via simpática). As principais causas de lesão na via parassimpática são: paralisia do NC III e pupila tônica. Síndrome de Horner é a lesão da via simpática (Figura 16-17A). Na prática, não é tão simples examinar as pupilas sob baixa iluminação. O uso de iluminação indireta (Figura 16-17B) e de fotografias com filtros especiais ajudam a perceber se a anisocoria aumenta no escuro (Figura 16-17C).

A pupila tônica se manifesta com midríase unilateral, embaçamento visual para perto (déficit de acomodação) e resposta mínima ou ausente à luz. Na convergência-acomodação, a pupila se contrai e caracteriza a dissociação luz-perto (Figura 16-18). Em razão da presença de hipersensibilidade desnervacional parassimpática, a pupila afetada responde com miose ao uso de colírio de pilocarpina diluído a 0,1%. A lesão responsável por esta síndrome se situa no gânglio ciliar na órbita, podendo ser idiopática (chamada Pupila tônica de Adie, mais frequente em mulheres jovens), de origem traumática, idiopática ou infecciosa.[27] Síndrome de Adie é a associação de hiporreflexia global com pupilas de Adie, comum em mulheres. Um diagnóstico diferencial da pupila de Adie é a aniridia (ausência de íris), entretanto, esta apresenta o reflexo de convergência-acomodação abolido. A dissociação luz-perto do reflexo pupilar não é exclusiva das pupilas tônicas. Pode ocorrer por acometimento da via aferente (cegueira completa por

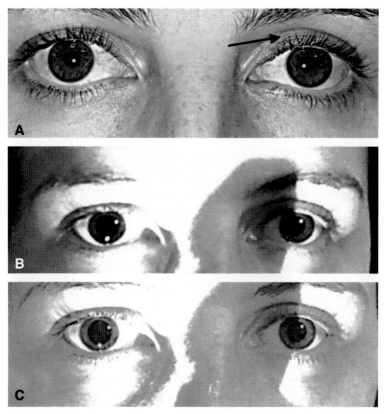

Figura 16-17. Síndrome de Horner à esquerda. (**A**) No ambiente claro, a anisocoria é de 1 mm. A ptose costuma ser discreta, e a maior exposição da pele da pálpebra sob o supercilio (seta) ajuda na identificação. (**B**) No ambiente escuro (com iluminação indireta), a anisocoria é de 3 mm. (**C**) O uso de filtro que permite fotografar em ambiente com baixa iluminação ("filtro para visão noturna") ajuda na avaliação da pupila. (Ver *Prancha* em *Cores*.)

lesão bilateral do nervo óptico) (Figura 16-19), na síndrome de Parinaud (Figura 16-20) e na *pupila de Argyll Robertson*, típica da neurossífilis.[27]

A síndrome de Horner é causada pela lesão na via simpática. O quadro clínico é miose (e anisocoria que piora no escuro), ptose palpebral, pseudoenoftalmia e, em alguns casos, anidrose ipsolateral. A ptose palpebral superior é discreta comparada à da paralisia do NC III e ocorre pela paresia do *músculo de Müller*. A elevação discreta da pálpebra inferior (conhecida como ptose inversa) pode ocorrer e leva à pseudoenoftalmia. A diminuição da sudorese da face ipsolateral ocorre principalmente na lesão pré-ganglionar. A presença de heterocromia de íris deve levantar suspeita de causa congênita. As reações pupilares à luz e reflexo para perto são normais neste caso. Cirurgia cervical, síndrome de Wallenberg e Horner congênito são as causas principais.[28,29] Para maiores informações sobre a pupila de horner *vide Capítulo 3 – Semiologia dos Nervos Cranianos I e II*.

Capítulo 16 ▫ Refinamentos em Neuro-Oftalmologia

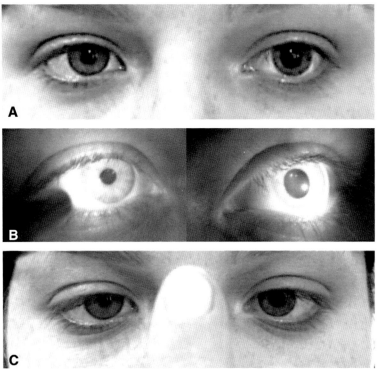

Figura 16-18. Pupila tônica de Adie. (**A**) Midríase à esquerda associada a embaçamento visual para perto. Sem ptose palpebral. (**B**) Ausência de miose da pupila esquerda sob estímulo luminoso. Pupila direita com resposta normal. (**C**) Sob estímulo da convergência-acomodação, a pupila do olho esquerdo contrai. Este quadro configura a dissociação luz-perto.

CONCLUSÕES

O exame neuro-oftalmológico bem feito é fundamental no diagnóstico de situações emergenciais, como hipertensão intracraniana, dissecção carotídea e aneurisma intracraniano. Tal conhecimento semiológico possibilita ainda uma investigação diagnóstica correta de condições que ameaçam a visão, como a NO e o HII, além de fornecer importantes pistas no diagnóstico de doenças neurodegenerativas (Figura 16-21).

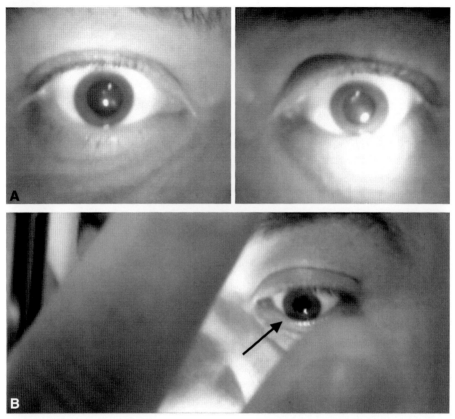

Figura 16-19. Paciente com perda visual grave (sem percepção de luz) em ambos os olhos, secundária à compressão da via óptica anterior por apoplexia hipofisária. (**A**) Ausência bilateral da resposta pupilar ao estímulo luminoso. (**B**) Constrição da pupila (seta) sob estímulo da convergência-acomodação.

Capítulo 16 ◘ Refinamentos em Neuro-Oftalmologia

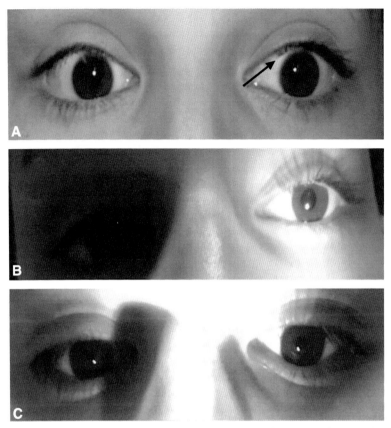

Figura 16-20. Síndrome de Parinaud causada por compressão do mesencéfalo dorsal por glioma. (**A**) Paralisia do olhar conjugado para cima, associada à pseudorretração palpebral (seta). (**B**) Ausência da resposta da pupila ao estímulo luminoso. (**C**) Miose associada ao reflexo de convergência-acomodação. **B** e **C** caracterizam dissociação luz-perto. (Ver *Prancha em Cores*.)

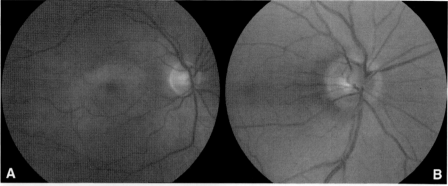

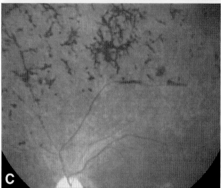

Figura 16-21. Alterações retinoscópicas encontradas em doenças degenerativas. (**A**) Mácula vermelho-cereja encontrada na doença de Tay-Sachs, sialidose, doença de Fabry entre outras. (**B**) Estriações provocadas por banda de fibras nervosas mielinizadas, alteração típica da ataxia do tipo ARSACS (do inglês *Autosomal Recessive Ataxia of Charlevoix-Saguenay*). (**C**) Retinose pigmentar, vista em doenças neurológicas, como citopatias mitocondriais e AVED (do inglês *Ataxia with Vitamin E Deficiency*). (Ver *Prancha* em *Cores*.)

REFERÊNCIAS BIBLIOGRÁFICAS

1. Smith CH. Optic neuritis. In: Newman NJ. (Ed.). *Walsh & Hoyt's clinical neuro-ophthalmology*. 6th ed. Philadelphia: Lippincott Williams & Wilkins, 2005. p. 294-346.
2. Frohman EM, Frohman TC, Zee DS et al. The neuro-ophthalmology of multiple sclerosis. *Lancet Neurology* 2005;4(2):111-21.
3. The clinical profile of optic neuritis. Experience of the optic neuritis treatment trial. Optic Neuritis Study Group. *Archives of Ophthalmology* 1991;109(12):1673-78.
4. Lai C, Tian G, Liu W et al. Clinical characteristics, therapeutic outcomes of isolated atypical optic neuritis in China. *J Neurological Sciences* 2011;305(1-2):38-40.
5. Wingerchuk DM, Banwell B, Bennett JL et al. International consensus diagnostic criteria for neuromyelitis optica spectrum disorders. *Neurology* 2015;85(2):177-89.
6. Lim YM, Pyun SY, Lim HT et al. First-ever optic neuritis: distinguishing subsequent neuromyelitis optica from multiple sclerosis. *Neurol Sci* 2014;35(5):781-83.
7. Green AJ, Cree BA. Distinctive retinal nerve fibre layer and vascular changes in neuromyelitis optica following optic neuritis. *J Neurol Neurosurg Psychiatry* 2009;80(9):1002-5.
8. Hayreh SS. Ischemic optic neuropathy. *Prog Retin Eye Res* 2009;28(1):34-62.
9. Hayreh SS, Zimmerman MB. Non-arteritic anterior ischemic optic neuropathy: role of systemic corticosteroid therapy. *Graefes Arch Clin Exp Ophthalmol* 2008;246(7):1029-46.
10. Arnold AC. Ischemic optic neuropathy. In: Miller NR, Newman NJ, Biousse V et al. (Eds.). *Walsh & Hoyt's clinical neuro-ophthalmology*. Baltimore: Lippincott Williams & Wilkins; 2005. p. 349-84.

Capítulo 16 □ Refinamentos em Neuro-Oftalmologia

11. Hayreh SS, Zimmerman B. Management of giant cell arteritis. Our 27-year clinical study: new light on old controversies. *Ophthalmologica* 2003;217(4):239-59.

12. Johnston I, Hawke S, Halmagyi M et al. The pseudotumor syndrome. Disorders of cerebrospinal fluid circulation causing intracranial hypertension without ventriculomegaly. *Arch Neurol* 1991;48(7):740-47.

13. Brodsky MC, Vaphiades M. Magnetic resonance imaging in pseudotumor cerebri. *Ophthalmology* 1998;105(9):1686-93.

14. Brodsky MC. Congenital anomalies of the optic disc. In: Miller NR, Newman NJ. (Eds.). *Walsh & Hoyt's clinical neuro-ophthalmology*. Philadelphia: Lippincott Williams & Wilkins, 2005. p. 151-95.

15. Phillips PH. Toxic and deficiency optic neuropathies. In: Miller NR, Newman NJ. (Ed.). *Walsh & Hoyt's clinical neuro-ophthalmology*. 6th ed. Philadelphia: Lippincott Williams & Wilkins, 2005. p. 447-63.

16. Newman NJ. Hereditary optic neuropathies. In: Miller NR, Newman NJ. (Eds.). *Walsh & Hoyt's clinical neuro-ophthalmology*. 6th ed. Philadelphia: Lippincott Williams & Wilkins, 2005. p. 465-501.

17. Peragallo JH, Newman NJ. Is there treatment for Leber hereditary optic neuropathy? *Curr Opin Ophthalmol* 2015;26(6):450-57.

18. Sharpe J, Wong AMF. Anatomy and physiology of ocular motor systems. In: Miller NR, Newman NJ. (Eds.). *Walsh & Hoyt's clinical neuro-ophthalmology*. 6th ed. Philadelphia: Lippincott Williams & Wilkins; 2005. p. 649-885.

19. Borchert MS. Principles and techniques of the examination of ocular motility and alignment. In: Miller NR, Newman NJ. (Eds.). *Walsh & Hoyt's clinical neuro-ophthalmology*. 6th ed. Philadelphia: Lippincott Williams & Wilkins, 2005. p. 887-905.

20. Sargent JC. Nuclear and infranuclear ocular motility disorders. In: Miller NR, Newman NJ. (Eds.). *Walsh & Hoyt's clinical neuro-ophthalmology*. 6th ed. Philadelphia: Lippincott Williams & Wilkins; 2005. p. 969-1040.

21. von Noorden GK, Murray E, Wong SY. Superior oblique paralysis. A review of 270 cases. *Arch Ophthalmol* 1986;104(12):1771-76.

22. Bagheri A, Fallahi MR, Abrishami M et al. Clinical features and outcomes of treatment for fourth nerve palsy. *J Ophthalmic Vis Res* 2010;5(1):27-31.

23. Brodsky MC, Donahue SP, Vaphiades M, Brandt T. Skew deviation revisited. *Surv Ophthalmol* 2006;51(2):105-28.

24. Barreira Junior AK, Moura FC, Monteiro ML. Bilateral cavernous sinus non-Hodgkin's lymphoma as the presenting sign of acquired immunodeficiency syndrome: case report. *Arq Bras Oftalmol* 2011;74(2):130-31.

25. Zee DS, Newman-Toker D. Supranuclear and internuclear ocular motility disorders. In: Miller NR, Newman NJ. (Eds.). *Walsh & Hoyt's clinical neuro-ophthalmology*. Philadelphia: Lippincott Williams & Wilkins; 2005. p. 907-67.

26. Calvert PC. Disorders of neuromuscular transmission. In: Miller NR, Newman NJ. (Eds.). *Walsh & Hoyt's clinical neuro-ophthalmology*. Philadelphia: Lippincott Williams & Wilkins, 2005. p. 1041-84.

27. Kawasaki A. Disorders of pupillary function, accommodation, and lacrimation. In: Miller NR, Newman NJ. (Eds.). *Walsh & Hoyt's clinical neuro-ophthalmology*. 6th ed. Philadelphia: Lippincott Williams & Wilkins, 2005. p. 739-805.

28. Danesh-Meyer HV, Savino P, Sergott R. The correlation of phenylephrine 1% with hydroxyamphetamine 1% in Horner's syndrome. *Br J Ophthalmol* 2004;88(4):592-93.

29. Almog Y, Gepstein R, Kesler A. Diagnostic value of imaging in horner syndrome in adults. *J Neuroophthalmol* 2010;30(1):7-11.

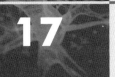

17 Exame do Paciente em Coma e Morte Encefálica

Camila Roberta Silva Martins Pereira ▪ Carlos Roberto Martins Jr.
Vânia Graner Silva Pinto ▪ Danilo dos Santos Silva
Luiz Antônio da Costa Sardinha ▪ Antônio Luis Eiras Falcão

INTRODUÇÃO

A alteração do estado mental envolve prejuízo da consciência, que é composta por dois pilares: *conteúdo* (córtex cerebral – memória, julgamento e linguagem) e *despertar* (porção rostral do tronco encefálico – vigília/alerta). Logo, para que haja comprometimento do nível de consciência, são necessárias lesões hemisféricas bilaterais ou do sistema reticular ativador ascendente (SRAA), situado no tronco cerebral, responsável pela promoção da vigília.[1-3]

1. **Nível de consciência:** relacionado com o grau de alerta comportamental, que se apresentará de acordo com a integridade ou não dos hemisférios cerebrais ou do tronco encefálico.[2]
2. **Conteúdo de consciência:** relacionado com as funções cognitivas e afetivas do ser humano, como atenção, memória, julgamento, linguagem, organização do pensamento, experiências subjetivas, que possuem uma região anatômica correspondente no cérebro.[2]

O paciente "não responsivo" pode-se encaixar em um amplo espectro de alterações do estado mental de acordo com o exame físico que se estende desde estado confusional até coma, passando por letargia, obnubilação e estupor[3] (Quadros 17-1 e 17-2). Com relação ao nível de consciência, deve-se utilizar a escala de coma de Glasgow (ECG) (Quadro 17-3), sendo coma quando ECG menor ou

Quadro 17-1. Estados relacionados com o conteúdo da consciência

Lúcido: o paciente mantém orientação no tempo, no espaço e discurso com nexo

Confusão mental ou estado confusional agudo: o paciente possui reduzida compreensão e raciocínio, o que leva à perda de nexo do discurso por incapacidade de manter uma sequência coerente de pensamentos. Em alguns casos, pode estar acompanhado de alucinações (percepção real de um objeto inexistente) ou ilusões (percepção distorcida de um objeto existente)

Delirium: definido como disfunção cerebral aguda em que ocorre alteração na atenção e na orientação. Desenvolve-se em um curto período de tempo e tende a flutuar. É explicado por uma causa fisiológica e cursa com prejuízo cognitivo

Demência: estado de declínio global das funções cognitivas. Possui evolução crônica e irreversibilidade

Quadro 17-2. Estados relacionados com o nível da consciência

Vigil: paciente se mantém alerta com os olhos abertos espontaneamente
Sonolento/Letárgico: mantém-se com os olhos fechados, pode ser facilmente desperto com estímulos verbais (sonolência) ou táteis (letargia), mas volta a fechar os olhos algum tempo depois da suspensão desses
Obnubilado: acorda com estímulos táteis vigorosos, mas volta a fechar os olhos rapidamente após a suspensão desses. Coexistem sonolência e confusão mental/agitação, com amplas flutuações do nível de consciência
Torporoso: acorda com estímulos dolorosos, vigorosos e contínuos, voltando a fechar os olhos após a suspensão destes
Coma: não acorda com qualquer tipo de estímulo

igual a 8.[4] No entanto, a ECG possui diversas limitações, podendo pacientes possuir ECG total idênticos e apresentarem diferentes quadro clínicos a depender das subclassificações com relação à motricidade, abertura ocular e resposta verbal.[5,6] Existem outras classificações do coma, como o escore *The Full Outline of Unresponsiveness* (FOUR)[7,8] que incorpora maiores detalhes que a ECG e não utiliza a resposta verbal, o que é útil principalmente em pacientes em intubação orotraqueal (Quadro 17-4).

A palavra coma deriva do verbo grego *Koimão*, ou seja, ato de dormir que originou o termo *Koimeterion*, que significa cemitério ou dormitório e foi usada inicialmente por Hipócrates (460 a.C.-351 a.C.). O paciente se encontra com os olhos fechados e não pode ser despertado para responder adequadamente aos

Quadro 17-3. Escala de Coma de Glasgow

Abertura ocular	Espontânea	4
	Verbal	3
	Dor	2
	Nenhuma	1
Resposta verbal	Orientado e conversa	5
	Confuso e conversa	4
	Palavras inapropriadas	3
	Sons incompreensíveis	2
	Nenhuma resposta	1
Resposta motora	Obedece comandos	6
	Localiza dor	5
	Retirada inespecífica	4
	Decorticação	3
	Descerebração	2
	Nenhuma resposta	1

Capítulo 17 □ Exame do Paciente em Coma e Morte Encefálica

Quadro 17-4. Escala FOUR

Resposta ocular	Pálpebras abertas, acompanha com o olhar ou pisca ao comando	4
	Pálpebras abertas, mas não acompanha com o olhar	3
	Olhos fechados, mas abrem com estímulo auditivo forte	2
	Olhos fechados, mas abrem apenas com dor	1
	Não há abertura ocular, mesmo à dor	0
Resposta motora	Faz sinal de OK com as mãos, fecha o punho, ou "sinal de paz"	4
	Localiza a dor	3
	Resposta em flexão à dor	2
	Resposta em extensão à dor	1
	Sem respostas à dor ou mioclonias generalizadas	0
Reflexos de tronco cerebral	Presentes reflexos pupilares e corneanos	4
	Uma pupila fixa e midriática	3
	Reflexos corneanos ou pupilares ausentes	2
	Ambos os reflexos corneanos e pupilares ausentes	1
	Ausência de reflexos corneanos, pupilares ou de tosse	0
Respiração	Não intubado, com padrão respiratório regular, normal	4
	Não intubado, com padrão respiratório de Cheyne-Stokes	3
	Não intubado, com padrão respiratório irregular	2
	Respira com frequência respiratória acima do ventilador	1
	Respira com a frequência respiratória do ventilador, ou apneia	0

estímulos mesmo com estimulação vigorosa e deve ser diferenciado de outros quadros clínicos (Quadro 17-5). O paciente pode realizar careta em resposta a estímulos dolorosos, e os membros podem apresentar movimentos de retirada, mas não de localização dolorosa. Conforme o coma se aprofunda, a capacidade de resposta do paciente, mesmo a estímulos dolorosos, pode diminuir ou desaparecer.[1]

O coma se deve por lesão bilateral dos hemisférios cerebrais e/ou da substância reticular ativadora ascendente (SRAA) que se situa na junção mesencéfalo-diencefálica e recebe conexões ascendentes e descendentes do córtex cerebral. Estas lesões podem ser de origens mecânica/estrutural ou metabólica. No primeiro caso, existe destruição anatômica de áreas do tronco encefálico ou de hemisférios cerebrais. No segundo, a lesão funcional atinge difusamente o encéfalo, ocorrendo interrupção na entrega de glicose ou oxigênio (hipoglicemia, hipóxia) ou alteração na resposta da membrana neuronal (intoxicação por droga ou álcool, metabólitos endógenos tóxicos, anestesia ou epilepsia).[2] A lesão hemisférica unilateral, geralmente, não leva ao coma, apenas se situa no cruzamento da linha média ou associada à disfunção hemisférica contralateral (Quadros 17-6 e 17-7).[5]

Quadro 17-5. Principais quadros clínicos a serem diferenciados do coma

Síndrome do cativeiro (*Locked in*)	Nível e conteúdo de consciência preservados. Tetraplegia, anartria, disfagia. Movimentos de piscada e mirada vertical preservados	Lesão na ponte ventral bilateralmente
Estado vegetativo (persistente se > 1 mês)	Ausência de consciência de si e do meio. Abertura ocular espontânea. Presença de ciclo sono-vigília. Não obedece a comandos e não fixa o olhar. Não reage a estímulos do meio de forma intencional. Pode emitir sons ininteligíveis	Lesões hemisféricas extensas que poupam relativamente o tronco
Estado minimamente consciente	Consciência intermitente de si e do meio. Obedece a comandos esporadicamente. Pode chorar ou sorrir a estímulos afetivos. Direciona o olhar a objetos e vozes	Lesões hemisféricas extensas com menor comprometimento cortical
Abulia	Nível de consciência preservado. Apatia grave, sem fala ou movimentos espontâneos	Lesão frontal medial bilateral
Mutismo acinético	Nível e conteúdo de consciência preservados. Dificuldade extrema em iniciar o movimento ou a fala na ausência da paralisia	Lesão dos lobos frontais inferiores bilateralmente, diencéfalo basal ou mesencéfalo paramediano. Possíveis causas são traumatismo cranioencefálico, hidrocefalia subaguda, neoplasia, infecção ou vasospasmo pós-HSA por aneurisma
Catatonia	Retirada psicossocial (mutismo, negativismo), podendo haver momentos de excitação (agressividade, impulsividade). Manifestações motoras (distúrbios de postura e rigidez). Comportamentos bizarro e repetitivo (estereotipias, automatismos, ecolalia)	Transtorno psiquiátrico, transtorno neurológico (lesões diencefálicas, dos lobos temporais, límbicas ou gânglios da base) Distúrbios metabólicos (cetoacidose diabética, hipoglicemia, encefalopatia hepática, hipercalcemia) Intoxicação (etanol, cocaína, anfetamina)

Quadro 17-5 Principais quadros clínicos a serem diferenciados do coma *(Cont.)*

Pseudocoma	Tônus muscular normal	Transtorno psiquiátrico
	Posturas não usuais	
	Resistência à movimentação	
	passiva dos membros	
	Ausência de reflexos	
	patológicos	
	Resistência à abertura	
	palpebral/olhos fechados	
	forçadamente/queda rápida da	
	pálpebra após abertura forçada	
	Resistência à manobra	
	oculocefálica e respostas	
	imprevisíveis	
	Pupilas normais	

▌EXAME NEUROLÓGICO DO PACIENTE CRÍTICO

No exame do paciente em coma, devem-se avaliar o nível de consciência, tamanho e reflexo pupilar, movimentação extrínseca do olhar, resposta motora, presença de sinais focais e padrão respiratório.[9]

Nível de Consciência

Utiliza-se a escala de coma de Glasgow (mais utilizada), FOUR ou outra escala validada para coma.

Avaliação Pupilar

A região mesencefálica é a área responsável pelas alterações pupilares. Deve-se observar o diâmetro pupilar (em milímetros), simetria ou assimetria (iso ou anisocoria), assim como os reflexos fotomotores direto e consensual. O diâmetro das pupilas (DPs) normal é de 3-4 mm,[10] sendo que 8 a 18% dos indivíduos normais possuem anisocoria maior que 0,4 mm.[1] Ao incidir a luz sobre um dos olhos do indivíduo normal verifica-se, depois de curto período de latência, a contração da pupila (miose) do mesmo olho estimulado (reflexo fotomotor direto) e também a contração, simultânea e de mesma amplitude, da pupila do olho contralateral não estimulado (reflexo fotomotor consensual).[11,12]

A via aferente do reflexo fotomotor envolve o epitélio neurossensorial da retina, nervo óptico, quiasma óptico, trato óptico e mesencéfalo.[12] No mesencéfalo, situa-se o núcleo de Edinger-Westphal de onde partem as fibras parassimpáticas do nervo oculomotor (III par) que irá inervar o músculo esfíncter da íris e o músculo ciliar, provocando a miose simultânea em ambos os olhos.[4,12] O sistema simpático também exerce grande influência sobre as pupilas. O primeiro neurônio tem sua origem no hipotálamo e trafega até a medula cérvico-torácica (C8-T2), realizando a primeira sinapse no funículo lateral, onde está localizado

Quadro 17-6. Principais causas neurológicas de coma e distúrbios da consciência

Trauma
- Hematoma subdural
- Hematoma epidural
- Hemorragia parenquimatosa
- Lesão axonal difusa

Cerebrovascular
- Acidente vascular encefálico hemorrágico ou isquêmico
- Hemorragia subaracnoide
- Encefalopatia anóxica-isquêmica

Infecções sistema nervoso central
- Meningite
- Encefalite
- Abscesso

Distúrbios neuroinflamatórios
- Encefalomielites disseminadas agudas
- Encefalites autoimunes

Neoplasias
- Metastática
- Primária do sistema nervoso central
- Meningite carcinomatosa

Convulsões
- Estado epiléptico não convulsivo
- Estado pós-ictal

o centro ciliospinhal de Budge.[4] O segundo neurônio abandona a medula e atinge o gânglio cervical superior localizado no ápice pulmonar, onde faz sinapse com o terceiro neurônio que, juntamente com a carótida interna, penetra a cavidade intracraniana e a órbita, atingindo o músculo radial da íris, provocando midríase.[4] Os principais tipos de pupila estão demonstrados na Figura 17-1 e Quadro 17-8.

Pupilas Talâmicas

São pupilas mióticas com reflexo fotomotor presente. Ocorrem nas lesões hipotalâmicas (diencéfalo), visto que o primeiro neurônio simpático se origina no hipotálamo. São pupilas pequenas (1-2,5 mm) em razão da hipofunção simpática com predomínio do parassimpático. As principais causas são hidrocefalia, hemorragias talâmicas, porém podem ser vistas no idoso e durante o sono.[4,9]

Quadro 17-7. Principais causas tóxico-metabólicas de coma e distúrbios da consciência

Encefalopatia metabólica
- Hipoglicemia
- Hipóxia, hipercapnia
- Cetoacidose diabética, coma hiperosmolar não cetótico
- Encefalopatia hepática
- Uremia
- Hiponatremia
- Mixedema
- Falência adrenal
- Hipercalcemia
- Encefalopatia de Wernicke
- Sepse

Overdose drogas/medicações
- Abuso de drogas (opioides, álcool, metanol, etilenoglicol, anfetaminas, cocaína)
- Sedativos hipnóticos
- Aspirina
- Acetaminofeno
- Inibidores da receptação da serotonina
- Antidepressivos tricíclicos
- Antipsicóticos
- Anticonvulsivantes

Outros
- Hipotermia
- Intoxicação por monóxido de carbono

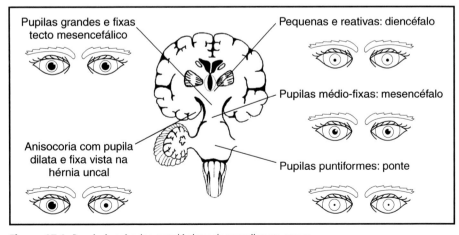

Figura 17-1. Possíveis achados patológicos das pupilas no coma.

Quadro 17-8. Alterações pupilares mais frequentes

Pupila	Lesão Estrutural	Metabólico
Anisocoria (FM – no lado midriático)	Herniação uncal ipsolateral causando compressão do III nervo craniano (Oculomotor) e/ou do seu núcleo. Aneurisma de artéria comunicante posterior Compressão extrínseca no curso do nervo oculomotor	Encefalopatia anóxica, intoxicação colinérgica ou simpaticomimética
Dilatadas (FM – bilateralmente)	Tecto mesencefálico	Anticolinérgicos Parada cardíaca
Dilatadas (FM + bilateralmente)		Superdosagens de carbamazepina, antidepressivos tricíclicos, anfetaminas
Médias (FM – bilateralmente)	Mesencéfalo (vias simpáticas e parassimpáticas), morte encefálica	Glutetimida (sedativo-hipnótico)
Pequenas (FM + bilateralmente)	Diencéfalo e tálamo	Altas doses de narcóticos, hiperglicemia não cetótica, organofosforados, Idoso, sono normal
Puntiformes (FM + bilateralmente)	Ponte (lesão das vias simpáticas descendentes), geralmente de causa hemorrágica	Opiáceos
Anisocoria (FM + bilateralmente)	Via simpática homolateral (Síndrome de Horner)	

FM, reflexo fotomotor, (+), positivo, (-), negativo.

Pupila de Claude Bernard Horner

Este tipo de pupila ocorre, quando há lesão em um dos três neurônios que compõem a cadeia simpática, ocorrendo a miose ipsolateral à lesão, porém com reflexos fotomotor direto e consensual preservados. As lesões da cadeia simpática cervical que ascendem para o gânglio cervical superior são responsáveis pela tríade que compõe a *síndrome de Claude Bernard Horner* (ptose palpebral, anidrose hemifacial e miose ipsolateral à lesão). Pode ocorrer nas cefaleias vasculares, tumores, traumas, infecções.[4] No entanto, as lesões ao longo da carótida interna podem causar apenas ptose, miose e enolftamia sem anidrose, pois as fibras simpáticas de sudorese seguem pela carótida externa *(Síndrome Paratrigeminal de Raeder)*.[1]

Pupilas Médias e Fixas

Possuem 4-5 mm de diâmetro e ocorrem nas lesões da porção ventral do mesencéfalo (pré-tectal), pela interrupção tanto das vias simpáticas, como parassimpáticas, determinando pupilas médio-fixas que não respondem à luz.[1,4,9]

Pupila Tectal ou Pupila de Hippus

Ocorrem nas lesões do tecto mesencefálico (região posterior). Possuem cerca de 5-8 mm de diâmetro, com reflexo fotomotor negativo. Apresentam flutuações em seu diâmetro (hippus) e dilatam-se na pesquisa do reflexo ciliospinhal de budge, que é a dilatação pupilar rápida em resposta a estímulos nocivos cutâneos aplicados na face, região lateral do pescoço ou porção superior do tórax,[2] em razão da excitação simpática de neurônios no tronco cerebral.[1]

Pupila Uncal ou do III Nervo Craniano (Oculomotor)

Possui tamanho maior que 7 mm e reflexo fotomotor negativo. Causada por herniação transtentorial lateral, também conhecida como hérnia de úncus (lobo temporal), que acaba por comprimir a tenda do cerebelo, mesencéfalo e, por conseguinte, o nervo oculomotor (Figura 17-2). Promove midríase fixa ipsolateral à lesão e, raramente, por compressão do pedúnculo cerebral contralateral,

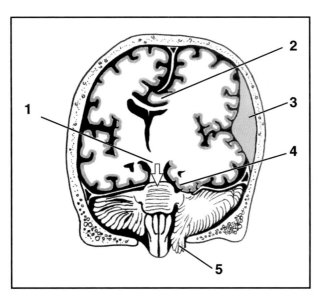

Figura 17-2. Principais herniações cerebrais. (1) Hérnia transtentorial central; (2) hérnia subfalcina; (3) processo expansivo intracraniano (hematoma); (4) hérnia transtentorial lateral ou uncal; (5) hérnia tonsilar transforaminal. A herniação central pode provocar sangramento pontino por ruptura de microvasos *(Hemorragia de Duret)*.

hemiparesia do mesmo lado *(Síndrome de Kernohan-Woltman)*. Este sinal deve ser interpretado, *a priori*, como uma evidência clínica de hipertensão intracraniana descompensada, independentemente da etiologia da lesão que a causou.[2]

Pupilas Pontinas

Possuem 1-1,5 mm, puntiformes bilateralmente, entretanto reativas à luz (pode ser necessário o uso de lupa ou oftalmoscópio para observar a resposta). Ocorrem por lesão simpática bilateral na ponte, geralmente decorrente de infarto ou hemorragia,[2] mas também pelo uso de opioides, nestes casos, revertidos com o uso de naloxona.[1] Mnemônico muito utilizado é "PPP" *(pequenas pupilas pontinas)*.

Motricidade Ocular Extrínseca (MOE)

Os nervos cranianos envolvidos na motricidade ocular extrínseca são o III, IV e VI, cujos núcleos localizam-se no mesencéfalo e ponte. A análise da MOE é feita pela observação dos movimentos oculares espontâneos, das manobras que testam os reflexos oculocefálico (ROC), oculovestibular (ROV) e o reflexo corneopalpebral.[2]

Reflexo Oculocefálico

Também chamado de olhos de boneca, pode ser obtido, realizando a apreensão da cabeça do paciente entre as mãos, mantendo os olhos do paciente abertos, utilizando os polegares e rodando passivamente o crânio para ambos os lados.[2] Dessa maneira, pode-se obter um desvio dos olhos no sentido oposto ao da orientação do movimento em igual direção e velocidade.[1] Quando os olhos seguem na mesma direção ao da rotação da cabeça, diz-se que o paciente possui reflexo oculocefálico alterado, sugerindo lesão destrutiva do tronco cerebral ou intoxicação barbitúrica (Figura 17-3).

A resposta normal é gerada em razão da estimulação dos canais semicirculares do labirinto ao girarmos a cabeça, tendo como aferência a porção vestibular do VIII par craniano que faz sinapse nos núcleos vestibulares do bulbo. As conexões destes núcleos com os núcleos do nervo abducente e do oculomotor, através do fascículo longitudinal medial, resultam no desvio do olhar conjugado do olhar para a direção oposta ao da rotação.[13] A obtenção deste reflexo deve ser evitada nos pacientes com hipertensão intracraniana acentuada e nos politraumatizados pelo risco de lesão cervical.[1] Outros movimentos patológicos dos olhos que podem ocorrer nos pacientes em coma estão demonstrados no Quadro 17-9.

Reflexo Oculovestibular

Por ser mostrar muito eficiente na obtenção dos movimentos oculares, além de ser inócuo, o método de escolha para a exploração da motricidade ocular extrínseca no paciente em coma é a estimulação calórica do labirinto.[1] Para obtê-lo deve-se realizar primeiramente a otoscopia (para excluir lesão timpânica), colocar o paciente com a cabeça inclinada a 30° (para que o canal semicircular estimula-

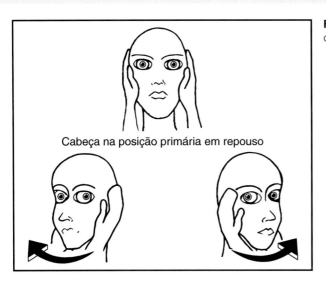

Figura 17-3. Reflexo oculocefálico normal.

do seja aquele responsável pelos movimentos horizontais dos olhos), instilar 30 a 50 mL de água ou SF 0,9% próximo a 0°C ou 44°C em um dos condutos auditivos externos e aguardar por 1 minuto, alternando os lados após 5 minutos.[1]

Em geral, apenas o teste com água fria é realizado em pacientes em coma. A irrigação com água fria causa corrente de convecção na endolinfa do labirinto, e a diferença de tônus entre o labirinto de um lado com relação ao outro gera movimentos oculares conjugados.[2] A resposta normal consiste no aparecimento de nistagmo, em que o batimento lento se dá em direção ao ouvido irrigado (resposta do tronco encefálico) e depois ocorre o movimento rápido corretivo em direção ao lado oposto (resposta do córtex frontal). O desvio tônico conjugado do olhar em direção ao lado estimulado indica integridade da ponte e do mesencéfalo, sugerindo lesão supratentorial como causa do coma. Uma resposta desconjugada indica lesão do fascículo longitudinal medial, no nervo oculomotor ou nervo abducente (Figuras 17-4, 17-5 e Quadro 17-10).[9]

Quando é usada água quente, o batimento rápido se dá para o lado irrigado.[2] A ausência de resposta pode revelar lesão intrínseca do tronco encefálico, mas também deve-se estar atento para a possibilidade da participação de drogas vestibulossupressoras, como barbitúricos, bloqueadores neuromusculares e fenitoína.[9] É importante ressaltar que conforme o nível de consciência piora, a fase rápida do nistagmo desaparece, permanecendo somente a fase lenta. Pacientes inconscientes têm somente desvio lento de ambos os olhos em direção ao ouvido estimulado (tronco cerebral intacto). Respostas unilaterais (movimentos de somente um olho ou resposta à estimulação de apenas um ouvido) indicam presença de lesão estrutural do tronco cerebral,[2] já o desvio dos olhos para baixo na pesquisa unilateral do ROV com água fria sugere intoxicação com drogas hipnoticossedativas.[2]

Quadro 17-9. Possíveis movimentos oculares em pacientes em coma

Posição dos Olhos e Movimentação	Causa
Olhar Primário em Repouso	
Desvio conjugado horizontal	Sugere lesão focal irritativa, destrutiva hemisférica ou de ponte
Desvio conjugado para baixo	Sugere lesão no tecto mesencefálico ou causa metabólica[14]
Skew deviation (desvio vertical dos olhos desconjugado)	Lesão no tronco cerebral (ponte) ou cerebelo, envolvendo vias vestíbulo-oculares[14]
Olhar desconjugado horizontalmente	Sugere lesão do NC III ou NC VI no tronco ou nas suas vias
Presença de Movimentos Oculares Espontâneos	
Movimentos erráticos	Indica lesão supratentorial
Pingue-pongue (desvio do olhar conjugado horizontal, alternando em poucos segundos)	Disfunção cerebral bilateral ou encefalopatia metabólica[1]
Bobbing ocular (movimentos abruptos dos olhos para baixo com retorno lento à posição mediana, em associação à paralisia dos movimentos e reflexos oculares horizontais).	Lesão severa em região central da ponte[1] ou hemorragia cerebelar[15]
Bobbing reverso (movimentos abruptos dos olhos para cima com retorno lento à posição mediana)	Encefalopatia metabólica
Dipping ocular (desvio conjugado lento para baixo, com retorno rápido para a posição normal)	Sugere encefalopatia hipóxico-isquêmica ou metabólica
Dipping reverso (desvio conjugado lento para cima, com retorno rápido para a posição normal)	Pode ocorrer em lesões pontinas
Nistagmo rotatório (movimentos irregulares dos globos oculares)	Sugere lesão destrutiva ou compressiva do mesencéfalo dorsal
"Mioclonia vertical" (movimento pendular vertical de 2-3 Hz)	Lesão em ponte[1]

Capítulo 17 ▫ Exame do Paciente em Coma e Morte Encefálica

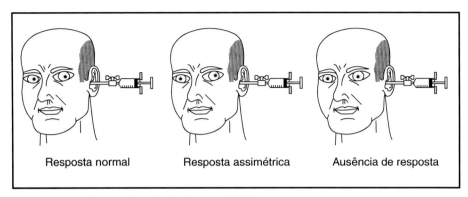

Figura 17-4. Reflexo oculovestibular (prova calórica).

Reflexo Corneopalpebral

É o piscamento quando se toca a borda da córnea com um algodão.[4] A estimulação da córnea é transmitida pelo nervo trigêmeo até seu núcleo situado na ponte. Fibras cruzadas originadas nesse núcleo conduzem os impulsos aos núcleos do facial, situados entre o bulbo e a ponte (sulco bulbo-pontino), dos dois lados, de tal modo que a resposta motora se faz bilateral.

Padrão de Resposta Motora

No coma, deve-se sistematizar o exame ao observar a postura em repouso, a movimentação espontânea e a resposta a estímulos nociceptivos.[8,9] Nos casos em que o paciente não obedeça a ordens, deve-se tentar obter a melhor resposta

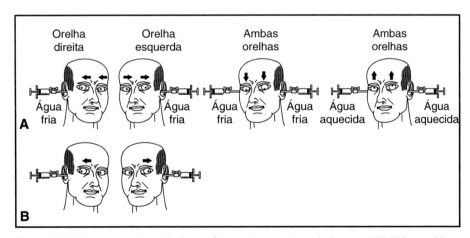

Figura 17-5. Resposta oculovestibular conforme a temperatura da água ou SF0,9% e os sítios anatômicos de lesão. (**A**) Tronco encefálico sem lesão estrutural. (**B**) Da esquerda para direita evidenciando lesão de fascículo longitudinal medial esquerdo e lesão de fascículo longitudinal medial direito (ausência de adução do olho contralateral ao ouvido estimulado).

Quadro 17-10. Reflexo oculovestibular

Pacientes conscientes ou em coma psicogênico

- Água fria unilateral: nistagmo com fase lenta em direção ao estímulo e fase rápida em direção oposta ao estímulo

Tronco preservado (encefalopatia metabólica)

- Água fria unilateral: desvio tônico conjugado do olhar ipsolateral ao estímulo

- Água quente unilateral: desvio tônico conjugado do olhar contralateral ao estímulo

- Água fria bilateral: olhar conjugado para baixo

- Água quente bilateral: olhar conjugado para cima

motora com estímulos nociceptivos através de pressão sobre as unhas, sobre o esterno ou sobre a região supraorbital. Para a procura de hemiplegias, realiza-se a manobra da queda do braço, posicionando-os verticalmente e soltando-os, sendo que o braço hemiplégico cairá mais rapidamente,[4] além de provas paréticas, como *Raimiste* e *Queda do membro em abdução* (vide Capítulo 9 – Exame da Motricidade). Deve-se atentar à análise da resposta motora de forma comparativa ao lado oposto e após estímulo simétrico nos quatro membros.

A postura de flexão dos membros superiores, especialmente cotovelos e punhos, adução dos ombros e extensão dos membros inferiores é chamada de decorticação, em razão de extensas lesões, envolvendo o tálamo e mesencéfalo.[8] Apesar de não ser uma postura com boa correlação topográfica, geralmente indica lesões acima do tronco encefálico ou em sua porção superior.

Em modelos animais, a secção entre o mesencéfalo e a ponte causa uma facilitação dos reflexos extensores com hipertonia da musculatura antigravitária (rigidez de descerebração).[4] A descerebração, causada por lesões bilaterais inferiores ao núcleo rubro-mesencefálico e superiores ao núcleo vestibular bulbar. Este padrão se deve à lesão de vias corticofugais (responsáveis pela inibição da musculatura extensora) e liberação dos tratos vestibuloespinhal e reticuloespinhal pontino, que estimulam os músculos extensores e inibem os flexores.[9] A postura de descerebração, muitas vezes, é confundida com crise convulsiva, e é caracterizada por extensão dos quatro membros, com adução, extensão e rotação interna dos ombros, cotovelos e punhos (Figura 17-6).[9]

Essas posturas anormais podem ser observadas espontaneamente ou após estímulos dolorosos, e sua presença pode sugerir uma síndrome de herniação do tronco encefálico. Pode ser unilateral, quando a lesão situa-se no córtex motor, acometendo a via que se estende até o tronco encefálico. A decorticação, em linhas gerais, tende a ter prognóstico mais favorável que a descerebração, pois costuma ocorrer por causa de lesões reversíveis.[14]

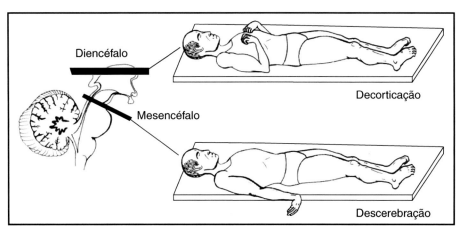
Figura 17-6. (**A**) Postura de decorticação e (**B**) descerebração, após estímulo doloroso.

Os movimentos espontâneos podem ser abalos clônicos (focais ou generalizados), mioclonias ou tremores e podem ocorrer tanto em lesões focais, quanto em processos difusos (encefalopatias metabólicas). Quando as convulsões são limitadas a uma parte do corpo, sugere-se doença estrutural do hemisfério oposto. Se bilateral, indica doença difusa cerebral. Mioclonia é caracterizada por súbitas contrações musculares da face (pálpebras) e extremidades superiores que podem ocorrer após lesão hipóxica *(Síndrome de Lance-Adams)*, distúrbios metabólicos, panencefalite esclerosante subaguda e doença de Creutz-Feldt-Jacob. Asterixe é uma mioclonia negativa de extremidades que pode ser provocada nos pacientes com encefalopatia metabólica, particularmente no coma hepático ou urêmico.[2]

Padrão Respiratório

O centro inspiratório bulbar deflagra a inspiração, sendo a expiração realizada passivamente. Os quimiorreceptores localizados no corpo carotídeo são estruturas que captam a pressão das moléculas de oxigênio no plasma. Quando há diminuição da concentração de oxigênio plasmática, estes quimiorreceptores, através das fibras aferentes viscerais do vago e do trato solitário, enviam impulsos ao centro inspiratório, e este emite impulsos excitatórios através das fibras retículo-espinhais para os nervos frênicos e intercostais do paciente.[4]

O padrão respiratório nos pacientes comatosos pode ser dos mais diferentes tipos e ter poder localizatório, além de acompanhar a evolução de possível deterioração rostrocaudal das funções encefálicas, conforme a perpetuação e mudança do padrão apresentado pelo paciente. Os padrões respiratórios são (Figura 17-7):

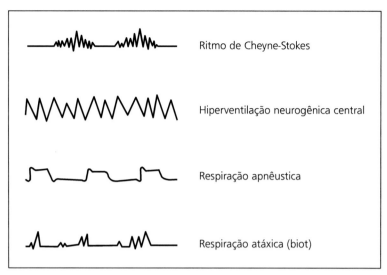

Figura 17-7. Padrões ventilatórios observados nos pacientes em coma.

Ritmo de Cheyne-Stokes

É caracterizado por períodos alternantes de hiperventilação com progressiva diminuição da amplitude e hipoventilação intercalados por momentos de apneia.[9] Ocorre quando há comprometimento do telencéfalo (lesões hemisféricas bilaterais) ou do diencéfalo (tálamo e hipotálamo)[2,9] e pode sinalizar precocemente herniação transtentorial. Ocorre também nos comas metabólicos, na insuficiência cardíaca esquerda e durante o sono de pessoas normais.[1]

Hiperventilação Neurogênica Central

Hiperventilação rápida e sustentada, em geral com frequência respiratória de 40-70 irpm. É observada em lesões do tegmento pontino (região anterior) ou mesencéfalo inferior. Os diagnósticos diferencias são sepse, coma hepático, meningoencefalite, cetoacidose diabética e hipoxemia decorrente de comprometimento pulmonar.[9]

Respiração Apnêustica

Ocorre quando há lesão em nível pontino baixo que consiste em períodos de inspiração rápida com parada respiratória em inspiração profunda por 2-3 segundos (fase inspiratória prolongada).[2,15] É um padrão raro, porém de considerável valor localizatório e geralmente ocorre no infarto pontino por oclusão da artéria basilar.[2,15]

Respiração Atáxica ou de Biot

Caracteriza-se por um ritmo completamente irregular (breves respirações irregulares de pequenos volumes correntes aleatórios), alternando períodos de apneia com respirações superficiais e profundas. Este padrão ocorre nas lesões bulbares, de segmentos superiores da medula ou hipertensão intracraniana.[9] A associação à respiração atáxica com paralisia do NC VI pode indicar compressão do tronco cerebral por lesões expansivas da fossa posterior.

Respiração em Salvas (Cluster)

Movimentos respiratórios periódicos de amplitude e frequências irregulares semelhante à respiração atáxica, porém intercalados com pausas respiratórias. Ocorrem, geralmente, por lesão na porção inferior da ponte e superior do bulbo.

▶ MORTE ENCEFÁLICA

O conceito de morte encefálica é moderna dentro da medicina, contrapondo-se à definição de morte que é historicamente associada à cessação da função cardiopulmonar.[16] Com os avanços no suporte de vida, na ventilação mecânica e nas manobras de ressuscitação, um novo paciente surgiu, com suas funções cardiopulmonares funcionantes, porém, muitas vezes, com ausência de funções neurológicas básicas.[16] Mollaret e Goulon, em 1959, descreveram o *coma dépassé*[17] que se apresentava como um coma profundo com perda da respiração espontânea, ausência de reflexos, poliúria, baixos níveis de pressão arterial, caso não fosse administrado norepinefrina continuamente e ausência de atividade cerebral ao eletroencefalograma.[18-20]

Eles relataram que se a ventilação artificial ou a infusão de noradrenalina fossem interrompidas, o paciente em *coma dépassé* evoluía rapidamente para morte, ou seja, parada cardiorrespiratória.[17] Embora Mollaret e Goulon tenham contribuído muito para caracterizar a síndrome da morte encefálica, eles não consideravam os pacientes que a apresentavam mortos.

Em 1980, foi aprovado no Hawaii pela *National Conference of Commissioners on Uniform State Laws, o Uniform Determination of Death Act* (UDDA) com recomendação para uso em todos os estados norte-americanos.[17] Estabelecia que: "Um indivíduo que tenha (1) parada mantida e irreversível das funções circulatória e respiratória, ou (2) parada mantida e irreversível de todas as funções de todo o cérebro, incluindo o tronco cerebral, está morto. A determinação da morte deve ser feita de acordo com padrões médicos aceitos".

Morte encefálica é a definição legal de morte. Em 1991, o conselho Federal de Medicina, através da Resolução nº 1.396/91,[21] regulamentou a morte encefálica no nível nacional e estabeleceu como critérios, em indivíduos com mais de 2 anos, coma aperceptivo com arreatividade inespecífica dolorosa e vegetativa, de causa definida, com ausência de reflexos corneano, oculocefálico, oculovestibular e do vômito, positividade do teste de apneia, devendo ser excluídos os casos de intoxicações metabólicas, intoxicações por drogas ou hipotermia. A ausência das atividades bioelétrica ou metabólica cerebrais ou da perfusão encefálica completava o diagnóstico. O período de observação desse estado clínico deveria ser de, no mínimo, seis horas.

Em 1997, uma nova lei deu lugar à anterior. A Lei nº 9.434/97 que dispõe sobre a remoção de órgãos, tecidos e partes do corpo humano para fins de transplante e tratamento, definindo morte encefálica (ME) como coma aperceptivo com ausência de atividade motora supraespinhal e apneia, corroborado por exame complementar que demonstre ausência de atividade elétrica cerebral ou ausência de atividade metabólica cerebral ou ausência de perfusão sanguínea cerebral, excluídos hipotermia e uso de depressores do sistema nervoso central.[17]

Clinicamente são necessários coma aperceptivo, pupilas fixas e arreativas, ausência de reflexo córneo-palpebral, de reflexos oculocefálicos, de respostas às provas calóricas (ROV), de reflexo de tosse e apneia. Também estabelece critérios para crianças entre 7 dias e 2 anos e padroniza a execução da prova calórica e do teste da apneia. Termina estipulando que "constatada e documentada a morte encefálica, deverá o diretor clínico da instituição hospitalar, ou quem for delegado, comunicar tal fato aos responsáveis legais do paciente, se houver, e à central de notificação, captação e distribuição de órgãos a que estiver vinculada a unidade hospitalar onde o mesmo se encontra internado".[21]

Em 2007, o CFM editou a Resolução nº 1.826/07 estabelecendo que "é legal e ética a suspensão dos procedimentos de suporte terapêutico quando determinada a morte encefálica em não doador de órgãos", que "o cumprimento da decisão mencionada deve ser precedida de comunicação e esclarecimento sobre a morte encefálica aos familiares do paciente ou seu representante legal, fundamentada e registrada no prontuário" e que "a data e hora registradas na declaração de óbito serão as mesmas da determinação de morte encefálica".[21]

Duas são as situações que justificam a manutenção do corpo após a morte, a primeira é a preparação para retirada de órgãos para transplante, e a segunda é a gestante em ME com feto viável.[17] O diagnóstico de ME é de notificação compulsória para a Central de Notificação, Captação e Distribuição de Órgãos (CNCDO), representada pela Central Estadual de Transplantes (CET), logo, o protocolo deve ser aberto a todos os pacientes com suspeita de ME, independente de ser doador ou não de órgãos e tecidos.[22]

A abertura do protocolo de ME exige que o paciente se enquadre dentro de alguns parâmetros clínicos, hemodinâmicos e metabólicos.[23]

- Ausência de distúrbios hidreletrolíticos graves (aceita-se hipernatremia < 160 mEq/L).
- Ausência de distúrbios acidobásicos graves.
- Ausência de alterações hormonais causadoras de coma.
- Ausência de hipotermia (Temp > 35°C).

Capítulo 17 □ Exame do Paciente em Coma e Morte Encefálica

■ Ausência de hipotensão (PA sistólica ≥ 90 mmHg).

■ Ausência de intoxicação exógena ou uso de drogas sedativas e bloqueadores neuromusculares (suspender e aguardar **3 vezes** a meia-vida da medicação para iniciar exame ou, em alguns casos, avaliar se a dosagem sérica de tal droga encontra-se abaixo do nível terapêutico).

A primeira etapa consiste em reconhecer a causa da possível morte encefálica. A segunda etapa é excluir o uso de drogas depressoras do SNC, obedecendo o tempo de depuração das mesmas (Quadro 17-11), além da ausência de hipotermia. A terceira etapa é prosseguir ao exame clínico que deve ser realizado por dois médicos diferentes, sendo um deles neurologista ou neurocirurgião e não haver envolvimento de nenhum deles com equipes de captação e transplante de órgãos e tecidos,[24,25] e, finalizando, a quarta etapa com o exame complementar.

O exame complementar pode ser realizado após a abertura do protocolo ou após segunda avaliação clínica[26] e avalia a ausência de atividade elétrica cerebral (EEG); ou ausência de fluxo sanguíneo cerebral (doppler transcraniano, cintilografia cerebral com xenônio, arteriografia) ou ausência de atividade metabólica cerebral (PET).[23] Deve-se atentar para a faixa etária do paciente, conforme disposto no Quadro 17-12. Os exames clínicos possuem um intervalo de tempo necessário entre eles e dependem da faixa etária do paciente (Quadro 17-12). O horário do óbito será registrado na *Declaração de Óbito* quando da realização do segundo exame clínico ou complementar, o que ocorrer por último.[23]

O exame clínico para diagnóstico de morte encefálica deve ser realizado da seguinte maneira:[27]

1. Confirmar o coma (ECG = 3). Devem-se realizar estímulo nociceptivo retromandibular, estímulo axial (esternal ou supraorbitário) ou apendicular (ungueal) bilateralmente.
2. Reflexo oculomotor ausente, com pupilas médias ou midriáticas e fixas bilateralmente.
3. Reflexo corneopalpebral ausente bilateralmente.
4. Reflexo oculocefálico ausente bilateralmente nos sentidos horizontal e vertical (Figura 17-3).
5. Reflexo oculovestibular com ausência de movimentos oculares (Figura 17-4).
6. Reflexo da tosse ausente. Testar com espátula na faringe posterior bilateral e sonda de aspiração via tubo traqueal.
7. Ausência de *drive* respiratório a ser confirmado pelo teste de Apneia, a saber:
   - Ventilar o paciente por cerca de 10 minutos com FiO_2 de 100% (atingir $PaO_2 \geq 200$ mmHg).
   - Desconectar o paciente do ventilador (manter cânula de O_2 na carina com fluxo 6 L/min).

Quadro 17-11. Uso de drogas neurodepressoras e o tempo para reinício de protocolo de morte encefálica

Drogas	Meia-Vida	Abrir Protocolo em
Anestésicos Intravenosos		
Tiopental	DU ou DI 6/6 h *Dripping* ou > 3 doses	18 h 180 h
Fentanil	2-4 h	12 h
Propofol	30 min	90 min
Alfentanil	DU ou DI: 1 h *Dripping* ou > 3 doses: 2 h	3 h 6 h
Remifentanil	DU ou DI: 3 min *Dripping* ou > 3 doses: 5 min	9 min 15 min
Sulfentanil	2,7 h	8,1 h
Cetamina	DU ou DI: 2,4 h *Dripping* ou > 3 doses: 4 h	7,2 h 12 h
Etomidato	75 min ou 1,25 h	225 min
Miorrelaxantes Periféricos		
Alcurônio	4 h	12 h
Atracúrio	20 min	1 h
Cisatracúrio	30 min	90 min
Galamina	3 h	9 h
Pancurônio	3 h	9 h
Rocurônio	2 h	6 h
Vecurônio	2 h	6 h
Hipnoanalgésicos		
Morfina	4 h	12 h
Buprenorfina	2,2 h	6,6 h
Nalbufina	5 h	15 h
Petidina	3,6 h	10,8 h
Tramadol	5 h	15 h
Metadona	DU ou DI: 12 h	36 h
Sedativos/Hipnóticos		
Midazolam	DU ou DI: 2,6 h *Dripping* ou > 3 doses	8 h 24 h
Fenobarbital	Adultos: 80 h	240 h
Fenitoína*	7 a 26 horas[24]	
Benzodiazepínicos		
Diazepam	DU ou DI: 30 h *Dripping* ou > 3 doses: 56 h	90 h 168 h

Fonte: Extraído do protocolo de ME da AMIB.
DU, dose única; DI, dose intermitente (< 3 doses).
*Fenitoína – Pode causar inicialmente alterações das funções cerebelares e posteriormente depressão do sistema nervoso central, sendo necessário níveis séricos maiores que 60 microgramas para atingir tal efeito.[24]

Quadro 17-12. Intervalo de tempo entre avaliações clínicas conforme idade

Idade	Intervalo de Tempo em Horas
de 7 dias a 2 meses incompletos*	48
de 2 meses a 1 ano incompleto**	24
de 1 ano a 2 anos incompletos***	12
Acima de 2 anos****	6

Fonte: Adaptado da resolução 1480/97 do CFM.
*Realizar dois eletroencefalogramas com intervalo de 48 horas.
**Realizar dois eletroencefalogramas com intervalo de 24 horas.
***Realizar dois eletroencefalogramas com intervalo de 12 horas.
****Em pacientes com 2 anos ou mais – 1 exame complementar dos mencionados no texto.

- Observar movimentos respiratórios (se possível, ventilômetro acoplado) por até 10 minutos ou $pCO_2 \geq 55$ mmHg e reconectar o paciente à ventilação mecânica.

Obs.: O teste deverá ser interrompido se hipotensão, arritmia ou queda da saturação de O_2.

O teste de apneia será positivo ou confirmatório, caso o paciente não apresente incursões respiratórias no intervalo de tempo e pCO_2 ao final do teste seja ≥ 55 mmHg. Caso o paciente já possua pCO_2 basal ≥ 55 mmHg, este deve aumentar em pelo menos 20 mmHg após o teste (Quadro 17-13).[23]

É importante lembrar que interessa para o diagnóstico de ME, **exclusivamente a arreatividade supraespinhal**. Consequentemente, não afasta este diagnóstico a presença de sinais de reatividade infraespinhal (atividade reflexa medular), como reflexos osteotendíneos, cutaneoabdominal, cutaneoplantar em flexão ou extensão, ereção peniana reflexa, arrepios, reflexos flexores de retirada dos membros inferiores ou superiores e reflexo tonicocervical.

Entre os reflexos medulares conhecidos, o que desperta mais curiosidade é o *sinal de Lázaro*, em que, durante o teste da apneia ou a movimentação passiva da cabeça, o paciente subitamente levanta ambos os braços e os coloca sobre o tórax, podendo ocorrer também flexão do tronco.[28] A ausência completa da inibição central fisiológica exercida pelo tronco encefálico e diencéfalo sobre a medula parece explicar o aumento progressivo da incidência de reflexos medulares no decorrer do tempo, a partir da ocorrência da morte encefálica.

O paciente em morte encefálica deve ser tratado com respeito e dignidade, a despeito de ser doador ou não, da classe social, cor ou doença. A família precisa ser reconhecida em todos os seus aspectos, visto que o entendimento da antiga morte, ou seja, da parada cardíaca ainda é uma verdade absoluta a muitos. Esclarecimentos, atenção e solidariedade são aspectos únicos e que fazem total diferença a serem transmitidos aos familiares destes pacientes.

Quadro 17-13. Protocolo para abertura de morte encefálica

IDENTIFICAÇÃO DO HOSPITAL:
TERMO DE DECLARAÇÃO DE MORTE ENCEFÁLICA

(Res. CFM nº 1.480 de 08/08/97)

NOME: _____

PAI: _____

MÃE: _____

IDADE: ANOS _____MESES_____ DIA_____ Registro hospitalar: _____

DATA DE NASCIMENTO ____/____/____ SEXO: M F RAÇA: A B N

A) CAUSA DO COMA:

A.1. Causa do coma:

A.2. Causas do coma que devem ser excluídas durante o exame

a) Hipotermia ( ) SIM ( ) NÃO

b) Uso de drogas depressoras do sistema nervoso central ( ) SIM ( ) NÃO

Se a resposta for sim a qualquer um dos itens, interrompe-se o protocolo

B) EXAME NEUROLÓGICO: Atenção: **verificar o intervalo mínimo exigível entre as avaliações clínicas**, constantes da tabela abaixo:

Idade	Intervalo
de 7 dias a 2 meses incompletos	48 h
de 2 meses a 1 ano incompleto	24 h
de 1 ano a 2 anos incompletos	12 h
Acima de 2 anos	6 h

(Ao efetuar o exame, assinalar uma das duas opções SIM/NÃO. Obrigatoriamente, para todos os itens abaixo)

	Resultados	
Elementos do exame neurológico	1º exame	2º exame
Coma aperceptivo	( ) SIM ( ) NÃO	( ) SIM ( ) NÃO
Pupilas fixas e arreativas	( ) SIM ( ) NÃO	( ) SIM ( ) NÃO
Ausência de reflexo corneopalpebral	( ) SIM ( ) NÃO	( ) SIM ( ) NÃO
Ausência de reflexos oculocefálicos	( ) SIM ( ) NÃO	( ) SIM ( ) NÃO
Ausência de respostas às provas calóricas	( ) SIM ( ) NÃO	( ) SIM ( ) NÃO
Ausência de reflexo de tosse	( ) SIM ( ) NÃO	( ) SIM ( ) NÃO
Apneia	( ) SIM ( ) NÃO	( ) SIM ( ) NÃO

Capítulo 17 ◻ Exame do Paciente em Coma e Morte Encefálica

Quadro 17-13. Protocolo para abertura de morte encefálica *(Cont.)*

C) ASSINATURAS DOS EXAMES CLÍNICOS: Os exames devem ser realizados por profissionais diferentes, que não poderão ser integrantes da equipe de remoção e transplante.

1. Primeiro exame

DATA: ____/____/____ HORA: ____:____

NOME DO MÉDICO: _____

CRM: _____ FONE: _____

END.: _____

ASSINATURA: _____

2. Segundo exame

DATA: ____/____/____ HORA: ____:____

NOME DO MÉDICO: _____

CRM.: _____ FONE: _____

END.: _____

ASSINATURA: _____

D) EXAME COMPLEMENTAR: Indicar o exame realizado e anexar laudo com identificação do médico responsável

1. Angiografia cerebral; 2. Cintilografia radioisotópica; 3. Doppler transcraniano; 4. Monitorização da pressão intracraniana; 5. Tomografia computadorizada com xenônio; 6. Tomografia por emissão de fóton único; 7. EEG; 8. Tomografia por emissão de pósitrons; 9. Extração cerebral de oxigênio e 10. Outros (citar)

▌REFERÊNCIAS BIBLIOGRÁFICAS

1. Plum CF, Saper CB, Schiff ND et al. *Plum and Posner's diagnosis of stupor and coma*. 4th ed. New York: Oxford University, 2007.
2. Falcão ALE, Pinto VGS. Alteração do estado de consciência clínica médica, diagnóstico e tratamento. São Paulo: Atheneu, 2013. p. 4087, v. 3, cap. 305.
3. Farcy DA, Chiu WC, Flaxman A et al. *Cuidados intensivos na medicina de emergência*. São Paulo: AMGH, 2013.
4. Acesso em: 15 de Nov. 2015. Disponível em: <www.sbn.com.br/upload/Exame-neurologico.pdf>
5. Huff JS, Stevens RD, Weingart SD et al. Emergency Neurological Life Support: Approach to the patient with coma. *Neurocrit Care* 2012 Aug. 30;17:S54-S59.
6. Bosch EP, Kennedy SS, Aschenbrener CA. Ocular bobbing. The myth of its localizing value. *Neurology* 1975 Oct.;25(10):949.
7. Wijdicks EF, Rabinstein AA, Bamlet WR et al. FOUR score and Glasgow Coma Scale in predicting outcome of comatose patients: a pooled analysis. *Neurology* 2011 July 5;77:84-85.
8. Wijdicks EF, Bamlet WR, Maramattom BV et al. Validation of a new coma scale: the four score. *Ann Neurol* 2005 Sept. 26;58:585-93.
9. Mendes PD, Maciel MS, Brandão MVT et al. Distúrbios da consciência humana – Parte 2 de 3: a abordagem dos enfermos em coma. *Rev Neurocienc* 2012;20(4):576-83.
10. Roarty JD, Keltner JL. Normal pupil size and anisocoria in newborns infants. *Arch Ophthalmol* 1990;108:94-95.
11. Speciali JG. Semiotécnica neurológica. *Medicina, Ribeirão Preto* 1996 Jan./Mar.;29:9-31.
12. Sanvito WL. *Propedêutica neurológica básica*. 2. ed. Rio de Janeiro: Atheneu, 2010, 288p.
13. Chaves MLF, Finkelsztejn A, Stefani MA. *Rotinas em neurologia e neurocirurgia*. Porto Alegre: Artmed, 2008.
14. Walter George Bradley. *Taylor & Francis. Neurology in clinical practice: principles of diagnosis and management*. 4th ed. Philadelphia: Elsevier, 2004.

15. Bhardwaj A, Mirski MA, Ulatowski JA. *Handbook of neurocritical care*. New Jersey: Humana, 2004.
16. Parrilo JE, Dellinger RP. *Critical care medicine: priciples of diagnosis and management in the adult*. 4th ed. Elsevier, 2008.
17. Corrêa-Neto Y. Morte encefálica: cinquenta anos além do coma profundo. *Rev Bras Saúde Matern Infant* 2010 Dez.10;(Supl 2):S355-61.
18. Machado C, Kerein J, Ferrer Y *et al*. The concept of brain death did not evolve to benefit organ transplants. *J Med Ethics* 2007;33:197-200.
19. Acesso em: 26 Dez. 2015. Disponível em: <http://bvsms.saude.gov.br/bvs/dicas/146 morte_encefalica.html>
20. Schwab RS, Potts F, Mathis P *et al*. EEG as an aid in determining death in the presence of cardiac activity. *Electroencephalogr Clin Neurophysiol* 1963;15:147-48.
21. Brasil. Conselho Federal de Medicina. Resoluções normativas: março de 1957 a dezembro de 2004. Brasília, DF: CFM; 2005.
22. Manual para notificação, diagnóstico de morte encefálica e manutenção do potencial doador de órgãos e tecidos. Central estadual de transplantes (CET)- Curitiba/PR, 2014.
23. Acesso em: 26 Dez. 2015. Disponível em: <http://www.amib.org.br/detalhe/noticia/ morte-encefalica-me-adulto>
24. Lago PM, Piva JP *et al*. Analgesia e sedação em situações de emergências e unidades de tratamento intensivo pediátrico. *J Pediatria* 2003;79:1-14.
25. Roldan JMD, Gonzalez PIJ, Garcia CG *et al*. Electrolytic disorders, hyperosmolar states and lactic acidosis in brain-dead patients. *J Transplantation Proceedings* 2005;37:1987-89.
26. Doob GJ, Weekes JW. Clinical confirmation of brain death. *Anaesthesia Intensive Care* 1995;23:37-43. Acesso em: 27 Dez. 2015. Disponível em: <http://www.abto.org.br/ abtov03/upload/file/CursoMorteEncefalica.pdf>
27. Ropper AH. Unusual spontaneous movements in brain-dead patients. *Neurology* 1984;34:1089-9.

18 Refinamentos no Exame Neuromuscular

Marcondes C. França Jr. ▪ Anamarli Nucci
Carlos Roberto Martins Jr. ▪ Alberto R. M. Martinez
Ingrid Faber

INTRODUÇÃO

As doenças neuromusculares (DNM) constituem um grupo amplo e bastante heterogêneo de enfermidades, cuja característica comum é o sítio de afecção – o sistema nervoso periférico. Neste grupo, estão incluídas as miopatias, as neuropatias periféricas, as doenças da junção neuromuscular e as doenças do neurônio motor. A abordagem diagnóstica de um paciente com suspeita de DNM é, muitas vezes, longa e complexa. Neste contexto, o exame neurológico detalhado pode trazer informações valiosas; algumas vezes, podem-se identificar sinais praticamente patognomônicos; em outras, os achados da semiologia permitem guiar de forma racional o fluxograma de exames diagnósticos. Assim, o foco deste capítulo é a revisão de algumas manobras e sinais da semiologia neurológica importantes para a avaliação das DNM. Dividiremos o capítulo em seções e detalharemos de forma específica os refinamentos para as miopatias, neuropatias periféricas, doenças da junção neuromuscular e doenças do neurônio motor.

MIOPATIAS

As miopatias são doenças em que o sítio de afecção primária é o músculo esquelético. Constituem um amplo grupo de enfermidades, com múltiplas etiologias e padrões de comprometimento. Aqui, mais do que em outras situações, a abordagem clínica com a identificação das queixas principais e dos achados semiológicos é fundamental para guiar a investigação. Do ponto de vista de sintomas, a absoluta maioria dos pacientes miopatas queixa-se de fraqueza, como manifestação principal.[1] Como veremos a seguir, dependendo do tipo específico de miopatia, o padrão de distribuição da fraqueza pode variar. A despeito disso, queixas, como dificuldade para subir escadas ou levantar-se de assentos mais baixos, são clássicas, pois refletem comprometimento da musculatura mais frequentemente afetada (proximal).

Pela mesma razão, um sinal comum em miopatas (principalmente do sexo feminino) é a observação de cabelos desgrenhados (o paciente não consegue penteá-los em razão da fraqueza de cintura escapular).[2] Outras queixas relatadas são dor e/ou cãibras relacionadas com os esforços (que sugerem doenças metabólicas dos músculos, como alguns tipos de glicogenoses), "rigidez" ou

388 Unidade III □ Semiologia em Situações Especiais

dificuldade de relaxamento (comumente vistas nas síndromes miotônicas) e intolerância aos esforços.

No exame físico, o principal objetivo deve ser caracterizar o padrão de acometimento da musculatura. Para tanto, deve-se realizar uma avaliação abrangente, incluindo músculos proximais, distais, axiais e do segmento cefálico, utilizando a técnica de oposição de força. Existem essencialmente 5 padrões de fraqueza nos pacientes com miopatia e dentro de cada padrão encontram-se formas específicas (Quadro 18-1).[1,2]

A grande maioria das miopatias se apresenta com fraqueza de músculos das cinturas pélvica e escapular. Este padrão é observado tanto em miopatias adquiridas, quanto geneticamente definidas e, portanto, tem especificidade diagnóstica baixa. Aqui, um sinal semiológico típico é o levantar miopático (ou *manobra de Gowers*), em que o paciente tem que literalmente escalar o próprio corpo para sair da posição sentada para a posição ereta (vide foto no capítulo de semiologia pediátrica). O segundo padrão ocorre nos pacientes com fraqueza

Quadro 18-1. Padrões de distribuição da fraqueza muscular nas miopatias

Padrão	Principais Miopatias
Fraqueza proximal (cinturas pélvica e escapular)	• Miopatias inflamatórias (dermatomiosite e polimiosite) • Distrofinopatias (D. de Duchenne e Becker) • Distrofias cintura-membros • Miopatias congênitas (Nemalínica, Focos centrais e Centro-nuclear)
Fraqueza predominantemente distal	• Distrofia miotônica • Miopatias distais (Welander, Nonaka, Miyoshi, Laing e Markesbery-Griggs) • Miopatias metabólicas (*Debrancher deficiency*)
Fraqueza escápulo-peroneal	• Distrofia facioescapuloumeral • Distrofia de Emery-Dreifuss • Distrofia tipo cintura-membros (tipos 1B, 2A, 2C-F, 2I) • Deficiência de miofosforilase • Deficiência de maltase ácida
Fraqueza de predomínio distal nos braços e proximal nas pernas	• Miosite a corpúsculos de inclusão
Fraqueza ocular com ptose e/ou oftalmoplegia	• Distrofia miotônica • Distrofia oculofaríngea • Miopatias congênitas (Centro-nuclear, Nemalínica e de focos centrais) • Miopatia mitocondrial

predominante nos músculos distais. Trata-se de um padrão observado, por exemplo, na distrofia miotônica tipo 1 e na miopatia de Nonaka.[3]

Clinicamente, estes pacientes podem ser confundidos com pacientes, apresentando polineuropatias de predomínio motor. Uma dica útil é que, nas miopatias distais, os músculos intrínsecos do pé (p. ex.: extensor curto dos dedos) são preservados e podem até sofrer hipertrofia, ao contrário do que ocorre nos processos neurogênicos. O terceiro padrão se refere à combinação de déficit dos músculos flexores profundos dos dedos (dificuldade de fechar energicamente a mão, fazer a preensão de objetos, torcer roupa etc.), atrofia da loja anterointerna do antebraço e atrofia/fraqueza de quadríceps (quedas frequentes). Este é geralmente patognomônico da *miosite a corpúsculos de inclusão*, doença muscular primária mais frequente em idosos (Figura 18-1).[4] Tais pacientes são incapazes de esconder as unhas, quando fecham a mão, denotando fraqueza expressiva dos flexores profundos dos dedos.

O quarto padrão inclui as miopatias que cursam com fraqueza e atrofia em cintura escapular (escápulas aladas), região umeral (m. bíceps e m. tríceps braquial), loja anterior da perna, com relativa preservação do deltoide (padrão escápulo-úmero-peroneal). Aqui, o grande exemplo é a *distrofia facioescapuloumeral (DFEU)*, que também apresenta envolvimento da musculatura da mímica facial (lagoftalmo e sorriso horizontalizado) (Figura 18-2). Finalmente, o quinto e último padrão é observado quando há paralisia do elevador das pálpebras, causando blefaroptose, associada ou não à limitação dos movimentos oculares extrínsecos (oftalmoparesia/plegia externa). Estes pacientes frequentemente apresentam contração compensatória do músculo frontal. Exemplos são as miopatias mitocondriais e a distrofia oculofaríngea.

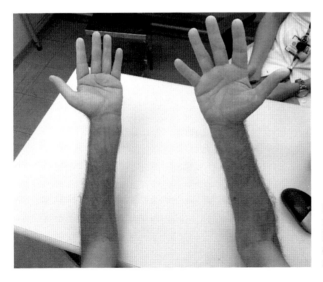

Figura 18-1. Paciente com miosite a corpúsculo de inclusão. Observe a atrofia da loja flexora dos antebraços.

Figura 18-2. Paciente com Distrofia facioescapuloumeral. Note as escápulas aladas, atrofia de bíceps e tríceps, com ligeira preservação dos deltoides (*Sinal da Prateleira*).

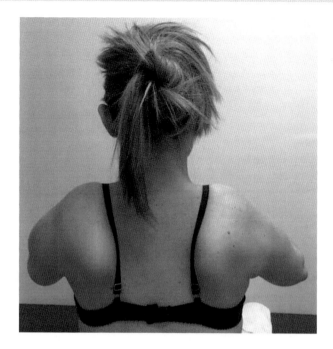

Além destes 5 padrões clássicos, há algumas apresentações peculiares que merecem atenção, pois são característicos de tipos específicos de doenças musculares. Um deles é o padrão em que há acometimento seletivo da musculatura axial (retos abdominais, paraespinhais), típico da *doença de Pompe do adulto*.[5] Alguns pacientes apresentam, como única queixa, a incapacidade para realizar exercícios de flexão abdominal. Ao exame, um sinal característico é a *manobra de Gowers modificada*, em que, ao tentar levantar-se da posição deitada, os pacientes viram de lado para conseguir executar o movimento (uma vez que o reto abdominal está parético). Na doença de Pompe, outra dica é o comprometimento ventilatório precoce, muitas vezes, desproporcional ao comprometimento muscular em membros, língua grande e abdome protruso pela flacidez muscular.

O fenótipo de cabeça caída (*dropped head syndrome* no inglês) ocorre quando há fraqueza da musculatura extensora do pescoço, com preservação da musculatura flexora. É observado em miopatias inflamatórias e algumas miopatias metabólicas. Paralelamente ao exame de força, deve-se atentar para outros achados semiológicos, como a avaliação do trofismo muscular, pesquisa de retrações e deformidades, avaliação dos reflexos de estiramento muscular, pesquisa do fenômeno miotônico e identificação de manifestações sistêmicas.

A maioria das miopatias cursa com atrofia muscular nos sítios específicos em que há fraqueza (vide discussão dos padrões acima). Alguns pacientes, entretanto, podem apresentar aumento do volume muscular. A situação mais comum é a pseudo-hipertrofia de panturrilhas observada nos pacientes com *distrofia muscular de Duchenne e Becker* (Figura 18-3). Na verdade, não ocorre hipertrofia verdadeira; o aumento de volume se deve à deposição local de tecido adiposo e fibrose no contexto da distrofia. Hipertrofia muscular verdadeira pode ocorrer nos pacientes com miotonia congênita, enfermidade genética em que há dificuldade de relaxamento muscular, o que leva o paciente a um estado de contração muscular sustentada. Tivemos oportunidade de acompanhar crianças portadoras de miotonia congênita com 2-3 anos de idade e que já apresentavam nítida hipertrofia muscular, como se fizessem atividades regulares em academia *("fenótipo hercúleo")*.[6]

Grande parte das miopatias crônicas evolui com encurtamento de músculos e tendões, o que impossibilita o alongamento passivo dos músculos até seu comprimento original. Este é um achado normalmente observado em estágios avançados da enfermidade, em que a mobilidade ativa daquele segmento já se encontra bastante reduzida. Por exemplo, na *distrofia muscular de Duchenne*, as retrações em membros inferiores são observadas de forma mais evidente, quando os pacientes se tornam cadeirantes. Algumas miopatias, entretanto, cursam com retrações precoces, como a *distrofia muscular de Emery-Dreifuss*.[7]

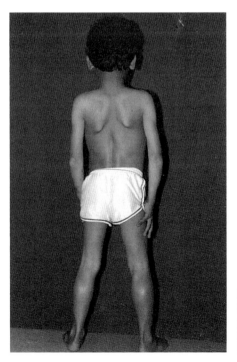

Figura 18-3.
Pseudo-hipertrofia de panturrilhas em um paciente com distrofia muscular de Duchenne.

As retrações normalmente são indolores, mas podem produzir deformidades que impactam na funcionalidade do paciente, como a espinha rígida e a cifoescoliose (Figura 18-4). Uma situação clínica relacionada é a *artrogripose congênita*, em que se observam múltiplas retrações articulares, e as articulações assumem um aspecto de "juntas curvadas". A artrogripose tem múltiplas causas, mas um fator importante é a redução da motilidade intrauterina do feto, levando às retrações. Por isso, ela pode ser um comemorativo de miopatias de início muito precoce, como as miopatias e distrofias musculares congênitas. Nestas, é comum observar também aspectos dimórficos faciais, como palato ogival, "boca em carpa", hipertelorismo e alterações do dorso do nariz (Figura 18-5).[8]

Os reflexos de estiramento muscular podem estar normo ou hipoativos nas miopatias. Normalmente, eles se alteram quando há comprometimento grave do músculo efetor do reflexo, com atrofia e fraqueza bastante evidentes. Portanto, hiporreflexia no contexto das miopatias é uma situação habitualmente tardia. Neste contexto, um paciente com fraqueza proximal e suspeita de miopatia, apresentando reflexos abolidos, mas com trofismo muscular preservado, deve ter outros diagnósticos a serem considerados, em especial a *síndrome miâstenica de Lambert-Eaton* (vide adiante).

O fenômeno miotônico consiste na dificuldade de relaxamento muscular e pode ser evidenciado pela percussão do ventre muscular (miotonia de percussão) ou solicitando ao paciente que faça um movimento ativo seguido por uma tentativa de relaxamento (miotonia de ação – p. ex. fechar fortemente a mão e abri-las subitamente). É um achado importante, porque aponta de forma inequívoca para um grupo de miopatias ligadas a alterações nos canais de cloreto da membrana muscular. Clinicamente, o fenômeno miotônico sugere dois diagnósticos possíveis, distrofia miotônica (tipo 1 ou tipo 2) ou miotonia congênita

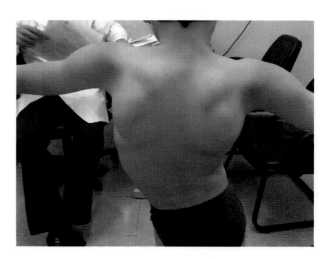

Figura 18-4. Acentuada cifoescoliose em um paciente com distrofia muscular tipo cintura-membros.

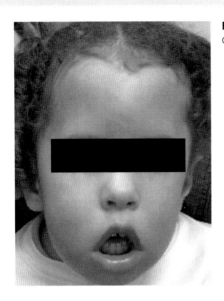

Figura 18-5. Fácies na distrofia muscular congênita.

(outras miopatias podem cursar com miotonia evidente à eletroneuromiografia, mas não clinicamente, como é o caso das miopatias metabólicas e miopatias congênitas).

Existem dois outros achados semiológicos que podem ser identificados também à percussão muscular. O primeiro é o *mioedema*, que consiste na formação de um "nódulo" que se sobressai da superfície muscular e pode durar vários segundos até sumir. Trata-se de um sinal típico do mixedema (hipotireoidismo) ou desnutrição grave. O segundo é um fenômeno chamado *"rippling"*, que consiste em uma onda de depressão da superfície muscular que se move lentamente no ventre do músculo após a percussão e é encontrada nos pacientes com mutação no gene da Caveolina-3 (distrofia de cinturas autossômica dominante).[9]

Finalmente, algumas manifestações sistêmicas podem ser extremamente valiosas para afunilar o diagnóstico etiológico de um paciente miopata. O comprometimento cardíaco, por exemplo, é comum em várias miopatias geneticamente determinadas e pode-se dar tanto na forma de uma miocardiopatia (com disfunção ventricular e insuficiência cardíaca, como nas distrofinopatias), quanto de um distúrbio do ritmo (levando a arritmias, como na distrofia miotônica, mitocondriopatias e *distrofia de Emery Dreifuss*). Alterações de pele também são importantes, como *o sinal de Gottron*, *sinal do Xale* e o *heliotropo* (observados na dermatomiosite) (Figura 18-6); os lipomas na região cervical (típicos das miopatias mitocondriais); e as hiperqueratoses foliculares, queloides, cicatrizes hipertróficas e calcâneo proeminente (encontradas nas miopatias relacionadas com mutações no gene do *colágeno tipo VI – Bethlem e Ullrich*). Revise agora os principais padrões de miopatias ilustrados na Figura 18-7.

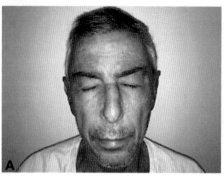 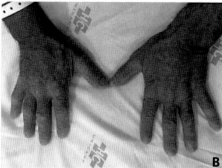

Figura 18-6. Lesões cutâneas características da dermatomiosite. (**A**) *Heliotropo* (descoloração violácea das pálpebras). (**B**) Sinal de Gottron (eritema descamativo sobre a face dorsal das articulações metacarpofalangianas). (Ver *Prancha* em *Cores*.)

NEUROPATIAS PERIFÉRICAS

Neste grupo, incluímos as afecções primárias dos nervos periféricos, que podem acometer tanto suas porções mais proximais (como as radiculopatias e plexopatias), quanto mais distais (como as polineuropatias e mononeuropatias múltiplas).

Afecções Proximais

As radiculopatias e plexopatias normalmente produzem manifestações sensitivas e motoras segmentares com distribuição dependente dos locais específicos afetados (Quadro 18-2).[10]

As plexopatias braquiais têm inúmeras causas, incluindo trauma, compressões extrínsecas e processos inflamatórios. Na atualidade, as lesões traumáticas ocupam posição de destaque como etiologia mais comum, sobretudo ligadas aos acidentes motociclísticos. As plexopatias obstétricas são outra situação traumática relevante e clinicamente se apresentam por duas síndromes clássicas – a *paralisia de Erb-Duchenne* (comprometimento do tronco superior do plexo braquial – C5-C6, levando à incapacidade de abdução, flexão e rotação lateral do braço. A mão assume a posição de "garçom pedindo gorjeta") e *Dejerine-Klumpke* (comprometimento do tronco inferior do plexo braquial – C8-T1, levando à fraqueza e atrofia da musculatura intrínseca da mão, que assume uma postura em garra, simiesca).

Na prática clínica, outra situação comum é o surgimento de plexopatia no contexto de pacientes oncológicos, especialmente por neoplasias de mama e ápice pulmonar. O acometimento do plexo pode ocorrer tanto por infiltração/compressão direta do tumor, quanto por efeito adverso de radioterapia (frequentemente usada no tratamento destes pacientes). O prognóstico e o manejo de cada caso é bastante diverso e, por isso, é fundamental distinguir entre uma

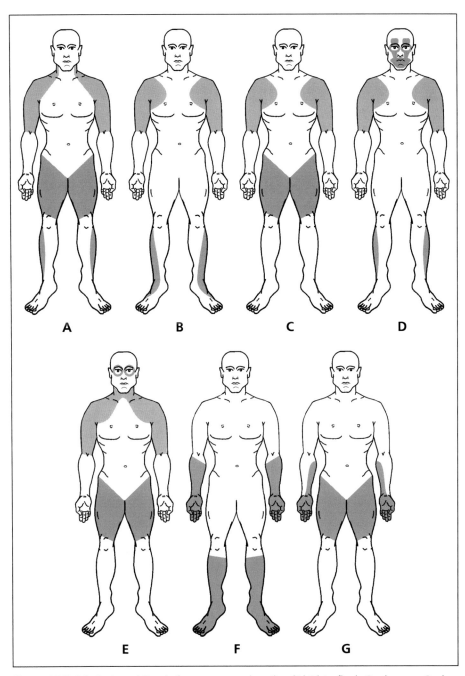

Figura 18-7. Principais padrões de fraqueza nas miopatias. (**A**) Distrofia de Duchenne e Becker. (**B**) Distrofia de Emery-Dreifuss. (**C**) Distrofia de cinturas. (**D**) Distrofia facioescapuloumeral. (**E**) Distrofia oculofaríngea. (**F**) Miopatias distais. (**G**) Padrão clássico da miosite a corpos de inclusão.

Quadro 18-2. Manifestações clínicas nas principais radiculopatias cervicais e lombossacrais

Raiz	Dor (Localização)	Déficit Sensitivo (Distribuição)	Déficit Motor (Distribuição)	Alteração de Reflexo
C3-C4	Musculatura paravertebral, ombro	Pescoço	Músculos da nuca, diafragma	–
C5	Pescoço, ombro	Ombro	Deltoide, supra e infraespinhoso, romboides, bíceps, braquiorradial	Bicipital, braquiorradial
C6	Pescoço, ombro, porção superior do braço com extensão à fossa antecubital	Polegar e indicador, região lateral do antebraço	Deltoide, supra e infraespinhoso, romboides, bíceps, braquiorradial, pronador redondo, flexor radial do carpo	Bicipital, braquiorradial
C7	Pescoço, ombro, porção posterior do antebraço	Dedo médio	Tríceps, pronador redondo, flexor radial do carpo, extensor radial do carpo	Tricipital
C8	Pescoço, ombro, porção medial do antebraço	Dedos anelar e mínimo, região hipotenar	Músculos intrínsecos da mão, extensores e flexores dos dedos	–
T1	Pescoço, ombro, porção medial do antebraço	Região medial do antebraço	Músculos intrínsecos da mão	–
L3	Região anterior da coxa, região inguinal	Região anterior da coxa	Iliopsoas, adutores da coxa, quadríceps	Patelar
L4	Região anterior da coxa	Região medial da panturrilha e do pé	Quadríceps, adutores da coxa	Patelar
L5	Região posterolateral da coxa e panturrilha se estendendo ao hálux e dorso do pé	Dorso do pé, hálux, região lateral da panturrilha	Tibial anterior e posterior, extensor longo do hálux, fibulares, glúteo médio	–
S1	Região posterolateral da coxa e panturrilha se estendendo aos dedos 4/5 e calcâneo	Região lateral do pé, panturrilha, região plantar	Triceps sural, isquiotibiais, glúteo máximo	Aquileu

Capítulo 18 □ Refinamentos no Exame Neuromuscular

situação e outra. Na plexopatia infiltrativa, a dor (de padrão neuropático) é frequente e intensa; geralmente há uma massa palpável supraclavicular; o *sinal de Horner* pode estar presente e, temporalmente, os sinais/sintomas se instalam de forma rápida. Por outro lado, na plexopatia actínica, o curso é insidioso, normalmente se inicia meses após o fim da radioterapia. Pode ou não haver dor associada, mas os sintomas parestésicos são marcantes, principalmente no território do 2º/3º dedos da mão, além de mioquimias (contrações localizadas e ondulantes de pequenas porções musculares) serem comuns.[10]

O plexo lombossacral é composto, na verdade, por dois componentes – o plexo lombar e o plexo sacral. As etiologias são semelhantes àquelas descritas para o plexo braquial, mas com a ressalva de que as lesões traumáticas são bem menos frequentes (pela disposição anatômica mais protegida dentro da pelve e retroperitônio). O comprometimento do plexo lombar leva basicamente a sintomas dolorosos e sensitivos na região anterior da coxa, associados a déficit motor de quadríceps e iliopsoas. Além destes achados, a semiologia pode revelar o *sinal de Lásegue invertido* (acentuação da dor pela hiperextensão da coxa na posição deitada) e, às vezes, o indivíduo assume a posição antálgica de flexão do quadril (achado particularmente comum nas plexopatias por infiltração neoplásica retroperitoneal).[11]

A compressão focal do *nervo cutâneo lateral da coxa* ocasiona sintomas puramente sensitivos nas faces anterior e lateral da coxa, conhecida como *meralgia parestésica*, comum em sujeitos obesos e gestantes. Nesta condição, o sítio mais comum de compressão é o ponto de emergência do nervo na pelve. Por esta razão, a palpação em um ponto situado 1 cm medial e 1 cm abaixo da espinha ilíaca anterossuperior frequentemente desencadeia dor ou parestesias. A plexopatia sacral é caracterizada por sintomas sensitivos (dor e/ou parestesias) na região glútea, face posterior da coxa e a perna (abaixo do joelho). O déficit motor aqui envolve glúteos, isquiotibiais e toda a musculatura da perna. O comprometimento motor da musculatura glútea é particularmente relevante para o diagnóstico diferencial com as neuropatias do ciático (onde glúteos estão preservados). Semiologicamente, podem estar presentes também os clássicos sinais de irritação meningorradicular, como *Lásegue e Kernig (vide Capítulo 12 – Sinais e Manobras Meningorradiculares)*.

As afecções radiculares são comuns na prática neurológica e causadas, principalmente, por compressão foraminal relacionada com processos osteodegenerativos da coluna e herniação dos discos intervertebrais. Clinicamente, os pacientes apresentam sintomas dolorosos, sensitivos (parestesias e/ou hipoestesia) e menos frequentemente déficits motores. Para cada raiz específica, as manifestações sensitivas e motoras se distribuem ao longo do dermátomo e miótomo correspondentes (Quadro 18-2). Devemos lembrar que nem sempre as áreas de distribuição na superfície corporal de um dermátomo e um miótomo são superponíveis. Dependendo do nível comprometido, pode haver alteração de reflexos de estiramento muscular. Achados adicionais estão relacionados com as manobras de irritação meningorradicular: nos membros inferiores, os *sinais de Lásegue e Kernig*; e nos membros superiores, os *sinais de Bikele* e o *teste de Spurling* (vide Capítulo 12 – Sinais e Manobras Meningorradiculares). No segmento torácico, as radiculopatias são bem menos frequentes, mas podem produzir sinais semiológicos característicos nas lesões radiculares torácicas mais baixas (T10-T12), como a herniação de parede abdominal e o *sinal de Beevor* (desvio para cima da cicatriz umbilical, quando o paciente é solicitado a fletir a cabeça a partir da posição de decúbito horizontal).[12]

Assim, vê-se que o exame clínico é uma ferramenta importante para topografar o sítio de lesão, como os casos ilustrativos seguintes demonstrarão. Por exemplo, uma situação comum é a avaliação de pacientes vítimas de trauma com fraqueza e déficit sensitivo em região proximal de membro superior. Nestes casos, a dúvida diagnóstica entre uma plexopatia braquial afetando o tronco superior e uma radiculopatia C5-C6 é frequente. E, naturalmente, traz distinção em termos de conduta e prognóstico (muito pior nas avulsões radiculares). Aqui, a avaliação da força muscular dos músculos romboides, do elevador da escápula e do serrátil anterior é bastante útil para ajudar no diagnóstico diferencial *(vide Capítulo 9 – Exame da Motricidade)*. Estes músculos são inervados pelo nervo escapular dorsal (os dois primeiros) e torácico longo (o último) que se originam antes da formação do plexo braquial. Portanto, se estiverem paréticos, deve-se suspeitar de um comprometimento radicular associado.

Pacientes com déficit motor restrito às porções distais de um dos braços também são uma situação rotineira na prática clínica. Muitas vezes, pode haver dificuldade de distinguir entre uma afecção proximal (radiculopatia C8-T1, plexopatia braquial de tronco inferior) e uma neuropatia focal de ulnar. Devemos reparar que, em ambas as situações, há déficit motor na musculatura intrínseca da mão, o que pode gerar confusão diagnóstica. Do ponto de vista motor, a avaliação de músculos inervados pelo miótomo C8-T1, mas não pelo nervo ulnar traz informações importantes (p. ex., o extensor próprio do índex ou músculos da eminência tenar). No caso de afecções proximais, estes músculos estariam paréticos, enquanto que, na neuropatia ulnar, o déficit motor estaria restrito à musculatura intrínseca da mão, flexor ulnar do carpo e flexor profundo dos dedos 4/5.

Também a avaliação da sensibilidade pode ser informativa. No caso de uma neuropatia ulnar, a hipoestesia ficará restrita à mão (região hipotenar + dedos 4/5), enquanto que nas radiculopatias C8-T1 e plexopatias ela se estenderá para a face medial do antebraço e/ou braço. Finalmente, a palpação no nervo ulnar no cotovelo pode ser útil, visto que a causa mais comum de neuropatia ulnar é a compressão no cotovelo, que frequentemente ocasiona hipertrofia do tronco nervoso e presença do *sinal de Tinel* no local.

Afecções Distais

O comprometimento das porções mais distais do sistema nervoso periférico pode-se apresentar clinicamente como uma mononeuropatia simples, uma mononeuropatia múltipla, uma polineuropatia ou uma polirradiculoneuropatia (Figura 18-8). Um dos objetivos do exame neurológico é exatamente permitir a classificação do paciente em uma destas 4 categorias, visto que as etiologias são diferentes para cada uma delas.

As mononeuropatias são caracterizadas por déficits sensitivos e motores focais que são explicados pelo acometimento de um único tronco nervoso. Diversos nervos, tanto nos membros superiores quanto inferiores, podem ser comprometidos (Quadro 18-3). A causa mais comum é compressiva e, para cada nervo específico, há um sítio anatômico de maior vulnerabilidade. É importante reconhecer estes pontos, pois a palpação neural feita sobre eles pode desencadear o *sinal de Tinel*.

No caso específico da neuropatia ulnar, alguns sinais clínicos podem ser observados: A) *Sinal de Froment* – quando solicitado a fazer a pinça, o paciente não consegue, pois os músculos do 1º interósseo dorsal, adutor do polegar e flexor curto do polegar estão paréticos (inervação ulnar). Daí, para compensar e conseguir realizar a pinça, ele passa a utilizar os músculos de inervação pelo mediano, ou seja, flexor longo do polegar e flexor profundo do 2º dedo. O resultado é um pinça que assume uma forma circular, devido à hiperfunção dos músculos responsáveis pela flexão das falanges distais – flexor profundo do segundo dedo e flexor longo do polegar. B) *Sinal de Wartenberg* – Ao tentar colocar a mão no bolso, o 5º dedo sempre permanece de fora. Isto ocorre pela dificuldade de aduzi-lo, em razão da fraqueza do músculo do 3º interósseo palmar (inervado pelo ulnar). C) *Sinal da prece papal* – a mão assume uma posição que lembra

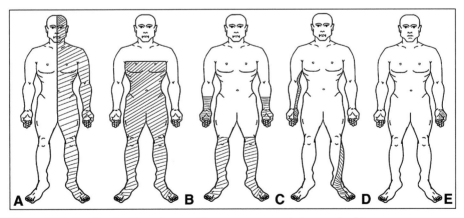

Figura 18-8. Padrões de alterações sensitiva e motora nas síndromes do sistema nervoso periférico. (**A**) Lesão cerebral. (**B**) Síndrome medular. (**C**) Polineuropatia. (**D**) Mononeuropatia múltipla. (**E**) Mononeuropatia.

Quadro 18-3. Mononeuropatias mais comuns dos membros superiores e inferiores

Nervo	Sítio Mais Comum de Lesão	Déficit Motor	Déficit Sensitivo
Mediano	Punho (canal do carpo)	Região hipotenar – abdutor curto do polegar (tardio)	Três primeiros dedos e metade lateral do 4º dedo (poupa a região tenar) Sinal de Tinel e Phallen (+)
Ulnar	Cotovelo (canal cubital)	Músculos intrínsecos da mão, região hipotenar, flexor ulnar do carpo e flexor profundo dos dedos 4/5	5º dedo e metade medial do 4º. Déficit vai até a prega do punho
Radial	Braço (goteira espiral do úmero)	Músculos extensores dos dedos e do carpo (mão caída), braquiorradial e supinador. Tríceps preservado	Aspecto dorsolateral da mão (próx. Tabaqueira anatômica)
Fibular	Perna (cabeça da fíbula)	Músculos dorsiflexores do pé e artelhos (pé caído). Músculo tibial posterior é preservado	Região lateral da perna e dorso do pé. Sinal de Tinel (+)

a prece papal. Isto ocorre pela combinação da fraqueza da abdução dos dedos e a posição em garra dos dedos 4/5 (extensão nas articulações metacarpofalangianas e flexão nas articulações interfalangianas, por fraqueza dos músculos 3º e 4º lumbricais) (Figura 18-9).[13]

As mononeuropatias múltiplas (ou multineuropatias) se caracterizam pelo acometimento simultâneo ou sequencial de mais de um tronco nervoso. Elas apresentam déficits sensitivos e motores com distribuição que depende dos nervos específicos afetados; entretanto, a regra geral é a assimetria das alterações e a ausência do padrão comprimento-dependente, visto nas polineuropatias. No nosso meio, a hanseníase é a causa mais importante de mononeuropatia múltipla, demandando diagnóstico e tratamento precoces. As alterações típicas de pele (fácies leonina, madarose e lesões infiltradas com anestesia) no contexto de uma mononeuropatia múltipla são extremamente úteis para o diagnóstico. Além disso, alguns dados do exame neurológico podem ajudar no reconhecimento da neuropatia hansênica (o que é particularmente útil no caso das formas neurais puras).

O primeiro deles é o padrão que obedece a um gradiente de temperatura (o bacilo tem predileção por áreas mais frias do corpo), resultando, portanto, em um envolvimento inicial de ramos sensitivos cutâneos e troncos mais superficiais (como os nervos ulnar e fibular comum) e preservação de estruturas neura-

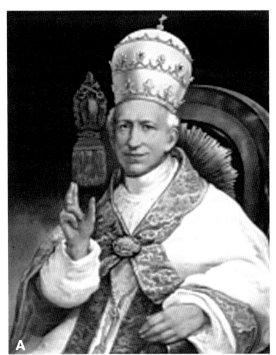
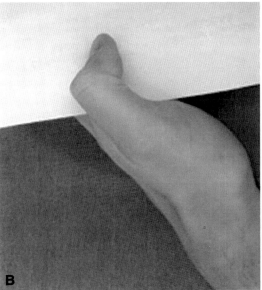
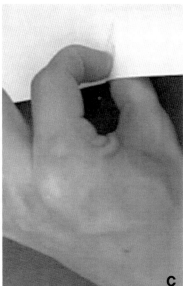

Figura 18-9. Lesão do nervo ulnar. (**A**) Sinal da Prece Papal e (**B** e **C**) variantes do *Sinal de Froment*.

is mais profundas (como plexos e nervos viscerais). Outro aspecto peculiar é a hipertrofia de nervos, típica da doença, e que pode ser encontrada tanto em troncos maiores, quanto em ramos superficiais (Figura 18-10). A hipertrofia de troncos neurais, entretanto, pode ser encontrada em situações de compressão crônica (neuropatia ulnar no cotovelo) e, por isso, é menos específica. Assim, a palpação de ramos cutâneos, como o dorsal do ulnar, radial, fibular superficial e auricular posterior, assume especial relevância e deve ser pesquisada nos casos suspeitos.[14]

Outra mononeuropatia múltipla que merece destaque é a *neuropatia motora multifocal*. Trata-se de enfermidade rara, mas de natureza autoimune e, portanto, potencialmente tratável. Sua apresentação é bastante peculiar, com acometimento insidioso e seletivo de fibras motoras, predominantemente distais e nos membros superiores. Déficits em território do nervo radial e mais especificamente do interósseo posterior (ramo motor do radial) são bastante característicos (mão caída – Figura 18-11). Além disso, a distribuição da fraqueza segue um padrão com base em nervos específicos e não em miótomos.[15] Quando se tem envolvimento sensitivo das fibras do nervo radial, ocorre hipoestesia na região tenar dorsal até transição de terceiro e quarto quirodáctilos.

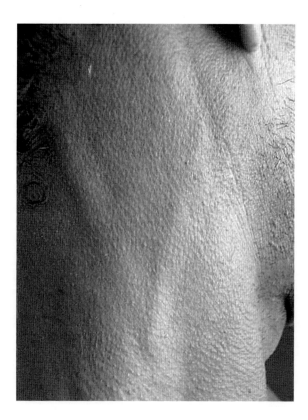

Figura 18-10. Hipertrofia do nervo auricular magno em um paciente com hanseníase Virchowiana. (Ver *Prancha* em *Cores*.)

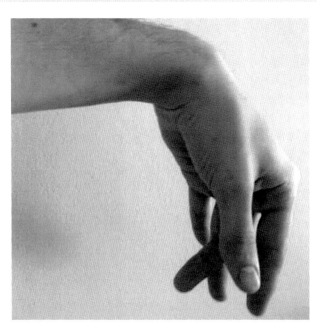

Figura 18-11. Mão caída na paralisia do nervo radial esquerdo. Tal achado é típico em compressões proximais (uso de muletas), na goteira espiral do úmero (paralisia do sábado à noite – dormir em cima do braço) e na compressão do nervo interósseo posterior (ramo motor do radial), geralmente na arcada de Frohse, passagem desse nervo no músculo supinador. A lesão do interósseo posterior não proporciona déficit sensitivo. Tais condições proporcionam neuropraxia compressiva e tendem a ser reversíveis, pois não há lesão axonal e, sim, mielínica.

Lesões envolvendo o nervo mediano determinam fraqueza nos músculos correspondentes à sua inervação, principalmente músculos da região tenar e do segundo e terceiro dedos. A postura típica da mão é a *mão simiesca*, com marcada fraqueza tenar, principalmente do oponente do polegar, que se desvia posteriormente (Figura 18-12). Quando há envolvimento das fibras sensitivas, tem-se hipoestesia da região tenar, até a face lateral do quarto dedo. Por vezes, ocorre lesão do *nervo interósseo anterior* (ramo motor do mediano), gerando fraqueza nos músculos flexor profundo dos dedos I e II, flexor longo do polegar e pronador quadrado. Tal situação é eminentemente motora, sendo relativamente comum em neuropraxias do nervo ao passar pela *arcada de Struthers* ou *síndrome do pronador redondo*. Não há qualquer alteração sensitiva, e o paciente apresenta o *"OK Sign"*, ou seja, tem dificuldade de realizar pinça fina com o I e II quirodáctilos, por fraqueza dos músculos flexor longo do polegar e flexor profundo do dedo II (Figura 18-13).

A Síndrome do Túnel do Carpo (STC) é caracterizada pela compressão do nervo mediano no carpo (canal carpiano – retináculo dos flexores), gerando parestesias, hipoestesia ou dor na ponta dos dedos I, II e III, bem como fraqueza de músculos da mão inervados pelo mediano, a depender do grau de compressão neural. É comum em pacientes diabéticos, obesos, gestantes, hipotireóideos e portadores de artrite reumatoide. É importante salientar que tais pacientes não apresentam envolvimento sensorial da região tenar, pois o ramo palmar responsável pela inervação dessa porção passa fora do canal carpiano e

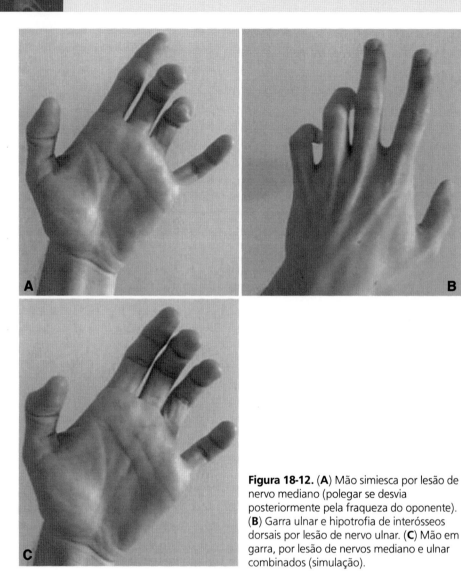

Figura 18-12. (A) Mão simiesca por lesão de nervo mediano (polegar se desvia posteriormente pela fraqueza do oponente). **(B)** Garra ulnar e hipotrofia de interósseos dorsais por lesão de nervo ulnar. **(C)** Mão em garra, por lesão de nervos mediano e ulnar combinados (simulação).

não sofre compressão. Pode-se evocar dor ou parestesias com as manobras de *Tinel* (percussão do nervo no punho), *Sinal de Phallen* (dorsiflexão mantida dos carpos por 60 segundos) e *Sinal de Durkan* (compressão digital dolorosa do túnel do carpo). Os sintomas são mais comuns à noite e tendem a acordar o paciente. Ao chacoalhar os punhos, os sintomas melhoram transitoriamente *(Sinal de Pryse-Phillips)*. Analogamente, o nervo ulnar também pode sofrer compressão no carpo, sendo denominada *Síndrome do Canal de Guyon*.

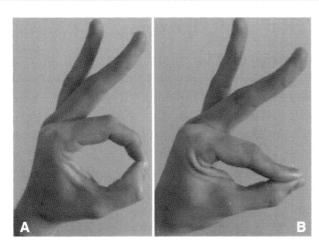

Figura 18-13. (A) Paciente sem lesão de nervo interósseo anterior. **(B)** Representação de lesão no nervo interósseo anterior esquerdo, evidenciando a dificuldade em se realizar o sinal do "OK" (simulação).

A apresentação clínica das polineuropatias e polirradiculoneuropatias é semelhante e envolve déficits sensitivos e motores simétricos. Existem, no entanto, diferenças importantes. Nas polirradiculoneuropatias, há comprometimento radicular associado o que leva a:

A) Déficits sensitivos e motores proximais (e não apenas distais).
B) Alteração difusa dos reflexos de estiramento muscular (e não apenas distais como os aquileus).
C) Dor de padrão radicular combinada a sinais de irritação meningorradicular (especialmente nas formas inflamatórias agudas).

Ao contrário, os achados semiológicos nas polineuropatias são sempre comprimento-dependentes e, portanto, predominante ou exclusivamente distais. Esta distinção – entre polineuropatias e polirradiculoneuropatias – é extremamente importante na prática, visto que as polineuropatias têm inúmeras etiologias, enquanto que as polirradiculoneuropatias, habitualmente, têm um mecanismo autoimune, podendo-se apresentar de forma aguda ascendente *(síndrome de Guillain-Barrè)* ou crônica (*polirradiculoneuropatia inflamatória desmielinizante crônica* – CIDP).

Vale a pena lembrar que paresia súbita ascendente, iniciando nos membros inferiores, passando pelos braços e face, com diparesia facial, é altamente sugestivo de Guillain-Barrè, principalmente, se houver dor radiculopática, com sinais meningorradiculares positivos e disestesias distais. Comprometimento ventilatório por fraqueza dos músculos da respiração também não é raro. Tal quadro clínico, se somado à dor abdominal e a episódios de urina escurecida, bem como história psiquiátrica prévia, fala a favor de um grande diagnóstico diferencial das polirradiculopatias agudas: a porfiria intermitente. Tal condição genética se apresenta esporadicamente, e um simples teste à beira do leito pode fechar o diagnóstico. Basta colocar a urina do paciente alguns minutos no sol e observar o escurecimento da mesma para cor de chocolate ou vinho (Figura 18-14).

Um aspecto importante na abordagem das polineuropatias é a distinção entre enfermidades predominantemente axonais ou predominantemente desmielinizantes. Com base apenas no exame neurológico, esta é uma tarefa difícil, principalmente nas neuropatias agudas/subagudas. Naquelas com apresentação mais crônica, entretanto, podem-se identificar dados semiológicos úteis. As neuropatias desmielinizantes crônicas adquiridas frequentemente cursam com fraqueza muscular, mas desproporcional ao grau de atrofia muscular observado (sem ou mínima atrofia). Isto ocorre porque parte importante da paresia deve-se a um fenômeno puramente eletrofisiológico – *o bloqueio de condução iônico*. Por outro lado, a fraqueza nas neuropatias axonais crônicas é proporcional à gravidade da atrofia (aqui tanto fraqueza quanto atrofia se devem à degeneração axonal).

A hipertrofia de nervos periféricos também é um dado sugestivo de uma neuropatia desmielinizante crônica. O substrato anatomopatológico deste achado é a formação de camadas redundantes de mielina em torno do axônio – os *bulbos de cebola*. Considerando, por exemplo, a *doença de Charcot-Marie-Tooth*, observa-se hipertrofia de nervos em até 40% dos pacientes com formas desmielinizantes, mas em praticamente nenhum com formas axonais.[14] Dessa forma, a palpação de nervos é obrigatória no exame neurológico.

Além disso, como explanado no capítulo de sensibilidade, as polineuropatias podem acometer fibras finas e/ou fibras grossas. Sabe-se que as fibras finas são pouco mielinizadas ou amielínicas, sendo responsáveis por transmissão de dor, temperatura e tato de forma geral. Já as fibras grossas são altamente mielinizadas e transmitem informações de propriocepção, vibração e tato. Polineuropatias de fibras finas tendem a ser muito dolorosas, com disestesias, alodínea, lesões tróficas, disautonomia local, entretanto, com reflexos de estiramento muscular preservados. Por outro lado, as polineuropatias de fibras grossas causam hipoestesia, alteração de equilíbrio, perda da propriocepção, vibração e

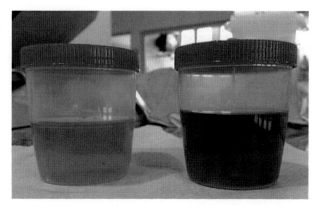

Figura 18-14. Escurecimento da urina de paciente com polirradiculopatia aguda, após exposição por 15 minutos em luz solar, sugerindo diagnóstico de porfiria aguda intermitente. *Foto e teste realizados à beira do leito pelo Dr. Carlos Roberto Martins Jr na UTI Neurológica do Hospital de Clínicas da Unicamp.* (Ver *Prancha em Cores*.)

hipo ou arreflexia. Existem inúmeras causas para as polineuropatias, o que torna o processo de investigação etiológica frequentemente laborioso e demorado. Neste sentido, a propedêutica neurológica pode identificar alguns achados relativamente específicos de tipos particulares de polineuropatia:

A) **Doença de Charcot-Marie-Tooth:** grupo de neuropatias hereditárias caracterizado pelo comprometimento de fibras sensitivas e motoras, com início no adulto jovem e evolução lentamente progressiva. Clinicamente, os pacientes apresentam atrofia do compartimento muscular anterior da perna e intrínseco dos pés, levando ao padrão clássico de *atrofia em garrafa de champanhe invertida*, pés cavos e dedos em martelo (Figura 18-15). Nas formas desmielinizantes (a grande maioria), encontra-se frequentemente hipertrofia de troncos nervosos.

B) **Neuropatias tóxicas:** grupo amplo de neuropatias causadas pela exposição a medicamentos ou a agentes químicos ambientais. Algumas delas apresentam achados bastante característicos, como a neuropatia relacionada com intoxicação pelo chumbo. Nesta situação, há um padrão seletivo de fraqueza, acometendo musculatura extensora dos dedos e do punho (simulando paralisia radial com mão caída), com evolução insidiosa e que se associa a uma pigmentação azulada nas gengivas *(estrias plúmbicas)*. Outra neuropatia tóxica com achados peculiares é a intoxicação por arsênico, que se apresenta de forma rápida, simulando uma polirradiculoneuropatia aguda, associada a lesões ungueais características – *as linhas de Mees (bandas esbranquiçadas transversalmente)*. A intoxicação por tálio também apresenta padrão polirradiculopático e cursa com queda de cabelos e fâneros de forma exuberante.

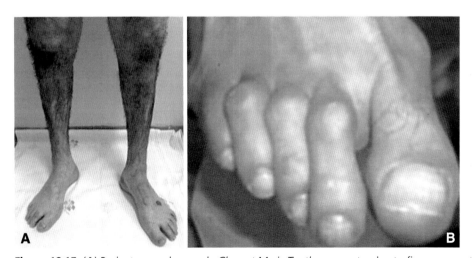

Figura 18-15. (**A**) Paciente com doença de *Charcot-Marie-Tooth*, apresentando atrofia muscular distal nos membros inferiores *(padrão de garrafa de champanhe invertido)*, pés cavos e dedos ligeiramente em martelo. (**B**) Dedos em martelo clássicos.

As neuronopatias sensitivas constituem outro grupo de afecções periféricas com apresentação peculiar.[16] A rigor, não podem ser classificadas como polineuropatias, pois o sítio de agressão é proximal – o próprio corpo celular dos neurônios sensitivos (localizado nos gânglios da raiz dorsal) e não há comprimento-dependência (gradiente). O exame neurológico revela nítida dissociação entre as manifestações motoras (praticamente ausentes) e sensitivas (bastante proeminentes). Com relação aos déficits sensitivos, todas as modalidades são afetadas, mas há nítido predomínio das sensibilidades profundas, como vibração e propriocepção. O padrão de anormalidades é assimétrico e multifocal, podendo, na evolução, assumir um aspecto confluente. O *sinal de Romberg* está invariavelmente presente, e achados ligados à deaferentação sensitiva, como pseudoatetose (movimentos involuntários torcionais dos dedos presentes exclusivamente com os olhos fechados) e pseudoparesia (fraqueza aparente quando a oposição de força é realizada com os olhos fechados, mas não com os olhos abertos), são também comuns.[17] Dores lancinantes de padrão neuropático também são muito comuns.

▶ DOENÇAS DA JUNÇÃO NEUROMUSCULAR

As doenças da junção neuromuscular são caracterizadas pela falência da transmissão sináptica na placa mioneural. O local primário da afecção pode ser pós-sináptico *(miastenia gravis)* ou pré-sináptico *(síndrome miastênica de Lambert-Eaton)*. O sintoma-chave deste grupo de doenças é a *fatigabilidade*, ou seja, a dificuldade de manter e, não exatamente, de gerar força muscular. Portanto, os pacientes normalmente contam variação na intensidade dos sintomas de um dia para outro, ou ao longo do dia (com piora habitual no período noturno ou vespertino).

A *miastenia gravis* é a principal doença da junção neuromuscular em termos de frequência. A doença ocorre por uma agressão autoimune direcionada a proteínas na região pós-sináptica da placa mioneural, em especial o receptor nicotínico de acetilcolina. A grande maioria dos casos se inicia com manifestações oculares (diplopia e ptose flutuantes) e/ou bulbares (disfonia – voz anasalada, disfagia e regurgitação nasal de alimento), mas com a evolução do quadro, os sintomas podem-se estender aos membros. No exame neurológico, é fundamental a execução de provas que avaliem fadiga. Isto deve ser feito, por exemplo, pedindo ao paciente que mantenha o olhar dirigido para cima por 1 minuto para que possamos verificar se surge ptose ou desvio ocular.

Em alguns casos, quando o paciente é solicitado a manter o olhar desviado lateralmente, pode surgir um "pseudonistagmo" – movimento semirrítmico dos olhos que ocorre por fadiga da musculatura ocular extrínseca. O *sinal de Cogan (Cogan eyelid twitch)* é bastante específico da *miastenia gravis* e consiste na elevação rápida e transitória da pálpebra superior acima do esperado, quando os olhos são rapidamente trazidos para a posição neutra do olhar a partir do olhar para cima.[18] O teste do gelo também tem grande valor semiológico na suspeita da doença.[19] Ele se baseia no fato de que a enzima acetilcolinesterase (responsável pela degradação da acetilcolina na fenda sináptica) não "funciona" bem a baixas temperaturas, o que leva a menor degradação e maior disponibilidade de moléculas de acetilcolina para ligação no alvo pós-sináptico. A técnica de avaliação consiste na colocação de gelo sobre a pálpebra superior de um paciente com ptose (usando proteção para evitar queimaduras pelo frio) por 3 a 5 minutos, seguida pela observação do efeito sobre a abertura ocular. A principal limitação do teste é que se aplica apenas a pacientes que apresentam ptose palpebral.

A *síndrome miastênica de Lambert-Eaton* é a segunda enfermidade mais frequente da junção neuromuscular. Ao contrário da *miastenia gravis*, o local primário de agressão aqui é a porção pré-sináptica da placa mioneural. A doença tem substrato autoimune relacionada com anticorpos contra os canais de cálcio voltagem-dependentes, e quase metade dos pacientes tem uma neoplasia de pequenas células de pulmão subjacente. Do ponto de vista clínico, nota-se fadiga e fraqueza muscular, mas ao contrário da *miastenia gravis*, o predomínio se dá na musculatura apendicular (principalmente proximal e de membros inferiores). Além disso, os pacientes apresentam arreflexia generalizada. O *fenômeno de Lambert* – melhora da força muscular com a contração repetida – é o sinal semiológico mais característico. Pode ser observado com a melhora da força ao longo de um aperto de mão sustentado e, até mesmo, com o retorno dos reflexos de estiramento muscular após contração máxima do músculo efetor contra resistência (por, pelo menos, 30 segundos). Disautonomia também é bem comum.

▌ DOENÇAS DO NEURÔNIO MOTOR

As doenças do neurônio motor são caracterizadas pelo dano primário às células do corno anterior da medula espinhal e dos nervos cranianos. Por esta razão, tem manifestações exclusivamente motoras, que incluem perda de força e atrofia muscular. As duas principais representantes do grupo são a *esclerose lateral amiotrófica* (ELA) na faixa etária adulta e a *amiotrofia espinhal* na faixa etária pediátrica.

A ELA é uma enfermidade neurodegenerativa que cursa com dano progressivo aos neurônios motores superiores e inferiores. Tem um curso devastador com sobrevida média entre 3 e 5 anos após o início dos sintomas. Do ponto de vista clínico, reúne a combinação peculiar de sinais de 1º neurônio motor (espasticidade, exaltação de reflexos, reflexos patológicos) e 2º neurônio motor (atrofia muscular, fraqueza e fasciculações). Esta combinação, quando identificada em um mesmo segmento corporal, é bastante característica da doença. No entanto, alguns pacientes podem apresentar grave comprometimento do neurônio motor inferior, o que dificulta a visualização das manifestações piramidais. Nestes casos, deve-se valorizar como possível manifestação piramidal, mesmo a simples presença de reflexos em um membro francamente atrófico.

As *fasciculações* – que representam despolarizações involuntárias de unidades motoras – também são típicas da ELA, particularmente quando observadas na língua e musculatura bulbar. Outras condições clínicas, entretanto, podem cursar também com fasciculações proeminentes, como as síndromes de hiperexcitabilidade neuromusculares, tetania e algumas neuropatias motoras. Recentemente, outro achado semiológico vem sendo reconhecido na ELA, especialmente no início do quadro. Trata-se do *"Split hand sign"*, que consiste na atrofia preferencial dos músculos abdutor curto do polegar e 1º interósseo dorsal, em detrimento dos músculos hipotenares.[20] Este achado parece ser específico para a ELA e acredita-se que tenha relação com a maior área de representação cortical (e, portanto, maior vulnerabilidade) dos referidos músculos, envolvidos com a função de pinça.

A amiotrofia espinhal é uma enfermidade autossômica recessiva causada por mutações no gene *SMN1* localizado no cromossomo 5q. É a principal causa neuromuscular para a *síndrome do bebê hipotônico*, mas pode-se manifestar também em crianças maiores e adultos jovens. O quadro clínico é de profunda hipotonia global e fraqueza muscular progressiva, com nítido predomínio proximal, o que lembra o fenótipo típico das miopatias. Alguns aspectos do exame neurológico, entretanto, podem ajudar na distinção. O primeiro deles é o encontro de fasciculações – vistas apenas na amiotrofia espinhal e não nas miopatias. O outro é a presença do *minipolimioclonus*, um tremor postural fino de extremidades em flexão e extensão, que lembra um asterixe e também é observado apenas na amiotrofia espinhal.

▶ REFERÊNCIAS BIBLIOGRÁFICAS

1. Barohn RJ, Dimachkie MM, Jackson CE. A pattern recognition approach to the patient with a suspected myopathy. *Neurol Clin* 2014;32:569-93.
2. Hilton-Jones D, Kissel JT. The clinical assessment and guide to classification of the myopathies. In: Karpati G, Hilton-Jones D, Bushby K *et al.* (Eds.). *Disorders of voluntary muscle*. 8th ed. New York: Cambridge University, 2010. p. 163-95.
3. Dimachkie MM, Barohn RJ. Distal myopathies. *Neurol Clin* 2014;32:817-42.
4. Needham M, Mastaglia FL. Sporadic inclusion body myositis: a review of recent clinical advances and current approaches to diagnosis and treatment. *Clin Neurophysiol* 2016;127:1764-73.
5. Dubrovsky A, Corderi J, Karasarides T *et al.* Pompe disease, the must-not-miss diagnosis: A report of 3 patients. *Muscle Nerve* 2013;47:594-600.
6. Statland J, Phillips L, Trivedi JR. Muscle channelopathies. *Neurol Clin* 2014;32:801-15.
7. Emery AEH. The muscular dystrophies. *Lancet* 2002;359:687-95.
8. Nucci A, Queiroz LS. Miopatias congênitas. In: Fonseca LF, Xavier CC, Pianetti G. (Eds.). *Compêndio de neurologia infantil.* 2. ed. Rio de Janeiro: Medbook, 2011. p. 513-22.
9. Maki T, Matsumoto R, Kohara N *et al.* Rippling is not always electrically silent in rippling muscle disease. *Muscle Nerve* 2011;43:601-5.
10. Amato AA, Russell JA. *Neuromuscular disorders*. Philadelphia: McGraw Hill, 2008.

Capítulo 18 ▫ Refinamentos no Exame Neuromuscular

11. Feldman EL, Grisold W, Russell JW *et al. Atlas of Neuromuscular Diseases.* Wien: Springer, 2005.
12. Pearce JM. Beevor's sign. *Eur Neurol* 2005;53:208-9.
13. Preston DC, Shapiro BE. *Electromyography and neuromuscular disorders.* New York: Butterworth-Heinemann, 1998.
14. Donaghy M. Enlarged peripheral nerves. *Pract Neurol* 2003;3:40-45.
15. Cats EA, Jacobs BC, Yuki N *et al.* Multifocal motor neuropathy: association of anti-GM1 IgM antibodies with clinical features. *Neurology* 2010;75:1961-67.
16. Damasceno A, Franca Jr MC, Nucci A. Chronic acquired sensory neuron diseases. *Eur J Neurol* 2008;15:1400-5.
17. Larner AJ. *A dictionary of neurological signs.* Kluwer Academic, 2002.
18. Singman EL, Matta NS, Silbert DI. Use of the Cogan lid twitch to identify myasthenia gravis. *J Neuroophthalmol* 2011;31:239-40.
19. Fakiri MO, Tavy DL, Hama-Amin AD *et al.* Accuracy of the ice test in the diagnosis of myasthenia gravis in patients with ptosis. *Muscle Nerve* 2013;48:902-4.
20. Kuwabara S, Sonoo M, Komori T *et al.* Dissociated small hand muscle atrophy in amyotrophic lateral sclerosis: frequency, extent, and specificity. *Muscle Nerve* 2008;37:426-30.

19 Refinamentos nos Distúrbios do Movimento

Carlos Roberto Martins Jr. ▪ Ingrid Faber
José Luiz Pedroso ▪ Orlando Graziani Povoas Barsottini

INTRODUÇÃO

Os movimentos anormais podem ocorrer de diferentes maneiras e ter diferentes mecanismos subjacentes. Devem sempre ser observados de maneira muito cuidadosa, pois o correto diagnóstico do tipo de movimento pode ajudar tanto na localização topográfica da lesão, quanto na sua causa etiológica. Como veremos a seguir, apesar de a fisiopatologia dos movimentos anormais ser extremamente complexa, a grande maioria decorre de lesões localizadas na região dos núcleos da base ou vias neurológicas que mantêm conexões com esta região topográfica.

Fazem parte dos chamados núcleos da base os seguintes núcleos subcorticais: putâmen, núcleo caudado, globo pálido, substância negra e núcleo subtalâmico de *Luys*, todos formados por substância cinzenta. O núcleo caudado e o putâmen são conjuntamente chamados de *striatum* ou neoestriado. Entre as vias de entrada dos núcleos da base *(striatum)* e as vias de saída (complexo substância negra e globo pálido interno) há duas vias de comunicação estriatopalidais, chamadas de vias direta (D1) e indireta (D2), que mantêm conexões sinápticas também com o núcleo subtalâmico e o globo pálido externo (Figura 19-1).[1-4]

Classicamente, os movimentos anormais são classificados em dois grandes grupos: distúrbios hipercinéticos e hipocinéticos. Nos movimentos hipocinéticos há uma predominância das vias indiretas (D2) dos núcleos da base, com predomínio de vias inibitórias do globo pálido interno, sendo seu exemplo mais comum a doença de Parkinson (DP). Já nos movimentos hipercinéticos, a atividade da via indireta está diminuída, sobressaindo a via direta (D1), resultando em aumento da atividade motora, como, por exemplo, na doença de Huntington.[1,2] Descreveremos, a seguir, as principais formas de movimentos anormais hipercinéticos e hipocinéticos (Quadro 19-1). Não incluiremos neste capítulo situações consideradas psicogênicas ou funcionais (vide Capítulo 24 – Semiologia dos Distúrbios Funcionais).

CLASSIFICAÇÃO

Parkinsonismo

É o termo utilizado para descrever uma síndrome motora com a presença dos seguintes sinais cardinais: bradicinesia, rigidez, tremor de repouso e instabilidade postural. Para determinação de síndrome parkinsoniana, deve haver a presença de bradicinesia associada a pelo menos um dos outros três achados.[2]

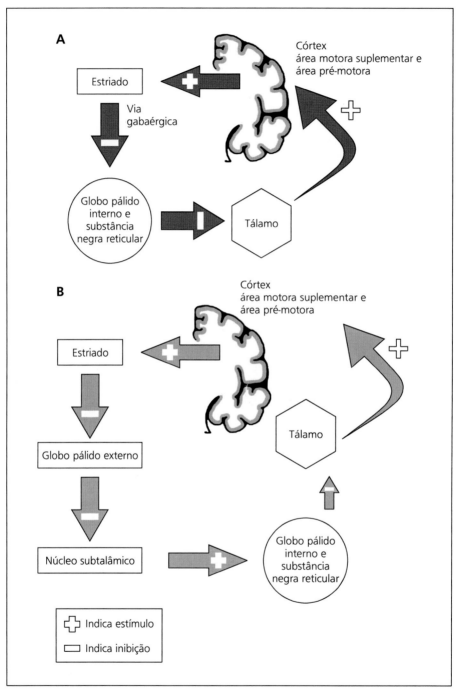

Figura 19-1. Esquema evidenciando as vias direta D1 (**A**) e indireta D2 (**B**). (Ver *Prancha* em *Cores*.)

Capítulo 19 □ Refinamentos nos Distúrbios do Movimento

Quadro 19-1. Divisão dos movimentos anormais hipocinéticos e hipercinéticos

Hipocinéticos
- Parkinsonismo

Hipercinéticos
- Tremor
- Mioclonias
- Distonia
- Tiques
- Coreia, balismo e atetose

Em geral, decorre de anormalidades nas vias dopaminérgicas estriatonigrais, que envolve vias que conectam a substância negra a núcleos da base, como o caudado, putâmen, tálamo, além de conexões corticais. A causa mais comum de parkinsonismo em pacientes adultos é a doença de Parkinson, porém existe uma ampla gama de condições clínicas associadas à presença de parkinsonismo.[1,2]

A redução na amplitude e velocidade dos movimentos é chamada de bradicinesia, sendo o sinal mais importante no diagnóstico de uma síndrome parkinsoniana. Na manobra de *finger taps* (pinçamentos rápidos e repetitivos envolvendo polegar e indicador), verificam-se importante redução da amplitude e velocidade dos dedos. Manobra semelhante nos membros inferiores pode ser realizada solicitando ao paciente que bata o pé repetidamente no solo, verificando velocidade e amplitude.

Outros achados comuns são a acinesia (lentidão exagerada da execução de movimentos voluntários associada a dificuldades na mudança de um padrão motor por outro), dificuldade em iniciar movimentos, micrografia (diminuição do tamanho das letras), diminuição dos movimentos automáticos da marcha (diminuição do balançar dos braços ao caminhar e virada em bloco), redução do número de piscamentos e alterações na mímica facial, apresentando os pacientes o aspecto de *"fácies congelada ou em cera"*.[1-3]

A rigidez é do tipo plástica e global, caracterizada pela hipertonia constante e uniforme durante o movimento passivo, sendo responsável pelo chamado *"sinal da roda denteada de Negro"*. Durante a movimentação passiva do membro, há a sensação de a resistência ser quebrada de forma periódica, dando, ao examinador, a sensação de estar manipulando uma catraca ou engrenagem. Tal manobra pode ser realizada em qualquer articulação, de preferência em ombros, cotovelos, punhos e polegares. Para facilitar seu aparecimento, podemos lançar mão da *manobra ou sinal de Froment*, que consiste em pedir que o paciente abra e feche simultaneamente a mão contralateral durante a pesquisa de rigidez no outro membro. Isto tende a sensibilizar a roda denteada, facilitando, dessa forma, a sua identificação.[1,2]

O tremor da doença de Parkinson ocorre no repouso, apresenta frequência média entre 4 e 6 Hz, inicia-se unilateralmente, tem caráter relativamente lento e regular, em geral afeta predominantemente o membro superior e diminui durante a movimentação voluntária. Porém não é incomum que os pacientes também apresentem tremores posturais discretos, associados à presença do tremor de repouso (tremor reemergente). Tremor mentoniano também é muito comum, dificilmente encontrado em outras condições. A presença de tremores de repouso ou posturais bilateralmente já no início da doença deve chamar a atenção para outros diagnósticos diferenciais, como veremos em sequência.[4,5]

Alterações posturais são também comuns nestes pacientes, sendo que em fases mais avançadas os mesmos apresentam posição fletida do tronco e dificuldades em manobras que testam o equilíbrio postural, com tendência à queda à retropulsão provocada *(pull-test)* (Figura 19-2). A marcha se dá a passos curtos e base estreita, podendo tornar-se festinante, com aceleração súbita e tendência à queda, como se o paciente perseguisse seu centro de gravidade *(vide Capítulo 7 – Semiologia da Marcha e Fácies Neurológicas)* (Figura 19-3). Os reflexos geral-

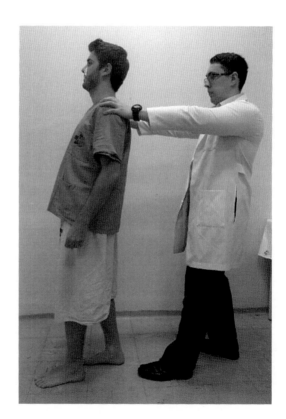

Figura 19-2. *Pull-Test* para verificação de instabilidade postural.

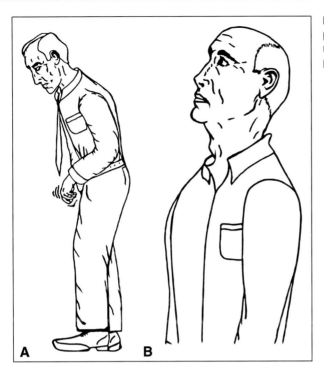

Figura 19-3. (**A**) Postura parkinsoniana e (**B**) postura na PSP (retrocolo e "olhar perplexo").

mente são normoativos, à exceção do reflexo glabelar ou piscamento que tende a ser inesgotável, estando presente mesmo após 5 percussões repetidas *(Sinal de Myerson)*.

Vale lembrar que alguns pacientes com DP, em função da progressão dos sintomas motores, podem apresentar alterações posturais, como a *camptocormia* e a *Síndrome de Pisa*. A camptocormia é definida por uma postura anormal decorrente da flexão exagerada da coluna toracolombar de, no mínimo, 45 graus, que aparece na posição ereta, aumenta ao caminhar e desaparece ao deitar. Já a síndrome de Pisa caracteriza-se por uma flexão lateral do tronco (mínimo de 10 graus), associada ou não à rotação. Ambas as anormalidades têm etiologias conflitantes, entretanto, acredita-se que sejam um tipo de distonia axial.[1,2,6]

De forma geral, o parkinsonismo secundário apresenta-se de forma mais rápida e subaguda do que a doença de Parkinson; é geralmente mais simétrico desde o inicio; o quadro clínico tem predomínio acinético-rígido (bradicinesia e rigidez) e também alterações posturais e quedas mais precoces. A Quadro 19-2 mostra as principais formas de parkinsonismo secundário.

Provavelmente, no nosso meio, a causa mais comum dentre as formas de parkinsonismo secundário seja o parkinsonismo secundário a drogas. O uso quase indiscriminado de bloqueadores de canais de cálcio (flunarizina/cinarizi-

Quadro 19-2. Principais causas de parkinsonismo secundário

Drogas: antieméticos (benzamidas), neurolépticos (principalmente típicos), lítio, flunarizina, cinarizina, alfametildopa, amiodarona, ciclosporina, ISRS, duais

Exposição a toxinas: MPTP, manganês, metanol, monóxido de carbono, etanol, herbicidas (paraquat e glifosato)

Parkinsonismo vascular: predomínio nos membros inferiores

Parkinsonismo pós-infeccioso: encefalite japonesa tipo B, Epstein-Barr, HIV, sífilis, doenças priônicas, neurossífilis, neurocisticercose

Encefalopatia traumática crônica (TCE/"demência do boxeador")

Outras: hipotireoidismo, hipoparatireoidismo (síndrome de Fahr), hidrocefalia de pressão normal, hiperamonemia, doenças mitocondriais e encefalopatias autoimunes

ISRS, inibidores seletivos da receptação de serotonina; MPTP, metil-fenil-tetra-hidroperidina.

na) para tratamento de sintomas, como tonturas e labirintopatias, em especial na população idosa, é a principal responsável por este quadro. Muitas vezes, o quadro clínico pode ser indistinguível da doença de Parkinson, mas comumente os tremores relacionados com as drogas, diferentemente da DP, são bilaterais desde seu início, apresentam um componente postural importante e melhoram ou mesmo regridem completamente após a suspensão das medicações envolvidas. Deve-se ter em mente que esta melhora pode levar de semanas a meses.[3]

Outro grupo importante de doenças que muitas vezes se confundem com a doença de Parkinson são os chamados parkinsonismos atípicos ou *"Parkinson-Plus"*. Estes pacientes tendem a apresentar formas acinético-rígidas, envolvendo bilateralmente os membros desde o início, juntamente com outros achados típicos (Quadro 19-3). Estima-se que em torno de 20% dos pacientes com diagnóstico inicial de DP possam, na verdade, apresentar uma forma de parkinsonismo atípico, cujo diagnóstico será feito durante a evolução do quadro.[1,2]

Para o diagnóstico diferencial entre a DP e formas de parkinsonismo atípicos, devemos estar atentos para os chamados *"red flags"* ou sinais de alerta. Estes sinais, quando presentes, falam contra o diagnóstico de DP propriamente dita. São eles: instalações bilateral e simétrica, evolução muito rápida dos sintomas, quedas e disfagia precoces, presença de sintomas cerebelares, déficit de olhar vertical para baixo, presença de sinais piramidais, mioclonias, sinais parietais ou *síndrome da mão alienígena* em qualquer fase, disautonomia precoce, envolvimento cognitivo precoce, ausência do tremor de repouso, parkinsonismo apenas de marcha e falta de resposta à levodopa.[1,2,4,5] O Quadro 19-3 mostra as principais causas de parkinsonismo atípico e suas manifestações clínicas mais comuns.

Capítulo 19 ▫ Refinamentos nos Distúrbios do Movimento

Quadro 19-3. Principais características das síndromes parkinsonianas atípicas

Paralisia supranuclear progressiva (PSP – Doença de *Steele-Richardson-Olszewski*): paralisia supranuclear do olhar, com paresia da mirada para baixo no início e superior com a evolução. Quedas (para trás) e disfagia precoces no primeiro ano de doença com comprometimento cognitivo de predomínio frontal. Presença de *"square wave jerks"* (movimentos oculares semelhantes ao nistagmo horizontal e não desencadeados pela sacada). Dificuldade em suprimir o reflexo oculocefálico ao virar a cabeça para perseguição de um objeto (necessita de sácades corretivas). Hipometria das sácades vertical *versus* a horizontal. *Finger Taps* com redução da velocidade, mas amplitude preservada (diferente da DP). *Sinal do aplauso* (ao solicitar que o paciente bata três palmas, o mesmo não consegue interromper o ato e persevera). Contração constante dos músculos prócero e corrugador *(sinal do ômega)*, acentuando a linha cutânea glabelar *(fáceis de preocupação/zangada)*. Retrocolo é comum (Figura 19-3). Geralmente homens > 50 anos. Esporádica

Atrofia de múltiplos sistemas (AMS): associação de sintomas parkinsonianos, cerebelares, autonômicos e piramidais. Se houver predomínio de parkinsonismo denomina-se AMS-P (80%), de ataxia AMS-C (20%) e sintomas autonômicos (AMS-A – *Síndrome de Shy-Drager*). Disautonomia deve estar presente (impotência, incontinência ou hipotensão postural). Comprometimento cognitivo grave não é usual. Anterocolo é comum. Distúrbio comportamental do sono REM e estridor laríngeo são típicos (*vide Capítulo 22 – Semiologia dos Distúrbios do Sono*). Indivíduos acima de 40 anos. Esporádica

Demência por corpúsculos de Lewy (DCL): parkinsonismo associado à demência visuoespacial e executiva que deve anteceder ou, no máximo, ocorrer em até um ano após iniciados os sintomas parkinsonianos. Flutuação cognitiva (atenção e/ou consciência) ao longo de horas ou dias, presença de alucinações visuais complexas e piora exagerada da rigidez ao uso dos neurolépticos. Indivíduos acima de 50 anos. Esporádica

Degeneração corticobasal (DCB): parkinsonismo predominantemente assimétrico, distonia, mioclonias, sintomas corticais, como apraxia e afasia. O fenômeno do *"membro alienígena"* ocorre em cerca de 50% dos casos e se caracteriza por uma sensação de perda da percepção do membro, muitas vezes verificada por levitação espontânea do mesmo durante a marcha, movimentos inadequados e obscenos ou desfazer atos realizados pelo outro membro involuntariamente. É o Parkinsonismo-Plus "mais assimétrico". Indivíduos acima dos 60 anos. Esporádica

Demências frontotemporais associadas à parkinsonismo (DFT+P): demências frontotemporais associadas a mutações nos genes *MAPT, PGRN, C90rf72, CHMP2B, VCP, TARDBP e FUS. DFT+P da ilha de Guam*. Algumas com envolvimento do neurônio motor concomitante

Vale ainda lembrar que outras doenças neurodegenerativas podem cursar com parkinsonismo, especialmente em pacientes mais jovens, como a doença de Wilson, doença de Huntington (variante do Westphal ou forma juvenil) e a neuroacantocitose. Variantes genéticas da doença de Parkinson, como pacientes com mutações genéticas dos genes *PARK 2* e *PARK 6* também podem apresentar parkinsonismo juvenil (abaixo dos 20 anos) ou de início precoce (abaixo dos 50 anos) (Quadro 19-4).[2]

Quadro 19-4. Causas de parkinsonismo precoce

- Doença de Wilson
- Formas genéticas de distonia associadas a parkinsonismo (DYT 3,5,12,16)
- Neurodegeneração com acúmulo de ferro (NBIAs)
- Calcificação estriato-pálido-denteada (Sd. De Fahr)
- Neuroacantocitose
- Ataxias espinocerebelares (SCA 2,3 e 17)
- Demência frontotemporal com parkinsonismo (cromossomo 17)
- Doença de Huntington variante rígida (Westphal)
- Pré-mutação do gene do X frágil (FXTAS)
- Parkinsonismo atípico das Antilhas (Guadalupe)
- Complexo parkinsonismo/demência/esclerose lateral amiotrófica da ilha de Guam
- Parkinsonismos genéticos clássicos (AD – PARK1/PARK4; AR – PARK2/PARK6/PARK7)

AD, autossômico dominante; AR, autossômico recessivo.

Mioclonias

O termo mioclonia deriva do grego, em que *myo* significa músculo e *clonus,* tumulto. São caracterizadas por abalos musculares bruscos, breves e involuntários, lembrando, muitas vezes, choques elétricos, causadas por contração muscular (mioclonia positiva) ou perda momentânea do tônus muscular agonista, seguidas de contrações compensatórias dos antagonistas (mioclonia negativa). Exemplo típico de mioclonia negativa é o *asterixis* ou *flapping*, comum nas encefalopatias hepática e urêmica. Mioclonias benignas são comuns no dia a dia, como os soluços e os abalos musculares com sobressalto durante o sono.

Podem ter origem tanto no sistema nervoso central, quanto no sistema nervoso periférico. Podem ser tanto espontâneas, quanto causadas por estímulos táteis, sonoros, visuais ou ato motor. Quanto à localização anatômica são classificadas em focal (parte específica do corpo), segmentar (envolve dois segmentos contíguos), multifocal (quando em segmentos não contíguos) e generalizada (quando envolvem os membros inferiores). Do ponto de vista fisiopatológico, as mioclonias classificam-se em corticais (p. ex.: epilepsias mioclônicas), corticais/subcorticais (p. ex.: mioclonia pós-anóxia), segmentar (p. ex.: lesões do tronco cerebral e medulares) ou periféricas (p. ex.: espasmo hemifacial).[1-3]

As mioclonias podem estar associadas a outros movimentos anormais, como, por exemplo, a distonia, e ser parte integrante de várias doenças, com etiologias muito distintas. O Quadro 19-5 lista as principais doenças relacionadas com a presença de mioclonias. Dentre as mioclonias subcorticais, vale ressaltar

Capítulo 19 □ Refinamentos nos Distúrbios do Movimento

Quadro 19-5. Principais síndromes associadas às mioclonias

Epilepsias mioclônicas progressivas: neste grupo, valem ser lembradas a doença de *Unverricht-Lundborg* (mutação do gene *CSTB*), a doença de Lafora (mutação do gene *NHRC1*) e epilepsia mioclônica com fibras vermelhas rasgadas (MEERF)

Tremor mioclônico cortical: também conhecida como "epilepsia familiar mioclônica do adulto"

Epilepsia mioclônica juvenil (mioclonia fotossensível)

Síndrome de mioclonia atáxica progressiva ou síndrome de *Ramsay Hunt* (mutação do gene *GOSR2*)

Síndrome da distonia-mioclonia (DYT 11/DYT 15), associado à mutações do gene da épsilon-sarcoglicana

Mioclonias negativas (asterixe): em geral associada à encefalopatias metabólicas (hepática/urêmica)

Epilepsias do neonato e infância: síndromes de *Dravet, Aicaird, Doose, Lennox-Gastaut*

Mioclonias associadas a doenças autoimunes ou paraneoplásicas: *opsoclonus-mioclonus* associado a neuroblastoma (síndrome de *Kinsbourne*), encefalites autoimunes (anticorpos anti-NMDA), encefalite de *Hashimoto* ou responsiva a corticoide (SREAT)

Doenças priônicas: doença de *Creutzfeldt-Jakob*

Panencefalite esclerosante subaguda (sarampo)

Síndrome de Lance-Adams (pós-parada cardíaca)

Doenças degenerativas: degeneração córtico-basal, *Alzheimer* avançado, atrofia dentato-rubro-pálido-luisiana (DRPLA)

a mioclonia ou tremor palatal, onde há oscilação vertical do palato mole (1 a 3 Hz), facilmente visível à oroscopia cuidadosa, produzindo, muitas vezes, clique auditivo rítmico percebido pelo paciente e pelo médico, em razão do fechamento e abertura da tuba de Eustáquio. Pode ser essencial (sem causa identificável) ou secundária a lesões no *triângulo de Guillain Mollaret* no tronco encefálico (Figura 19-4).

Ademais, é importante ressaltar um tipo de mioclonia reflexa audiossensível, denominado *startle*. Quando patológico, denomina-se *hiperecplexia*, ou seja, ocorre resposta exagerada ao "susto" sonoro (bater palmas ou deixar algo barulhento cair perto do paciente), produzindo sobressaltos e retiradas reativas, que não se inibem com a estimulação repetitiva. Exemplos clássicos são as encefalopatias autoimunes, síndrome da pessoa rígida (síndrome anti-GAD), Gangliosidose GM2 *(doença de Tay-Sachs)* e hiperecplexia familiar decorrente da mutação da subunidade alfa-1 do receptor de glicina.[1,3]

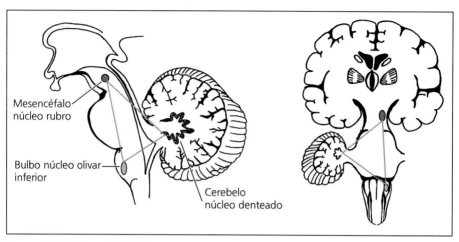

Figura 19-4. *Triângulo de Mollaret.* Lesões nessa estrutura implicam em tremor palatal.

Tiques

São movimentos anormais estereotipados, sem finalidade, que se repetem, em geral, sempre na mesma região do corpo. Apresentam características peculiares, como a supressibilidade pela vontade do paciente, ou seja, o paciente, em geral, por curtos períodos de tempo, consegue suprimir os movimentos anormais (movimento semivoluntário). A chamada "urgência premonitória" é a sensação, muitas vezes, de difícil caracterização, que o paciente apresenta antes do desencadeamento dos tiques, em geral com relato de "alívio" após a execução dos mesmos. Vale lembrar que os tiques, muitas vezes, são subdiagnosticados e que cerca de 20% das crianças apresentarão tiques transitórios durante a infância. O diagnóstico é meramente clínico, não havendo, na maioria das vezes, necessidade de exames complementares.[1-3]

Assim, as características básicas dos tiques são:

- Previsibilidade e supressibilidade.
- Possibilidade de ser desencadeado por estresse, excitação e sugestão.
- Tensão emocional, gerando desconforto que acompanha o período de supressão.
- Necessidade imperiosa de realizar o ato para aliviar a tensão durante a supressão.

Os tiques podem ser caracterizados como "simples", quando os movimentos motores atingem apenas um pequeno segmento corporal, como, por exemplo, o piscamento repetitivo dos olhos. Os tiques motores simples podem ser abalos breves (tique clônico), contração lenta com posturas anormais (tique distônico) e contração muscular isométrica (tique tônico). Podem ser "complexos", quando envolvem mais de uma região corporal ou há a presença de atos complexos como manipulações repetitivas de objetos ou regiões corporais, como copropraxia (gestos obscenos) e ecopraxia (imitar gestos). Tiques vocais simples caracterizam-se pela emissão de sons sem significado, como fungar, pigarrear, gritar e tossir. Já os complexos envolvem emissão de sons com conteúdo linguístico, muitas vezes, de caráter obsceno (coprolalia), repetição de palavras ouvidas (ecolalia) ou repetição de palavras ou sílabas (palilalia).[7]

É importante diferenciar os tiques da compulsão, observada nos pacientes com transtorno obsessivo-compulsivo (TOC). Na compulsão, a ansiedade associada à necessidade de realizar o ato ou som se deve ao medo de que, se não prontamente realizado, algo de desastroso poderá ocorrer. Já nos tiques, por outro lado, o desconforto é prontamente aliviado pela execução do movimento ou emissão do som, não havendo associação a ganho secundário. Paracinesias são comuns e têm o intuito de camuflar o tique, parecendo que o ato seria proposital (passar a mão no cabelo, enquanto se balança a cabeça).[7]

Os tiques transitórios (duração < 1 ano) da infância tendem a ser exclusivamente motores e geralmente regridem durante a adolescência. A presença de tiques vocais e motores (não necessariamente juntos), com duração superior a um ano, é classificada como crônica e pode ser indicativa da doença de *Gilles de La Tourette*. Outras doenças, como a coreia de Sydenham, doença de Huntington, neuroacantocitose e doença de Wilson, também podem apresentar tiques dentre suas várias manifestações clínicas. Em pacientes com DP, os tiques podem aparecer como efeitos colaterais do uso da levodopa durante períodos muito longos e podem-se mesclar aos movimentos discinéticos.[4,5]

A doença de *Gilles de La Tourette* é um distúrbio neurocomportamental, caracterizado pela presença de tiques motores e vocais, em geral com início na infância, frequentemente acompanhado da presença de déficit de atenção e hiperatividade ou transtornos obsessivo-compulsivos. Os sintomas devem iniciar antes dos 21 anos e causar prejuízo social ao paciente. Embora muitos pacientes tenham um componente familiar claro, os mecanismos genéticos e a fisiopatogenia desta síndrome não são totalmente esclarecidas. Porém existe uma clara evidência de disfunções dopaminérgicas e gabaérgicas das vias corticoestriato-talâmico-corticais. A doença tende a melhorar ou mesmo remitir na adolescência ou idade adulta, porém há relatos cada vez mais frequentes de persistência do quadro clínico em idades avançadas.[1,2,7]

Distonia

A distonia é um distúrbio do movimento, caracterizado por contrações musculares sustentadas ou intermitentes, resultando em movimentos em torno de um eixo e/ou posturas anormais, frequentemente de caráter repetitivo. Os movimentos podem ser torcionais ou tremulantes e tendem a ocorrer em uma direção preferencial, o que os diferenciam da coreia. Apresentam característica de transbordamento ou *"overflow"*, ou seja, o movimento ou a postura se estendem para além da região do corpo comumente envolvida. Por vezes, os movimentos existentes em um lado do corpo podem ser observados no outro lado do corpo *(distonia em espelho)*.[4,5]

Nos pacientes distônicos, é comum a presença de gestos antagonistas *("geste antagonistique")*. Caracteriza-se por um truque sensitivo, ou seja, o paciente realiza um estímulo sensorial em qualquer parte corporal não necessariamente no segmento afetado, que faz com que o movimento distônico se alivie temporariamente (p. ex., tocar na parte posterior da cabeça). Os mecanismos envolvidos com os truques sensoriais ainda não são claramente conhecidos, embora existam evidências que tais atos induzam um reequilíbrio no processamento central, reduzindo a ativação da área motora suplementar, que está relacionada com a gênese dos movimentos distônicos.[8]

Atualmente existe uma nova proposta de classificação das distonias, que sugere que sejam divididas por dois grandes grupos ou eixos: características clínicas e etiologia. As características clínicas levam em conta a idade de início dos sintomas, localização, padrão temporal de evolução, existência de outros distúrbios do movimento e existência de outras doenças neurológicas. Levando-se em conta apenas o quesito localização, a classificação das distonias ainda segue como na classificação anterior: distonia focal, segmentar, multifocal, generalizada e hemidistonia (Quadro 19-6). As distonias focais são mais comuns em pacientes adultos, principalmente envolvendo o segmento craniofacial como, por exemplo, o blefarospasmo, a distonia cervical (distonia mais comum) e a distonia espasmódica laríngea.[1,2,9]

A distonia é provavelmente o terceiro distúrbio de movimento mais comum somente atrás da DP e do tremor. Como já foi dito anteriormente, os tipos e causa de distonia são muito variados, envolvendo desde causas genéticas até traumáticas. Nos adultos, a distonia cervical idiopática (torcicolo espasmódico) é a forma mais comum, e, nas crianças, boa parte dos casos relaciona-se com o contexto de paralisia cerebral (PC). O surgimento de distonia em um paciente com PC pode demorar até décadas, não sendo incomum o aparecimento na segunda ou terceira década (PC distônico).[1,2,4,9]

Entre as causas mais estudadas de distonias atualmente estão as causas genéticas, cujo detalhamento foge do escopo deste capítulo. Porém vale informar que atualmente temos aproximadamente 25 subtipos de distonias genéticas, reconhecidas internacionalmente com a sigla *DYT* (*DYT* 1-25). Todas variam muito com relação à idade de apresentação, algumas com apresentação precoce (p. ex., *DYT* 1) e outras com apresentação tardia (p. ex., *DYT* 25); quadros clínicos distintos, com fenótipos generalizados (p. ex., *DYT* 1) e quadros focais (p. ex., *DYT* 25). Não é incomum a presença de outros distúrbios de movimento associados, como parkinsonismo (*DYT* 3,5,12,16) e mioclonias (*DYT* 11 e 15) e que algumas também apresentam caráter paroxístico (*DYT* 18).[7,8]

Capítulo 19 □ Refinamentos nos Distúrbios do Movimento

Quadro 19-6. Características clínicas e classificação das distonias

Classificação etiológica

- **Distonias primárias puras:** distonia é o único sinal clínico (aceita-se a presença de tremor) e não são identificadas causas exógenas nem doenças degenerativas ou hereditárias. Por exemplo: DYT 1 e DYT 7
- **Distonias primárias "plus":** a distonia é um sinal marcante, mas vem associada a outras síndromes, como parkinsonismo e mioclonia. Por exemplo: DYT 5 e 11
- **Distonias heredodegenerativas:** a distonia é um dos sinais neurológicos de uma doença degenerativa. Por exemplo: doença de Wilson
- **Distonias primárias paroxísticas:** ocorrem por curtos períodos de tempo e apresentam desencadeantes típicos. São entremeadas por períodos de normalidade. Por exemplo: distonia cinesiogênica paroxística (DYT 9) e distonia paroxística não cinesiogênica (DYT 8), desencadeada por álcool, café e chás
- **Distonias secundárias:** ocorrem por causa secundária. Por exemplo: neurolépticos

Por localização anatômica

- **Focal:** envolve uma única região do corpo. Por exemplo: blefarospasmo (olhos), torcicolo (torção cervical), laterocolo (lateralização cervical), retrocolo e anterocolo
- **Segmentar:** envolve duas ou mais áreas contíguas do corpo. Por exemplo: pescoço-membro superior, cabeça-pescoço ou olhos-mento *(Meige)*
- **Multifocal:** acomete regiões não contíguas do corpo, como cabeça e membro superior
- **Generalizada:** acomete ambos os membros inferiores e mais uma região do corpo

Por idade de início

- **Início precoce:** < 20 anos (geralmente nos membros inferiores e generalizam)
- **Início tardio:** > 20 anos (geralmente iniciam na metade superior do corpo e permanecem focais ou espalham-se para regiões contíguas)

Vale lembrar a distonia dopa-responsiva, *DYT 5* ou *doença de Segawa*, entidade responsável por causar distonia em pacientes jovens, que envolve principalmente os membros inferiores, causando, muitas vezes, uma marcha bizarra nas pontas dos pés e com inversão plantar, dando margem a diagnósticos não orgânicos. Tal doença é causada por erro metabólico na cascata da dopamina por mecanismos genéticos e apresenta boa resposta a doses baixas a moderadas de levodopa. Além disso, os movimentos distônicos podem envolver os globos oculares, como nas *crises oculógiras*, que se caracterizam por sacudidelas clônicas dos olhos em determinada direção (horizontal ou vertical), seguindo-se um movimento tônico conjugado, que mantém os olhos fixos na mesma posição durante um certo tempo.

Tremores

Os tremores são movimentos causados por contrações alternadas ou síncronas de grupos musculares agonistas e antagonistas, caracterizados por oscilações rítmicas, que podem aparecer em qualquer parte do corpo. Trata-se do movimento anormal mais comum na prática clínica e pode ser classificado de acordo com a frequência, localização, fenomenologia e causa (Quadro 19-7).[1,4,5,10]

Avaliação Semiológica dos Tremores

Todo e qualquer tipo de tremor deve ser avaliado em repouso, durante a marcha, durante o movimento dos membros, com os braços estendidos e através da escrita. Para avaliar a presença de tremor postural, deve-se primeiramente observar o paciente com os braços estendidos e dedos abduzidos, com as mãos abertas paralelas ao tronco e, por fim, confrontando os dedos indicadores paralelamente ao tronco, sem que ocorra o toque dos mesmos (Figura 19-5). Ao avaliar os movimentos com a escrita, solicita-se ao paciente que escreva uma frase completa, ligue dois pontos com uma reta e desenhe uma espiral (*espiral de Arquimedes*) com ambos os membros (Figura 19-6). Deve-se zelar para que o paciente não encoste a mão ou punho no papel. Falaremos dos achados semiológicos de cada tipo de tremor a seguir (Quadro 19-8).

Principais Tipos de Tremores

Tremor Essencial

Considerada a forma mais comum de tremor, caracteriza-se por ser cinético-postural, 4-12 Hz, afetando principalmente as mãos (90%) com movimentos de flexão e extensão e o segmento cefálico. O início geralmente é bilateral e simétrico, porém pode haver ligeira assimetria. Geralmente desaparece no repouso e durante o sono, entretanto, a presença durante o repouso pode ocorrer em casos avançados. No segmento cefálico, pode ser em afirmação (mais comum) ou em negação.[1,2]

Quadro 19-7. Classificação dos tremores

Frequência

- **Baixa:** < 4 Hz. Por exemplo: tremor cerebelar
- **Média:** 4-7 Hz. Por exemplo: doença de Parkinson e tremor essencial
- **Alta:** 7-12 Hz. Por exemplo: tremor essencial, tremor fisiológico
- **Maior que 14 Hz:** tremor ortostático

Fenomenologia

- **Tremor de repouso:** adução-abdução/pronação-supinação
- **Tremor de ação:** postural (braços estendidos em postura); cinético (durante o movimento); intencional (no final do movimento antes de atingir o alvo); isométrico (ao exercer força, ao empurrar algo); tarefa específica (somente durante um ato, como na escrita)

Capítulo 19 ▫ Refinamentos nos Distúrbios do Movimento

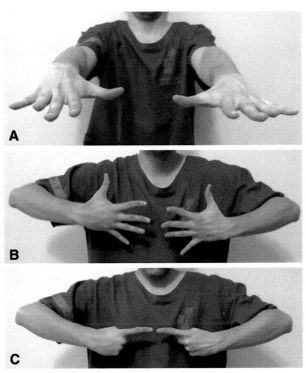

Figura 19-5. Avaliação do tremor. (**A**) Mãos estendidas, (**B**) mãos espalmadas e (**C**) indicadores estendidos.

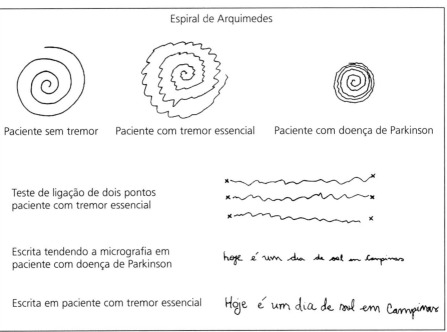

Figura 19-6. Avaliação gráfica básica do paciente com distúrbio do movimento.

Quadro 19-8. Tipos principais de tremores

Tipo	Característica	Frequência (Hz)	Distribuição	Áreas	Outros Achados
Parkinsoniano (DP)	Repouso/reemergente (postural)	3-6	Início unilateral	Mãos/mento/pernas	Bradicinesia/rigidez
Tremor essencial	Postural/intenção	4-12	Bilateral	Mãos/cabeça/voz	Pode haver sinais cerebelares sutis
Tremor cerebelar	Intenção/postural	< 5	Variável	Mãos/crânio/pernas/tronco	Dismetria/disdiadococinesia
Tremor da doença de Wilson	Postural/intenção ("bater de asas")	4-6	Bilateral	MMSS/MMII/tronco	Disartria/distonia/riso sardônico/anéis de Kayser-Fleisher
Tremor ortostático	Postural	13-18	Bilateral	MMII	Desaparece na marcha e ao sentar
Tremor psicogênico	Repouso/postural/ocasional	4-12	Variável	Difuso (geralmente MMSS)	Desaparece com distração e manobra de treinamento
Tremor de Holmes	Repouso/postural. Distal e proximal	< 4,5	Unilateral	MMSS/raramente MMII	Pode estar associado à síndrome de Benedickt
Tremor distônico	Postural	Variável	Variável	Geralmente no segmento da distonia	Amplitude irregular/direção predominante. Tremor cefálico na distonia cervical
Tremor palatal	Repouso	1-3	Oral	Elevador do véu palatino	Click auditivo
Tremor neuropático	Postural/repouso (às vezes)	3-6	Bilateral	MMSS	Clássico das neuropatias desmielinizantes

Por vezes, o envolvimento dos músculos fonatórios pode tornar a voz trêmula, já o acometimento do mento e membros inferiores é menos comum. Vale citar a melhora com a ingestão alcoólica e a presença de história familiar em muitos casos (30-50%). Além disso, sinais cerebelares sutis, como dificuldade de marcha em tandem, ataxia e dismetria leves, bem como sinal de Froment, podem estar presentes e não afastam o diagnóstico. É importante lembrar que pacientes com tremor essencial que apresentem tremor cefálico, geralmente iniciaram com tremores em MMSS. Se o tremor cefálico preceder o tremor de membros, deve-se aventar a hipótese de tremor distônico.[4,5]

Tremor Parkinsoniano

É o tremor de repouso clássico, lento e regular, de frequência em torno de 4-6 Hz e com diminuição ou desaparecimento durante o movimento voluntário. Entretanto, após uma breve latência, tende a retornar com os membros estendidos com uma frequência um pouco mais rápida de 6-12 Hz (*tremor reemergente*). Os membros superiores são os mais afetados, seguidos pelos membros inferiores e mento.[3-5]

Os movimentos típicos são de "pronação-supinação" ou de "rolar de pílulas". Vale lembrar que na DP o tremor inicia unilateralmente e nos parkinsonismos atípicos *(plus)*, sua presença é simétrica. Algumas vezes o tremor de repouso também pode ser visto em causas medicamentosas de parkinsonismo, como comentado anteriormente neste capítulo. O Quadro 19-9 mostra as principais diferenças entre o tremor da DP e o tremor medicamentoso.[1,2,4]

Tremor Cerebelar

É um tremor lento (< 5Hz), de intenção (piora ao atingir um alvo). Utilizam-se as manobras de *índex-índex* e *índex-nariz* para evidenciá-lo. Em afecções cerebelares bilaterais, o tremor tende a ser bilateral; já em lesões hemisféricas, o tremor ocorre no membro ipsolateral. A escrita desses pacientes tende a ser macrográfica (letras grandes e irregulares). Geralmente envolve segmentos distais dos membros, entretanto, pode ter características grosseiras, acometendo os segmentos proximais, quando gerado por lesões em pedúnculo cerebelar.[1,3]

Quadro 19-9. Tremor da DP X tremor medicamentoso

	Medicamentoso	**Doença de Parkinson**
Início	Bilateral/simétrico	Unilateral
Progressão	Aguda/subaguda	Insidiosa
Tipo de tremor	Postural/repouso	Repouso/postural
Suspensão da droga	Melhora (semanas/meses)	Evoluções lenta e progressiva

Por vezes, pode envolver a região cefálica com oscilações rítmicas da cabeça e/ou do tronco, chamada de *titubeação*. Geralmente se associa a outros sinais cerebelares, como nistagmo, dismetria, disartria e hipotonia.[3-5]

Tremor de Holmes

Antigamente denominado tremor rubral, verificou-se que nem sempre era proporcionado pela lesão do núcleo rubro e sim por alteração de suas vias. Dessa forma, recebeu o nome de tremor de Holmes, em homenagem ao seu descritor. Trata-se de tremor de repouso, postura e ação, unilateral, afetando tanto a parte distal, quanto proximal do membro. É extremamente incapacitante e apresenta frequência menor que 4,5 Hz. Ocorre contralateralmente à lesão do núcleo rubro ou às suas conexões (tálamo/cerebelo), geralmente entre 2 semanas a 2 anos após a lesão.[1,2,4]

Tremor Ortostático

Tremor raro e rápido (14-18 Hz) que envolve os membros inferiores e/ou tronco e se inicia logo após o paciente assumir a posição ortostática, queixando-se de sensação de instabilidade, mas geralmente sem relatos de quedas. Apresenta melhora com a marcha e com o repouso (indivíduo sentado). Tem etiologia desconhecida, sendo classificado por muitos como uma variante do tremor essencial. O examinador, ao auscultar a panturrilha do paciente com a campânula do estetoscópio, pode verificar um som parecido com as hélices de um helicóptero *(sinal do helicóptero)*.[1,2]

Tremor Distônico

É um tipo de tremor que foge à regra, pois pode apresentar frequências e amplitudes variáveis. Ocorre em pacientes que apresentam distonia em algum segmento corpóreo e apresenta uma direção predominante. Exemplo típico é o tremor cefálico associado à distonia cervical, podendo ser em negação (mais comum) ou afirmação, e se torna mais evidente quando o paciente realiza um movimento contrário ao da distonia. Assim como citado na seção de distonia, este tipo de tremor pode ser aliviado temporariamente por truques sensoriais (gestos antagonistas), como tocar o mento ou a região posterior da cabeça com as mãos.[1-3,11]

É importante ressaltar que o tremor distônico pode ser a primeira manifestação da distonia e pode ser confundido com tremor essencial. A presença de tremor cefálico sem tremor de membros fala a favor de tremor distônico, pois o tremor essencial tende a iniciar nos membros superiores e acometer o crânio mais tardiamente. Além disso é possível ocorrer distonia cervical sem tremor e tremor postural de mãos associado, sendo estes pacientes geralmente classificados como portadores de tremor distônico.[12]

Tremor Fisiológico Exacerbado

Está presente em praticamente todos os pacientes, mas nem sempre é perceptível. Situações, como ansiedade, estresse, fadiga, hipoglicemia, hipertireoidismo e uso abusivo de cafeína, podem exacerbar o tremor e torná-lo perceptível ao exame clínico, tendo componentes posturais e de ação, com frequência geralmente alta (8-12 Hz).[1,2]

Tremor Palatal

Considerado o tremor mais lento (1-3 Hz), é um movimento rítmico do palato mole viso na oroscopia, produzindo, muitas vezes, um som característico (click auditivo), que pode ser ouvido pelo paciente e pelo examinador. Isto ocorre por contrações do músculo tensor do véu palatino que abre a tuba auditiva. Pode ser essencial (sem lesão aparente) ou secundário a lesões no triângulo de *Guillain-Mollaret*, formado pelo núcleo rubro, núcleo denteado e olivar inferior (Figura 19-4). Eventualmente pode-se associar a movimentos rítmicos dos olhos, disartria e ataxia. A associação de tremor palatal e movimentos rítmicos dos olhos, na mesma frequência, denomina-se *tremor oculopalatal*.[11]

Tremor na Doença de Wilson

Tremor peculiar, classificado com "bater de asas", pode ser postural ou de intenção e, por vezes, de repouso. Associa-se a outros sinais, como parkinsonismo, ataxia, distonia e alterações cognitivas. Tem frequência em torno de 4-6 Hz.

Tremor na Síndrome de Pré-Mutação do X-frágil (FXTAS)

Tremor cinético, de intenção ou postural, mais frequente em homens, com início após os 50 anos. Pode-se associar à ataxia, parkinsonismo, alterações cognitivas, disautonomia e neuropatia periférica. Ocorre pela pré-mutação de expansão do tripleto CGG com 55 a 199 repetições no gene *FRM1*.[11,12]

Tremor Neuropático

Geralmente, tremor postural que acomete os membros afetados por uma neuropatia. Tem frequência de 3-6 Hz e ocorre geralmente em neuropatia desmielinizante imune.[11,12]

Tremor Tarefa e Postura Específicas

Ocorrem somente em situações específicas. A fisiopatologia ainda é desconhecida, e existem controvérsias se tais tremores são variantes distônicas ou uma entidade particular. Exemplo clássico é o tremor primário da escrita, que ocorre somente durante o ato de escrever (tipo A), com característica de supinação-pronação; enquanto outros pacientes, além do tremor da escrita, apresentam posturas distônicas da mão em outras situações (tipo B).[10-12]

Tremor Psicogênico

Vide Capítulo 24 – Semiologia dos Distúrbios Funcionais.

Entre outras causas de tremores temos diversas situações clínicas, devendo ser lembrado alcoolismo crônico, síndrome de abstinência, exposição a mercúrio, monóxido de carbono, uso de vasodilatadores, lítio, antidepressivos e anticonvulsivantes, especialmente o ácido valproico.[10]

Coreia, Balismo e Atetose

Coreia (do grego "dança") é caracterizada por movimentos involuntários, rápidos, sem propósito, irregulares, arrítmicos e de grande amplitude, que podem acometer qualquer parte do corpo. Ocorrem com maior intensidade nas extremidades distais. Quando ocorrem em apenas um lado do corpo, denominamos hemicoreia e geralmente é secundária a insulto isquêmico ou hipofluxo nos núcleos da base contralaterais, apesar de outras causas, como estado hiperosmolar ou hiperglicemia, serem etiologias possíveis. Quando difusa dá a sensação de inquietude e pode ser muito incapacitante para o paciente.[1]

De acordo com a causa, a coreia pode ser classificada em formas hereditárias ou secundárias (Quadro 19-10). Como citado no início do capítulo, tais movimentos são classificados como hipercinéticos e decorrem de uma hiper-

Quadro 19-10. Principais causas de coreias hereditárias e adquiridas

Coreias hereditárias

- Doença de Huntington
- Coreia familiar benigna
- Neuroacantocitose
- Doença de Wilson
- Síndromes Huntington-Like
- Ataxias espinocerebelares (SCA 2,3 e 17)
- Coreoatetose cinesiogênica e não cinesiogênica

Coreias adquiridas

- Coreia de Sydenham
- Coreia gravídica
- Lúpus eritematoso sistêmico/síndrome de anticorpo antifosfolípide
- Encefalites autoimunes
- Acidente vascular encefálico (hemicoreia vascular)
- Drogas (bloqueadores dopaminérgicos, antiparkinsonianos)
- Lesões expansivas (tumores, toxoplasmose)
- Policitemia
- Distúrbios metabólicos (hiperglicemia/estado hiperosmolar não cetótico)
- *Kernicterus*
- Coreia senil

função da via direta (D1) ou inibição da via indireta (D2) ou aumento da atividade dopaminérgica. O resultado final é um globo pálido interno (GPi) pouco ativo, inibindo pouco o tálamo, que estimula muito o córtex através da via tálamo-cortical, mediada pelo glutamato (excitatório) (Figura 19-1).[1,2]

A *Doença de Huntington* (DH) é uma doença neurodegenerativa e autossômica dominante (cromossomo 4), caracterizada por coreia, sintomas psiquiátricos e declínio cognitivo. A idade de início ocorre geralmente entre 35 e 50 anos de idade. A genética se caracteriza por expansão do trinucleotídeo CAG (acima de 39 repetições) no gene da Huntingtina no cromossomo 4. Início precoce antes dos 20 anos (DH juvenil) pode ocorrer e, por vezes, uma pequena proporção dos pacientes nunca desenvolve coreia típica, apresentando-se com rigidez progressiva *(variante rígida de Whestphal)*. Já a *Coreia de Sydenham* decorre de mecanismo imunológico e está associada à febre reumática (geralmente escolares de 6-13 anos). A coreia gravídica ocorre geralmente no primeiro trimestre, e muitas pacientes tiveram episódios coreicos passados (moléstia reumática)[2,13]

O balismo e a atetose são os principais diagnósticos diferenciais e frequentemente surgem associados à coreia. O balismo se caracteriza por movimentos involuntários de grande amplitude (bruscos), de arremesso, preferencialmente na porção proximal dos membros, com amplo e rápido deslocamento das extremidades e, em geral, é unilateral (hemibalismo). Geralmente, o hemibalismo é causado por lesões estruturais, como acidente vascular encefálico ou lesões expansivas, envolvendo o *núcleo subtalâmico de Luys* contralateralmente.[1-3]

A atetose, por sua vez, é caracterizada por movimentos involuntários lentos, sinuosos e mais distais (movimentos tentaculares). Frequentemente coreia e atetose manifestam-se simultaneamente (coreoatetose) (Figura 19-7). A atetose é sinal comum em pacientes com encefalopatias crônicas da infância.[1,2]

Ao examinar o paciente com coreia, pode-se evidenciar redução exuberante do tônus muscular, traduzido por uma fase de relaxamento anormalmente prolongada após a contração na pesquisa do reflexo patelar *(Fenômeno de Gordon)*. O *sinal da ordenha* constitui dificuldade de manter contração tônica pelo paciente ao prender os dedos do examinador com as mãos. O paciente afrouxa repetidamente, dando a sensação de ordenha.[1,14]

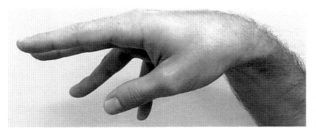

Figura 19-7. Mão com atetose (movimentos sinuosos e vermiformes).

Quando o paciente tenta erguer os braços sobre a cabeça, ocorre pronação dos mesmos *(sinal do Pronador)*. Ao solicitar que o paciente realize a protrusão da língua, o mesmo é incapaz de permanecer com esta fora da cavidade oral, denotando *impersistência motora ("Ice cream sign")*. Paracinesias são frequentes, a fim de disfarçar o movimento involuntário, como coçar a cabeça ou espreguiçar-se a depender da direção dos movimentos.[1,14]

Outros Movimentos Anormais

As discinesias são movimentos hipercinéticos involuntários complexos, de característica coreiforme ou distônica, frequentemente relacionados com o efeito de drogas, como neurolépticos, antieméticos, levodopa e uso de drogas. Acatisia é a incapacidade de ficar parado, com inquietude motora perturbadora, necessidade de movimentar-se o tempo todo, em geral associada ao uso de medicamentos (neurolépticos e antieméticos). Estereotipias são movimentos intencionais, repetitivos e sem finalidade, como a sacudida do pé comum (não patológico) ou como o ato de esfregar as mãos na *síndrome de Rett* (patológico).

Opsoclonus significa movimentos oculares rápidos e erráticos em todas as direções *(vide Capítulo 4 – Semiologia dos Nervos Cranianos Oculomotores)*. Espasmo facial são contrações rápidas e involuntárias da hemiface, geralmente secundário à paralisia facial prévia com reinervação aberrante. Síndrome das pernas inquietas caracteriza-se pela necessidade incontrolável e aliviante de movimentar os membros inferiores, com predomínio noturno em vigília, geralmente precedendo o sono. Mioquimias são movimentos vibratórios, ondulantes e involuntários que afetam alguns feixes musculares, envolvendo uma área local maior que as fasciculações. Podem persistir durante o sono e geralmente envolvem o orbicular dos olhos, precipitadas por fadiga, ansiedade e cafeína. Quando persistentes, podem denotar doenças centrais (tumores, desmielinização) ou neuropatias.[1-4]

▶ REFERÊNCIAS BIBLIOGRÁFICAS

1. DeJong´s. *The neurological examination*. 5th ed. Philadelphia, Pennsylvania: JB Lippincott, 1992.
2. Jankovic J, Tolosa E. *Parkinson´s disease & Movement disorders*. 5th ed. Philadelphia, Pennsylvania: Lippincott Williams & Wilkins, 2007.
3. Lewis SL. *Neurological disorders due to systemic disease*. United Kingdom: Blackwell, 2013.
4. Mutarelli EG. *Propedêutica neurológica: do sintoma ao diagnóstico*. São Paulo: Sarvier, 2000.
5. Sanvito WL. *Propedêutica neurológica básica*. São Paulo: Atheneu, 2000.
6. Doherty KM, Van de Warrenburg BP, Peralta MC *et al*. Postural deformities in Parkinson's disease. *Lancet Neurol* 2011;10:538-49.
7. Jankovic J. Therapeutic developments for tics and myoclonus. *Mov Disord* 2015;30(11):1566-73.
8. Defazio G, Abbruzzese G, Livrea P *et al*. Epidemiology of primary dystonia. *Lancet Neurol* 2004;3:673-78.

9. Albanese A, Romito LM, Calandrella D. Therapeutic advances in dystonia. *Mov Disord* 2015;30(11):1547-56.
10. Fasano A, Deuschl G. Therapeutic advances in tremor. *Mov Disord* 2015;30(11):1557-65.
11. Zeuner KE, Deuschl G. An update on tremors. *Curr Opin Neurol* 2012;25:475-82.
12. Ferraz HB, Andrade LAF, Silva SMCA *et al.* Tremor postural e distonia. Aspectos clínicos e considerações fisiopatológicas. *Arq Neuropsiquiatria* 1994;52:466-70.
13. Huntington G. On chorea. *Med Surg Rep* 1872;26:317-21.
14. Kanazawa I. Clinical pathology of basal ganglia disease. In: Vinken PJ, Bruyn GW, Klawans HL. (Eds.). *Handbook of clinical neurology: extrapyramidal disorders.* Amsterdam: Elsevier, 1986. p. 65-86, 5

20 Semiologia nas Síndromes Neurovasculares

Sinval Leite Carrijo Filho ▪ Bruno Gleizer da Silva Rigon
Carlos Roberto Martins Jr. ▪ Patrícia Pavan
Wagner Mauad Avelar ▪ Marcos Christiano Lange

▎INTRODUÇÃO

Neste capítulo, abordaremos as síndromes vasculares relacionadas com eventos hemorrágicos e isquêmicos. Para que o estudo ocorra de forma didática utiliza-se a abordagem do diagnóstico topográfico, elucidando os vasos, seus ramos, bem como os sinais e sintomas atribuíveis aos mesmos. Cabe ressaltar, ainda, que independente de ser hemorrágico ou isquêmico, a semiologia de cada vaso tende a ser a mesma.

▎EXAME GERAL

Na avaliação de pacientes com quadro clínico sugestivo de acidente vascular encefálico (AVE), alguns dados da semiologia geral são de suma importância, visto que grande parte desses pacientes pode apresentar achados propedêuticos relevantes na busca da etiologia do AVE. A aferição da glicemia capilar, como semiologia armada, deve sempre ser realizada, visto que hiperglicemia ou hipoglicemia são as principais causas tóxico-metabólicas para *Stroke mimic* (situações mimetizadoras de AVE).[1]

No exame cardiovascular, a pressão arterial, a frequência cardíaca, bem como o ritmo devem ser avaliados, pois eventos cardioembólicos são de alta relevância epidemiológica, podendo representar até 30% em algumas séries.[2,3] Ao realizar a ausculta cardíaca, informações relacionadas com os batimentos, como a presença de sopros, podem nos remeter a diversas etiologias do evento. Ainda podem-se destacar a avaliação de estase jugular, presença de sinais de congestão, como edema de membros inferiores ou refluxo hepatojugular, todos sinais de insuficiência cardíaca.

Na suspeita de um evento neurovascular é imperativa a ausculta cervical em busca de sopros carotídeos, presentes em até 2/3 dos pacientes com estenose importante.[4] Deve-se auscultar todo o trajeto cervical carotídeo, usando de preferência a campânula do estetoscópio por se tratar de um ruído de baixa frequência.

A ectoscopia em busca de lesões típicas, como lesões de pele fotossensíveis, e *rash* facial em asa de borboleta, bem como o exame das mucosas, a fim de encontrar lesões vasculares, como telangectasias, podem ser úteis. O livedo reticular, marcador de disfunção de pequenos e médios vasos, está presente em diversas enfermidades vasculares inflamatórias, como na *Síndrome de Sneddon* (livedo + doença cerebrovascular), possuindo alta associação com AVE, além de se relacionar, em muitos casos, com a síndrome do anticorpo antifosfolípide (SAAF).[5,6] A avaliação de fundo de olho também traz importantes informações para o estudo dos fatores de risco, como hipertensão e diabetes mal controlados.[7] Além disso, a avaliação do disco óptico pode fornecer informações sugestivas de hipertensão intracraniana (papiledema), comum nas tromboses de seios venosos.

CIRCULAÇÃO ANTERIOR

A circulação anterior é composta por ramos de vasos que provêm da Artéria Carótida Interna (ACI). Em um trajeto ascendente, a Artéria Carótida Comum se bifurca em ACI e Artéria Carótida Externa. Após penetrar na caixa craniana, através do canal carotídeo, a ACI, já dentro do seio cavernoso, emite a Artéria Oftálmica que irrigará parte da órbita e do seio esfenoidal. O próximo ramo da ACI é a Artéria Coróidea Anterior (AchA), seguida da bifurcação da ACI em Artéria Cerebral Média (ACM) e Artéria Cerebral Anterior (ACA), que são seus ramos terminais (Figura 20-1).

Os eventos atribuíveis à oclusão da ACI, em sua maioria, são aqueles que podem representar uma lesão proximal tanto em ACA, quanto ACM, dessa forma, quadros de hemiplegia, hemi-hipoestesia, heminegligência, apraxias e diversos padrões de afasia fazem parte do escopo de sintomas atribuídos à lesão

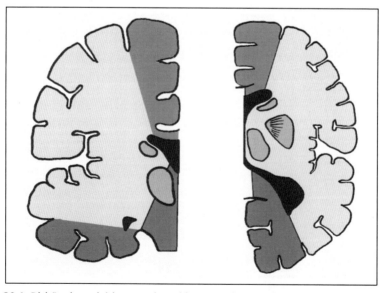

Figura 20-1. Divisão de territórios vasculares (da esquerda para direita – cortes coronal e sagital): Azul (ACA), Amarela (ACM) e Vermelho (ACP). (Ver *Prancha* em *Cores*.)

de tal vaso. Entretanto, alguns sintomas podem nos fazer pensar em afecções da ACI, mesmo que esta não seja necessariamente ocluída. Este é o caso da *Síndrome do homem em barril (Man-in-the-barrel Syndrome)*, caracterizada pela perda de força em ambos os membros superiores de predomínio proximal, que, no contexto de AVE, indica lesão em zonas de fronteira bilateral *(watershed)*, neste caso envolvendo as ACM e ACA bilateralmente.[8]

Além dessa síndrome, por vezes, podemos observar a forma clássica de um evento hemodinâmico na presença de fraquezas flutuante e episódica de um membro, associada ou não à sincope.[9,10] A amaurose fugaz traz como principal etiologia lesões ateroscleróticas carotídeas, porém alguns diagnósticos diferenciais devem sempre ser pensados, em especial êmbolos de origem cardíaca e arterite temporal.[11]

Artéria Cerebral Média

É a artéria responsável pelo maior território vascular, abrangendo a maior parte da convexidade diencefálica nos lobos frontais, temporais e parietais, incluindo giro orbital lateral na face orbitofrontal,[12] córtex insular, além de emitir em sua porção inicial ramos perfurantes, denominadas artérias lenticuloestriadas, que vascularizam a cabeça e corpo do caudado, a parte superior do braço anterior, o joelho, a parte anterior do braço posterior da cápsula interna, putâmem e o globo pálido lateral.[13] Didaticamente, a ACM é dividida em 4 segmentos (M1 a M4); no segmento M1 surgem os ramos perfurantes e em M2 o vaso se divide em 2 segmentos (superoanterior e inferoposterior). M3 e M4 representam os ramos distais (Figura 20-2).

Diversos estudos comprovam que quanto mais proximal a lesão, mais vastos são os sintomas e pior o prognóstico.[14,15] Nas síndromes proximais da ACM são comuns achados, como hemianestesia, hemianopsia homônima e hemiparesia contralaterais, com predomínio braquiofacial (desproporcionada). Lesões específicas de áreas relacionadas com a atenção visuoespacial, como áreas frontais do controle do olhar (área 8 de Brodmann), podem gerar paresias do olhar contralateral ou mesmo desvio tônico dos olhos ou do crânio para o lado da lesão (o paciente "olha para a lesão").[16]

Ainda relacionado com lesões proximais, alguns achados podem sugerir disfunção do lobo temporal, como a *síndrome de Geschwind Gastaut*, definida por hipergrafia (tendência a escrever compulsivamente), hipereligiosidade (interesse religioso e filosófico exacerbados), sexualidade atípica e tendência a prolongar conversas e a falar repetidamente. Esta síndrome, apesar de presente em alguns casos de AVE, está estritamente associada a quadro de epilepsia do lobo temporal.[17,18]

O território da ACM cobre cerca de 4/5 de toda a convexidade, abrangendo no hemisfério dominante as áreas de Broca (lobo frontal) e de Wernicke (intersecção entre as porções inferior dos lobos parietal e posterior do lobo temporal), assim

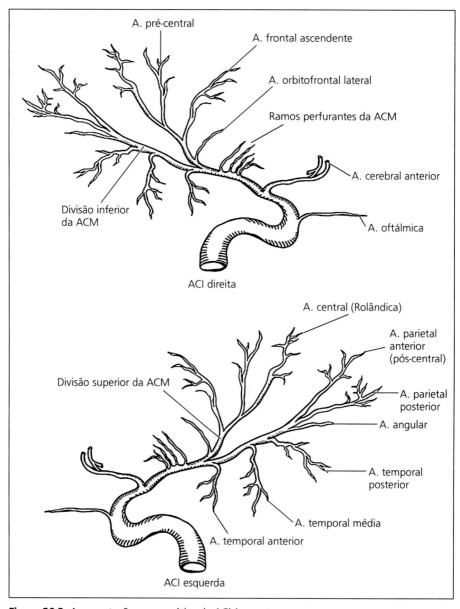

Figura 20-2. Apresentação esquemática da ACM e seus ramos.

como o fascículo arqueado, que faz interlocução entre as referidas áreas eloquentes.[19] Dessa forma, quadros afásicos atribuídos à ACM podem ser de expressão (ramo distal superior da ACM), compreensão (ramo distal inferior da ACM) ou ainda mistos e, por vezes, na fase aguda, a afasia não se enquadra em um padrão específico,[20,21] podendo flutuar entre os diferentes tipos (Figura 20-3).

Nos eventos que acometem o hemisfério não dominante, sintomas afásicos dão espaço a uma série de achados que mimetizam a disfunção de áreas relacionadas com a atenção e com as funções visuoespaciais. Alguns estudos sugerem a existência desses sintomas em hemisférios dominantes, porém com menor impacto em razão do comprometimento da eloquência. Em ordem de frequência, os sintomas são os seguintes: negligência visual, hemi-inatenção, extinção tátil, extinção visual e anosognosia ou anosodiaforia motora, que se define por indiferença à limitação motora.[22]

Eventos isquêmicos relacionados com os ramos do segmento anterior da ACM, acometem principalmente regiões frontais e porções mais superiores e anteriores do lobo parietal. Sintomas, como negligência, afasia, hemiparesia e hemiparestesia, são comuns. Seguem-se adiante algumas síndromes de ramos específicos:

- *Ramo pré-central:* trata-se de uma síndrome pré-motora, em que o paciente perde a capacidade de exercer de maneira harmônica a sequência de movimentos para determinado ato. É comum que haja perseveração motora e decomposição de movimentos complexos; a esse quadro dá-se o nome de Apraxia cinética do membro.[23]

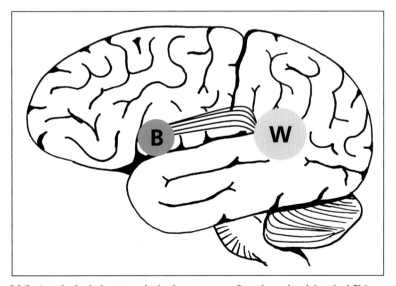

Figura 20-3. As principais áreas corticais eloquentes estão sob os domínios da ACM: (B) Área de Broca. (W) Área de Wernicke.

- *Ramo pré-frontal:* comumente pode ocorrer na ausência de déficits motores ou sensitivos, classicamente ocorre com a perda da capacidade de coordenar atividades, comportamentos de imitação, delírios e apatia. A soma desses sinais e sintomas recebe o nome de *Síndrome Pré-frontal de Luria.*[23]
- *Ramo parietal anterior:* quando o hemisfério acometido é o dominante, síndrome afásica tipo Wernicke pode estar presente, assim como sinais de negligência são sugestivos de hemisfério não dominante. Lesões desse ramo podem gerar interrupções de projeções espinotalamoparietais e, por consequência, desencadear o aparecimento de dor de origem central contralateral.[24] Ainda que raro, distúrbios de movimento hipercinéticos podem ser observados em lesões parietais, como hemibalismo ou hemicoreia e são justificados pela interrupção de vias parietoestriatais.[25]

O segmento posterior da ACM é responsável por irrigar a convexidade do lobo temporal, córtex insular anterior e posterior, porções inferiores e parte da porção posterior do lobo parietal. De maneira prática, as regiões posteriores e inferiores à fissura Silviana são supridas por ramos desse segmento. Clinicamente, quando a lesão ocorre do lado dominante, há presença de afasia tipo Wernicke associada à hemianopsia homônima ou quadrantonopsia, podendo ainda haver alterações comportamentais, como agressividade, agitação, desorientação e paranoia.[26] Quando o evento é no hemisfério não dominante, os sintomas comportamentais tendem a ser semelhantes aos anteriormente descritos porém somam-se a quadros de negligência e extinção. Ao aprofundar a análise desse segmento, encontramos que seus ramos são capazes de gerar quadros peculiares quando lesados, como se segue:

- *Ramos temporais:* Em número de cinco, essas artérias são responsáveis por irrigar os giros temporais superior, médio e inferior, bem como a porção inferior do giro occipital lateral. Em infartos temporais bilaterais, a *Síndrome de surdez cortical* é definida por uma perda auditiva neurossensorial,[27] associada a outros achados, como agnosia auditiva.[28] Afasia de Wernicke, associada ou não à hemianopsia homônima contralateral, também pode ser encontrada em doenças dos ramos temporais, quando no lado dominante. Cabe ressaltar que a presença de afasia pode sugerir que se trata de um evento de etiologia embólica.[29,30] Já, quando a lesão é no hemisfério não dominante, sintomas, como negligência espacial e estados confusionais, podem ser encontrados. Outro sintoma também importante do hemisfério não dominante é a presença de apraxia construtiva, incapacidade de reproduzir desenhos ou imagens na ausência de déficits de visão.[31]
- *Ramo parietal posterior:* responsável por porções posteriores e inferiores do lobo parietal. Os sintomas dessa artéria podem ser bastante vastos com quadros de agrafestesia, asterognosia e perda proprioceptiva. Afasia tipo Wernicke ou ainda quadro com negligência ou anomia podem ocorrer. A *síndrome de*

Gerstmann, quadro caracterizado pela desorientação direita-esquerda, acalculia, agrafia e agnosia digital, também pode ser encontrada com o envolvimento do giro angular do hemisfério dominante.[32,33]

- *Ramo angular:* irriga a parte posterior dos lobos parietais, porção inferior do giro occipital lateral e partes dos giros supramarginal e angular. Em lesões unilaterais, déficits de campo visual, como hemianopsia ou quadrantopsia inferior contralateral, associadas ou não a déficits sensitivos frustros, negligência visual e assomatognosia (incapacidade de reconhecer parte do próprio corpo), podem estar presentes. Já quando a lesão ocorre em hemisfério dominante, a *Síndrome de Gerstmann* pode estar presente, porém aqui caracteristicamente pode vir associada à Afasia do tipo Wernicke. Nas lesões bilaterais, o quadro clínico esperado é a *Síndrome de Balint*, caracterizada por 3 sintomas: simultanognosia (incapacidade de perceber dois objetos ao mesmo tempo dentro de um todo), apraxia oculomotora (incapacidade de direcionar o olhar sem déficit motor) e ataxia óptica (incapacidade de guiar as mãos através do olhar até um ponto).[34,35]

O suprimento sanguíneo insular pode ser entendido como um ponto de confluência de diversos segmentos da ACM, pois estudos sugerem que tanto ramos dos segmentos anterior como posterior, além de ramos das artérias lenticuloestriadas são responsáveis por sua vascularização. Há evidências de que o envolvimento insular aumenta a possiblidade de evento cardioembólico.[36] A clínica dos eventos insulares pode ser bastante vasta com sintomas sensitivos, síndrome álgica pseudotalâmica, que se caracteriza por dor ou sensação disestésicas. Outro sintomas também podem ser observados, como síndromes pseudovestibulares, comprometimento mnéstico e anormalidades ao eletrocardiograma, mais evidentes em lesões à direita.[37,38]

Artéria Coróidea Anterior

É responsável pela irrigação dos dois terços posteriores da cápsula interna, segmento interno do globo pálido, plexo coroide e o tálamo ventrolateral. Ainda em seu segmento superficial, irriga o corpo geniculado lateral, radiações do trato óptico, parte do uncus, parte do hipocampo e amígdala,[39] além de se conectar com a artéria coróidea posterior. Os achados clássicos, denominados *Síndrome da Artéria Coróidea Anterior* são: hemiparesia, hemianestesia e hemianopsia contralaterais, sendo raro o mesmo paciente apresentar toda a sintomatologia.[40,41]

Artéria Cerebral Anterior

A ACA é um ramo terminal da ACI, caminha rostral e medialmente em sua porção inicial e comunica-se com a ACA contralateral através da Artéria Comunicante Anterior. Após aproximar-se da lâmina terminal, a ACA faz uma curva superior e posterior e, assim como a ACM, pode ser dividida em segmentos A1, A2, A3 e A4. Seus principais ramos são as artérias lenticuloestriadas mediais, ramo frontopolar, artéria recorrente de Heubner e artérias pericalosa e caloso-marginal. Seu território vascular compreende as porções anteriores e médias dos hemisférios, suprindo com ramos perfurantes partes do núcleo caudado, quiasma, hipotálamo, tálamo e base do lobo frontal.[42]

A ACA, além de estar relacionada com os quadros de demência vascular,[43] visto ser um dos principais ramos responsáveis pelo lobo frontal, ainda apresenta uma série de outros sintomas. Assumindo a incidência como fator de relevância,[44] déficits motores aparecem no topo da lista, sendo esses peculiarmente de predomínio crural na maioria dos casos (lesões parassagitais), excetuando aqueles que na lesão foi da *Artéria Recorrente de Heubner,* que irriga a perna anterior da cápsula interna, cabeça do caudado e globo pálido anterior e, por tal motivo, pode apresentar déficits motores de predomínio faciobraquial, mimetizando um evento atribuível ao território da ACM.

Após os sintomas motores, aparecem sintomas como com hipobulia, apatia e indiferença, relacionados com lesão de corpo caloso e/ou lobo frontal antero-medial. A incontinência urinária, apesar de pouco comum, está bastante relacionada com lesões do córtex frontal e lóbulo parassagital medialmente.[45] Diversas áreas são atribuídas a tal disfunção, como giro frontal superior, giro do cíngulo e lesões de substância branca. Além dos sintomas citados, podem ser observados quadros de depressão (relativamente comum), estados confusionais e apraxia (em geral ideomotora), assim como síndrome da mão alienígena *(síndrome de desconexão do corpo caloso).*[46,47] Ao exame neurológico, podem-se encontrar alguns sinais de liberação frontal, como: *Grasping,* perseveração motora, reflexo palmomentoniano entre outros.

▶ CIRCULAÇÃO POSTERIOR

Diversos médicos pioneiros foram fundamentais para o entendimento da anatomia do encéfalo e sua função. Um dos observadores mais importantes foi *Sir Thomas Willis* (1621-1675). Ele realizava necrópsias em seus pacientes e dissecções anatômicas cerebrais, originando sua obra intitulada *"The Anatomy of the Brain and Nerves"* (Willis, 1664). Seu texto contém a descrição detalhada do tronco cerebral, do cerebelo e dos ventrículos, com hipóteses sobre as funções dessas regiões. Ele foi a primeira pessoa a cunhar o termo neurologia. Na Figura 20-4, encontra-se o esquema da circulação arterial posterior, como é conhecida hoje.

A partir de então, diversos pesquisadores começaram a relatar estudos de caso elucidando a anatomia e funcionamento do tronco cerebral, as chamadas síndromes de tronco clássicas, os principais exemplos encontram-se no resumo do Quadro 20-1. Entretanto, muitas dessas lesões não foram de origem vascular; sendo algumas tuberculomas, tumores e infecções focais, o que pode gerar algumas diferenças com as síndromes vasculares atuais.

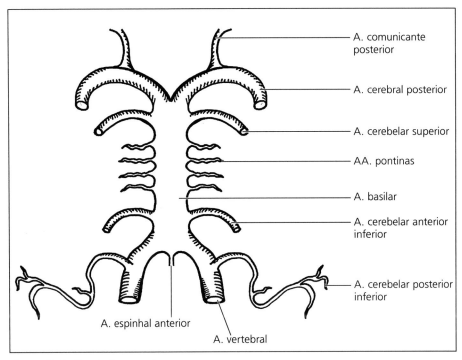

Figura 20-4. Circulação posterior.

Dentre todas as descrições, a mais detalhada foi a *síndrome de Wallenberg*, que é, inclusive, a mais comum forma de acidente vascular do tronco encefálico.[48] Sendo originada pela oclusão da artéria cerebelar posteroinferior (ACPI), *in situ* ou em razão de uma oclusão da artéria vertebral, que a precede. As manifestações clínicas mais típicas são: vertigem, náusea/vômito, nistagmo central, disfonia, disfagia, hemiataxia ipsolateral e hipoestesia da face ipsolateral e do corpo contralateral. Pode apresentar *síndrome de Horner* associada, ipsolateral à lesão.[49]

Uma forma interessante de estudar as lesões do tronco encefálico é pela topografia, como se segue:

1. **Síndromes mesencefálicas:** são variações de acometimento do NC III com fraqueza, ataxia ou tremor contralaterais, como descritas nas síndromes clássicas. Secundárias à lesão dos vasos penetrantes paramedianos, derivados da artéria basilar e da artéria cerebral posterior *(De Jong, 2014)*.
2. **Síndrome medular lateral:** equivalente à síndrome de Wallenberg. Em razão do acometimento das artérias circunferenciais (ACPI).

Com relação às **síndromes pontinas**, segue um esquema para seu entendimento, visto que elas são divididas em: porção inferior, média e superior e cada uma com acometimento da porção medial ou lateral.

Quadro 20-1. Principais síndromes de tronco

Topografia		Epônimos	Lesão	Aspecto Clínico
Mesencéfalo	Base	Weber (base)	NC III, pedúnculo cerebral	Paralisia do NC III ipsolateral, hemiparesia contralateral
	Teto	Benedikt (tegmento)	NC III, núcleo rubro, trato corticospinal, pedúnculo cerebelar	Paralisia NC III ipsolateral, hemiparesia e ataxia contralateral, tremor de Holmes
		Claude (tegmento)	NC III, núcleo rubro, pedúnculo cerebelar superior	Paralisia NC III ipsolateral, ataxia contralateral, tremor de Holmes
Ponte		Millard-Gluber	NC VII, trato corticospinal	Paralisia facial periférica ipsolateral, hemiparesia contralateral
		Raymond ou Landry	NC VI e trato corticospinal	Estrabismo convergente ipsolateral e hemiparesia contralateral
		Foville (Raymond-Foville)	NC VII, centro do olhar lateral, trato corticospinal	Paralisia do olhar horizontal, hemiparesia contralateral
Bulbo	Tegumento medular lateral (lesão dorsolateral)	Wallenberg	Núcleo do NC V, núcleo ambíguo, fibras IX e X, fibras simpáticas descendentes, trato espinotalâmico lateral, pedúnculo cerebelar inferior	Perda de dor e temperatura da face ipsolateral e no corpo contralateral, reflexo corneano diminuído, fraqueza do palato ipsolateral, perda do reflexo do vômito ipsolateral, sd. de Horner primária ipsolateral, ataxia de membros ipsolateral
	Tegumento medular (dorsal)	Avellis	NC X, trato espinotalâmico lateral, núcleo ambíguo	Fraqueza do palato e prega vocal ipsolaterais, perda de dor e temperatura contralateral no corpo
	Bulbar anterior	Dejerine (piramidal-hipoglossa)	Núcleo ou fibras do NC XII, pirâmide medular	Paresia ipsolateral da língua, hemiparesia contralateral
	Hemimedular	Babinski-Nageotte	Núcleo ambíguo, trato solitário, NC V, fibras simpáticas, lemnisco medial, +/- NC XII	Paralisia ipsolateral do palato, faringe, laringe, +/- língua, perda do paladar no terço posterior, comprometimento ipsolateral de dor e temperatura na face, ataxia, sd. de Horner, hemiparesia contralateral, comprometimento da sensibilidade profunda
Tálamo		Dejerine-Roussy	Comprometimento de todas modalidades sensoriais contralaterais	Perda hemissensitiva com ataxia sensitiva contralateral, com surgimento tardio de dor (dor talâmica dimidiada)

Síndrome Pontina Inferior (Figura 20-5)
Porção Medial
1. **Sintomas ipsolaterais:** paresia reto lateral (NC VI), paresia do olhar conjugado horizontal (formação reticular paramediana pontina-FRPP), nistagmo central (n. vestibulares), ataxia cerebelar (n. pontinos que fornecem fibras pelo pedúnculo cerebelar médio-PCM).
2. **Sintomas contralaterais:** paresia de membros (trato corticospinhal-TCE), paresia facial central (trato corticonuclear que emite fibras que cruzam a linha média até núcleo do NC VII), alteração de sensibilidade profunda (lemnisco medial-LM).

Porção Lateral
1. **Sintomas ipsolaterais:** nistagmo central (n. vestibulares), paralisia facial periférica (NC VII), paresia do olhar horizontal conjugado, dificuldade de audição (n. coclear), ataxia cerebelar (PCM).
2. **Sintomas contralaterais:** hipoestesia tato/dor/temperatura de membros (trato espinotalâmico-TET) e face (núcleo sensitivo principal do NC V).

Síndrome Pontina Média (Figura 20-5)
Porção Medial
1. **Sintomas ipsolaterais:** ataxia cerebelar (n. pontinos envolvidos com o cerebelo).
2. **Sintomas contralaterais:** paresia de membros (TCE), paresia facial central (TCN), alteração da sensibilidade profunda (LM).

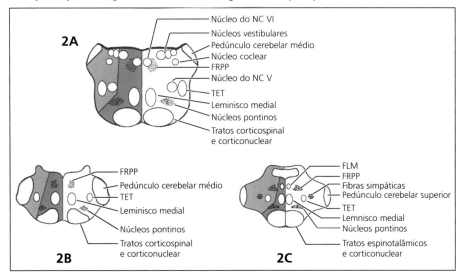

Figura 20-5. Divisão do território medial (vermelho) e território lateral (azul) da ponte. (**2A**) Porções inferior. (**2B**) Média. (**2C**) E superior. (Ver *Prancha* em *Cores*.)

Porção Lateral

1. **Sintomas ipsolaterais:** ataxia (PCM), alteração dos músculos da mastigação, com desvio de mandíbula (n. motor do NC V), diminuição da sensibilidade em hemiface com perda do reflexo corneano (n. sensitivo principal do NC V).
2. **Sintomas contralaterais:** hipoestesia em tronco e membros (TET).

Síndrome Pontina Superior (Figura 20-5)

Porção Medial

1. **Sintomas ipsolaterais:** ataxia cerebelar (n. pontinos), oftalmoplegia internuclear (fascículo longitudinal medial-FLM), raramente, podem apresentar mioclonia palatina por lesão de fibras que correspondem ao *triângulo de Mollaret* (n. olivar superior, n. denteado, n. rubro).
2. **Sintomas contralaterais:** paresia de membros (TCE), paresia facial central (TCN), alteração da sensibilidade profunda (LM).

Porção Lateral

1. **Sintomas ipsolaterais:** ataxia cerebelar (pedúnculo cerebelar superior-PCS), alteração da mirada conjugada horizontal (FRPP), síndrome de Horner (fibras simpáticas descendentes).
2. **Sintomas contralaterais:** hipoestesia dor/temperatura e alteração da sensibilidade profunda (principalmente do membro inferior, por acometer a região lateral do LM).

Artéria Basilar

A síndrome do topo da basilar é caracterizada pela lesão nos territórios irrigados pela artéria basilar rostral, ou seja, mesencéfalo, tálamos, lobos temporais posteriores e occipitais. Geralmente, sua etiologia é embólica. Sua principal manifestação envolve alteração do estado de consciência, das sacadas oculares, fisiologia pupilar e cegueira cortical.[48,50]

Vale a pena lembrar que lesões envolvendo a ponte anterior (base pontina) podem causar a *Síndrome do Cativeiro (Locked-in)*, em razão do comprometimento das fibras motoras descendentes, sem envolvimento das fibras sensitivas, que ascendem posteriormente no tronco encefálico. Trata-se de um quadro dramático, caracterizado por tetraplegia e perda das sacadas oculares horizontais; dessa forma, o paciente é capaz apenas de piscar e movimentar os olhos verticalmente (mesencéfalo integro).

Artéria Cerebral Posterior (ACP)

Por fim, o braço terminal da artéria basilar são as artérias cerebrais posteriores. Entretanto, em cerca de 30% da população, o segmento proximal da ACP é hipoplásico, sendo o suprimento sanguíneo vindo da artéria cerebral média, através da comunicante posterior, neste caso, denominada ACP fetal ou *variante fetal* (neste caso uma obstrução da ACM além dos sintomas em território anterior já citados, poderia desenvolver sintomas posteriores). A principal etiologia é embólica, principalmente ateroembólica.[48,51] Esta artéria supre através de ramos perfurantes para mesencéfalo e tálamo, em seguida emite ramos para lobo occipital e porção inferior do lobo temporal.[52]

O principal achado clínico é a hemianopsia decorrente do infarto do córtex visual estriado na fissura calcarina. Se somente a região inferior da fissura calcarina for afetada, resultará em um defeito de quadrantopsia superior; ou na região superior da fissura, com quadrantopsia inferior. Quando o lobo parietal adjacente não é afetado, o paciente pode perceber sua limitação visual (com um desenho em sua frente ele percebe a região não visualizada). Em contraste, o paciente com infarto da região parietal, geralmente irrigada pela artéria cerebral média, pode apresentar negligência visual, ignorando o objeto no campo visual afetado. Entretanto, se o infarto for em todo território da ACP, pode ocorrer negligência visual com hemianopsia.[48,53] Segundo Caplan, negligência visual sem hemianopsia é sempre causada por lesão na ACM.

Alteração somatossensorial também pode ser manifestação isquêmica da ACP, por acometer o tálamo lateral. A combinação de perda hemissensitiva com hemianopsia e sem paralisia, conduz ao diagnóstico de infarto do território da ACP. Quando ocorre cefaleia, geralmente tem-se dor retro-orbital ou acima do olho, provavelmente pelo fato de a região superior do tentório ser inervada pela primeira divisão do NC V. Raramente, o acometimento da ACP pode causar hemiplegia, somente se uma lesão proximal afetar os ramos penetrantes que irrigam o mesencéfalo. Diagnóstico difícil de topografar, quase sempre determinado por exames de imagem.[54,55]

Anormalidades cognitivas e comportamentais também podem ocorrer e, quando acometem o hemisfério **esquerdo** (dominante), podem resultar em:

- *Alexia sem agrafia:* infarto do lobo occipital esquerdo e esplênio do corpo caloso. Incapacidade de ler, preservando a escrita, descrita primeiro por Dejerine. Pode-se acompanhar incapacidade de nomear cores.
- *Síndrome de Gerstmann:* acometimento do giro angular. Paciente apresenta dificuldade de distinção esquerda-direita, de nomear seus próprios dedos, agrafia, acalculia, dispraxia construcional.
- *Alteração da memória:* acometimento do lobo temporal medial.
- *Agnosia visual:* pacientes têm dificuldade em compreender o objeto e seu uso. Eles podem nomear o objeto quando colocados em suas mãos, usando o tato como artifício.

Quando acomete o lobo direito frequentemente é acompanhado de *prosopagnosia*, que seria a dificuldade em reconhecer rostos familiares. A negligência visual é mais comum quando está afetado o hemisfério direito.[48] Para examinar tal situação, utilizamos o teste de confrontação *(vide Capítulo 3 – Semiologia dos Nervos Cranianos I e II)*, sendo o paciente capaz de enxergar os dedos do examinador quando mostrados um de cada vez, porém incapaz de discerni-los, quando mostrados simultaneamente, mimetizando uma hemianopsia esquerda.

Se a lesão for bilateral, ocorre cegueira cortical, amnésia e, muitas vezes, *delirium* hiperativo. Frequentemente, é causada por uma oclusão na bifurcação da artéria basilar *(síndrome de topo de basilar)*. O paciente, portanto, não consegue enxergar ou identificar objetos, mas tem reflexo pupilar à luz preservado e, por vezes, esses pacientes não admitem a cegueira, conhecida como *síndrome de Anton* (vide no capítulo de semiologia das síndromes não orgânicas, como diferenciar *síndrome de Anton* de simulação). A amnésia é causada pelo infarto bilateral do lobo temporal e assemelha-se à *síndrome de Korsakoff* (amnésia e confabulações decorrente de alterações dos núcleos dorsomediais talâmicos e corpos mamilares), comum na carência crônica de vitamina B1.[48,56]

Merecem destaque os infartos talâmicos bilaterais que podem ser causados por trombose de seio sagital inferior ou oclusão da *Artéria de Percheron*. Normalmente. os segmentos P1 de cada artéria cerebral posterior emitem ramos para vascularização das paredes mediais dos tálamos bilateralmente, entretanto, em alguns pacientes, esta irrigação é realizada por apenas um ramo único, chamado *Artéria de Percheron*. Como dito anteriormente, sua oclusão leva a infartos talâmicos bilaterais (Figura 20-6).[52]

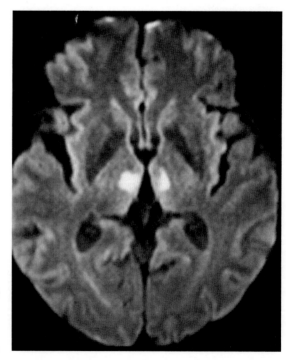

Figura 20-6. Sequência em difusão (ressonância magnética de crânio), evidenciando infarto talâmico paramediano bilateral, em razão da oclusão da artéria de Percheron.

Artérias Cerebelares

Simplificadamente, as artérias cerebelares anastomosam-se entre si na superfície cerebelar, na espessura da pia-máter, formando uma rede arterial. São basicamente três artérias a saber: artéria cerebelar superior-ACS (ramo da basilar), artéria cerebelar inferior anterior-AICA (ramo da basilar) e artéria cerebelar inferior posterior-PICA (ramo da vertebral) (Figura 20-4). Os principais sinais e sintomas decorrentes de lesões desses vasos estão representados no Quadro 20-2.

▶ SÍNDROMES LACUNARES

As síndromes lacunares são decorrentes da isquemia de um território menor e geralmente profundo do encéfalo (núcleos da base, cápsula interna, ponte e tálamo), envolvendo áreas de 1,5 a 2 cm. Cursam com apresentações clínicas típicas e não apresentam sintomas corticais, como afasia, apraxia, negligência ou crises convulsivas. Por se tratarem de lesões pequenas, raramente causam cefaleia ou alteração do nível de consciência e têm como principal mecanismo fisiopatológico, a lipo-hialinose das pequenas artérias perfurantes, muitas vezes causada pela hipertensão arterial não controlada. As síndromes lacunares mais comuns são:

- *Motora pura:* hemiparesia completa contralateral, geralmente proporcionada.
- *Sensitiva pura:* déficit sensitivo dimidiado contralateral, proporcionado.
- *Motora e sensitiva:* associação de déficit motor e sensitivo contralaterais.
- *Hemiparesia-ataxia:* hemiparesia contralateral com ataxia no membro parético.
- *Disartria-mão desajeitada:* disartria e ataxia do membro superior (*"Dysarthria clumsy hand syndrome"*).

Quadro 20-2. Principais síndromes associadas às artérias cerebelares

Artéria Acometida	Estruturas Lesadas	Sinais e Sintomas
ACS	Pedúnculo cerebelar superior, metade superior do vérmis, hemisfério cerebelar superior	Ataxia ipsolateral. Por vezes, abasia
PICA (Wallenberg)	Núcleo vestibular, núcleo espinal do NC V, trato espinotalâmico, fibras simpáticas descendentes, NC IX e X, hemisfério cerebelar inferior, núcleo do trato solitário	Vertigem, nistagmo, alteração de dor e temperatura da face ipsolateral e corpo contralateral, Horner ipsolateral, disfagia, ataxia ipsolateral, hipogeusia
AICA	Tegumento pontomedular lateral e cerebelos inferior e anterior	Mesma sintomatologia da lesão de PICA associada à surdez ipsolateral

CLASSIFICAÇÃO DO AVC ISQUÊMICO E ESCALAS DE AVALIAÇÃO

Existem diversas classificações para os eventos isquêmicos, entretanto, a mais utilizada atualmente é a escala TOAST (Quadro 20-3).[57] Sempre devemos tentar enquadrar o paciente em um dos subtipos após completa investigação, a fim de direcionar corretamente a terapêutica.

A escala de avaliação mais utilizada é a do *National Institute of Health Stroke Scale* (Escala NIHSS), composta por 11 itens que somam um total de 42 pontos e, assim, padroniza a avaliação dos pacientes e possibilita predizer prognóstico, recanalização ou reoclusão arterial. Quanto maior a pontuação, mais grave é o estado do paciente, e maiores serão as chances de hemorragia pós-trombólise (Quadro 20-4). Para avaliação do *status* sequelar e qualidade de vida desses pacientes utilizamos a *Escala de Rankin Modificada* (Quadro 20-5).[58]

NOÇÕES BÁSICAS DE AVC HEMORRÁGICO

O acidente vascular cerebral hemorrágico (AVCh), apesar de constituir apenas 10% dos AVC's, relaciona-se com 50% das mortes por essa doença. Pode apresentar-se sob a forma de hemorragia intraparenquimatosa (HIP) ou hemorragia subaracnóidea (HSA). Em comparação aos quadros isquêmicos, os eventos hemorrágicos tendem a ser mais graves e com pior prognóstico, sendo o coma algo frequente nestes pacientes.[52]

A HIP está altamente relacionada com pacientes hipertensos com controle insatisfatório, que, na maioria das vezes, apresentam ruptura de pequenas saculações (aneurismas de *Charcot-Bouchard*) de pequenos vasos profundos (artérias lenticuloestriadas). Os locais mais comuns de sangramento intraparenquimatoso hipertensivo são em ordem de frequência: putâmen, cápsula externa, tálamo, ponte e cerebelo. Sangramentos extensos, envolvendo a região corticossubcortical dos lobos cerebrais em pacientes idosos, geralmente, estão vinculados à angiopatia amiloide, que proporciona fragilidade dos vasos leptomeníngeos e corticais. Tais eventos levam a síndromes semelhantes àquelas descritas anteriormente, de acordo com o local acometido.[52]

Quadro 20-3. Classificação de AVC isquêmico. FOP (forame oval patente)

Classificação de TOAST (modificada) de subtipos de AVCi
1. Infartos de grande artérias
2. Cardioembólicos (excluídos casos atribuídos à FOP)
3. Infartos de pequenas artérias (lacunares)
4. Etiologia indeterminada
5. Duas ou mais causas identificadas
6. Criptogênico

Quadro 20-4. Escala NIHSS

Item Testado	Título	Resposta e Pontuação
1A	Nível de consciência	0 – Alerta 1 – Acorda com estímulos sonoros leves 2 – Estímulo doloroso para resposta motora 3 – Coma, resposta motora reflexa ou ausente
1B	Orientação – 2 questões (mês e idade)	0 – Ambas as respostas corretas 1 – Uma resposta correta 2 – Nenhuma resposta correta
1C	Resposta a comandos – 2 (abrir e fechar os olhos e, apertar e soltar a mão)	0 – Realiza ambas as tarefas corretamente 1 – Realiza uma tarefa corretamente 2 – Não realiza nenhuma tarefa corretamente
2	Movimentação ocular	0 – Normal 1 – Paralisia parcial do olhar 2 – Desvio forçado ou paralisia total do olhar (manobra oculocefálica ineficaz em promover movimentação)
3	Campo visual	0 – Sem perdas 1 – Hemianopsia parcial 2 – Hemianopsia completa 3 – Cegueira
4	Paralisia facial	0 – Normal 1 – Paralisia facial leve 2 – Paralisia facial central 3 – Paralisia facial completa
5	Função motora (braço) a. Esquerdo b. Direito	0 – Sem queda 1 – Queda antes de 10 segundos, mas sem tocar a cama ou outro suporte 2 – Algum esforço contra a gravidade. O braço toca o leito/suporte antes dos 10 segundos 3 – Não vence gravidade 4 – Não movimenta NT (Não Testável): amputação ou fusão articular. Explicar:
6	Função motora (perna) a. Esquerdo b. Direito	0 – Sem queda 1 – Queda antes de 5 segundos, mas sem tocar a cama ou outro suporte 2 – Algum esforço contra a gravidade. A perna toca o leito/suporte antes dos 5 segundos 3 – Não vence gravidade 4 – Não movimenta NT (Não Testável) – amputação ou fusão articular. Explicar:

(Continua)

Quadro 20-4 Escala NIHSS *(Cont.)*

Item Testado	Título	Resposta e Pontuação
7	Ataxia apendicular	0 – Sem ataxia 1 – Ataxia em 1 membro 2 – Ataxia em 2 membros NT (Não Testável): amputação ou fusão articular Explicar:
8	Sensibilidade	0 – Normal 1 – Perda leve ou moderada 2 – Perda acentuada ou anestesia
9	Linguagem	0 – Normal 1 – Afasia leve à moderada 2 – Afasia grave 3 – Afasia global, mutismo
10	Disartria	0 – Normal 1 – Disartria leve à moderada 2 – Disartria grave NT (Não Testável): intubado ou barreira física Explicar:
11	Extinção ou desatenção	0 – Ausente 1 – Leve (perda de 1 modalidade) 2 – Grave (perda de 2 ou mais modalidades sensoriais)

Quadro 20-5. Escala de Rankin Modificada

Pontuação	Descrição
0	Sem qualquer sintoma
1	Sem incapacidade significativa apesar dos sintomas; capaz de realizar todos os deveres e atividades usuais
2	Incapacidade leve; incapaz de realizar todas as atividades prévias, mas é capaz de cuidar de si próprio sem auxílio
3	Incapacidade moderada; necessita de alguma ajuda, mas é capaz de caminhar sem assistência
4	Incapacidade moderadamente grave, incapaz de caminhar sem assistência e incapaz de atender as suas necessidades físicas sem assistência
5	Incapacidade grave, acamado, incontinente, requer constante atenção e cuidados de enfermagem
6	Óbito

Capítulo 20 □ Semiologia nas Síndromes Neurovasculares

A HSA, por sua vez, corresponde a cerca de 5% dos acidentes vasculares encefálicos, tendo como principais causas o trauma cranioencefálico (mais comum) e o rompimento de aneurismas e de malformações arteriovenosas preexistentes. Os sintomas mais comuns são cefaleia de forte intensidade, geralmente descrita como a "pior da vida", náuseas e vômitos, seguidos de alteração do nível de consciência (em casos graves), paresia de nervos cranianos, convulsão ou outros déficits focais. Tais pacientes podem apresentar rigidez nucal e sinais meníngeos, bem como fundo de olho com sangramento *(hemorragia sub-hialoide)*. Por vezes, podem ocorrer *cefaleias sentinelas*, caracterizadas por dor súbita e de forte intensidade, sendo, muitas vezes, confundidas com enxaqueca. Elas ocorrem em cerca de 30% dos casos, em até 4 semanas antes da HSA, em razão da expansão do aneurisma ou de pequenos sangramentos do mesmo. Para classificação clínica da HSA usamos a *Escala de Hunt-Hess* (Quadro 20-6).[59]

) SITUAÇÕES ESPECIAIS

Duas situações merecem destaque para finalizar o estudo da semiologia neurovascular: a Dissecção Arterial e a Trombose Venosa Central, que muitas vezes são causas de déficits focais em pacientes jovens. A dissecção arterial pode ocorrer em vasos cervicais, como nas carótidas e vertebrais, causada por dano estrutural mecânico da parede vascular, muitas vezes, associado a movimentos cervicais bruscos, trauma compressivo, esportes de contato entre outros. A lesão da parede do vaso pode desencadear isquemia distal encefálica tanto por hipofluxo hemodinâmico, tanto por embolia distal de trombos gerados na lesão local. Devemos pensar nessa possibilidade, sempre que estivermos diante de um paciente com déficit focal, associado à cefaleia ou à dor cervical, sopro carotídeo ou zumbido vascular (zumbido em consonância com os batimentos cardíacos).[60]

A trombose venosa cerebral caracteriza-se por trombose de seios e/ou veias cerebrais, comum em mulheres fumantes, usuárias de anticoncepcional ou com trombofilias. Qualquer seio pode ser acometido, gerando prejuízo na hemodinâmica encefálica, traduzido por cefaleia refratária, convulsões ou déficits focais, estes ocorrendo por isquemia venosa peritrombose. Síndrome de hipertensão intracraniana é bastante comum, assim a fundoscopia é uma grande aliada diagnóstica, pois papiledema é um achado frequente nestes pacientes.[60]

Quadro 20-6. Escala prognóstica de Hunt-Hess[59]

Grau 0	Aneurisma não roto
Grau 1	Assintomático ou cefaleia leve
Grau 1a	Déficit fixo sem meningismo
Grau 2	Paralisia do nervo craniano, cefaleia moderada à forte, rigidez de nuca
Grau 3	Déficit focal leve, letargia ou confusão
Grau 4	Estupor, hemiparesia moderada à grave
Grau 5	Coma profundo, descerebração, aparência moribunda

CONCLUSÃO

Saber reconhecer as possíveis apresentações clínicas do paciente com AVC auxilia a topografar a região acometida, a levantar hipóteses quanto à possível artéria responsável e seu mecanismo fisiopatológico. Além disso, é necessário topografar antes a lesão, a fim de pedir corretamente os exames complementares, bem como estimar o prognóstico desses doentes.

REFERÊNCIAS BIBLIOGRÁFICAS

1. Peter J. Hand, Joseph Kwan, Richard I. Lindley, Martin S. Dennis, and Joanna M. Wardlaw. Distinguishing Between Stroke and Mimic at the Bedside: The Brain Attack Study. *Stroke.* february 16, 2006, p. 769-775.
2. Kolominsky-Rabas PL, Weber M, Gefeller O *et al.* Epidemiology of ischemic stroke subtypes according to TOAST criteria: incidence, recurrence, and long-term survival in ischemic stroke subtypes: a Population-Based Study. *Stroke* 2001;32(12):2735-40.
3. Itabashi R, Furui E, Sato S *et al.* Incidence of cardioembolic stroke including paradoxical brain embolism in patients with acute ischemic stroke before and after the Great East Japan Earthquake. *Cerebrovasc Dis* 2014;37(6):431-37.
4. North American Symptomatic Carotid Endarterectomy Trial Collaborators. Beneficial effect of carotid endarterectomy in symptomatic patients with high-grade carotid stenosis. *N Engl J Med* 1991 Aug.;325:445-53.
5. Kalashnikova LA *et al. et al.* Anticardiolipin antibodies in Sneddon's syndrome. *Neurology* 1990;40:464-67.
6. Dutra LA *et al. et al.* Sneddon's syndrome: case report and review of its relationship with antiphospholipid syndrome. *Einstein* 2012;10(2):230-32.
7. Cooper LS, Wong TY, Klein R *et al.* Retinal microvascular abnormalities and MRI-defined subclinical cerebral infarction: the Atherosclerosis Risk in Communities Study. *Stroke* 2006 Jan.;37(1):82-86.
8. Orsini M *et al.* Man-in-the-barrel syndrome: history and different etiologies. *Rev Neurocienc* 2009;17:138-40.
9. Momjian-Mayor I, Baron JC. The pathophysiology of watershed infarction in internal carotid artery disease: review of Cerebral Perfusion Studies. *Stroke* 2005;36:567-77.
10. Bladin CF, Chambers RB. Clinical features, pathogenesis, and computed tomographic characteristics of internal watershed infarction. *Stroke* 1993;24(12):1925-32.
11. Adams HP *et al.* Amaurosis fugax: the results of arteriography in 59 patients. *Stroke* 1983;14:742-44.
12. Tatu L *et al.* Arterial territories of the human brain: cerebral hemispheres. *Neurology* 1998;50(6):1699-708.
13. Silva, SP *et al.* Síndromes vasculares isquêmicas. [A. do livro] Joaquim Pereira Brasil Neto e Osvaldo M. Takayanagui. *Tratado de neurologia da Academia Brasileira de Neurologia.* Rio de Janeiro: Elsevier, 2013. p. 194-206.
14. Fischer U, Arnold M, Nedeltchev K *et al.* NIHSS Score and Arteriographic Findings in Acute Ischemic Stroke. *Stroke* 2005;36(10):2121-25.
15. Schaefer PW, Pulli B, Copen WA *et al.* Combining MRI with NIHSS thresholds to predict outcome in acute ischemic stroke: value for patient selection. *AM J Neuroradiol* 2015;36(2):259-64.
16. Singer OC, Humpich MC, Laufs H *et al.* Conjugate eye deviation in acute stroke: incidence, hemispheric asymmetry, and lesion pattern. *Stroke* 2006;37(11):2726-32.

Capítulo 20 ▫ Semiologia nas Síndromes Neurovasculares

17. Hoffmann M. Isolated right temporal lobe stroke patients present with Geschwind Gastaut syndrome, frontal network syndrome and delusional misidentification syndromes. *Behav Neurol* 2008;20(3):83-89.
18. Hoffmann M, Schmit F, Bromley E. Vascular cognitive syndromes: relation to stroke etiology and topography. *Acta Neurol Scand* 2009;120(3):161-69.
19. Somasundaram S, Henke C, Neumann-Haefelin T *et al.* Singer O, C,. Dysphagia risk assessment in acute left-hemispheric middle cerebral artery stroke. *Cerebrovasc Dis* 2014;37(2):217-22.
20. Croquelois A, Bogousslavsky J. Stroke Aphasia: 1,500 Consecutive Cases. *Cerebrovasc Dis* 2011;31(4):392-99.
21. Godefroy O, Dubois C, Debachy B *et al.* Vascular aphasias: main characteristics of patients hospitalized in acute stroke units. *Stroke* 2002;33(3):702-5.
22. Stone SP, Halligan PW, Greenwood RJ. The incidence of neglect phenomena and related disorders in patients with an acute right or left hemisphere stroke. *Age Ageing* 1993;22(1):46-52.
23. Bogousslavsky J. Frontal lobe dysfunction in cerebrovascular disease. SNAP. *Neurol Psychiatr* 2003;154:59-65.
24. Bassett, C, Bogousslavsky J, Regli F. Sensory syndromes in parietal stroke. *Neurology* 1993;43(10):1942-49.
25. Rossetti AO, Ghika JA, Vingerhoets F *et al.* Neurogenic pain and abnormal movements contralateral to an anterior parietal artery stroke. *Arch Neurol* 2003;60(7):1004-6.
26. Caplan LR, Kelly M, Kase CS *et al.* Infarcts of the inferior division of the right middle cerebral artery: mirror image of Wernicke's aphasia. *Neurology* 1986;36(8):1015-20.
27. Earnest MP, Monroe PA, Yarnell PR. Cortical deafness: demonstration of the pathologic anatomy by CT scan. *Neurology* 1977;27(12):1172-75.
28. Sadaharu T. Auditory dysfunction in patients with cerebrovascular disease. *Scientific World J* 2014;2014:261824.
29. Knepper LE, Biller J, Tranel D *et al.* Etiology of stroke in patients with Wernicke's aphasia. *Stroke* 1989;20(12):1730-32.
30. Engelter ST, Gostynski M, Papa S *et al.* Epidemiology of aphasia attributable to first ischemic stroke: incidence, severity, fluency, etiology, and thrombolysis. *Stroke* 2006;37(6):1379-84.
31. Malhotra P, Crinion JT, Merola S *et al.* A deficit of spatial remapping in constructional apraxia after right-hemisphere stroke. *Brain* 2010;133(Pt 4):1239-51.
32. Kim, Jong S. Patterns of sensory abnormality in cortical stroke: Evidence for a dichotomized sensory system. *Neurology* 2007;68(3):174-80.
33. Mayer E *et al.* A pure case of Gerstmann syndrome with a subangular lesion. *Brain* 1999;122(Pt 6):1107-20.
34. Magdalena C, Humphreys GW. The enigma of Bálint's syndrome: neural substrates and cognitive deficits. *Front Hum Neurosci* 2014;8:123.
35. Rizzo M, Vecera S. Psychoanatomical substrates of Bálint's syndrome. *J Neurol Neurosurg Psychiatry* 2002;72(2):162-78.
36. Fink JN *et al.* Insular cortex infarction in acute middle cerebral artery territory stroke: predictor of stroke severity and vascular lesion. *Arch Neurol* 2005;62(7):1081-85.
37. Christensen H *et al.* Short report: insular lesions, ECG abnormalities, and outcome in acute stroke. *J Neurol Neurosurg Psychiatry* 2005;76(2):269-71.
38. Manes F *et al.* Verbal memory impairment after left insular cortex infarction. *J Neurol Neurosurg Psychiatry* 1999;67(4):532-34.
39. Sterbini PGL *et al.* CT of ischemic infarctions in the territory of the anterior choroidal artery: a review of 28 cases. *AJNR* 1987;8(2):229-32.

40. Steegman AT, Roberts DJ. The syndrome of the anterior choroidal artery: report of a case. *JAMA* 1935;104:1695-97.
41. Leys d *et al.* Anterior choroidal artery territory infarcts: study of presumed mechanisms. *Stroke* 1994;25(4):837-42.
42. Kahilogullari G *et al.* The branching pattern of the middle cerebral artery: is the intermediate trunk real or not? An anatomical study correlating with simple angiography. *J Neurosurg* 2012;116(5):1024-34.
43. Ishii N, Nishihara Y, Imamura T. Why do frontal lobe symptoms predominate in vascular dementia with lacunes? *Neurology* 1986;36(3):340-45.
44. Kang SY, Kim JS. Anterior cerebral artery infarction: Stroke mechanism and clinical-imaging study in 100 patients. *Neurology.* 2008;70(24 Pt 2):2386-93.
45. Woessner H, Vibhute P, Barrett K. Acute loss of bladder control in a stroke of the frontal cortex. *Neurohospitalist* 2012;2(4):129-31.
46. Geschwind DH *et al.* Alien hand syndrome: interhemispheric motor disconnection due to a lesion in the midbody of the corpus callosum. *Neurology* 1995;45(4):802-8.
47. Sunaga S, Shimizu H, Sugano H. Long-term follow-up of seizure outcomes after corpus callosotomy. *Seizure* 2009;18(2):124-28.
48. Caplan LR. Posterior circulation ischemia: then, now, and tomorrow. The Thomas Willis Lecture – 2000. *Stroke* 2000;31(8):2011-13.
49. Nouh A *et al.* Ischemic posterior circulation stroke: a review of anatomy, clinical presentations, diagnosis, and current management. *Front Neurol* 2014;5:30.
50. Williams D, Wilson T. The diagnosis of the major and minor syndromes of basilar insufficiency. *Brain* 1962;85:741-74.
51. Millikan CH, Siekert RG. Studies in cerebrovascular disease. The syndrome of intermittent insufficiency of the basilar arterial system. *Proc Staff Mett Mayo Clin* 1955;30(4):61-68.
52. Chaves CJ, Caplan LR. *Posterior cerebral artery. Stroke syndromes.* 2nd ed. Cambridge: Cambridge University, 2001. p. 479-89.
53. Mohr JP, Pessin MS. *Posterior cerebral artery disease. Stroke pathophysiology, diagnosis, and management.* 3rd ed. New York: Churchill Livingstone, 1998. p. 481-502.
54. Hommel M, Bogousslavsky J. The spectrum of vertical gaze palsy following unilateral brain- stem stroke. *Neurology* 1991;41(8):1229-34.
55. Benson DF, Marsden CD, Meadows J. The amnestic syndrome of posterior cerebral artery occlusion. *Acta Neurol Scand* 1974;50(2):133-45.
56. Horenstein S, Chamberlain W, Conomy J. Infarction of the fusiform and calcarine regions: Agitated delirium and hemianopsia. *Trans Am Neurol Assoc* 1967;92:85-89.
57. Adams Jr HP, Bendixen BH, Kappelle LJ *et al.* Classification of subtype of acute ischemic stroke. Definitions for use in a multicenter clinical trial. TOAST. Trial of Org 10172 in Acute Stroke Treatment. *Stroke* 1993;24(1):35-41.
58. Bonita R, Beaglehole R. Modification of Rankin Scale: Recovery of motor function after stroke. *Stroke* 1988;19(12):1497-1500.
59. Hunt WE, Hess RM. Surgical risks as related to time of intervention in the repair of intracranial aneurysms. *J Neurosurg* 1968;28:14-20.
60. Ropper AH, Samuels MA. *Adams and Victor's principles of neurology.* 9th ed. New York: McGraw-Hill, 2009.

21 Semiologia das Síndromes Epilépticas

Marina Koutsodontis Machado Alvim ▪ Ana Carolina Coan
Carlos Alberto Mantovani Guerreiro ▪ Fernando Cendes

INTRODUÇÃO

A semiologia das crises é de extrema importância na avaliação dos pacientes com epilepsia. Esta é necessária para o diagnóstico de epilepsia, da síndrome epiléptica e para a definição do foco epileptogênico, bem como suas vias de propagação.[1] A descrição da crise pelo paciente e seus familiares deve ser minuciosa. Muitas vezes, o paciente terá dificuldades em detalhar o que sente e, por isso, o examinador deve estimular e ajudá-lo, realizando perguntas como "o que sente antes da crise?", "consegue perceber que vai apresentar uma crise?"

Além disso, a descrição do evento pelos familiares ou conhecidos é essencial, principalmente naqueles pacientes que apresentam alteração precoce da consciência. Quando tais informações não forem suficientes, a investigação por videoeletroencefalografia (vídeo-EEG) deve ser realizada. Um recurso prático e cada vez mais acessível a muitos pacientes é a gravação de vídeo em celular realizada por acompanhantes, particularmente em crises frequentes, prolongadas ou previsíveis por fatores desencadeantes.

Os sinais e sintomas iniciais da crise têm maior valor localizatório, enquanto os mais tardios podem decorrer da ativação de áreas de propagação.[2] Alguns destes são evidências claras de ativação de determinadas áreas cerebrais, como, por exemplo, contrações clônicas da hemiface decorrente da excitação da área motora primária contralateral. Outros sinais são pouco específicos, como o desvio cefálico presente em ativações de diferentes lobos cerebrais.

Algumas séries ou evoluções de sintomas podem mapear a via de propagação da crise. O exemplo clássico deste fenômeno é a epilepsia de lobo temporal mesial (ELTM), em que sintomas autonômicos ou psíquicos são seguidos por incapacidade de interagir com os outros e por sintomas motores, como os automatismos. Outro exemplo típico é a *marcha jacksoniana*, descrita por Hughlings Jackson, no século XIX, comum nas crises parciais motoras, em que os movimentos se iniciam em uma região localizada, como, por exemplo, os dedos e vão se disseminando para mão, braço, ombro e face ipsolaterais, seguindo a somatotopia do *homúnculo de Penfield* no córtex cerebral.[3]

CLASSIFICAÇÃO DAS CRISES EPILÉPTICAS

De acordo com a *International League Against Epilepsy (ILAE)*, as crises podem ser classificadas de acordo com seu início em focais e generalizadas.[4,5] Alguns conceitos relacionados com os tipos de crises foram alterados na proposta de classificação da ILAE de 2010.[6] De acordo com tal proposta, as crises focais (parciais) são aquelas que ocorrem em redes neuronais localizadas, entretanto, são passíveis de generalização, envolvendo outras regiões encefálicas, dando origem ao termo "crises parciais com generalização secundária". As crises primariamente generalizadas se iniciam em algum ponto do cérebro e apresentam rápida propagação bilateral, envolvendo estruturas corticais e subcorticais e não necessariamente todo o córtex.[5] Crises mioclônicas, tônico-clônicas, atônicas (astáticas) e as crises de ausência são classificadas como generalizadas.

As crises parciais, que anteriormente eram divididas em parciais simples ou complexas, foram renomeadas para "crises sem alteração da consciência" ou "auras" e "crises discognitivas", respectivamente.[5] As crises sem comprometimento da consciência são aquelas em que o indivíduo não apresenta alteração da capacidade de interagir adequadamente com o meio. Quando as manifestações são sensoriais ou psíquicas, estas são chamadas de auras, como, por exemplo, parestesias em um membro (aura sensitiva), escotomas (aura visual) e zumbidos ou plenitude tubária (aura auditiva). Nas crises parciais discognitivas, o paciente apresenta alteração parcial da consciência, podendo ou não apresentar sintomas motores, como automatismos manuais ipsolaterais, automatismos orais e postura distônica contralateral ao foco (epilepsia do lobo temporal mesial).[5]

Para a caracterização das crises, estas devem ser descritas de acordo com suas manifestações (motoras, cognitivas, autonômicas e "sensório-experienciais") e a sequência em que se apresentam. Para tal, sugere-se a utilização de determinada terminologia, a fim de padronizar os sinais e sintomas observados. Detalharemos aqui a divisão proposta pela ILAE.[5] No Quadro 21-1, a semiologia será descrita de acordo com a região cerebral envolvida.

SEMIOLOGIA DAS CRISES EPILÉPTICAS

Eventos Motores

Os eventos motores são aqueles que apresentam alguma manifestação muscular. Os movimentos podem ser positivos (aumento da contração muscular) ou negativos (perda ou diminuição do tônus muscular).

Eventos Motores Elementares

Manifestações Tônicas

Contração sustentada de um ou mais grupos musculares com duração de, pelo menos, 3 segundos, de tronco ou membros, em extensão ou flexão, normalmente

Capítulo 21 □ Semiologia das Síndromes Epilépticas

Quadro 21-1. Características das crises de acordo com a localização

Semiologia de Crises de Acordo com a Localização Anatômica	
Lobo frontal	Curta duração, de início e fim súbitos, com pós-ictal breve
	Sintomas motores (90% dos pacientes). Atividade clônica e postura tônica assimétricas; manifestações gestuais e comportamentais; crises "hipermotoras"[1-3]
	• Área pré-central: contrações clônicas, postura clônica, mioclonias • Área pré-motora: postura tônica assimétrica, fenômenos motores complexos • Área frontal dos olhos: versão ocular forçada para ambos os lados • Área pré-frontal ventromesial: motora hipercinética e expressão emocional (medo) • Área pré-frontal dorsolateral: automatismos complexos, comportamento semiadequado, ausências frontais • Opérculo frontal: contração facial e hipersalivação
Região perissilviana	Alteração precoce da consciência, expressão de medo, assimetria facial, hipercinesia, sintomas autonômicos (taquicardia, midríase), comportamento impulsivo, movimentos clônicos de face[2]
Lobo temporal	Início com auras, seguidas por interrupção da atividade motora, automatismos simples ou complexos (oroalimentares, manuseio de objetos, coçar o nariz), generalização secundária pode ocorrer[2,4]
	Temporal mesial: Auras psíquicas (despersonalização, medo) e autonômicas (aura abdominal é a mais comum), fenômenos sensitivos e olfativos, fala ictal (lobo dominante), imobilidade, automatismos oroalimentares, confusão e amnésia pós-ictal
	Temporal lateral (Neocortical): Ilusões ou alucinações auditivas, estado de sonho, ilusão visual seguidas de crises parciais complexas quando propagação para estruturas mesiais ou extratemporais
Giro do cíngulo	Crises predominantemente noturnas, com movimentos hipercinéticos, por vezes precedidas por aura de medo,vocalização ou risos, com raras generalizações[5]
Região insular	Manutenção da consciência, parestesias, desconforto em pescoço, garganta, queimação perioral, sensação de opressão torácica, dispneia, contrações tônicas da face, disartria[2]
Lobo occipital	Manifestações visuais simples ou complexas (Positivas: elementos piscantes, coloridos. Negativas: hemianopsia, amaurose), cegueira, cefaleia ictal ou pós-ictal, desvio tônico dos olhos, nistagmo, piscamentos, clonias palpebrais, vômito ictal[6]
Lobo parietal	Parestesias em mão, face, braço; sensação de falta ou de movimento em membro superior; alucinação gustativa, dor abdominal, metamorfopsia (hemisfério não dominante), distúrbio de linguagem[2]

em região proximal, uni ou bilateral, podendo ser assimétrica. A consciência pode estar preservada, principalmente no início. As crises tônicas generalizadas apresentam contrações bilaterais, em geral, simétricas. As manifestações tônicas assimétricas sugerem ativação focal do hemisfério contralateral. Quando ocorre extensão de um dos membros superiores e elevação e flexão do membro superior contralateral ("posição de espadachim"), há provável atividade em área motora suplementar contralateral ao membro estendido.[6]

Manifestações Versivas

Contração sustentada e forçada da cabeça ou dos olhos para um lado e, por vezes, do tronco, podendo apresentar componente tônico ou clônico. A cabeça normalmente apresenta-se hiperestendida e a rima bucal com desvio para o mesmo lado. Quando esta postura ocorre imediatamente antes de uma crise tônico-clônica generalizada (CTCG), a ativação deve estar contralateral ao lado da versão.[3,7] Crises de início em lobo frontal podem ocorrer com manutenção parcial da consciência, ou melhor, manutenção da capacidade de percepção do meio, porém dificuldade ou incapacidade de interagir ou responder a comandos. Portanto, é comum pacientes relatarem o que acontece durante a crise e mesmo responderem tardiamente a perguntas feitas durante a crise, apesar de aparentemente estarem "inconscientes". O desvio ocular nesses casos ocorre por ativação da região frontal que promove a versão dos olhos para o lado oposto (área 8).[3,8]

É de grande importância semiológica diferenciar este tipo de versão cefálica "forçada" (que é rápida e tônica) da simples rotação ou desvio lateral da cabeça (desvio cefálico). O desvio cefálico é um movimento lateral natural lento e não forçado. O desvio cefálico pode ocorrer em crises com origem nos lobos frontal ou temporal e, mais comumente, são ipsolaterais à zona epileptogênica, porém, e seu valor localizatório é controverso.

Manifestações Distônicas

Provavelmente relacionada com a ativação dos núcleos da base,[2] a postura distônica de membros tem importante valor localizatório. É descrita como uma postura forçada em flexão ou extensão, proximal ou distal, com componente rotatório e, por vezes, acompanhada de tremor ou atetose, com duração maior que 10 segundos. A postura distônica geralmente é mais intensa na mão, tipicamente com adução do polegar e extensão forçada dos outros dedos. É mais comum em epilepsias de lobo temporal.[2,3] Em 90% dos casos, a distonia de membro ocorre contralateral ao foco epileptogênico e, quando associada a automatismos e versão cefálica ipsolaterais à zona epileptogênica, é altamente sugestiva de ELTM.[3,9]

Manifestações Mioclônicas

As mioclonias são contrações musculares rápidas (menos de 300 ms) de um ou mais membros ou de todo o corpo. Muitas vezes, o paciente as descreve como "choques", "repuxões" ou "sustos". Normalmente são causadas por descargas generalizadas, mas podem ocorrer por estímulo focal da área motora primária ou córtex pré-motor contralateral à manifestação clínica.[3] Nas crises mioclônicas presentes nas epilepsias generalizadas, como a Epilepsia Mioclônica Juvenil *(Síndrome de Janz)*, esta manifestação costuma ocorrer em salvas, com contrações arrítmicas de tronco ou região proximal de membros superiores, mais comumente pela manhã e acentuadas por privação de sono.[3]

Podem acometer mais de um grupo muscular e evoluir para CTCG.[8,10] Mioclonia negativa é caracterizada por interrupção do tônus muscular por menos de 500 ms,[7] sendo rara como manifestação epiléptica, mas pode estar presente em pacientes com epilepsias perirrolândicas e nas epilepsias mioclônicas progressivas.[3] Às vezes, a única maneira de diferenciar uma crise mioclônica de mioclonias, como manifestação não epiléptica de doenças cerebrais, é o registro do evento concomitante com o EEG, observando-se atividade epileptiforme eletrográfica.

Manifestações Clônicas

Movimentos clônicos são contrações rápidas e repetitivas de músculos agonistas e antagonistas, envolvendo sempre o mesmo grupo muscular, com intervalo regular entre 0,2 a 5 ciclos por segundo.[2,3,7] Tal manifestação é secundária à ativação da área motora primária contralateral e, por isso, é mais comum em face ou membros superiores, pois têm maior representatividade cortical.[2] Tipicamente, as manifestações clônicas são precedidas por sintomas somatossensoriais em crises parietais, ou sintomas visuais com versão cefálica nas crises occipitais.[3] Quando a crise envolve áreas motoras secundárias, as manifestações podem ser bilaterais e associadas à postura tônica.[3]

Como dito anteriormente, *marcha jacksoniana* é a propagação do estímulo pelo córtex motor, gerando manifestações distais para proximais, começando com movimentos clônicos em mão com evolução para o braço, ombro, pescoço e face.[3,7]

Manifestações Atônicas

Atonia refere-se à perda ou à diminuição do tônus muscular, com duração entre 1 ou 2 segundos, podendo envolver tronco *(drop attack)*, membros, mandíbula ou cabeça *(head drop)*. Frequente na *Síndrome de Lennox-Gastaut*, tal crise é provavelmente secundária à ativação de núcleos inibitórios da via corticoespinhal.[3] As crises atônicas podem ser precedidas de evento mioclônico, podendo causar propulsão ou retropulsão (crise mioclônico-atônica ou mioclônico-astática). Essas crises são comumente observadas na epilepsia mioclônica com crises atônicas *(síndrome de Doose)*.[10,11]

Crise Tônico-Clônica Generalizada (CTCG)

Caracteriza-se por sequência de contração tônica de todo o corpo, seguida de fase clônica de evolução progressiva, com duração de 1 a 2 minutos. Na fase tônica, ocorre espasmo em flexão de predomínio axial que rapidamente envolve os membros, os olhos desviam-se para cima, as pupilas dilatam, a mandíbula fica rígida, podendo ocorrer mordedura de língua ou lábios. Por vezes, o paciente emite um grito por contração diafragmática intensa (grito ictal). Disautonomia, elevação da pressão arterial, cianose e hipersecreção pulmonar são comuns. Na fase clônica, ocorrem abalos que variam de 8 a 4 Hz, e no final pode haver liberação esfincteriana por relaxamento. Durante todo o período, o paciente se mantém inconsciente, demorando alguns minutos para voltar à plena vigília (fase pós-ictal). Variações como clônico-tônico-clônicas podem ocorrer em alguns pacientes.[3,7]

Quando as crises são de início focal com evolução para a CTCG, os sintomas que precedem esta fase podem ser localizatórios, e a fase tônica costuma conter mais assimetrias e assincronias.[3,10] Quando há versão cefálica, com ou sem contrações faciais ipsilaterais precedendo em até 10 segundos a fase tônico-clônica, a zona epileptogênica é contralateral à versão em 90% dos casos.[3,12] Muitas vezes, observa-se uma breve lateralização ipsilateral, não forçada, antes da versão contralateral, o que é altamente sugestivo de epilepsia do lobo temporal.[13] Já a versão cefálica no final da crise ocorre ipsilateralmente e está presente em 15 a 20% dos casos, sendo mais comum em epilepsias do lobo frontal.[13] A postura tônica assimétrica dos membros no início da CTCG, ou "sinal do 4", é altamente localizatória (90% dos casos). Nesta postura, há extensão do cotovelo do membro contralateral e flexão sobre o tórax do membro ipsilateral à zona epileptogênica, durante a fase tônica da crise.[3]

Paresia de membro ictal ou pós-ictal, ou seja, perda de tônus do membro superior (enquanto o outro apresenta automatismos) é comum na ELT e ocorre contralateral à zona epileptogênica. Já a paresia pós-ictal (denominada *paresia de Todd*) ocorre em 0,5 a 13% das crises focais em razão do envolvimento primário, ou por propagação, do córtex motor e determina o foco epileptogênico em hemisfério contralateral. Em geral, tem duração média de 1 hora, entretanto, pode durar até 48 horas.

Espasmo Epiléptico

Os espasmos epilépticos são definidos como súbita flexão ou extensão do pescoço e membros, por vezes assimétrica, breves (0,2 a 2 segundos), sendo mais comuns as formas em flexão (40%) ou mistas. O espasmo em flexão apresenta-se com súbita flexão cervical e membros, somado à adução dos braços. Já nos em extensão, ocorre estiramento dos membros e do pescoço, com abdução de braços. A forma mista, por sua vez, apresenta-se com flexão de membros superiores e pescoço, além de extensão de membros inferiores.[10,14]

Os espasmos ocorrem em salvas, com média de 20-40, podendo atingir mais de 100 repetições. Choro, agitação e, raramente, risos podem ocorrer durante ou após o evento. As salvas podem-se repetir diversas vezes ao dia, podendo ser desencadeadas por estímulos, como sonolência, toque, alimentação ou febre. Os espasmos não ocorrem durante o sono REM e são mais comuns na sonolência.[10] Estes são característicos de *Síndrome de West*.

Eventos Motores Complexos

Automatismos

As crises automotoras são as que apresentam movimentos repetitivos e estereotipados, relativamente coordenados, que parecem ou não continuação de movimentos voluntários, previamente realizados pelo paciente. Normalmente, são acompanhados de alteração da consciência, mas esta pode estar preservada, quando a crise permanece restrita ao lobo temporal do hemisfério não dominante. Os movimentos podem ser em membros, língua e boca. Quando os automatismos são persistentes e homogêneos em membros superiores, indicam, mais comumente, envolvimento de lobo temporal, entretanto, quando são mais abruptos, proximais, irregulares e hipercinéticos, são mais característicos de lobo frontal, principalmente da região orbitofrontal. Automatismos manuais unilaterais na epilepsia de lobo temporal, associados à postura distônica contralateral, ocorrem ipsolaterais à zona epileptogênica.[15]

Automatismos oroalimentares caracterizam-se por movimentos mastigatórios, estalar de lábios, lamber, ranger os dentes, movimentos de deglutição, beijar, assoviar. Automatismos gestuais envolvem manipulação com interação consigo mesmo ou com o meio de maneira relativamente coordenada (abotoar botões, alisar o lençol, dobrar roupas).

Crises Hipermotoras

As crises hipermotoras são caracterizadas por movimentos complexos e repetitivos, envolvendo a região proximal dos membros e tronco, rápidos e violentos. Muitas vezes, são movimentos que poderiam ser realizados normalmente, porém em uma situação inapropriada (como correr, chutar, pedalar). Podem ocorrer comportamentos, como choro, risos e vocalizações. As crises hipermotoras são mais comuns em epilepsias de lobo frontal, especialmente da região ventromedial, no entanto, podem acontecer em crises de início temporal ou insular. Comportamentos sexuais e rotações ao redor do próprio eixo (180°) são mais comuns em crises frontais.[16]

Crises Gelásticas e Dacrísticas

As crises gelásticas são períodos breves de risos ou caretas, com ou sem motivação, sugestivas de crises, geradas por hamartomas hipotalâmicos, mas podendo ser de início em regiões frontais (anteromedial) e temporais (temporobasal). As crises dacrísticas são crises de choro, geralmente imotivadas, que podem ter origem em regiões hipotalâmicas, frontais ou temporais.

Outros Eventos Motores

- *Nistagmo:* ocorre em crises de origem occipital ou com propagação para regiões occipitais, com a fase rápida contralateral à zona epileptogênica.
- *Coçar o nariz:* costuma ocorrer durante ou em até 60 segundos após a crise (50-85% em crises de lobo temporal, 75-90% com a mão ipsolateral ao foco epileptogênico).
- *Cuspir:* pode ser ictal ou pós-ictal e é comumente observado em epilepsias temporais de lobo não dominante, no entanto, pode corresponder à ativação temporal, insular ou de regiões frontais do hemisfério dominante.

Eventos Não Motores

Auras

As auras são definidas como um evento subjetivo e são consideradas crises sensoriais.[7] Tem duração de segundos a minutos e são secundárias a um estímulo ictal localizado em determinada região cortical e, por isso, tem importante valor localizatório, uma vez que sejam as manifestações iniciais da crise.[8,10] Auras epilépticas são observadas em 64-94% dos pacientes com ELT,[17,18] mas também são comuns em epilepsias que se iniciam em lobo parietoccipital.[10] Em razão da propagação da crise, por vezes com extenso envolvimento cortical ou temporal bilateral, o paciente pode apresentar amnésia dos eventos iniciais e, portanto, não descrever a aura.[10]

Auras Somatossensoriais

As auras somatossensoriais são descritas, como hipoestesia, parestesias, sensação de choque, quente ou frio e dor em uma área restrita. Mais comumente, são decorrentes de estímulos na área sensorial primária contralateral aos sintomas e, quando localizadas nesta área, frequentemente progridem para sintomas motores. Quando têm origem em área sensorial secundária, podem ser bilaterais.[3] Fenômenos sensoriais pouco localizados podem ocorrer por envolvimento do córtex sensório-motor suplementar ou da ínsula, portanto, podem ocorrer em ELT ou insulares. Um exemplo comum é a sensação de arrepio pouco localizada descrita por alguns pacientes com ELT. Ilusões somatossensoriais, como sensações de aumento, diminuição ou movimento de alguma parte do corpo, estão associadas à ativação do lobo temporal posterior, da junção temporoparietoccipital ou lobo parietal inferior do hemisfério não dominante.[3]

Auras Visuais

As auras visuais podem ser simples ou complexas. Auras visuais simples, como luzes piscantes ou estáticas, correspondem à ativação da área visual primária do lobo occipital e/ou áreas de associação secundária. Já as auras visuais complexas, visão de cenas, pessoas, objetos e ilusões, sugerem ativação da junção têmporo-occipital ou córtex temporal basal posterior. Sensações de movimento no campo visual e visão embaçada ou borrada são secundárias à atividade em cíngulo posterior ou região parietoccipital mesial.[3]

Fenômenos que ocorrem em apenas um hemicampo visual ou quadrante têm grande valor localizatório em lobo occipital contralateral ou em região infra ou supracalcarina, respectivamente. Distorções visuais (micro, macro, metamorfopsias – que são diminuição, aumento e mudança da forma das imagens, respectivamente) sugerem proximidade com as radiações geniculoestriatais.[3] Fenômenos negativos, como cegueira pós-ictal, podem ocorrer em pacientes com aura visual.[8]

Auras Auditivas

As auras auditivas simples são descritas como zumbidos, plenitude tubária ou tons repetitivos, sem sensação vertiginosa associada, e são produzidas pelo córtex auditivo primário.[7,10] Já as complexas, apresentam-se como vozes ou músicas e decorrem da ativação da área de associação auditiva temporoparietal.[10,11] Apesar de ser bilateral, o córtex contralateral tem maior representatividade.[3] Auras auditivas são características de uma forma familiar, autossômica dominante de ELT lateral ou epilepsia autossômica dominante com auras auditivas, que apresenta mutação no gene *LGI1* em 50% das famílias acometidas.[1]

Auras Vertiginosas

Sensação de rotação ou movimento são secundários à ativação do córtex temporoparietal lateral e região abaixo da fissura silviana, como opérculo parietal e giros temporais superior e médio.[3] São frequentes na epilepsia de lobo temporal, com sintomas breves e sem lateralização definida.[19]

Auras Olfatórias e Gustativas

Sensação de um cheiro desagradável (cacosmia), muitas vezes associado à sensação gustativa, pode ser produzida pela região da amígdala, bulbo olfatório e ínsula.[20] Sensações gustativas ácidas, azedas, doces, salgadas ou metálicas,[7] não prazerosas e relacionadas com sensações olfatórias e psíquicas, também podem ocorrer por ativação do opérculo parietal e região mesiobasal anterior do lobo temporal.[10]

Aura Epigástrica

A aura epigástrica é um desconforto, por vezes, descrito como náusea, empacha-mento, dor, mal-estar, que pode ser ascendente para região de tórax e garganta ou descendente para região periumbilical.[3,7,10] Ocorrem por ativação da ínsula anterior, opérculo anterior e estruturas temporais mesiais.[3,8] São mais prevalen-tes em pacientes com ELT[17,21] e, dentre esses, é mais comum nas crises mesiais associadas à esclerose hipocampal.[21] Quando seguidas de crises automotoras são altamente sugestivas de ELT.[17]

Aura Cefálica

Sensação inespecífica, como peso na cabeça ou sensação de choque. São pouco localizatórias, mas parecem ter maior associação a início de crises em amígdala, córtex entorrinal e região temporal lateral.[3,7,10] Já a cefaleia, pode-se apresentar pré- e peri-ictal, sendo mais comum em pacientes com epilepsia de lobo tempo-ral, geralmente pulsátil e ipsolateral ao foco epileptogênico.[22,23]

Auras Autonômicas

As auras autonômicas são sensações cardiorrespiratórias (palpitações, respira-ção curta), gastrointestinais (sensação abdominal, náusea), geniturinárias (ur-gência urinária) ou cutâneas (sensação de frio e calor) produzidas pela ativação do córtex insular, cíngulo anterior, área sensório-motora suplementar e amígda-la.[3] Parecem ser mais comuns em crises de hemisfério cerebral direito.[18,20] Auras orgásmicas são caracterizadas por pensamentos eróticos, excitabilidade e orgasmos com fenômenos viscerossensoriais, sendo mais comuns em mulheres com ELT à direita.

Aura Experiencial

Caracterizada por emoções, como medo, ansiedade, euforia ou sensação imi-nente de que algo ruim pode ocorrer, além de "déjà vu" (sensação de já ter visto ou vivido uma determinada situação) ou "jamais vu" (sensação de estranheza e desrealização de algo habitual). Estão associadas a estruturas mesiais e neocór-tex temporal. A sensação de medo pode ter envolvimento de lobo frontal, além das estruturas temporais, no entanto, a sensação de pensamentos forçados está relacionada apenas com o lobo frontal, e "déjà vu" e "jamais vu" parecem ser se-cundários à ativação do para-hipocampo e da junção temporoparietoccipital.[3]

Crises com Envolvimento da Consciência como Componente Principal

Crises Discognitivas

A crise discognitiva ocorre quando há alteração de algum dos componentes da cognição, como percepção (concepção simbólica da informação sensorial), atenção (seleção apropriada da tarefa principal), memória (habilidade de resgatar informações) e função executiva (antecipação, planejamento, atividade sequencial).[7] Este termo substitui o de "crise parcial complexa" da classificação anterior. Exemplo clássico é a ELT, que se apresenta com crises de duração média de 2 minutos, olhar vago, automatismos orais e manuais ipsolaterais, postura distônica do membro contralateral, seguindo-se de pós-ictal com confusão e/ou sonolência discreta. Aura epigástrica é muito comum.

Crises de Ausência

As crises de ausência são caracterizadas por perda súbita e breve da consciência, podendo estar ou não acompanhadas de piscamentos, automatismos e mioclonias orais ou palpebrais. A ausência típica apresenta início e fim abruptos, tem duração menor do que 30 segundos (em geral, duração de 10 a 15 segundos), e o indivíduo continua a fazer o que estava fazendo após passar a crise, ou seja, sem confusão ou sonolência pós-ictal (ao contrário das crises discognitivas). Geralmente ocorrem várias vezes ao dia (característica picnoléptica). Eletrograficamente, caracterizam-se por espículas-ondas lentas na frequência de 2,5-4Hz, rítmicas, generalizadas. Esta pode estar presente em diversas síndromes de epilepsias generalizadas genéticas, como na epilepsia de ausência infantil, epilepsia de ausência juvenil e epilepsia mioclônica juvenil.

A ausência atípica ocorre geralmente em pacientes com encefalopatias epilépticas, como na síndrome de Lennox Gastaut, costuma ter duração mais prolongada e eletrograficamente caracteriza-se por complexos generalizados lentos (< 2,5 Hz). Classicamente, em crianças não medicadas, as ausências típicas são desencadeadas por hiperventilação eficiente, assim como o concomitante registro do complexo espícula-onda generalizado, ao redor de 3 HZ.[24] Dessa forma, um artifício interessante, na suspeita de crises de ausência, é solicitar que o paciente hiperventile durante a avaliação, contando de 1 até 20, a fim de desencadear o fenômeno.

Manifestações de Linguagem

Alterações da fala e linguagem são comuns em crises na epilepsia de lobo temporal, sendo as mais comuns: afasia pós-ictal, fala ictal, fala anormal (disartria, disfasia, fala arrastada) e vocalizações.[3] A disfasia ou afasia pós-ictal tem valor localizatório claro em hemisfério dominante para a linguagem. A fala ictal com palavras compreensíveis localiza a crise de hemisfério não dominante, pois o hemisfério dominante é "poupado".[25,26]

Eventos Autonômicos

Diferentemente das auras autonômicas, as crises apresentam sinais visíveis ou mensuráveis, e normalmente ocorrem por causa da ativação do sistema autonômico simpático (taquicardia, hiperventilação). Podem ocorrer por ativações em córtex medial frontal, amígdala e ínsula. Crises autonômicas prolongadas são comuns em crianças com epilepsia focal occipital benigna precoce infantil *(síndrome de Panayiotopoulos)*,[27] que geralmente cursa com náuseas e vômitos ictais, versão cefálica e/ou dos olhos, seguidas de crises clônicas ou tônico-clônicas.

Taquicardia pode estar presente em mais da metade das crises epilépticas e ocorre mais comumente na ELTM à direita. Aumento de secreções faríngea e nasal decorre de hiperatividade parassimpática e leva a sintomas, como tosse e coçar o nariz, comportamentos provavelmente inibidos na fase ictal, sendo mais prevalentes no período pós-ictal. O ato de coçar o nariz é mais descrito em pacientes com ELT (50-60%) do que em epilepsias extratemporais (10-33%), provavelmente por ativação da região da amígdala.[3,28] Vômitos ictais, urgência e incontinência urinárias ocorrem mais frequentemente em crises do hemisfério não dominante.[3] Comportamento de beber água pode acontecer no período peri-ictal em pacientes com epilepsia de lobo temporal, mais comumente envolvendo o hemisfério não dominante, provavelmente secundário a alterações no centro regulatório de fluido corporal, por ativação de conexões entre amígdala/hipocampo e hipotálamo.[29]

REFERÊNCIAS BIBLIOGRÁFICAS

1. Blume W. Overview phenomenology. In: Engel J, Pedley T. (Eds.). *Epilepsy – A comprehensive book*. Philadelphia: Lippincott Williams & Wilkins, 2008. p. 509-782.
2. Tufenkjian K, Luders HO. Seizure semiology: its value and limitations in localizing the epileptogenic zone. *J Clin Neurol* 2012;8:243-50.
3. Foldvary-Schaefer N, Unnwongse K. Localizing and lateralizing features of auras and seizures. *Epilepsy Behav* 2011;20:160-66.
4. Commission on Classification and Terminology of ILAE. Proposal for Revised Classification of Epilepsies and Epileptic Syndromes Epilepsia. *Epilepsia* 1989;30:389-99.
5. Berg AT, Berkovic SF, Brodie MJ *et al.* Revised terminology and concepts for organization of seizures and epilepsies: report of the ILAE Commission on Classification and Terminology, 2005-2009. *Epilepsia* 2010;51:676-85.
6. Morris HH 3rd, Dinner DS, Luders H *et al.* Supplementary motor seizures: clinical and electroencephalographic findings. *Neurology* 1988;38:1075-82.
7. Blume WT, Luders HO, Mizrahi E *et al.* Glossary of descriptive terminology for ictal semiology: report of the ILAE task force on classification and terminology. *Epilepsia* 2001;42:1212-18.
8. Noachtar S, Peters AS. Semiology of epileptic seizures: a critical review. *Epilepsy Behav* 2009;15:2-9.
9. Newton MR, Berkovic SF, Austin MC *et al.* Dystonia, clinical lateralization, and regional blood flow changes in temporal lobe seizures. *Neurology* 1992;42:371-77.
10. Yacubian E, Kochen S. *Crises Epilépticas*. Brazil: Leitura Médica, 2014.
11. Zifkin B, Dravet C. Generalized Tonic-Clonic Seizures. In: Engel J, Pedley T. (Eds.). *Epilepsy – A comprehensive book*. Philadelphia: Lippincott Williams & Wilkins, 2008. p. 553-72.
12. O'Dwyer R, Silva Cunha JP, Vollmar C *et al.* Lateralizing significance of quantitative analysis of head movements before secondary generalization of seizures of patients with temporal lobe epilepsy. *Epilepsia* 2007;48:524-30.
13. Chin PS, Miller JW. Ictal head version in generalized epilepsy. *Neurology* 2004;63:370-72.

Capítulo 21 □ Semiologia das Síndromes Epilépticas

14. Berg A, JJ M. The 2010 revised classification of seizures and epilepsy. *Continuum* 2013;19:571-97.
15. Kotagal P, Luders H, Morris HH *et al*. Dystonic posturing in complex partial seizures of temporal lobe onset: a new lateralizing sign. *Neurology* 1989;39:196-201.
16. Luders H, Acharya J, Baumgartner C *et al*. Semiological seizure classification. *Epilepsia* 1998;39:1006-13.
17. Kuan YC, Shih YH, Chen C *et al*. Abdominal auras in patients with mesial temporal sclerosis. *Epilepsy Behav* 2012;25:386-90.
18. Gupta A, Jeavons P, Hughes R *et al*. Aura in temporal lobe epilepsy: clinical and electroencephalographic correlation. *J Neurol Neurosurg Psychiatry* 1983;46:1079-83.
19. Tarnutzer AA, Lee SH, Robinson KA *et al*. Clinical and electrographic findings in epileptic vertigo and dizziness: a systematic review. *Neurology* 2015;84:1595-604.
20. Ataoglu EE, Yildirim I, Bilir E. An evaluation of lateralizing signs in patients with temporal lobe epilepsy. *Epilepsy Behav* 2015;47:115-19.
21. Henkel A, Noachtar S, Pfänder M *et al*. The localizing value of the abdominal aura and its evolution: a study in focal epilepsies. *Neurology* 2002;58:271-76.
22. Yankovsky AE, Andermann F, Mercho S *et al*. Preictal headache in partial epilepsy. *Neurology* 2005;65:1979-81.
23. Bernasconi A, Andermann F, Bernasconi N *et al*. Lateralizing value of peri-ictal headache: a study of 100 patients with partial epilepsy. *Neurology* 2001;56:130-32.
24. Hirsch E, Thomas P, Panayiotopoulos C. Childhood and juvenile absence epilepsies. In: Engel J, Pedley T. (Eds.). *Epilepsy – A comprehensive book*. Philadelphia: Lippincott Williams & Wilkins, 2008. p. 2397-412.
25. Gabr M, Luders H, Dinner D *et al*. Speech manifestations in lateralization of temporal lobe seizures. *Ann Neurol* 1989;25:82-87.
26. Montavont A, Kahane P, Guenot M *et al*. Foreign language ictal speech automatisms in nondominant temporal lobe epilepsy. *Neurology* 2008;71:1579-85.
27. Fejerman N. Early-onset benign childhood occipital epilepsy (panayiotopoulos type). In: Engel J, Pedley T. (Eds.). *Epilepsy – A comprehensive book*. Philadelphia: Lippincott Williams & Wilkins, 2008. p. 2379-386.
28. Catenoix H, Guenot M, Isnard J *et al*. Intracranial EEG study of seizure-associated nose wiping. *Neurology* 2004;63:1127-29.
29. Trinka E, Walser G, Unterberger I *et al*. Peri-ictal water drinking lateralizes seizure onset to the nondominant temporal lobe. *Neurology* 2003;60:873-76.

22 Semiologia dos Distúrbios do Sono

Flávia Fagundes Bueno ▪ Carlos Roberto Martins Jr.
Alberto R. M. Martinez ▪ Tânia Aparecida Marchiori de Oliveira Cardoso

INTRODUÇÃO

A Medicina do Sono é uma área do saber relativamente recente, no entanto, o conhecimento nesta área vem apresentando crescimento significativo nos últimos anos a ponto de a classificação internacional dos distúrbios do sono de 2014 *(ICSD 3)*[1] compreender, aproximadamente, 100 distúrbios.

O objetivo do capítulo é chamar a atenção para a exploração semiológica nos distúrbios do sono, contudo são poucos aqueles que se apresentam com manifestações específicas nos exames físico e neurológico. Ao contrário, dados de uma anamnese detalhada podem ser essenciais para o diagnóstico, assim como uma cuidadosa história acerca do uso de medicamentos. Desse modo, selecionamos as doenças mais frequentes ou com dados semiológicos peculiares de interesse diagnóstico.

DISTÚRBIOS RESPIRATÓRIOS RELACIONADOS COM O SONO

São caracterizados por anormalidades na respiração durante o sono, entretanto, respiração anormal também pode estar presente durante a vigília.

Síndrome da Apneia Hipopneia Obstrutiva do Sono (SAHOS) do Adulto

A SAHOS caracteriza-se por colapsos recorrentes da região faríngea durante o sono, resultando em redução substancial do fluxo aéreo (apneia ou hipopneia) e alterações intermitentes dos gases sanguíneos (hipoxemia e hipercapnia). Em consequência, há ativação do sistema simpático.

Sintomas

Tipicamente, o ronco e as apneias são presenciadas e relatadas por testemunhas (cônjuges ou pessoas próximas). Outros sintomas, porém menos específicos, são: sono não reparador, sonolência excessiva diurna e fadiga, alterações cognitivas (déficit de atenção, concentração e memória), cefaleia matinal, noctúria, impotência e alterações do humor.[2] Sugere-se quantificação da sonolência através da *Escala de Sonolência de Epworth* (Quadro 22-1).[2,3] A pontuação dessa escala varia de 0 a 24, sendo sonolência excessiva diurna, quando a pontuação é igual ou superior a 10. Nesse contexto, pode-se usar também o *Questionário de Berlim*, em que a presença de 2 ou mais categorias define alta probabilidade de SAHOS (Quadro 22-2).[4,5]

Quadro 22-1. Escala de Sonolência de *Epworth*

Qual a probabilidade de você cochilar ou dormir, e não apenas se sentir cansado, nas seguintes situações?

Considere o modo de vida que você tem levado recentemente. Mesmo que você não tenha feito algumas destas coisas recentemente, tente imaginar como elas o afetariam. Escolha o número mais apropriado para responder a cada questão.

0 = nunca cochilaria
1 = pequena probabilidade de cochilar
2 = probabilidade média de cochilar
3 = grande probabilidade de cochilar

Situação	Probabilidade de Cochilar			
	Nunca Cochilaria	Pequena	Média	Grande
	0	Situação	2	3
Sentado e lento				
Assistindo TV				
Sentado, quieto em um lugar público (p. ex., em um teatro, reunião ou palestra)				
Andando de carro por uma hora sem parar, como passageiro				
Ao deitar-se à tarde para descansar, quando possível				
Sentado conversando com alguém				
Sentado quieto após o almoço sem bebida com álcool				
Em um carro parado no trânsito por alguns minutos				

Exame Físico

Propomos aqui um roteiro de exame físico voltado para SAHOS, acessível na prática clínica:

- *Exame físico geral:* aferição da pressão arterial, ausculta cardíaca (hipertensão e problemas cardíacos secundários são comuns).
- *Medidas antropométricas:*
  - Peso (em kg) e altura (em metros) para cálculo do IMC:
    - Circunferência cervical: realizada ao nível da membrana cricotireóidea, considerada aumentada quando > **38 cm** em mulheres e > **43** cm em homens.[3]
    - Circunferência abdominal: a pessoa deve estar em pé, ereta, abdome relaxado, braços estendidos, pés separados em uma distância de 25-30 cm, e

Quadro 22-2. Questionário de Berlim

Categoria 1	Categoria 2
1. Você ronca ( ) Sim ( ) Não ( ) Não sei	**6. Quantas vezes você se sente cansado ou com fadiga depois de acordar?** Praticamente todos os dias 3-4 vezes por semana 1-2 vezes por semana Nunca ou praticamente nunca
2. Seu ronco é: Pouco mais alto que sua respiração? Tão mais alto que sua respiração? Mais alto do que falando? Muito alto que pode ser ouvido nos quartos próximos?	**7. Quando você está acordado se sente cansado, fadigado ou não se sente bem?** Praticamente todos os dias 3-4 vezes por semana 1-2 vezes por semana Nunca ou praticamente nunca
3. Com que frequência você ronca? Praticamente todos os dias 3-4 vezes por semana 1-2 vezes por semana Nunca ou praticamente nunca	**8. Algumas vezes você cochilou ou caiu no sono enquanto dirigia?** ( ) Sim ( ) Não
4. O seu ronco incomoda alguém? ( ) Sim ( ) Não	**Categoria 3** **9. Você tem pressão alta?** ( ) Sim ( ) Não ( ) Não sei IMC =
5. Alguém notou que você para de respirar enquanto dorme? Praticamente todos os dias 3-4 vezes por semana 1-2 vezes por semana Nunca ou praticamente nunca	

Pontuação das perguntas: qualquer resposta circulada é considerada positiva. Pontuação das categorias: categoria 1 é positiva com 2 ou mais respostas positivas para as questões 1-5; categoria 2 é positiva com 2 ou mais respostas positivas para as questões 6-8; categoria 3 é positiva, se a resposta para a questão 9 for positiva ou o IMC > 30. Resultado final: 2 ou mais categorias positivas indicam alto risco para AOS.

a cintura despida. Pedir à pessoa que inspire e, em seguida, que expire totalmente para a aferição. O local da medida será na menor curvatura localizada entre as costelas e a crista ilíaca, com fita métrica inelástica e flexível sem comprimir os tecidos. Esta medida permite uma avaliação aproximada da massa de gordura intra-abdominal e da gordura total corporal.

Avaliação Craniofacial

- *Investigação da presença de retrognatismo:* com o paciente sentado, cabeça alinhada na *posição horizontal de Frankfurt* (Figura 22-1), criar uma linha virtual que passa pela extremidade exterior do lábio inferior perpendicular ao chão. Na retrognatia, a distância entre a linha criada e a proeminência anterior do queixo é > 2 mm (Figura 22-2).[6-8] Olhando ainda o perfil lateral do paciente

Figura 22-1. Posição horizontal de Frankfurt: linha traçada entre tragus e a órbita inferior paralela ao chão.

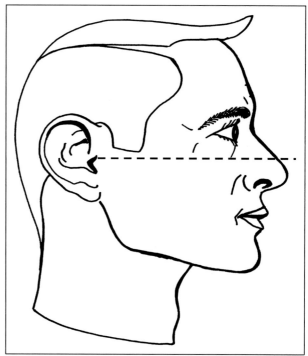

em posição natural da cabeça, podemos identificar um perfil côncavo na face dos retrognatas.[2] A retrognatia predispõe ao estreitamento das vias aéreas superiores (VAS), notadamente no sono,[2] predispondo à SAHOS.

Avaliação da Cavidade Oral

- *Oclusão dentária:* utiliza-se a *Classificação de Angle* (Figura 22-3). Na classe II, o paciente é mais suscetível à diminuição do calibre da via aérea.[8]
- *Palato duro:* avaliar a presença de um palato arqueado, profundo e estreito, indicativo de hipoplasia maxilar e, possivelmente, uma má oclusão dentária classe II.[6,8]
- *Língua:* a presença de impressões dentárias na sua região lateral sugere desproporção entre conteúdo (língua) e continente (cavidade oral).[9] Condições que cursam com macroglossia (*Amiloidose, doença de Pompe, Acromegalia* e *síndrome de Down,* por exemplos) favorecem a SAHOS.[9]
- *Classificação de Mallampati modificada:* com o paciente sentado, em posição neutra da cabeça, solicitar que o mesmo abra amplamente a boca, deixando a língua em sua posição natural, inspecionar a orofaringe e classificar segundo a Figura 22-4.

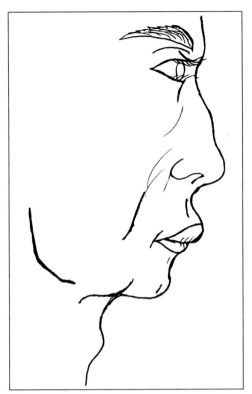

Figura 22-2. Retrognatia.

Avaliação da Orofaringe

- *Palato mole:* é considerado posteriorizado quando se encontra próximo à parede da orofaringe, espesso quando tem um aspecto edemaciado, e *"web"* quando o pilar tonsilar posterior apresenta baixa inserção na úvula (pilar posterior redundante);[6,8]

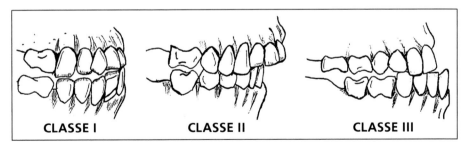

Figura 22-3. *Classificação de oclusão dentária de Angle.* Classe I: adequada relação sagital entre as arcadas dentárias superior e inferior. Classe II: arcada dentária inferior retroposicionada com relação à superior – sugere retrusão mandibular e/ou protrusão maxilar. Classe III: arcada dentária inferior projetada anteriormente com relação à superior – sugere prognatismo mandibular e/ou hipoplasia maxilar.

Figura 22-4.
Classificação de Mallampati modificada.
Classe I: visualiza-se toda a parede posterior da orofaringe, incluindo o polo inferior das tonsilas palatinas.
Classe II: visualiza-se parte da parede posterior da orofaringe.
Classe III: visualiza-se a inserção da úvula e o palato mole. Não é possível evidenciarmos a parede posterior da orofaringe.
Classe IV: visualiza-se somente parte do palato mole e o palato duro.

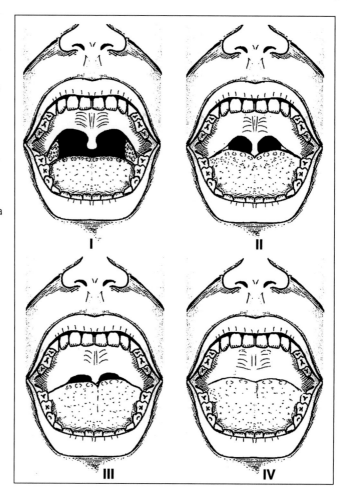

- *Úvula:* é considerada alongada quando > 1 cm, geralmente situando-se próxima à base da língua, e espessada quando tem aspecto edemaciado.[6,8]
- *Tonsilas:* são classificadas de graus I a IV, de acordo com o grau de hipertrofia.[6,8] (Figura 22-5).

Avaliação Nasal

- *Rinoscopia anterior:* avaliar as paredes laterais e o septo nasal, procurando indícios de possíveis pontos de obstrução, como hipertrofia das conchas nasais inferiores, desvio de septo nasal, polipose nasal e coloração da mucosa nasal como possível sinal de processo alérgico.[2,10] Pacientes que têm sintomas de rinite noturna (> ou igual 5 noites/mês) são mais propensos a apresentar ronco habitual (> 3 noites/semana), sonolência excessiva diurna e sono não repa-

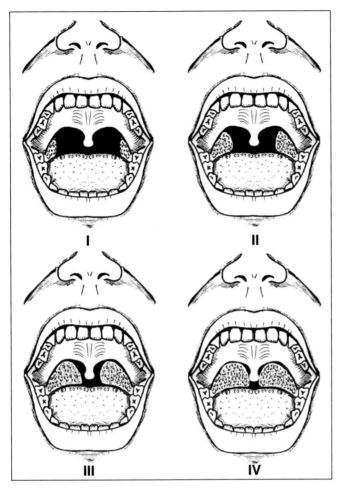

Figura 22-5. Graduação das tonsilas palatinas. Grau I: tonsilas palatinas ocupam até 25% do espaço orofaríngeo. Grau II: tonsilas palatinas ocupam entre 25 e 50% do espaço orofaríngeo. Grau III: tonsilas palatinas ocupam entre 50 e 75% do espaço orofaríngeo. Grau IV: tonsilas palatinas ocupam mais de 75% do espaço orofaríngeo.

rador. Em crianças com SAHOS é especialmente importante a avaliação das tonsilas e adenoides, pois o estreitamento das vias aéreas é primariamente decorrente da hipertrofia adenotonsilar, muitas vezes com resolução da SAHOS após amigdalotonsilectomia.[1]

Síndromes de Apneia Central (SAC)

De modo geral, as SACs podem apresentar-se com as mesmas queixas da SAHOS. A grande diferença é que o fluxo aéreo é cessado por falta de comando central (SNC) e não por obstrução, como é visto na SAHOS. Na apneia central com respiração de Cheyne-Stokes, os pacientes também poderão apresentar o típico padrão respiratório em crescendo e decrescendo. Já na apneia central decorrente do uso de medicações ou substâncias, poderá haver padrão respiratório atáxico (variações irregulares no tempo do ciclo respiratório e no volume corrente).

❯ PARASSONIAS

Parassonias compreendem movimentos complexos anormais, comportamentos, emoções, percepções, sonhos e ativação do sistema nervoso autônomo que ocorrem durante o sono ou quando o paciente está adormecendo ou despertando. Podem acontecer durante o sono não REM (NREM – *non rapid eye movement*) ou durante o sono REM.[1]

Parassonias do Sono Não Rem

Possuem características comuns, como padrão genético, fisiopatologia de despertar incompleto a partir do sono NREM profundo (estágio N3) e igualmente desencadeados por privação de sono e estressores psicossociais. São mais prevalentes em crianças e adultos jovens (< 35 anos) e sem diferença quanto ao sexo.[1,11] Os episódios costumam ocorrer no primeiro terço da noite de sono, e o paciente pode continuar confuso ou desorientado por vários minutos após o episódio.[1] Seguem-se os principais tipos abaixo:

Despertar Confusional

O paciente senta-se na cama, olhando ao redor de maneira confusa e, por vezes, com vocalizações. Não ocorre deambulação, aspecto de terror ou sinais autonômicos. Os episódios duram menos que 5 minutos, em geral. Costuma ser benigno, mas o paciente pode-se tornar agressivo, quando das tentativas de ser acordado.[1,12] Não se recordam do ocorrido e não há relação com sonhos.

Sonambulismo

Episódios que tipicamente iniciam-se com despertar confusional, com o paciente sentando-se na cama ainda confuso e, logo após, saindo da cama e deambulando ou correndo. O comportamento pode ser simples e sem propósito ou complexo, e geralmente é inapropriado (p. ex.: guardar as chaves na geladeira). Os episódios podem tornar-se prolongados e/ou perigosos. Os pacientes parecem estar acordados em razão da abertura ocular. Podem terminar a deambulação espontaneamente a qualquer momento, por vezes, em locais inapropriados. Podem voltar para a cama, deitar-se e continuar a dormir sem recobrar a consciência.[1,2,12] Não se recordam do ocorrido e não há relação com sonhos.

Terror Noturno

Os eventos geralmente são iniciados com choro, grito lancinante, manifestação comportamental de medo e ativação do sistema nervoso autonômico, com descarga adrenérgica, produzindo taquicardia, taquipneia, diaforese, midríase, aumento do tônus muscular e rubor facial. O paciente geralmente senta-se na cama, com vocalização incoerente, permanecendo não responsivo aos estímulos externos, podendo piorar a confusão ou tornar-se violento, se houver tentativa de despertá-lo.[1,2,12] Não se recordam do ocorrido e não há relação com sonhos.

Distúrbio Alimentar Relacionado com o Sono

Episódios recorrentes de alimentação involuntária ou "fora de controle" após um despertar. Pode haver comprometimento da consciência (não se lembram do ocorrido na manhã seguinte) ou não, com lembrança do evento. Repercussões problemáticas possíveis: intoxicação, alergia após ingestão de certos alimentos, ferimentos e queimaduras durante o preparo dos mesmos, ganho de peso, obesidade, cárie dentária, quebra de dentes (podem ingerir alimentos ou objetos duros), precipitação, fragmentação do sono, sono não reparador.[1,12] Muitos pacientes realizam restrição alimentar diurna. Frequentemente relacionado com o uso de medicações sedativo-hipnóticas, sendo a mais comum o zolpidem.[12]

Parassonias Relacionadas com o Sono REM: Distúrbio Comportamental do Sono REM (DCREM)

Caracterizado por episódios repetidos de comportamento anormal e com olhos fechados, com vocalização e/ou comportamentos motores complexos, de início no sono REM.O comportamento anormal geralmente ocorre com sonhos de conteúdo desagradável, repletos de ação e de característica violenta, com o paciente confrontado, atacado ou perseguido por pessoas ou animais. Ocorre exuberante encenação *(atividade onírica)*. O episódio termina com o paciente despertando bruscamente e relatando o sonho, sendo que a atuação, se presenciada, corresponde fielmente ao relato do sonho. Como os comportamentos relatados são muitas vezes violentos, há risco de lesão ao paciente e/ou ao seu companheiro de cama.[1,13]

O DCREM é mais frequente em homens. Em adultos jovens (< 40 anos) é mais relacionado com o uso de antidepressivos (venlafaxina, inibidores da receptação de serotonina, mirtazapina – exceto bupropiona) ou no contexto de narcolepsia.[1] Em pessoas com idade > 50 anos, o DCREM costuma ser associado ou preceder em anos a doenças do sistema nervoso central, como as sinucleinopatias (Quadro 22-3).

Talvez o diagnóstico diferencial mais desafiador, não só do DCREM, mas também das parassonias do NREM, seja as crises epilépticas noturnas, dentre as quais se destacam as crises do lobo frontal, em razão de suas características motoras/hipermotoras.[14] A semiologia dos eventos é essencial para a diferenciação correta entre as parassonias e a *Epilepsia Noturna de Lobo Frontal –* ENLF (Quadro 22-4).

Quadro 22-3. Possíveis etiologias do Distúrbio Comportamental Relacionado com o Sono REM

Doenças Neurodegenerativas Tipo Sinucleinopatias

- Doença de Parkinson
- Atrofia de múltiplos sistemas
- Demência com corpos de Lewy
- Falência autonômica pura

Doenças Neurodegenerativas Não Sinucleinopatias

- Taupatias
- Paralisia supranuclear progressiva
- Demência frontotemporal
- Esclerose lateral amiotrófica
- Doença de Alzheimer
- Amiloidopatias
- Ataxia espinocerebelear Tipo 3 (SCA3)
- Doença de Huntington
- Disfunção de orexina (Narcolepsia)

Tóxica

- Antidepressivos tricíclicos
- Inibidores da MAO (monoamina oxidase)
- Inibidores da recaptação de serotonina
- Inibidores da recaptação de serotonina e norepinefrina
- Inibidores da acetilcolinesterase

Lesionais

- Acidente vascular encefálico (isquêmico e hemorrágico)
- Doenças desmielinizantes
- Traumatismo cranioencefálico

❱ HIPERSONIAS DE ORIGEM CENTRAL

São distúrbios caracterizados por hipersonolência diurna não atribuível a outra doença do sono, especificamente aquelas que causam fragmentação do sono (p. ex.: distúrbios respiratórios relacionados com o sono) ou anormalidades do ritmo circadiano (p. ex.: avanço de fase). Aqui são descritas a Narcolepsia, Hipersônia Idiopática e a Hipersonia Recorrente.

A pêntade clássica da narcolepsia *("pêntade de Gelineau")* consiste em: hipersonolência diurna, cataplexia, alucinações hipnagógicas, paralisia do sono e fragmentação do sono noturno. Destes, a cataplexia é o sintoma mais específico para narcolepsia. No entanto, nem toda narcolepsia é acompanhada da cataplexia, por vezes tornando o diagnóstico mais difícil (narcolepsia sem cataplexia).

Capítulo 22 □ Semiologia dos Distúrbios do Sono

Quadro 22-4. Diferenças entre Epilepsia do lobo frontal, distúrbios do despertar e distúrbio comportamental do sono REM

Característica	Epilepsia de Lobo Frontal	Distúrbios do Despertar	Distúrbio Comportamental do Sono REM
Idade de início	Variável; tipicamente 1ª ou 2ª década de vida	Geralmente 1ª década de vida	Mais de 50 anos
Estágio do sono de origem	N1, N2 e transições sono-vigília	N3	REM
Período dos episódios	Qualquer momento	Primeiro terço do período de sono	Último terço do período de sono
Duração dos episódios	5 a 60 segundos	2 a 30 min	Segundos a 2 min
Frequência dos episódios	Em *clusters* durante a noite	Esporádicos, raramente em *clusters*	Esporádicos, raramente em *clusters*
Início e término	Abrupto	Gradual	Abrupto
Semiologia dos episódios	Altamente estereotipados, hipermotores, assimétricos, tônico/distônicos	Não estereotipados, de complexidade variável	Não altamente estereotipados, vocalizações, com comportamentos autoprotetores, agressividade e lembranças de sonhos
Nível de consciência durante os episódios	Geralmente preservado	Variável	Pobremente responsivo
Confusão pós-ictal	Tipicamente ausente	Presente	Ausente
Risco de danos	Baixo	Alto	Moderado
Achados na vídeo-PSG com EEG	Atividade epileptiforme em < 50%	Despertares a partir de N3, com padrão de onda delta rítmica	Sono REM sem atonia

A cataplexia talvez seja a mais dramática das intrusões do REM durante a vigília e caracteriza-se por episódios súbitos de paralisia completa ou parcial da musculatura esquelética, frequentemente desencadeados por emoções fortes, principalmente positivas (como o gargalhar) e raramente emoções negativas (como raiva, susto e frustração). Na forma completa, a paralisia geralmente evolui em segundos, envolvendo primeiro a face e o pescoço, seguindo-se a imobilidade do tronco e membros, preservando a musculatura da respiração e ocular extrínseca, bem como a consciência, de duração de 1-2 minutos.

Na forma parcial, há atonia de musculatura facial, fala pastosa, queda ou afrouxamento da mandíbula, queda abrupta da cabeça, sensação de fraqueza nos braços e flexão leve dos joelhos. Pode haver quedas ao solo, mas, na maioria das vezes, o paciente consegue apoiar-se ou sentar-se durante o ataque.[13] Na paralisia do sono, o paciente não consegue movimentar-se ou falar no início do sono *(paralisia hipnagógica)* ou logo durante o despertar *(paralisia hipnopômpica)*.

As alucinações hipnagógicas (no início do sono) ou hipnopômpicas (ao despertar) são referidas, mais frequentemente, como visões, por vezes simples (formas e vultos) ou elaboradas (animais e pessoas), que ocorrem no início do sono. Em contraste com os pacientes com distúrbios psiquiátricos, as alucinações da narcolepsia raramente têm um componente auditivo complexo ou ilusões fixas, ainda que estas possam ser tão vívidas a ponto de levar uma pessoa a atuar durante os episódios (p. ex., ligar para a polícia e dizer que há um assaltante em sua casa). Os episódios raramente duram mais que 1 a 2 minutos.

Paciente com narcolepsia costumam ter períodos de sono normais ao longo do ciclo de sono-vigília de 24 horas, despertam com sensação de sono reparador e apresentam melhora da sonolência após cochilos de 15 a 20 minutos.[1,2,15,16] Já os pacientes com hipersonia idiopática geralmente têm períodos de sono prolongados (> 10 horas) e já despertam com sensação de fadiga e sonolência, sendo que os cochilos diurnos tendem a ser longos e, mesmo assim, não reparadores. Têm uma tendência de referir que estão sempre sonolentos, independente do tempo dormido e dos cochilos diurnos efetuados.

▶ DISTÚRBIOS DO MOVIMENTO RELACIONADOS COM O SONO

Estes distúrbios são caracterizados por movimentos simples, frequentemente estereotipados, predominantes durante o sono, apesar de alguns também ocorrerem na vigília.[3] Da classificação que consta na *ICSD*-3, comentaremos sobre a Síndrome de Pernas Inquietas (SPI).

A SPI afeta cerca de 6% de brasileiros adultos, sendo reconhecida, portanto, como condição de alta prevalência.[17,18] É um distúrbio sensório-motor que compromete o sono e a qualidade de vida, tem expressão variável, influenciada por fatores genéticos, ambientais e médicos.[17,18] O principal sintoma é uma desagradável, geralmente irresistível, necessidade de movimentar as pernas; tende a apresentar-se ou piorar nos períodos de inatividade ou repouso, melhora com a movimentação e apresenta clara variação circadiana, piorando à noite ou ao entardecer.[18,19]

Ocorre alívio imediato ao movimentar os membros inferiores, entretanto, o repouso provoca retorno da sensação. O diagnóstico de SPI é eminentemente clínico, com base tão somente no relato do paciente e/ou relato de observadores próximos. Quanto às possíveis maneiras com as quais pacientes referem-se a um possível quadro de SPI, estas são as mais variadas e, por vezes, desafiadoras (Quadro 22-5). É importante ter em mente que a SPI é um distúrbio da vigília (ocorre em pacientes acordados, sentados ou deitados), sendo uma importante causa de insônia inicial. Dois fenótipos distintos são reconhecidos em SPI:

1. **Primária:** também chamada de familiar; os pacientes apresentam predisposição genética e geralmente possuem início precoce dos sintomas.
2. **Secundária:** decorrente de outras condições clínicas ou neurológicas, como mostradas no Quadro 22-6.

Espera-se um exame físico geralmente normal em pacientes com SPI, principalmente na forma primária.[16] Portanto, o examinador deve ir em busca de achados para o diagnóstico de causas de SPI secundária.

Quadro 22-5. Termos usados pelos pacientes para referir-se à sensação desagradável da SPI

Inquietação, incômodo	Repuxamento	Dor, "dor no osso", "dor no fundo"
Irritação	Vontade de não ficar quieto	Angústia, ansiedade, desespero, aflição, tensão
Fisgada, picada	Cócega	Sensação de pernas nervosas
Dormência	Vontade de espichar	"Ruindade"
Cansaço	"Um bicho dentro da perna"	"Cãibras"
Coçeira, comichão	Queimação, calor	Pinicar, "pinicamento"
Formigamento, "formigação"	Choque	Friagem nos ossos
Sensação de peso	Estrangulamento, contração	Regionalmente: "gastura", "farnizim"

Quadro 22-6. Condições associadas à SPI

Insônia	Doença de Charcot-Marie tipo II	Uso de cafeína
Insuficiência renal	Gastrectomia ou cirurgia bariátrica	Metoclopramida
Insuficiência hepática	Gestação	Anti-histamínicos
DPOC	Artrite reumatoide	Carbonato de lítio
Fibromialgia	Insuficiência vascular	Neurolépticos
Esclerose múltipla	Anemia por deficiência de ferro	Antidepressivos (exceto bupropiona)
Doença de Parkinson	Uso de álcool	Levotiroxina

DPOC, doença pulmonar obstrutiva crônica.

O bruxismo é uma atividade muscular involuntária, caracterizada por eventos de ranger, apertar ou bater os dentes. Pode ocorrer tanto na vigília (bruxismo da vigília), mais associado ao apertamento dentário, como durante o sono (bruxismo do sono), em que ocorre tanto apertamento, quanto ranger de dentes. O apertamento é a expressão de episódios isolados de contração muscular tônica, enquanto que o ranger é secundário a contrações musculares rítmicas (ou fásicas).

O diagnóstico é essencialmente clínico e, portanto, devemos conhecer as queixas mais comuns e seu prejuízo sobre a dentição. Os pacientes podem queixar-se ainda de dificuldade ou dor ao abrir a boca ao acordar, cefaleia matinal e hipersensibilidade nos dentes. Ao exame físico, devem-se observar a presença de desgaste de facetas dentárias, fraturas de restaurações ou de dentes, hipertrofia da musculatura da mastigação, bem como dor e/ou limitação na articulação temporomandibular.[2] Associa-se à cefaleia relacionada com a articulação temporomandibular (vide Capítulo 23 – Semiologia Cefaliátrica).

▶ INSÔNIA

Insônia é definida como dificuldade persistente de início, manutenção, consolidação e/ou qualidade do sono, a despeito de oportunidade e circunstância adequadas para dormir, resultando em alguma forma de disfunção diurna.[1] Sintomas de insônia atingem de 30 a 35% da população, e a síndrome de insônia crônica apresenta a prevalência de 10% na população em geral.[1] A insônia prolongada associa-se a aumento do risco de infarto agudo do miocárdio, insuficiência cardíaca, hipertensão, diabetes melito e morte, particularmente se o tempo total de sono é menor que 6 horas por noite. Insônia é mais frequente em mulheres, pessoas com distúrbios médicos (dor, nictúria, alteração gastrointestinal e imobilidade), distúrbios psiquiátricos (de humor, ansiedade, estresse pós-traumático), pessoas com baixo nível socioeconômico e idosos.[20]

Sintomas diurnos incluem fadiga, humor deprimido ou irritabilidade, mal-estar geral e alteração cognitiva. Insônias associam-se a comprometimento social ou profissional, baixo rendimento escolar, reduzem a qualidade de vida e aumentam o risco de acidentes por veículos automotores e de trabalho. Sintomas físicos, como tensão muscular, palpitações ou cefaleia, podem estar associados.[20]

Atenção deve ser dada a uma história clínica detalhada, já que insônia frequentemente apresenta-se de forma comórbida a doenças médicas, distúrbios psiquiátricos e outros distúrbios de sono (como SAHOS e SPI), podendo ainda aparecer em associação a uso, abuso ou exposição a certas substâncias.[1] Vale a pena citar que algumas doenças neurológicas podem cursar com distúrbios do sono que auxiliam sobremaneira na realização do diagnóstico.

A *Agrypnia Excitata*, por exemplo, caracteriza-se por sonolência, somada à hiperativação simpática, por vezes, agitação e sinais disautonômicos, como hipertensão, diaforese, midríase e alucinações. Tal padrão é representado por ausência de sono de ondas lentas e combinação de sono fase 1 e REM. É típica da *Insônia Familial Fatal* (doença priônica), *Delirium Tremens* (comum na abstinência alcoólica) e *Síndrome de Morvan* (hiperexcitabilidade neuromuscular).[21]

Devemos sempre avaliar a *"higiene do sono"* desses pacientes, ou seja, garantir que a insônia não esteja sendo causada ou influenciada por agentes externos, como iluminação do quarto, presença prejudicial de televisores no ambiente de sono, uso da cama para outros afazeres (estudar, mexer em *tablets*), presença de computador no quarto, ambiente barulhento, parceiro roncador, uso de substâncias (cafeinados noturnos, medicamentos), estresse mental, ansiedade, preocupações externas e preocupação em não dormir *(insônia psicofisiológica)*.

▶ REFERÊNCIAS BIBLIOGRÁFICAS

1. American Academy of Sleep Medicine. *International classification of sleep disorders.* 3rd ed. Darien IL: American Academy of Sleep Medicine, 2014.
2. Tufik S. *Medicina e biologia do sono.* Barueri: Manole, 2008.
3. Bertolazi AN, Fagondes SC, Hoff LS *et al.* Validação da escala de sonolência de Epworth em português para uso no Brasil. *J Bras Pneumol* 2009;35(9):877-83.
4. Zancanella E, Haddad FM, Oliveira LAMP *et al. Apneia obstrutiva do sono e ronco primário: diagnóstico.* Projeto Diretrizes. AMB e CFM, 2012.
5. Netzer NC, Stoohs, RA, Netzer CM *et al.* Using the Berlin questionnaire to identify patients at risk for the sleep apnea syndrome. *Ann Intern Med* 1999;131(7):485-91.
6. Zonato AI, Martinho FL, Bitencourt LR *et al.* Head and neck physical examination: comparison between nonapneic and obstructive sleep apnea patients. *Laryngoscope* 2005;115:1030-34.
7. Schellenberg JB, Maislin G, Schwab RJ. Physical findings and the risk for obstructive sleep apnea: the importance of oropharyngeal structures. *Am J Respir Crit Care Med* 2000;162:740-48.
8. Dal Fabbro C, Chaves Jr CM, Tufik S. *A odontologia na medicina do sono.* Maringá: Dental, 2010.
9. Aboussouan LS. Sleep – Disordered breathing in neuromuscular diseases. *Am J Respir Crit Care Med* 2015;191:979-89.
10. Wilhelm CP, de Shazo RD, Tamanna S *et al.* The nose, upper airway, and obstructive sleep apnea. *Ann Allergy Asthma Immunol* 2015;115:96-102.
11. Foldvary-Schaefer N, Alsheikhtaha Z. Complex Nocturnal Behaviors: Nocturnal Seizures and Parasomnias. *Continuum (Minneap Minn)* 2013;19(1):104-31.
12. Howell MJ. Parasomnias: an updated review. *Neurotherapeutics* 2012;9:753-75.
13. Boeve BF. REM sleep behavior disorder: updated review oh the core features, the REM sleep behavior disorder-neurodegenerative disease association, evolving concepts, controversies, and future directions. *Ann N Y Acad Sci* 2010;1184:15-54.
14. Foldvary-Schaefer N, Alsheikhtaha Z. Complex nocturnal behaviors: nocturnal seizures and parasomnias. *Continuum (Minneap Minn)* 2013;19(1):104-31.
15. Scammell TE. Narcolpesy. *N Engl J Med* 2015;373:2654-62.
16. Paiva T, Andersen ML, Tufik S. *O sono e a medicina do sono.* Barueri: Manole, 2014.
17. International Restless Legs Syndrome Study Group. Restless legs syndrome/Willis–Ekbom disease diagnostic criteria: updated International Restless Legs Syndrome Study Group

(IRLSSG) consensus criteria – History, rationale, description, and significance. *Sleep Med* 2014;15:860-73.

18. Bernes H, Walters AS, Allen RP *et al.* Definition of restless legs syndrome, how to diagnose it, and how to differentiate it from RLS mimics. *Mov Disord* 2007;22:S401-8.

19. Bernes H, Walters AS, Allen RP *et al.* Definition of restless legs syndrome, how to diagnose it, and how to differentiate it from RLS mimics. *Mov Disord* 2007;22:S401-8.

20. Winkelman JW. Insomnia disorder. *N Engl J Med* 2015;373:1437-44.

21. Lugaresi E, Provini F, Cortelli P. Agrypnia excitata. *Sleep Med* 2011;12(Suppl 2):S3-S10.

23

Semiologia Cefaliátrica

Nancy Watanabe ▪ Carlos Roberto Martins Jr.
Alberto Luiz Cunha da Costa

▌INTRODUÇÃO

Cefaleia é a queixa neurológica mais frequente na prática médica e uma das principais causas de procura por atendimento de urgência. Pode apresentar-se como um sintoma isolado, fazer parte de uma síndrome clínica, como a migrânea, ou, até mesmo, sinalizar para a existência de uma condição oculta, como meningite ou neoplasia. Pode ser causada por tração, deslocamento, distensão, inflamação ou vasodilatação dos vasos intra e extracranianos, seios venosos, veias tributárias, dura-máter, escalpe, periósteo e nervos sensitivos cranianos.[1]

É uma condição de alta prevalência, estimada em cerca de 46%, com variações entre 25 a 70% nas populações estudadas, com leve predomínio do sexo feminino.[2] Cerca de 3% da população mundial apresenta cefaleia por mais de 15 dias/mês.[3] É uma importante causa de sofrimento crônico com impacto na qualidade de vida, elevadas taxas de absenteísmo e redução da produtividade.[4,5]

São classificadas como primárias e secundárias, com várias subdivisões (Quadro 23-1). Primárias são cefaleias que ocorrem sem relações temporal e causal com qualquer outro transtorno reconhecido. Cefaleias secundárias decorrem de outros distúrbios, como neoplasias, infecções ou traumas.

▌ANAMNESE DIRIGIDA

Na maioria dos pacientes com cefaleia, o diagnóstico é com base em informações obtidas durante a anamnese mais do que achados adquiridos a partir do exame físico.[6,7] A história é crucial para classificar a variedade de sobreposição de sintomas associados à dor de cabeça. Através da constelação de sintomas, os médicos são capazes de pintar uma imagem clara do tipo de cefaleia e chegar ao diagnóstico mais provável (Quadros 23-2 e 23-3).[8]

Devem-se ter dois fatos em mente:

1. A maioria das cefaleias, ainda que extremamente dolorosas, não oferece risco de vida.
2. Cefaleia do tipo tensional, migrânea e cefaleia por abuso de analgésico constituem mais de 90% das cefaleias encontradas na prática clínica (cefaleias ameaçadoras à vida são raras).[7,8] Uma anamnese imprecisa pode levar não só a um plano de tratamento ineficaz, mas também à possível falha no reconhecimento de doenças que oferecem risco de vida e, neste caso, uma abordagem mais agressiva está indicada (Quadro 23-4).

Quadro 23-1. Neuropatias cranianas dolorosas e outras dores faciais[21]

Parte 1 – Cefaleias primárias

- Migrânea
- Cefaleia tipo tensional
- Cefaleias trigêmino-autonômicas
- Outras cefaleias primárias

Parte 2 – Cefaleias secundárias

- Cefaleia atribuída a trauma cranioencefálico e/ou cervical
- Cefaleia atribuída à doença vascular craniana ou cervical
- Cefaleia atribuída a transtorno intracraniano não vascular
- Cefaleia atribuída a uma substância ou à sua retirada
- Cefaleia atribuída à infecção
- Cefaleia atribuída a transtorno da homeostase
- Cefaleia ou dor facial atribuída a transtorno do crânio, pescoço, olhos, orelhas, nariz, seios da face, dentes, boca ou outras estruturas faciais ou cranianas
- Cefaleia atribuída a transtorno psiquiátrico

Parte 3 – Neuropatias cranianas dolorosas e outras dores fasciais

Adaptado de Headache 2013 July;33(9):629-808.

Na anamnese, é fundamental definir as características da dor (tipo, localização, início, intensidade, tempo de ascensão, duração, frequência de crises, irradiação, fatores desencadeantes, de exacerbação e de alívio), sintomas premonitórios, aura, sintomas associados, fatores ambientais relacionados, relação com

Quadro 23-2. Sobreposição de sintomas entre cefaleias e dores faciais comuns[8]

Dor	Característica da Dor				
	Cefaleia do Tipo Tensional	Migrânea	Cefaleia em Salvas	Neuralgia do Trigêmeo	Dor facial Atípica
Intensa		X	X	X	
Aperto/pressão	X				X
Pulsátil		X			
Não pulsátil	X			X	X
Tipo choque ou em punhalada			X	X	
Em aperto	X				X

Adaptado de Waldman SD. Targeted headache history. *Med Clin North Am* 2013;97(2):185-95.

Quadro 23-3. Sobreposição de sintomas entre cefaleias e dores faciais comuns[8]

Dor	Cefaleia do Tipo Tensional	Migrânea	Cefaleia em Salvas	Neuralgia do Trigêmeo	Dor Facial Atípica
	Localização da Dor				
Unilateral		X	X	X	X
Bilateral	X			Raro	
Temporal		X	X		
Frontal	X	X			
Occipital	X	X			
Coluna cervical	X				X
Ocular			X	X	
Região malar				X	X

Adaptado de Waldman SD. Targeted headache history. *Med Clin North Am* 2013;97(2):185-95.

período menstrual e/ou gestação em mulheres, antecedentes pessoais e familiares, bem como impacto na qualidade de vida. A principal preocupação inicial na avaliação de um paciente é descartar uma cefaleia secundária que necessite de conduta imediata, como hemorragia intracraniana, trombose venosa cerebral ou neoplasia. A seguir, temos as principais características a serem avaliadas:

Quadro 23-4. Sinais de alarme na avaliação de paciente com cefaleia (Red Flags)

- Cefaleia com início após os 40 anos
- A pior cefaleia da vida ou cefaleia explosiva (em trovoada)
- Mudança no padrão clínico de uma cefaleia preexistente
- Cefaleia em paciente com uma história familiar de aneurisma cerebral
- Cefaleia associada à febre, encefalopatia, rigidez de nuca ou erupções cutâneas, ou cefaleia após trauma cranioencefálico, durante a gravidez ou pós-parto
- Cefaleia em um paciente imunologicamente comprometido (neoplasia, infecção pelo vírus da imunodeficiência humana – HIV)
- Cefaleia associada à mudança de posição e associada à manobra de Valsalva
- Exame neurológico anormal
- Déficit neurológico focal persistente
- Cefaleia noturna ou com piora ao deitar

Cronicidade

Em geral, dores de cabeça presentes há mais de 20 anos não estão associadas a condições progressivas e que oferecem risco de vida. Entretanto, cefaleia súbita ou uma mudança súbita no padrão de dor sugere uma possível emergência médica.

Idade de Início

Dores de cabeça na infância raramente são causadas por um distúrbio subjacente grave,[9] e as causas dependem do ambiente em que a criança é avaliada. A cefaleia nas emergências de pediatria é mais comumente associada à infecção viral, principalmente de vias aéreas superiores e a trauma cranioencefálico leve, embora condições mais graves sejam ocasionalmente diagnosticadas.[10]

As cefaleias primárias e as de natureza idiopática são as mais comuns.[9-12] Entre adultos, a cefaleia do tipo tensional ou por uso excessivo de medicação são mais frequentes e, nos idosos, a incidência de cefaleias secundárias aumenta, como neuralgia do trigêmeo, raramente vista antes da terceira década.[8]

Duração e Frequência da Dor

Muitas vezes, há dificuldade em se obter informação fidedigna durante a anamnese, sendo crucial o preenchimento do diário de dor por 2 a 3 meses. Em geral, as cefaleias são episódicas, com duração variando de minutos, no caso de cefaleia em salvas (15 a 180 min), a horas no caso de migrânea (4 a 72 horas) e cefaleia tensional (30 min a 7 dias). As cefaleias crônicas geralmente ocorrem em mais de 15 dias por mês por, pelo menos, 3 meses ou mais de 180 dias no ano. Cefaleia em salvas exibe ciclo anual, predominando na primavera e outono. Algumas ocorrem em períodos preferenciais do dia, como cefaleia hipníca (noturna – acorda o paciente) e cefaleia em salvas (geralmente noturna).

Cefaleias secundárias (doença ocular, dos seios da face ou tumores) tendem a ser contínuas, com exacerbação aguda, causada por exercício, mudança de posição e manobra de Valsalva.[8] Piora da dor ao decúbito sempre chama atenção para processos expansivos intracranianos, como tumor cerebral. Uma cefaleia crônica e inalterada, diária ou quase diária, persistindo por meses a anos, mais provavelmente é uma cefaleia do tipo tensional por abuso de analgésicos ou é um dos tipos raros de dor que ocorrem diariamente, como hemicrania contínua.[7]

Tempo de Início Até Atingir a Intensidade Máxima da Dor

Assim como duração e frequência, este dado restringe as possibilidades diagnósticas (Figura 23-1). Uma cefaleia que atinge rapidamente a intensidade máxima em segundos a minutos sugere doença orgânica, principalmente se exacerbadas com manobra de Valsalva. Exceções são a cefaleia em salvas e a neuralgia trigeminal. A migrânea tende a evoluir ao longo de várias horas, e a cefaleia tensional dura de minutos a dias.

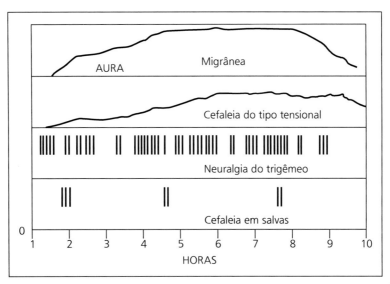

Figura 23-1. Início da dor até a intensidade máxima em cefaleias e dores faciais comuns.[8]

Cefaleias em trovoada *(thunderclap headache)* são dores ditas como "pior da vida" pelos pacientes e se caracterizam por cefaleia súbita com pico de intensidade em até 60 segundos. As causas mais comuns são hemorragia subaracnóidea, trombose de seio venoso, apoplexia hipofisária, dissecção carotídea, vasoconstrição cerebral reversível e encefalopatia posterior reversível (síndrome PRESS).

Localização

Dor localizada em uma estrutura anatômica deve ser avaliada no contexto da doença mais comum.[13] Na dor ocular, considerar glaucoma antes de neurite óptica ou *síndrome de tolosa-hunt*; nas otalgias, a otite média é mais comum que nevralgia do intermédio e, nas dores orais, considerar dor dentária antes de síndrome da ardência bucal *(burning mouth syndrome)*. A dor da migrânea geralmente é unilateral, ainda que o lado possa mudar de ataque para ataque, enquanto que a cefaleia em salvas acomete as regiões ocular e periorbitária.[13] Cefaleia do tipo tensional é tipicamente bilateral e holocraniana com ou sem dolorimento pericraniano à palpação, mas pode ser unilateral. Sintomas cervicais frequentemente coexistem em cefaleia do tipo tensional e podem confundir o quadro clínico.[7]

Neuralgia do trigêmeo *(Síndrome de Fothergill, tic doloureux)* acomete uma ou mais divisões do nervo trigêmeo, envolve a hemiface direita em 60% dos casos e à esquerda em 39%. É bilateral em 1% dos pacientes, com padrão alternado nestes, sendo a esclerose múltipla a causa mais importante de neuralgia bilateral. Os ramos maxilar e mandibular são mais frequentemente envolvidos

(42% dos casos), seguidos pelo maxilar isolado (20%), mandibular em 17%, oftálmico e maxilar em 14%, os três ramos em 5% e oftálmico isolado em 2% dos casos.[14,15] Se a localização da dor facial não respeitar uma distribuição anatômica, considerar dor facial atípica (cefaleia persistente idiopática), referida ou outra condição local.[16]

A neuralgia do glossofaríngeo, por sua vez, é uma dor intensa, transitória, em guinada ou choque elétrico, localizada ao ouvido, base da língua, fossa amigdalina ou abaixo do ângulo mandibular. A dor é, portanto, sentida na área de distribuição dos ramos auricular e faríngeo do nervo vago, bem como na área do glossofaríngeo. É geralmente desencadeada pelo deglutir, falar, tossir ou bocejar e pode ter remissões e recorrências do mesmo modo que a nevralgia trigeminal. Tem caráter estereotipado para cada doente, é unilateral e não há déficit neurológico associado.

A neuralgia do nervo intermédio (porção sensitiva do facial) caracteriza-se como paroxística profunda na face (forma prosopálgica), no conduto auditivo externo ou pavilhão auricular (forma otálgica). As zonas-gatilho sediam-se na parede posterior do conduto auditivo externo. Sialorreia, lacrimejamento e anormalidades gustatórias podem acompanhar as crises. Sua fisiopatologia e etiologia são similares às da neuralgia idiopática do trigêmeo.

A neuralgia do gânglio esfenopalatino ou *Síndrome de Sluder* caracteriza-se por dor contínua em pressão ou queimor na região maxilar, perinasal e retro-orbitária, acompanhada de congestão nasal e conjuntival, lacrimejamento e salivação. Decorre da inflamação dos seios paranasais e do envolvimento secundário do gânglio esfenopalatino. O padrão qualitativo e temporal da dor, diferencia-a da cefaleia em salvas. O tratamento consiste no uso de descongestionantes nasais, drenagem cirúrgica dos seios da face e medicação sintomática.

A *Síndrome Paratrigeminal de Raeder* é dada pela ocorrência de dor paroxística ou constante na região fronto-orbitária com duração de horas e que cede lentamente. É acompanhada de semiptose palpebral e miose ipsolaterais *("Horner incompleto")*. É causada por alterações da artéria carótida (expansões ou dissecção) ou por lesões inflamatórias, traumáticas ou tumorais da fossa média ou do seio cavernoso.

A tendinite retrofaríngea se dá por dor cervical posterior irradiada para a região occipital ou toda a cabeça e que se agrava com a retroflexão e rotação da coluna cervical e com a deglutição. A radiografia pode evidenciar edema e tênues calcificações nos tecidos moles pré-vertebrais entre C1 e C4. A *Síndrome Pescoço-língua* caracteriza-se pela ocorrência de crises de dor occipito-nucal, com ou sem parestesias, associadas à formigamento na metade ipsolateral da língua e desencadeadas durante a rotação súbita do pescoço. É particularmente observada em casos de subluxação da articulação atlantoaxial e compressão de C2, quando há artrite reumatoide ou flacidez ligamentar congênita. A estimulação das fibras aferentes proprioceptivas da língua que trafegam por C2, via conexões entre o nervo lingual e hipoglosso, gera os sintomas sensitivos linguais.

A cefaleia cervicogênica apresenta-se com dor unilateral, localizada na região suboccipital ou occipital, irradiada ou referida para a região orbitofrontotemporal. Na intensidade máxima, a dor frontotemporal pode ser tão ou mais intensa que a dor cervical ou occipital, piorando durante a palpação de pontos específicos que serão apresentados mais à frente.[17] Dor occipital ou unilateral, que se torna holocraniana durante a manobra de Valsalva, sugere provável aumento da pressão intracraniana.[18,19] Dor periocular e/ou temporal é típica das cefaleias trigêmino-autonômicas, como cefaleia em salvas, hemicrania paroxística, hemicrania contínua, SUNCT (cefaleia unilateral neuralgiforme de curta duração com hiperemia conjuntival e lacrimejamento).

Característica e Intensidade da Dor

A dor da migrânea é tipicamente pulsátil, de forte intensidade, unilateral, enquanto que a dor da cefaleia em salvas é descrita como sensação de queimação ou perfuração periorbitária e/ou temporal, reconhecida como uma das piores dores conhecidas. A neuralgia trigeminal é intensa, paroxística, unilateral, fugaz, descrita como choque, punhalada ou queimação, caráter estereotipado, de instalação e resolução abruptas. Pode ser desencadeada por estímulos táteis, como toque, fazer a barba, bem como deglutição. Em contraste, a dor facial atípica não nevrálgica é uma dor incômoda, lancinante, que não respeita territórios específicos em região facial, geralmente peribucal.

A cefaleia do tipo tensional é em pressão ou em aperto (não pulsátil), de intensidade leve à moderada, com um nível basal de dor constante e exacerbações ocasionais, descritas como "uma cinta pressionando a cabeça", "um capacete apertado" ou mesmo "um peso enorme na cabeça". Cefaleia associada à punção lombar ou relacionada com a hipotensão liquórica piora em posição ortostática, aliviando-se ao decúbito. É fato que os pacientes se lembram melhor apenas das dores mais fortes ou mais recentes (efeito telescópio) em detrimento de outras dores coexistentes, dificultando a avaliação, especialmente em cefaleias coexistentes com um componente tensional.[8]

Sintomas Premonitórios e Aura

Sintomas premonitórios são geralmente encontrados na migrânea, precedendo o ataque de dor entre 2 a 48 horas. Alterações do humor, apetite e libido, fadiga e bocejos são os mais comuns.[1,20] É necessário lembrar que tais sintomas não são caracterizados como aura, pois não são decorrentes de disfunção neurológica. A aura é manifestação de uma disfunção cerebral focal e tende a aumentar lentamente sua intensidade. A maioria dos sintomas visuais são originados do córtex visual, como espectros de fortificação, escotomas cintilantes e distorção das imagens (metamorfopsia) (Figura 23-2). Outras manifestações incluem distúrbios do olfato, da função sensitiva (parestesias/hipoestesias) e, mais raramente, do sistema motor (migrânea hemiplégica).

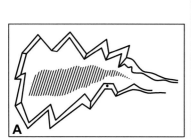 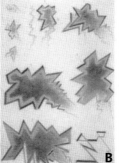 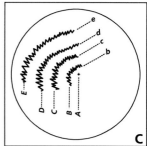

Figura 23-2. Representações de aura visual. Os primeiros desenhos do espectro fortificação (século XIX). (**A**) Diagrama marginal de Charcot de um escotoma com um esboço do tipo de fortificação (1887). (**B**) Representação de espectros em expansão desenhados por um paciente de Babinski (1890). (**C**) Ziguezagues espalhando-se em forma de arco, movendo-se perifericamente, à medida que aumentam em dimensões, de Airy (1865).

É importante destacar que cada sintoma singular de aura dura de 5 a 60 minutos, mas os sintomas motores podem durar até 24 horas[21] e, quando ocorre mais de um sintoma durante uma aura, a duração máxima aceitável aumenta. Por exemplo, se o paciente apresentar 3 sintomas durante uma aura, a duração máxima aceitável é de 180 minutos (3 × 60 minutos).[21] Nem sempre é fácil diferenciar aura de um provável acidente isquêmico transitório, já que, não raro, alguns pacientes podem apresentar aura sem cefaleia. De forma geral, eventos vasculares determinam sintomas ictais de instalação e progressão rápida, enquanto auras geralmente progridem mais lentamente (p. ex.: escotomas cintilantes ou espectros de fortificação que se iniciam na periferia do campo visual e se alastram para o centro gradualmente).

Náuseas, vômitos, fotofobia, fonofobia e osmofobia (aversão a cheiros, por exemplo) são achados extremamente comuns na enxaqueca, entretanto, não são classificados como auras e, sim, como sintomas associados. De maneira geral, a dor deve surgir durante ou em até 1 hora após o fim da aura. Auras que persistem por mais de 60 minutos são classificadas como prolongadas e aumentam o risco de infarto migranoso. A persistência de migrânea por mais de 72 horas define estado de mal enxaquecoso, já que a duração habitual é de 4 a 72 horas.

Sintomas e Sinais Associados

Fotofobia, fonofobia, náuseas, vômitos e aversão a odores fortes (osmofobia) são comuns na enxaqueca. Na cefaleia em salvas, hemicrania paroxística, hemicrania contínua e SUNCT podem-se observar *síndrome de Horner* parcial ou completa, lacrimejamento, rinorreia, obstrução nasal, hiperemia conjuntival ipsolaterais à dor e, menos comumente, bradicardia, hipertensão arterial, hiperidrose e rubor facial no lado acometido.[22]

Sinais meníngeos são observados nas meningites, associados a sintomas sistêmicos (queda do estado geral, febre) e na hemorragia subaracnoide, associada a outros déficits neurológicos focais. Zumbido ou perda auditiva em pacientes com neuralgia trigeminal pode indicar lesão estrutural associada no tronco encefálico. Paresia, alterações sensitivas, perda visual ou disfunção esfincteriana em pacientes com neuralgia trigeminal (principalmente, se bilateral) pode sugerir diagnóstico de esclerose múltipla.

Obscurecimentos ou turvamentos visuais transitórios, precipitados por mudanças posturais, podem corresponder a aumento de pressão intracraniana, especialmente na *hipertensão intracraniana idiopática*. Os obscurecimentos podem ser justificados pelo comprometimento microvascular na cabeça do nervo óptico, que se torna edemaciado (papiledema).[23] Na hipertensão intracraniana idiopática, também é frequente a queixa de zumbido pulsátil e associação com obesidade, diabetes, hipervitaminose A ou hipotireoidismo.[24]

Na arterite de células gigantes, cefaleia de forte intensidade é a principal queixa. Tem localização temporal associada a manifestações sistêmicas, como febre, perda ponderal, artralgias, claudicação mandibular (falha e desconforto na mastigação) e distúrbios visuais *(blackout)*. Os sintomas visuais são uma emergência oftalmológica pois, se não tratados rapidamente, evoluem para amaurose por oclusão das artérias oculares, orbitárias e ciliares posteriores.[25,26] Têm prevalência maior em indivíduos acima de 50 anos e importante associação à polimialgia reumática (dor em cintura escapular).

Fatores Precipitantes

Várias cefaleias apresentam precipitantes, e a sua correta identificação repercute no tratamento. Migrânea costuma estar associada a estresse emocional, fatores ambientais, como odores, luzes, alimentos (glutamato monossódico) e alterações hormonais (Quadro 23-5).[27,28] Cefaleia em salvas pode ser desencadeada por álcool, altas altitudes e vasodilatadores. Estresse, depressão, fadiga e

Quadro 23-5. Fatores desencadeantes para crises de migrânea[1]

Emocionais	Ambientais	Dietéticos	Hormonais	Outros
Excitação	Calor excessivo	Álcool	Ciclo menstrual	Excesso ou falta de sono
Fadiga	Luzes fortes intermitentes	Chocolate, café e chá	Contraceptivos	Atividade sexual
Estresse	Ruídos excessivos	Queijos envelhecidos	Menopausa	Cosméticos
Ansiedade	Odores fortes	Aspartame		
Depressão	Altitude e clima	Jejum prolongado		

Adaptado.

anormalidades da coluna vertebral costumam estar associados à cefaleia do tipo tensional.[7]

Estresse, bruxismo, tratamento dentário prolongado e aparelhos ortodônticos inadequados são associados à dor facial atípica, bem como cefaleia relacionada com alterações da articulação temporomandibular (ATM).[29] Trauma cervical ou microtraumas repetitivos durante esportes, sobrecarga postural no trabalho e vícios posturais são mecanismos de disfunção intervertebral, observados na cefaleia cervicogênica.[30,31]

História Familiar

Migrânea é uma doença familiar com padrão genético inquestionável, mas de grande heterogeneidade; em algumas famílias, segrega como um traço dominante. Se ambos os progenitores tiverem migrânea, existe chance de 70 a 75% de que seus filhos tenham também. Se apenas um dos pais tiver a doença, a incidência entre os filhos reduz para 45%.[32]

Antecedentes Pessoais

Infecções, neoplasias, medicamentos, traumas, cirurgias cranianas, punção lombar recente ou mielograma, doenças oculares e da orelha, nariz e garganta, coluna cervical, hematológicas, endócrinas, mudanças na alimentação, sono, trabalho e estresse ambiental podem revelar pistas importantes para cefaleias secundárias.

Tratamentos Prévios

Grande parte dos pacientes com cefaleia utiliza medicamentos para alívio da dor, e o uso abusivo de analgésicos pode modificar as características das cefaleias, dificultando o diagnóstico, classificação e a conduta, pois o abuso de analgésicos tende a cronificar a dor e deixá-la refratária.[8]

Exames Complementares

Deve-se lançar mão de exames complementares na presença de sinais de alerta[33] para cefaleias secundárias (Quadro 23-4), nas cefaleias em trovoada *(thunderclap headache)* e nas cefaleias relacionadas com o ato sexual.

▌ EXAME FÍSICO

O exame físico deve ser minucioso e inclui inspeções estática e dinâmica do crânio e pescoço, aferição da pressão arterial e frequência cardíaca, ausculta do crânio, carótidas, cardíaca e pulmonar, exame neurológico completo, incluindo fundoscopia e, por fim, o exame cefaliátrico.[34]

A identificação de sinais neurológicos focais sugere lesão estrutural do sistema nervoso central, como tumor ou lesão vascular, e a investigação deve ser orientada, considerando os fatores de risco, perfil do paciente e as características dos sinais e sintomas encontrados. Algumas possíveis etiologias são sugeri-

Capítulo 23 □ Semiologia Cefaliátrica

Quadro 23-6. Achados do exame físico e neurológico e possíveis diagnósticos em cefaleia

Alteração no Exame Físico	Diagnóstico
Atrofia de papila/papiledema	Hipertensão intracraniana
Déficit neurológico focal	Lesões expansivas
Rigidez nucal	Meningites, hemorragia subaracnoide
Hemorragia retiniana ou vítrea	HAS, hipertensão intracraniana, TCE, hemorragia subaracnoide (*síndrome de Terson*)
Rigidez/dor ou sensibilidade arterial	Arterite temporal
Pontos-gatilho de dor na face	Neuralgias cranianas
Anisocoria, ptose palpebral, oftalmoplegia	Hemorragia subaracnoide

das a depender dos achados aos exames físico e neurológico (Quadro 23-6). Déficits neurológicos focais também podem estar associados a variantes da migrânea: hemiparesia na migrânea hemiplégica, ataxia na migrânea basilar e perda visual na migrânea retiniana.[35]

▶ EXAME NEUROLÓGICO DIRIGIDO

Exame do Estado Mental

Alterações no estado mental são mais prováveis nas cefaleias secundárias, contudo a migrânea pode estar associada a mudanças cognitivas em diversos graus durante e após as crises.[36,37] Durante uma crise, o paciente pode-se apresentar deprimido, apático, ansioso, hostil, sonolento e letárgico. Pode exibir alterações significativas de consciência, amnésia, alucinações e mudanças comportamentais por horas a dias.[37]

Exames de Nervos Cranianos

O exame dos nervos cranianos foi amplamente discutido nos respectivos capítulos, portanto, discutiremos brevemente sobre esta avaliação aqui. Ainda que a maioria das cefaleias seja primária (tensional e migrânea), um exame minucioso dos nervos cranianos é fundamental nas cefaleias e algias craniofaciais.

Certifique-se de que o paciente está usando suas lentes ou óculos para correção e avalie a acuidade visual com cartão de *Snellen* ou de *Rosenbaum*. Avalie as pupilas (tamanho, simetria e reflexos), a motricidade ocular extrínseca e cheque se o paciente apresenta ptose. Inspeção do disco óptico para cor, nitidez das bordas, escavação, avaliação da retina à procura de sangramentos, exsudatos, oclusão de veias e drusas.[23]

A cefaleia de causa oftálmica representa um desafio especial. Apesar de raramente estar associada a risco de amaurose, o medo de ficar cego sempre está presente em pacientes com dor ocular. Córnea, conjuntiva e região periocular são extensamente inervadas por fibras do nervo trigêmeo e explica porque, até problemas menores como uma abrasão corneana superficial, pode resultar em dor severa desproporcional à lesão.

Causam preocupação e indicam urgente avaliação por especialista: dor associada à febre ou à doença sistêmica, história de cirurgia e trauma ocular ou periocular recente, perda visual, comprometimento da visão de cores, defeito de campo visual, opacificação da córnea, anisocoria, ausência de reatividade pupilar, proptose, ptose, retração de pálpebra, dor à movimentação ocular, oftalmoplegia, diplopia, hifema, hipópio, anormalidades recentes na íris e anormalidade no fundo de olho.[38]

Avaliação do campo visual é realizada em cada olho separadamente por método de confrontação, por vezes, sendo necessário encaminhar para campimetria computadorizada para detectar defeitos sutis, principalmente em casos de hipertensão intracraniana idiopática.[37] O exame de fundo de olho é fundamental na avaliação de pacientes com cefaleia para detectar transtornos do disco óptico. O edema do disco deve ser interpretado dentro de um contexto, podendo refletir aumento da pressão intracraniana ou inflamação do NC II, isquemia ou outros processos locais.

Papiledema se refere a edema de disco exclusivamente causado por aumento da pressão intracraniana. É geralmente bilateral e não há comprometimento da acuidade visual e da visão de cores na fase aguda, diferente das neuropatias ópticas.[23] O espaço subaracnóideo envolve e acompanha a bainha do nervo óptico. A elevação e a transmissão da pressão intracraniana para o espaço subaracnóideo perióptico aumentam a pressão no sistema venoso retiniano e impedem o fluxo axoplásmico, causando edema.

Achados na fase precoce incluem hiperemia de disco, pequenas hemorragias na camada de fibras nervosas *(hemorragia em chama de vela)* e abolição do pulso venoso, quando a pressão excede 20 cmH$_2$O. O pulso venoso está presente normalmente em 80% da população.[39] Sua ausência não é diagnóstico, mas sua presença é útil para excluir papiledema. Conforme o processo piora, as margens do disco se tornam borradas, podendo haver hemorragia, exsudato, ingurgitamento venoso e elevação do disco.[40] A retina peripapilar desenvolve dobras concêntricas ou radiais *(linhas de Paton)* (Figura 23-3). Na fase crônica, as hemorragias e os exsudatos resolvem-se e deixam um disco em *"rolha de champanhe"*, acentuadamente edemaciado, fazendo saliência do plano da retina.[23]

Se o papiledema persistir por meses, a hiperemia do disco e o edema eventualmente desaparecem e dão lugar a um disco atrófico e pálido que perdeu sua escavação central. Na fase inicial, o campo visual pode ser normal,[41] mas com a progressão, fibras nervosas são destruídas, resultando em constrição dos cam-

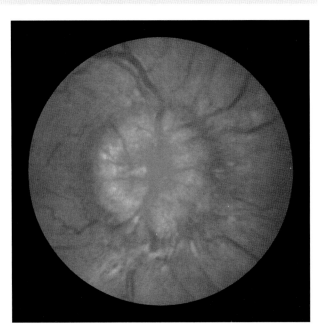

Figura 23-3. Papiledema, demonstrando hiperemia do disco, borramento dos limites do disco, ingurgitamento das vênulas e dobras retinianas radiais às 6-7 horas (*linhas de Paton*). (Ver *Prancha* em *Cores*.)

pos visuais (visão em túnel), atrofia óptica e, finalmente, perda da acuidade visual central. O objetivo aqui é reconhecer o processo nos estágios iniciais, instituir tratamento agressivo e evitar perda visual.[37] É importante ressaltar que existem outras causas de edema de disco óptico (Quadro 23-7).[42]

A perda visual na neurite óptica ocorre de modo abrupto e tende a evoluir no prazo de 1 a 2 semanas, com recuperação após 4 a 6 semanas. A dor ocular ou retrocular está presente em 90% dos casos, com piora importante à movimentação dos olhos e associada a cromatopsias ou fotopsias. Pode haver dor mesmo sem edema papilar e, em 65% dos casos, o disco tem aspecto normal (neurite retobulbar).[23]

A avaliação pupilar pode revelar alterações por inúmeras razões. Há várias causas importantes de anisocoria a serem consideradas na avaliação de cefaleia.[43,44] Nos pacientes com cefaleia, a *síndrome de Horner* (miose, semiptose, enolftamia e anidrose) é vista em diversas condições (Quadro 23-8), sendo muito frequentes nas cefaleias trigêmino-autonômicas (salvas, hemicrania paroxística, SUNCT e hemicrania contínua). Síndrome de Horner associada à cefaleia e dor cervical ipsolateral pode indicar uma dissecção de artéria carótida, por comprometimento das vias simpáticas pericarotídeas ascendentes.

Pupila tônica de Adie pode ser um desafio diagnóstico. Apresenta-se como uma anisocoria indolor sem paresia dos músculos extraoculares. A pupila tônica é dilatada e reage de maneira pobre à luz, mas a reação à proximidade, embora lenta, está bem mais preservada. Acredita-se que a lesão esteja nas fibras parassimpáticas pós-ganglionares no gânglio ciliar ou nos nervos ciliares dentro

Quadro 23-7. Diagnóstico diferencial de edema de papila × papiledema[42]

Causa	História	Fundo de Olho	Exame Visual
Aumento da pressão intracraniana (papiledema)	Cefaleia matinal, obscurecimento visual transitório, diplopia, zumbido, náuseas	Geralmente bilateral: hiperemia de disco, escavação preservada (precoce), exsudatos algodonosos, ofuscação dos vasos da retina, ausência de pulsação venosa espontânea	Sem efeito pupilar aferente, acuidade visual central poupada, sem perda da visão de cores, aumento do ponto cego, constrição de campo visual, defeito nasal inferior
Drusas do nervo óptico (pseudo-papiledema)	Frequentemente assintomática; ocorrem em 2% da população e são bilaterais em 70% dos casos. São familiares, transmitidas hereditariamente como um traço dominante irregular com penetrância incompleta e ocorre quase que exclusivamente em caucasianos	Corpos hialinos brilhantes, ausência de hiperemia de disco, hemorragia e/ou exsudato; vasos retinianos anômalos com origem central e trifurcações, margens do disco irregular, escavação ausente	Exame normal ou constrição de campo periférico irregular, aumento do ponto cego, acuidade visual normal
Neurite óptica	História de esclerose múltipla ou outra doença inflamatória; dor retro-orbitária à movimentação ocular; se desmielizante pode piorar com o calor (fenômeno de Uhtoff)	Edema de papila variável, tipicamente leve (envolvimento retrobulbar tem disco com aparência normal); geralmente unilateral em adultos	Defeito pupilar aferente; perda da acuidade central e discriminação de cores; escotoma central ou ceco-central
Isquemia (neuropatia óptica isquêmica anterior)	Perda visual súbita; > 50 anos de idade; hipertensão; diabetes; história de episódio de hipotensão	Frequentemente unilateral; edema de disco segmentar; outro olho pode apresentar escavação ausente	Anormalidade de campo variável; frequentemente altitudinal; acuidade variavelmente afetada; DPA comum

Capítulo 23 □ Semiologia Cefaliátrica

Quadro 23-7 Diagnóstico diferencial de edema de papila x papiledema[42] *(Cont.)*

Causa	História	Fundo de Olho	Exame Visual
Infecção	História de infecção conhecida ou imunodeficiência; sintomas sistêmicos, como febre, meningismo, ou outros déficits neurológicos focais	O edema pode ser bilateral ou assimétrico com ou sem exsudatos, pode também ser associados à estrela macular	Anormalidade de campo e perda de acuidade visual variáveis
Infiltrativa	História de neoplasia, sarcoidose, ou outra doença infiltrativa; dor ocular focal	Possível elevação do disco e edema; palidez	Anormalidade de campo e perda de acuidade visual variáveis

Adaptado.

da órbita. Geralmente não é dolorosa e não requer estudos de neuroimagem. Em pacientes com cefaleia e idade superior a 50 anos apresentando-se com pupila tônica, podem-se solicitar VHS e PCR, uma vez que exista uma associação rara, mas bem descrita, com arterite de células gigantes.[37]

O teste da lanterna oscilante deve ser utilizado para identificar um defeito aferente relativo *(vide Capítulo 3 – Semiologia dos Nervos Cranianos I e II)*. Dilatação pupilar em resposta à estimulação direta da luz (a resposta consensual é mais intensa que a resposta direta) define um defeito pupilar aferente relativo e sugere disfunção do nervo óptico (neuropatia óptica).[23] Os nervos cranianos oculomotor, troclear e abducente devem ser testados, a fim de avaliar a presença de oftalmoparesia, nistagmo e fatigabilidade.

O envolvimento parassimpático pré-ganglionar associado à paralisia do nervo craniano III (NC) é caracterizado por midríase (6 a 7 mm) (Quadro 23-9). O comprometimento isolado do NC III pode ser incompleto ou comple-

Quadro 23-8. Causas de cefaleia secundária associada à síndrome de Horner

Lesões de primeira ordem: malformação de Chiari tipo 1, tumores de base de crânio, AVC isquêmico ou hemorrágico de tronco encefálico, dissecção traumática de artéria vertebral

Lesões de segunda ordem: lesões de ápice pulmonar, aneurisma de artéria subclávia, tumor de ápice pulmonar, tumor de mediastino, neoplasias de tireoide

Lesões de terceira ordem: cefaleia em salvas, hemicrania paroxística, dissecção de artéria carótida interna, fístula carotídeo-cavernosa, trombose de seio cavernoso, síndrome de Tolosa-Hunt, síndrome de Raeder e arterite de células gigantes

Quadro 23-9. Condições associadas à cefaleia acompanhada de paralisia de nervo oculomotor

- Neuropatia oftalmoplégica dolorosa recorrente
- Aneurisma de artéria comunicante posterior: midríase 7-8 mm
- Oftamoplegia diabética: poupa a pupila com músculos do NC III envolvidos
- Trombose de seio cavernoso; *síndrome de Tolosa-Hunt*; aneurisma intracavernoso; mucormicose; sinusite esfenoidal; tumor esfenoidal; pseudotumor orbitário; carcinoma nasofaríngeo; linfoma

to, poupando ou envolvendo o parassimpático. Paralisia completa resulta em exotropia (desvio externo ou abdução), diplopia e ptose palpebral. Paralisia incompleta envolve um ou mais músculos inervados pelo oculomotor e sugere isquemia microvascular mais do que compressão (aneurisma).[45,46]

A paralisia ou paresia incompleta de NC III frequentemente é dolorosa e pode-se resolver espontaneamente em 3 meses,[37] necessitando de exames laboratoriais, como perfis glicêmico e lipídico, velocidade de hemossedimentação (VHS) e proteína C reativa por suspeita de arterite de células gigantes em pacientes acima de 50 anos, bem como diabetes. A paralisia completa de NC III de instalação aguda sugere aneurisma compressivo de artéria comunicante posterior e requer neuroimagem imediata. A paralisia aguda de NC VI também pode-se apresentar no contexto de fatores de risco vasculares (isquemia microvascular do cerne do nervo) e ter resolução espontânea, entretanto, pode ser representação de hipertensão intracraniana em várias cefaleias secundárias, nem sempre com valor localizatório (Quadro 23-10).

O exame dos NC V e VII é simples e muito importante na avaliação de dor facial.[47] O nervo trigêmeo supre os músculos masseter, pterigoide e temporal, bem como a sensibilidade da face superior (V1), intermediária (V2) e inferior

Quadro 23-10. Condições associadas à cefaleia acompanhada de paralisia de nervo abducente

Não localizatórias
- Aumento da pressão intracraniana, trauma cranioencefálico, hipotensão liquórica espontânea ou raquianestesia, diabetes, hipertensão, meningite

Localizatórias
- Lesões de seio cavernoso ou fissura orbital superior (tumor, inflamação, aneurisma), frequentemente em combinação com disfunção do III e IV e divisão oftálmica do nervo trigêmeo, fístula arteriovenosa dural ou carotídeo-cavernosa
- Lesões de clivus: tumor nasofaríngeo
- Lesões do ângulo pontocerebelar (neurinomas do acústico, meningioma), frequentemente em combinação com disfunção dos nervos facial, vestibulococlear e divisão oftálmica do nervo trigêmeo

(V3). Lesões do nervo trigêmeo podem causar dificuldade em elevar a mandíbula (masseter) e em movê-la de um lado para o outro (pterigoide lateral). Na neuralgia trigeminal a sensibilidade da face encontra-se normal. Hipostesia ou hipoalgesia em território de nervo trigêmeo indica sempre lesão axonal e, quando estão presentes, implica em investigação exaustiva.[21]

A *síndrome do queixo dormente*, caracterizada por hipoestesia do lábio inferior e queixo, é um potencial sinal de envolvimento metastático tanto da mandíbula, como da base do crânio.[47] Lesões do nervo facial causam fraqueza dos músculos da expressão, resultando assimetria de sorriso, enrugamento da fronte e fechamento palpebral. Pode haver problemas relacionados com lacrimejamento, hiperacusia e gustação nos 2/3 anteriores da língua. Envolvimento simultâneo do nervo trigêmeo e do facial deve alertar para a possibilidade de disseminação neoplásica perineural ao longo do tronco nervoso.[48,49]

O nervo vestibulococlear pode ser examinado usando um diapasão para avaliar conduções aérea e óssea (função coclear), realizando pesquisa de nistagmo e reflexos vestibuloespinhais e oculocefálico (função vestibular). Durante a oroscopia, examinam-se os nervos glossofaríngeo e vago, observando o palato mole, verificando presença de assimetria ou desvio de úvula. Examina-se o nervo hipoglosso, observando a motricidade e trofismo da língua. É sempre útil avaliar a marcha e o restante do exame neurológico, incluindo testes para força e sensibilidade, principalmente em situações em que se suspeita de cefaleia secundária, onde podem ter valor localizatório.[37]

EXAME CEFALIÁTRICO

Esta modalidade do exame físico neurológico foi estruturada pelo Professor Edgar Raffaelli Junior e segue um roteiro para a análise sistemática do crânio e região cervical.[34]

Inspeções Estática e Dinâmica

Inicialmente, observa-se a posição da cabeça com relação ao tronco. Qualquer desvio de lateralidade ou torção pode indicar dor cervical com a adoção de posição antálgica. Na região cervical, é importante observar se há redução da amplitude do movimento (flexão, extensão, rotação e inclinação) com piora da cefaleia por manobras provocatórias. Analisar o tamanho e formato do crânio na procura de micro ou macrocefalia, especialmente em crianças, é de suma importância.

Deve-se também verificar a presença de cicatrizes de ferimentos ou cirurgias, que podem estar associadas a dores crônicas locais ou referidas. Faz-se necessário observar vesículas ou lesões cicatriciais compatíveis com herpes-zóster, associadas à nevralgia pós-herpética, tumorações, parasitoses e adenopatias dolorosas, além de manchas e a presença de dilatações vasculares.

A inspeção da cavidade oral e da arcada dentária também deve ser realizada, analisando a oclusão, alinhamento dos dentes, desgaste dentário, simetria, desvios e amplitude do movimento, báscula de mandíbula, clique mandibular e trismo, que indicam disfunção da ATM (Figura 23-4), gerando dor localizada nessa região ou referida em outras partes craniofaciais.[50] Não é incomum a confusão de dor de origem dentária com neuralgias cranianas.

Palpação

São avaliados os ossos (frontal, maxilar e mandibular), articulação temporo-mandibular, músculos (frontal, masseter, pterigóideos, temporal, esternocleidomastóideo e bucinador), nervos periféricos, ramos do trigêmeo (nervos supraorbital, supratroclear, infraorbital e mentoniano) e artérias (carótida comum e temporal superficial) (Figura 23-5). Na migrânea e nas cefaleias trigêmino-autonômicas (salvas, SUNCT, hemicrania paroxística e contínua), pode-se encontrar dolorimento na palpação dos ramos trigeminais supracitados, principalmente ipsolateral à cefaleia.

A compressão alternada dos globos oculares, para evitar resposta vagal é útil na pesquisa de glaucoma e tumores orbitários.[13,51] O nervo auriculotemporal, um ramo sensitivo da divisão mandibular do nervo trigêmeo, inerva a pele da região temporal, parotídea, parte da orelha e meato acústico externo.[52] A relação anatômica entre o nervo auriculotemporal e os músculos mastigatórios, a ATM e os vasos circundantes na região da fossa infratemporal criam condições favoráveis para síndromes compressivas (Figura 23-6).[53] Como dor no território desse nervo pode ser sinal de disfunção temporomandibular, palpa-se a cápsula articular com a boca fechada e aberta para definir se a dor está relacionada com a ATM.

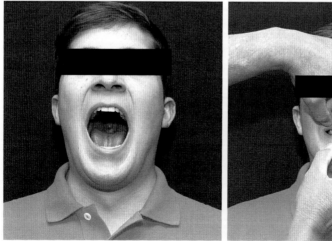
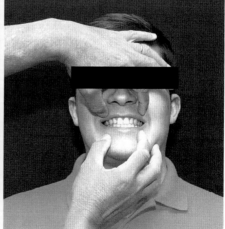

Figura 23-4. Inspeção da cavidade oral e arcada dentária. Avaliação da oclusão.

Capítulo 23 ◻ Semiologia Cefaliátrica

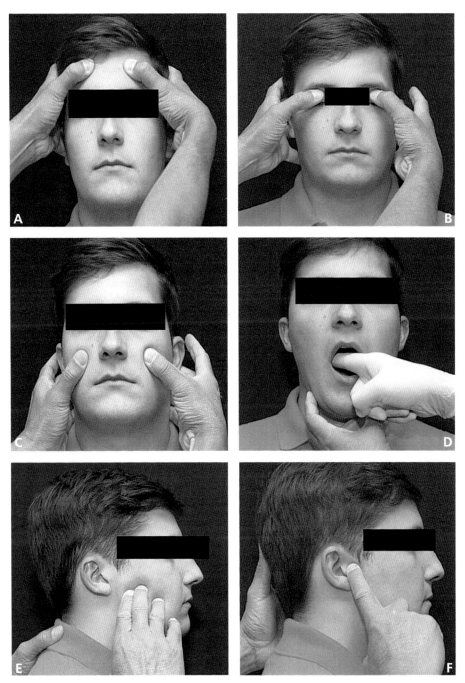

Figura 23-5. Palpação da região anterior. (**A**) Palpação frontal. (**B**) Palpação dos globos oculares. (**C**) Músculos da face. (**D**) Músculo pterigoide. (**E**) Músculo masseter. (**F**) ATM. *(Continua.)*

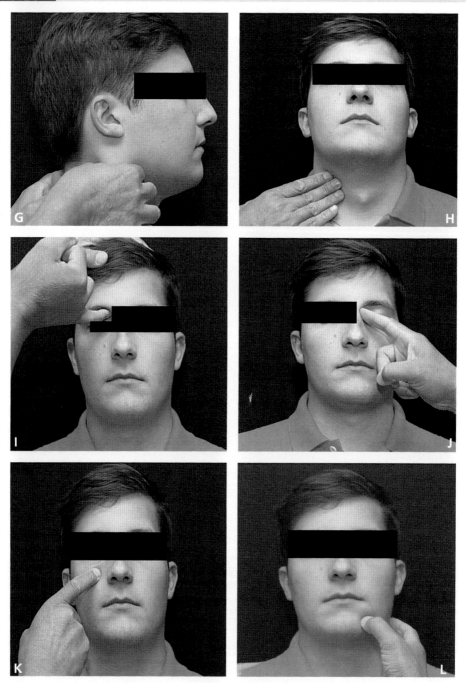

Figura 23-5. *(Cont.)* **(G)** Músculo esternocleidomastóideo. **(H)** Artéria carótida comum. **(I)** Nervo supraorbital. **(J)** Nervo supratroclear. **(K)** Nervo infraorbital. **(L)** Nervo mentoniano.

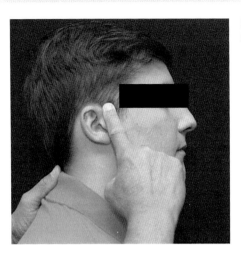

Figura 23-6. Palpação do nervo auriculotemporal.

Palpação da artéria temporal superficial (Figura 23-7) é fundamental na avaliação de cefaleia em pacientes idosos. Na arterite de células gigantes, o vaso tem a parede espessada e nodular, trajeto hiperemiado e tortuoso com pulsação ausente ou reduzida. Áreas de hipersensibilidade no escalpe são comuns. Pontos sensíveis, nódulos ou mesmo pequenos infartos cutâneos podem ser observados por vários dias (Figura 23-8).[54-56] Na *síndrome de Eagle* (apófise estiloide alongada), a palpação das apófises estiloides pode mostrar uma apófise grande ou ossificação do ligamento estilo-hióideo, associados a uma série de sintomas, como disfagia, odinofagia, dor facial, otalgia, cefaleia, zumbido e trismo.[57]

A palpação segue para a face posterior e avalia nervos (occipital maior, occipital menor), músculos (escalenos, occipitais, suboccipitais, elevadores da

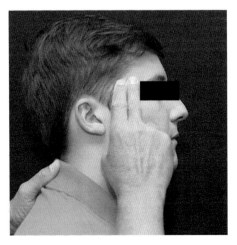

Figura 23-7. Palpação da artéria temporal superficial.

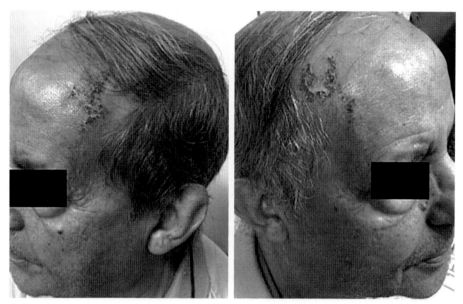

Figura 23-8. Lesão cutânea isquêmica no trajeto da artéria temporal superficial bilateralmente em paciente com arterite de células gigantes (arterite temporal).

escápula e trapézio) e apófises espinhosas cervicais (Figura 23-9). O nervo occipital maior, localizado no terço médio entre a apófise mastoide e a protuberância occipital externa, é a emergência do ramo dorsal da raiz C2, devendo ser palpado, pois auxilia no diagnóstico de nevralgia do occipital maior e cefaleia cervicogênica. O nervo occipital menor (ramo dorsal de C2), palpado 2 cm posteriormente à apófise mastoide e 2 cm inferiormente *(ponto de Arnold)*, também pode ser bastante doloroso à palpação na cefaleia cervicogênica e nevralgia do occipital menor.

Palpação muscular é fundamental para definição de pontos-gatilho miofasciais. A literatura científica indica que a cefaleia do tipo tensional e, em menor extensão, a migrânea podem ter uma contribuição neuromusculoesquelética subjacente.[58] Cefaleias secundárias com etiologia neuromusculoesquelética incluem cefaleia cervicogênica (Figura 23-10), neuralgias occipitais e cefaleia atribuída à disfunção temporomandibular.[59,60] Devem-se palpar os músculos frontal, bucinador, temporal, masseter, esternocleidomastóideo, trapézio e musculatura paravertebral para pesquisa de pontos-gatilho que possam causar dor referida no segmento cefálico (Quadro 23-11).[61]

Nos tecidos moles, a pele tende a ser anormal no lado afetado e denominou-se tal anormalidade como *"cellulalgia"*. A pele é espessa e dolorosa ao *teste de pinçar e rolar* e está presente no mesmo dermátomo do segmento da coluna vertebral afetado, no caso de cefaleia cervicogênica. A pesquisa é realizada no

Capítulo 23 ◻ Semiologia Cefaliátrica 511

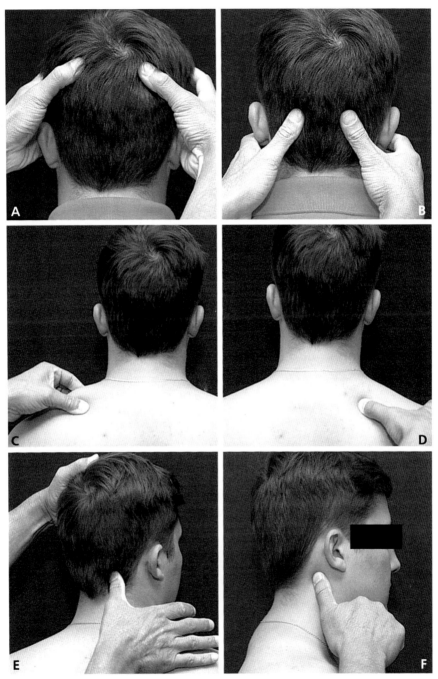

Figura 23-9. Palpação da região posterior. (**A**) Palpação do m. occipital. (**B**) Suboccipital. (**C**) Trapézio. (**D**) Elevador da escápula. (**E**) Nervo occipital maior. (**F**) Nervo occipital menor – *ponto de Arnold*.

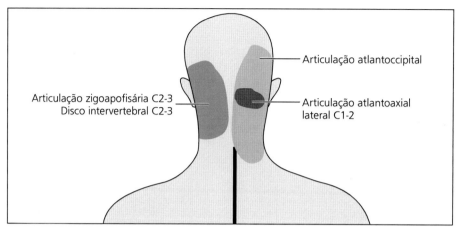

Figura 23-10. Padrão de dor na cefaleia cervicogênica. A localização de desconforto na região da cabeça e pescoço e origem da dor na coluna cervical.[31]

ângulo mandibular ipsolateral (C2) e no supercílio, que frequentemente também é doloroso ao pinçamento (Figura 23-11).

A sobreposição mais acentuada entre terminais trigeminais e cervicais envolve fibras da divisão oftálmica. Esta convergência explica dores de cabeça frontais em tumores da fossa posterior, dores orbitárias em disfunção intervertebral C2-C3 e *"cellulalgia"* na região da sobrancelha ipsolateral. As cefaleias trigêmino-autonômicas e a migrânea também podem apresentar "pinçar e rolar" com dolorimento nas regiões supraorbitárias e mandibular.

No escalpe, a palpação da região occipital facilmente provoca dor e bandas dolorosas endurecidas ou tensas, facilmente palpáveis no dorso, representando muitos fascículos unidos ("bandas miálgicas"), são comuns na musculatura paravertebral. O achado mais frequente na disfunção intervertebral é dor na região posterior das articulações facetárias de C2-C3. Maigne descreveu inserções ósseas dolorosas de tendões no mesmo esclerótomo como sinal de disfunção intervertebral dolorosa (Figura 23-10). Por exemplo, a inserção óssea do elevador da escápula é esclerótomo C4 e pode ser palpada na parte interna da face superior da escápula *(ponto de Maigne)*[61] (Figura 23-12). Logo abaixo, 5 cm inferiormente ao *ponto de Maigne*, ainda na borda medial da escápula, pode-se palpar o *ponto de Luschka*, desencadeando dor.

A *manobra de Naffzigger* (modificada por Raffaelli) pode inferir a presença de hipertensão intracraniana ou do canal medular. A manobra consiste na compressão simultânea das veias jugulares em seu trajeto cervical por dois minutos (Figura 23-13). É positiva se desencadear cefaleia.[13] Além disso, deve-se palpar toda a extensão da artéria carótida comum, a fim de diagnosticar carotidínea (inflamação da bainha carotídea), que também é responsável por dores craniofaciais.

Capítulo 23 □ Semiologia Cefaliátrica

Quadro 23-11. Áreas de dor referida e pontos-gatilho miofasciais

Localização da dor	Músculos Potencialmente Envolvidos
Vértex	• Porção esternal do ECM • Esplênio da cabeça
Cefaleia occipital	• Trapézio • Porções esternal e clavicular do ECM • Semiespinais da cabeça e do pescoço • Esplênio do pescoço • Músculos suboccipitais • Occipitofrontal (ventre occipital) • Digástrico • Temporal
Cefaleia temporal	• Trapézio • Porção esternal do ECM • Temporal • Esplênio do pescoço • Músculos suboccipitais • Semiespinal da cabeça • Oblíquo superior • Reto lateral
Cefaleia frontal	• Porções esternal e clavicular do ECM • Semiespinal da cabeça • Occipitofrontal (ventre frontal) • Zigomático maior • Oblíquo superior • Reto lateral
Dor em orelha e ATM	• Pterigoides lateral e medial • Masseter • Porção clavicular do ECM
Dores ocular e periorbitária	• Porção esternal do ECM • Temporal • Esplênio do pescoço • Masseter • Músculos suboccipitais • Occipital • Orbicular dos olhos • Trapézio
Dor em regiões malar e mandibular	• Porção esternal do ECM • Masseter • Pterigoides medial e lateral • Trapézio • Digástrico • Bucinador • Platisma • Orbicular dos olhos • Zigomático maior

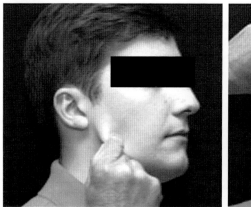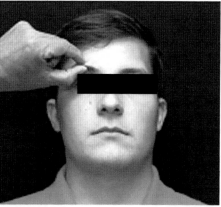

Figura 23-11. Teste do pinçar e rolar no ângulo da mandíbula e no supercílio à direita. A pele é pinçada firmemente entre o polegar e o indicador e, depois, rolada entre os dois dedos.

Percussão

A percussão dos seios das faces maxilar e frontal é realizada para descartar sinusopatia (Figura 23-14). A percussão do crânio é realizada em lactentes para pesquisa do sinal do "pote rachado" *(sinal de Macewen)* (Figura 23-15), que indica hipertensão intracraniana.[62]

Ausculta

Devem-se sempre auscultar as artérias carótidas com a campânula do estetoscópio à procura de sopros cervicais, a fim de identificar ateromatose ou dissecção

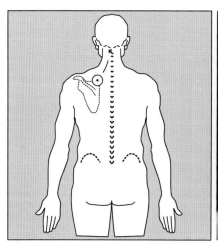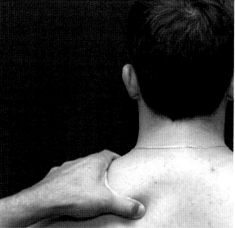

Figura 23-12. Inserção óssea do elevador da escápula: esclerótomo C4 *(ponto dorsal de Maigne)* (Adaptada).[30]

Capítulo 23 □ Semiologia Cefaliátrica

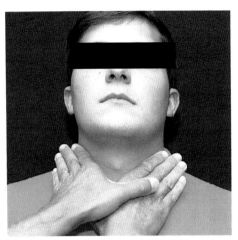

Figura 23-13. Manobra de Naffzigger.

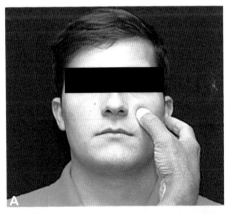

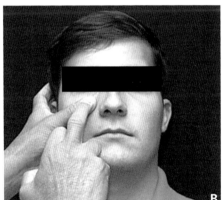

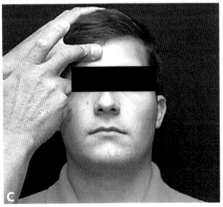

Figura 23-14. Palpação do seio maxilar esquerdo (**A**) e percussão dos seios maxilar e frontal à direita (**B**, **C**).

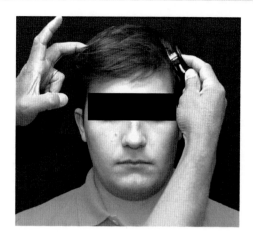

Figura 23-15. *Sinal de Macewen* adaptado. Ausculta-se som oco à percussão do crânio.

carotídea. A ausculta da ATM durante abertura e fechamento da boca identifica ruídos articulares, como estalido ou crepitação, que indicam disfunção articular.[52] A presença de sopros à ausculta do crânio ou da região periorbitária pode indicar a presença de fístulas (p. ex., carótido-cavernosa) e malformações arteriovenosas (Figura 23-16).

Otoscopia e Rinoscopia

É fundamental descartar infecção, trauma ou tumores em todos os pacientes com cefaleia atribuída a orelha, nariz ou garganta.[19] Infecção é a causa mais comum de dor nasal na ausência de trauma. Infecções dos tecidos moles superficiais podem ser dolorosas e têm o potencial de se espalhar para estruturas profundas, se deixadas sem tratamento, causando cefaleia

Migrânea e cefaleia tipo tensional podem ser confundidas com a cefaleia atribuída à rinossinusite aguda dada a semelhança na localização da dor e, no caso da migrânea, em razão da existência frequente de sintomas autonômicos nasais concomitantes.[63] A presença ou ausência de descarga nasal purulenta e/ou outras características diagnósticas de rinossinusite ajuda na diferenciação destas situações.

Coriza, rinorreia e obstrução nasal associadas a uma cefaleia não devem diagnosticar doença dos seios da face e tampouco excluir migrânea. Na prática clínica, reconhecer que os pacientes com cefaleias episódicas com sintomas nasais e dos seios da face, na verdade, sofrem de migrânea é extremamente importante, pois o diagnóstico preciso determina o curso adequado do tratamento.[63]

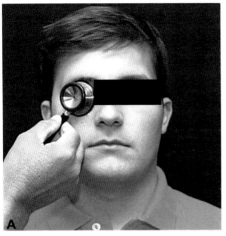
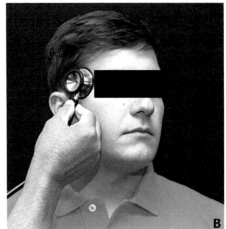
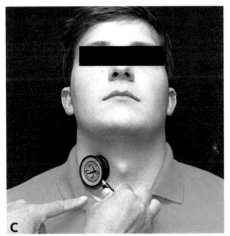

Figura 23-16. Ausculta da órbita, região temporal e da artéria carótida comum à direita.

REFERÊNCIAS BIBLIOGRÁFICAS

1. Silberstein SD, Lipton RB, Goadsby PJ. *Headache in clinical practice*. Oxford: Isis Medical Media, 1998.
2. Rasmussen BK, Jensen R, Schroll M et al. Epidemiology of headache in a general population – a prevalence study. *J Clin Epidemiol* 1991;44:1147-57.
3. Rasmussen BK, Jensen R, Olesen J. Impact of headache on sickness absence and utilization of medical services: a Danish population study. *J Epidemiol Community Health* 1992;46:443-46.
4. Burton WN, Landy SH, Downs KE et al. The impact of migraine and the effect of migraine treatment on workplace productivity in the United States and suggestions for future research. *Mayo Clin Proc* 2009 May;84(5):436-45.
5. Olesen J, Gustavsson A, Svensson M et al. The Economic cost of brain disorders in Europe. *Eur J Neurol* 2012;19:155-162.
6. Peatfield R. Headache and facial pain. *Medicine* 2008;36(10):526-30.
7. Bendtsen L, Jensen R. Tension-type headache. *Neurol Clin* 2009;27(2):525-35.

8. Waldman SD. Targeted headache history. *Med Clin North Am* 2013 Mar.;97(2):185-95.
9. Wöber-Bingöl C. Epidemiology of migraine and headache in children and adolescents. *Curr Pain Headache Rep* 2013 June;17(6):341.
10. Kan L, Nagelberg J, Maytal J. Headaches in a pediatric emergency department: etiology, imaging, and treatment. *Headache* 2000 Jan.;40(1):25-29.
11. Abu-Arafeh I, Macleod S. Serious neurological disorders in children with chronic headache. *Arch Dis Child* 2005 Sept.;90(9):937-40.
12. Kernick D, Stapley S, Campbell J *et al.* What happens to new-onset headache in children that present to primary care? A case-cohort study using electronic primary care records. *Cephalalgia* 2009 Dec.;29(12):1311-16.
13. Speciali JG, Silva WF. *Cefaléias*. Sao Paulo, Lemos, 2002. p. 96-108.
14. Burton LJ, Quinn B, Pratt-Cheney JL *et al.* Headache etiology in a pediatric emergency department. *Pediatr Emerg Care* 1997 Feb.;13(1):1-4.
15. Boto GR. Trigeminal neuralgia. *Neurocirugia (Astur)* 2010 Oct.;21(5):361-72.
16. Gronseth G, Cruccu G, Alksne J *et al.* Practice parameter: the diagnostic evaluation and treatment of trigeminal neuralgia (an evidence-based review): report of the Quality Standards Subcommittee of the American Academy of Neurology and the European Federation of Neurological Societies. *Neurology* 2008;71(15):1183-90.
17. Sjaastad O, Fredriksen TA, Pfaffenrath V. Cervicogenic headache: diagnostic criteria. The Cervicogenic Headache International Study Group. *Headache*. 1998 June;38(6):442-5.
18. Abrams BM. Factors that cause concern. *Med Clin North Am*. 2013 Mar.;97(2):225-42.
19. Waldman SD, Waldman CW, Waldman JE. Headache pain of ear, nose, throat, and sinus origin. *Med Clin North Am* 2013 Mar.;97(2):309-19.
20. Blau JN, Drummond MF. *Migraine*. London: Office of Health Economics, 1991.
21. Headache Classification Subcommittee of the International Headache Society. The international Classification of headache disorders: 3rd ed. *Cephalalgia* 2013;24(Suppl):9-160.
22. McGeeney BE. Cluster headache and related disorders. *Tech Reg Anesth Pain Manag* 2009;13(1):38-41.
23. Campbell WW. *DeJong o exame neurológico*. 6. ed. Rio de Janeiro: Guanabara Koogan, 2007.
24. Wakerley BR, Tan MH, Ting EY. Idiopathic intracranial hypertension. *Cephalalgia* 2015 Mar.;35(3):248-61.
25. Lana-Peixoto MA. The arteritic type of anterior ischemic optic neuropathy. Study of 25 cases. *Arq Neuropsiquiatr* 1994 Sept.;52(3):343-53.
26. Waldman CW, Waldman SD, Waldman RA. Giant cell arteritis. *Med Clin North Am* 2013 Mar.;97(2):329-35.
27. Wöber-Bingöl C. Triggers of migraine and tension-type headache. In: Aminoff MJ, Boller F, Swaab DF. (Eds.). *Headache, handbook of clinical neurology*. Philadelphia: Elsevier, 2010. p. 161-72, vol. 97.
28. Zautcke JL, Schwartz JA, Mueller EJ. Chinese restaurant syndrome: a review. *Ann Emerg Med* 1986;15(10):1210-13.
29. Waldman SD. *Atlas of uncommon pain syndromes*. 2nd ed. Philadelphia: Saunders, 2008.
30. Meloche JP, Bergeron Y, Bellavance A *et al.* Painful intervertebral dysfunction: Robert Maigne's original contribution to headache of cervical origin. The Quebec Headache Study Group. *Headache* 1993 June;33(6):328-34.
31. Rana MV. Managing and treating headache of cervicogenic origin. *Med Clin North Am* 2013 Mar.;97(2):267-80.
32. Colson NJ, Lea VA, Quinlan S *et al.* The role of vascular and hormonal genes in migraine susceptibility. *Mol Genet Metab* 2006;88(2):107-13.

33. Donohoe CD. The role of laboratory testing in the evaluation of headache. *Med Clin North Am* 2013 Mar.;97(2):217-24.
34. Arruda MA. Anamnese e exame cefaliátrico na infancia. In: Raffaeli Jr E, Ortiz F. (Eds.). *Cefaleias primarias: aspectos clinicos e terapeuticos*. São Paulo: Zapellini, 2002. p. 157-70.
35. Marcus DA. Migraine in women. *Semin Pain Med* 2004;2(2):115-22.
36. Tozer BS, Boatwright EA, David PS *et al.* Prevention of migraine in women throughout the life span. *Mayo Clin Proc* 2006;81(8):1086-92.
37. Donohoe CD. The role of the physical examination in the evaluation of headache. *Med Clin North Am* 2013 Mar.;97(2):197-216.
38. Waldman CW, Waldman SD, Waldman RA. Pain of ocular and periocular origin. *Med Clin North Am* 2013 Mar.;97(2):293-307.
39. Sadun A, Wang M. Abnormalities of the optic disc. In: Kennard C, Leigh R. (Eds.). *Handbook of clinical neurology*. New York: Elsevier, 2011. p. 117-57, vol. 102.
40. Ehlers JP, Shah CP. Papilledema. In: *The wills eye manual: office and emergency room diagnosis and treatment of eye disease*. 5th ed. Baltimore, MD: Lippincott Williams & Wilkins, 2008. p. 252-54.
41. Vaphiades MS. The disk edema dilemma. *Surv Ophthalmol* 2002;47(2):183-88.
42. Laskowitz D, Liu GT, Galetta SL. Acute visual loss and other disorders of the eyes. *Neurol Clin* 1998;16:323-53.
43. Lam BL, Thompson HS, Corbett JJ. The prevalence of simple anisocoria. *Am J Ophthalmol* 1987;104:69-73.
44. Almog Y, Gepstein R, Kessler A. Diagnostic value of imaging in Horner syndrome in adults. *J Neuro Ophthalmol* 2010;30:7-11.
45. Miller NR, Newman NJ *et al.* (Eds.). *Walsh & Hoyt's clinical neuro-ophthalmology: the essentials*. 2nd ed. Philadelphia: Lippincott Williams & Wilkins, 2008. p. 122-45.
46. Wilhelm H. Disorders of the pupil. In: Kennard C, Leigh R. (Eds.). *Handbook of clinical neurology*. Elsevier, 2011. p. 427-66, vol. 102.
47. Macleod J, Douglas G, Nicol F *et al. Macleod's clinical examination*. 12th ed. Edinburgh, (United Kingdom): Churchhill Livingstone Elsevier, 2009.
48. Gronseth G, Cruccu G, Alksne J *et al.* Practice parameter: the diagnostic evaluation and treatment of trigeminal neuralgia (an evidence-based review): report of the Quality Standards Subcommittee of the American Academy of Neurology and the European Federation of Neurological Societies. *Neurology* 2008;71(15):1183-90.
49. Mendenhall WM, Amdur RJ, Hinerman RW *et al.* Skin cancer of the head and neck with perineural invasion. *Am J Clin Oncol* 2007;30(1):93-96.
50. Speciali JG, Dach F. Temporomandibular dysfunction and headache disorder. *Headache* 2015 Feb.;55(Suppl 1):72-83.
51. Costa-Matos A, Costa-Matos E, Farias AH *et al.* Evaluation of the ocular globe compression sign in infectious meningeal syndromes. *Rev Soc Bras Med Trop* 2005 Nov.-Dec.;38(6):526-29.
52. Kreutziger KL, Mahan PE. Temporomandibular degenerative joint disease, I: Anatomy, pathophysiology and clinical description. *Oral Surg Oral Med Oral Pathol* 1975;40:165-82.
53. Chantaracherd P, John MT, Hodges JS *et al.* Temporomandibular joint disorders' impact on pain, function, and disability. *J Dent Res* 2015 Mar.;94(3 Suppl):79S-86S.
54. Blau JN, Dexter SL. The site of pain origin during migraine attacks. *Cephalalgia* 1981;1:143-47.
55. Hmaidan Y, Cianchetti C. Effectiveness of a prolonged compression of scalp arteries on migraine attacks. *J Neurol* 2006;253:811-12
56. Ekbom K. Some observations on pain in cluster headache. *Headache* 1975;4:219-25.

57. Ferreira PC, Mendanha M, Frada T *et al.* Eagle syndrome. *J Craniofac Surg* 2014 Jan.;25(1):e84-86.
58. Fernández-de-Las-Peñas C. Myofascial Head Pain. *Curr Pain Headache Rep* 2015 July;19(7):28.
59. Issa & Huijbregts. *Myofascial trigger points: pathophysiology and evidence-informed diagnosis.* 5st ed. Sudbury, MA: Jones and Bartlett, 2011.
60. Bogduk N, Marsland A. On the concept of third occipital headache. *J Neurol Neurosurg Psychiatry* 1986 July;49(7):775-80.
61. Meloche JP, Bergeron Y, Bellavance A *et al.* Painful intervertebral dysfunction: Robert Maigne's original contribution to headache of cervical origin. The Quebec Headache Study Group. *Headache* 1993 June;33(6):328-34.
62. Alexander Jr E, Davis CH. Macewen's sign–the cracked pot sound. *Surg Neurol* 1987 June;27(6):519-22.
63. Cady RK, Schreiber CP. Sinus headache or migraine? Considerations in making a differential diagnosis. *Neurology* 2002 May 14;58(9 Suppl 6):S10-14.

24 Semiologia dos Distúrbios Funcionais

Carlos Roberto Martins Jr. ▪ Alberto R. M. Martinez
Marcondes C. França Jr. ▪ Anamarli Nucci

INTRODUÇÃO

Ao final do século XIX, o neurologista, Jean-Martin Charcot, e seus alunos da Salpêtrière vislumbraram a autenticidade dos fenômenos histéricos e passaram a distingui-los de fenômenos neurológicos orgânicos. A partir daí, surgiu um profundo interesse para descobrir, sob a óptica neurológica e psiquiátrica, métodos de diferenciação dos sintomas orgânicos e não orgânicos (Figura 24-1). Entretanto, mesmo com vários artifícios para sua identificação, os distúrbios funcionais representam extrema dificuldade mesmo para os mais experientes neurologistas, e devem sempre estar entre os diagnósticos de exclusão.

O diagnóstico de transtorno funcional deve ser feito com muita cautela, principalmente na ausência de evidências psiquiátricas, pois, muitas vezes, ele se mostra falacioso. Não se deve, em hipótese alguma, taxar o paciente de louco, irritar-se com o mesmo, nem tampouco desmerecer sua condição. Com frequência, o neurologista pode nutrir um sentimento negativo de estar sendo

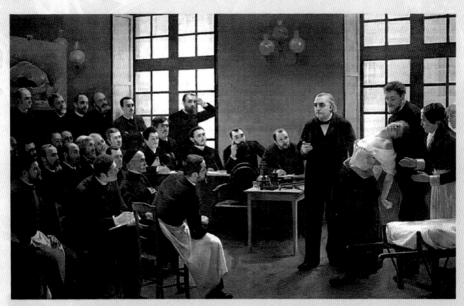

Figura 24-1. Charcot lecionando sobre histeria no hospital Salpêtrière. A paciente é Blanche Wittmann, e quem a apoia é Joseph Babinski.

enganado, contudo, esta pode ser a única maneira que o paciente tem para pedir ajuda. Os transtornos psiquiátricos de maior interesse neurológico são depressão, transtorno conversivo, transtorno factício e hipocondria, sendo cinco vezes mais comuns na população feminina.

A depressão tende a exagerar qualquer sintomatologia, neurológica ou não, gerando uma supervalorização dos sintomas. O transtorno conversivo, por sua vez, é caracterizado por sintomas pseudoneurológicos (autonômicos, motores ou sensitivos), que não são esclarecidos após investigação apurada e tampouco são intencionalmente provocados nem simulados. Diferentemente dos pacientes com somatização, os pacientes com distúrbio factício (simuladores) têm plena consciência de que não estão doentes e geralmente simulam alterações para obter algum ganho secundário. A hipocondria se caracteriza por preocupação ou medo excessivos e persistentes de ter uma doença por uma interpretação equivocada dos sintomas, apresentando-se com um curso crônico.

Por outro lado, alguns pacientes, apesar de se queixarem de algum sintoma, reagem de forma pouco preocupada com os mesmos, adotando uma postura de que, apesar dos sintomas, são pessoas felizes e de que tudo está bem. Tal característica é dita como *la belle indifférence (Breuer & Freud, 1895; Charcot, 1889)*, definida na descrição do DSM-IV como transtorno de conversão (anteriormente conhecido como histeria), como uma relativa falta de preocupação com a natureza ou as implicações dos sintomas.

O ponto-chave para diferenciar as queixas reais das funcionais é a observação. Até mesmo o jeito que o paciente reage à anamnese e ao exame neurológico pode ser uma valiosa pista para o examinador. Geralmente, o somatizador, por se sentir realmente doente e ávido por um diagnóstico que o ajude, colabora e empatiza com o médico, pois este está tentando aliviar seu sofrimento. Contudo, os pacientes com distúrbio factício (simuladores) apresentam um comportamento de receio, mau humor ou desconfiança, evitam olhar nos olhos e pouco colaboram com o exame.[1]

▶ AVALIAÇÃO CLÍNICA E SEMIOTÉCNICA

Mesmo o paciente mais esperto e conhecedor de noções básicas de neuroanatomia conseguirá ser coerente com seus sintomas neurológicos o tempo todo. Portanto, observar e escutar com paciência as queixas são as grandes armas do neurologista. Durante a entrevista, o paciente "plégico" pode utilizar a parte paralisada para acomodar-se no leito, o paciente "cego" pode seguir visualmente algum estímulo inesperado, como um inseto na parede, o paciente "surdo" pode-se distrair com algum estímulo auditivo súbito fora do quarto ou o paciente "disártrico" negar qualquer distúrbio de deglutição, mesmo que leve.[1]

Capítulo 24 ◻ Semiologia dos Distúrbios Funcionais

▶ MARCHA

Os distúrbios funcionais de marcha são comuns na prática neurológica. Devemos sempre tentar encaixar a alteração da marcha com os outros achados no exame neurológico, como hemiparesia com marcha helicópode, pé caído com marcha escarvante, ataxia sensitiva com marcha talonante dentre outras. Muitas vezes, a anormalidade da marcha na histeria assume um padrão bizarro, não se encaixando nos padrões esperados, podendo apresentar oscilação acentuada, movimentos desnecessários, arremesso dos membros, gerando um falso risco de queda, que, quando ocorre, geralmente é teatral e sem lesões associadas.[1]

Um dos grandes desafios nos serviços de distúrbios de movimento é diferenciar marcha distônica de psicogênica. Tanto a marcha distônica dopa-responsiva, quanto a marcha funcional tendem a ser na ponta dos pés, com ligeira inversão, calcanhares não tocando o solo e com rigidez variável durante a avaliação dinâmica. Entretanto, característica flutuante, com piora ao final do dia, e maior facilidade, quando se pede para o paciente andar para trás, falam a favor de distonia. Já o paciente factício apresenta a mesma dificuldade ou piora ao ser solicitado para andar para trás.[2]

▶ VISÃO

Queixas visuais são extremamente subjetivas. Diplopias monoculares e triplopias são quase sempre psicogênicas. Quando causas oftalmológicas, como astigmatismo, ceratocone e luxação de cristalino são descartadas, os distúrbios não orgânicos são os únicos diagnósticos a considerar nesses casos. Já o paciente com queixa de cegueira é um desafio à parte. Se o paciente amaurótico tiver propriocepção preservada, deverá acompanhar com os olhos seu dedo em movimento à sua frente, enquanto o somatizador não o faz. Ademais, o nistagmo optocinético deve estar ausente no paciente verdadeiramente cego, seja qual for a causa da perda visual (lesão central ou periférica). A presença deste nistagmo em um paciente "cego" atesta a funcionalidade da queixa.[1,3]

Podem-se usar outras manobras para queixas de amaurose monocular. Ao se antepor um filtro vermelho à frente do suposto olho sadio e pedir que o paciente leia um texto com diversas cores, não será possível ler as palavras de cor vermelha, uma vez que o filtro vermelho "apaga" as letras da mesma cor. Caso ele consiga ler, ratifica-se a preservação da visão no suposto "olho cego". Queixas de visão tubular (sintoma clássico da hipertensão intracraniana idiopática) também são frequentes nos pacientes factícios. Ao testar a acuidade desses pacientes, usa-se qualquer objeto a 1 m e a 2 m de distância do olho acometido, que geralmente relatam o mesmo defeito nos campos periféricos independente da distância. Quando há defeitos de campo verdadeiros com visão tubular, a identificação do objeto testado melhora a distâncias maiores.[1,3]

AUDIÇÃO

Queixas funcionais isoladas de surdez ou baixa acuidade auditiva não são rotineiras na prática do neurologista. Geralmente, elas vêm associadas a outros sintomas, como hemiparesia ou hemi-hipoestesia ipso ou contralateral. Para o médico que conhece neuroanatomia básica, fica fácil identificar uma queixa não orgânica, quando a hipoacusia aguda associa-se a sintomas motores ou sensitivos. Sabemos que a audição tem representação central bilateral através dos lemniscos laterais, logo, sintomas de baixa acuidade auditiva são em quase sua totalidade secundários a lesões periféricas (surdez de percepção ou condução), não se relacionando com outras afecções centrais, como hemiparesia ou hemi-hipoestesia.[1,3]

Exemplo clássico de não organicidade é a síndrome *VAOT*. Nela, o paciente alega não ter nenhuma visão no olho, nenhuma audição na orelha, nenhum olfato no nariz e nenhuma sensação de tato, tudo do mesmo lado. Este padrão é de todo impossível em uma base anatômica e atesta irrefutavelmente uma lesão não verdadeira.[1]

SENSIBILIDADE

Sabemos que o exame do sistema sensitivo cursa com um grau de subjetividade muitas vezes angustiante para o neurologista. São extremamente comuns queixas de hipoestesia, e o conhecimento da neuroanatomias central e periférica se faz mais uma vez muito necessário. A queixa de hipoestesia em um hemicorpo por afecção orgânica nunca respeita exatamente a linha média, ou seja, o paciente com hemianestesia orgânica passa a sentir um pouco antes de chegarmos na linha média, em razão da inervação por fibras sensitivas do outro lado que ultrapassam a linha média por poucos centímetros. Dessa forma, queixas de anestesia dimidiada, respeitando criteriosamente a linha média devem nos alertar para uma provável funcionalidade.[1,3]

Existem manobras que podem ajudar o médico a ratificar uma queixa sensitiva suspeita. A ingênua manobra de pedirmos para o paciente, de olhos cerrados, dizer "sim" quando está sentindo e "não" quando não está sentindo, pode demonstrar que ele possui sensibilidade preservada no dito lado anestesiado, pois responde sempre "não" no exato momento que está sendo tocado. Outra técnica de grande valia é o teste de *Bowlus e Currier* (Figura 24-2), que, com as mãos em máxima pronação de maneira que os polegares estejam apontados para baixo, cruzam-se os braços, entrelaçam-se os dedos, mas não os polegares e, então, rodam-se os membros superiores por dentro até que estejam junto ao esterno do paciente, de maneira que os polegares estarão do lado contrário a sua origem e os demais dedos em seus respectivos lados. Ao testar a sensibilidade das mãos perguntando se o paciente sente os estímulos, os somatizadores tenderão a errar, enquanto os factícios demonstrarão insegurança, lentidão na resposta e pouca colaboração.[4]

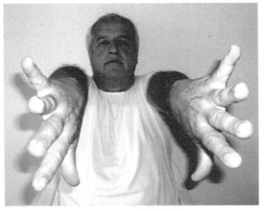
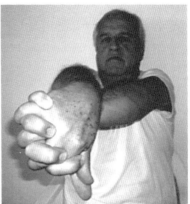
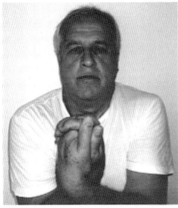

Figura 24-2. Manobra de Bowlus Currier.

O teste da sensibilidade vibratória pode ser um grande aliado nas queixas de hipoestesia dimidiada. Sabe-se que o exame deve ser feito sobre estruturas corporais rígidas, como ossos e articulações, e o grau de vibração se mantém constante horizontalmente na estrutura examinada. Assim, em qualquer paciente, ao se usar o diapasão sobre o osso frontal, a intensidade e o tempo de vibração deverão ser iguais em ambos os lados, pois o osso é uma estrutura contínua em pacientes com a sutura metópica fechada. Dessa forma, devemos suspeitar de pacientes com queixa de alteração de sensibilidade dimidiada e que apresentem "hipopalestesia" ipsolateral do osso frontal (Figura 24-3). Tal regra vale também para outras estruturas ósseas na região central do corpo, como manúbrio e esterno.[1]

Além disso, devemos conhecer padrões básicos de acometimento sensitivo, através do estudo dos dermátomos (sensibilidade cutânea proporcionada pelas raízes) e das regiões inervadas pelos nervos sensitivos. As polineuropatias cursam com hipoestesia em padrão "bota-luva", de caráter simétrico e geralmente comprimento dependente, ou seja, iniciam-se nos membros inferiores e ascen-

Figura 24-3. Prova do diapasão no osso frontal.

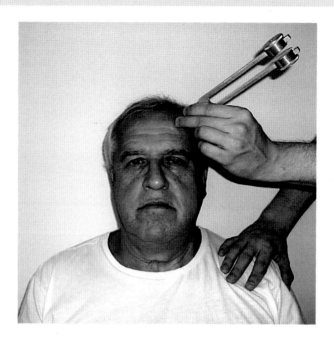

dem com o tempo, geralmente iniciando nas mãos após acometerem o nível dos joelhos. As polirradiculopatias, por sua vez, se apresentam com hipoestesia ascendente, muitas vezes associada à hiperalgesia/alodínea e a sinais radiculares dolorosos. Já os déficits das mononeuropatias respeitam as regiões cutâneas inervadas pelos ramos sensitivos dos nervos. Qualquer padrão que destoe do mais comum deve chamar atenção para não organicidade.[1]

Exemplo típico é a síndrome do túnel do carpo. Por ser conhecida como uma potencial lesão por esforço repetitivo, muitos pacientes "aprendem" seus sintomas e queixam-se de alterações de sensibilidade em territórios não usuais para ganho secundário, como hipoestesia ou parestesias na região tenar, que é inervada por ramo cutâneo do mediano que passa fora dos retináculo dos flexores e não sofre compressão na síndrome do túnel do carpo. Já a perda sensorial facial não orgânica costuma parar na linha de implantação capilar, uma distribuição não anatômica. Um nível sensorial espinhal real no tronco e abdome inclina-se em sentido descendente das costas para frente e um nível funcional pode ser perfeitamente horizontal, envolvendo o dorso e região anterior.[1]

Outros indícios de incongruência neurológica comuns nos pacientes factícios são relatos de perda total da sensação cutânea, porém com grafestesia e estereognosia intactas, ou aparente perda de sentido posicional, mas com plena capacidade de executar movimentos finos especializados e sem exibir dificuldade na manobra de *Romberg*. No teste do *dedo-nariz,* o examinador pode tocar um dedo da mão "anestesiada" e pedir ao paciente para tocar seu nariz com ele; um paciente com perda sensorial exteroceptiva orgânica não saberá que dedo foi tocado, enquanto aqueles com perda proprioceptiva orgânica não conseguem encontrar o nariz. A mão vagueando em demasia antes de achar o nariz sugere tendências histriônicas.[1]

❭ MOTRICIDADE

Fraqueza não orgânica é extremamente comum nos serviços de neurologia e menos angustiante para o examinador, pois é uma queixa mais objetiva que as de sensibilidade e se relaciona diretamente com os reflexos, que geralmente "não mentem". Algo muito observado por neurologistas experientes é o *"sinal do degrau ou dente de engrenagem"* nas manobras paréticas. Por exemplo, na manobra de *Mingazzini* o esperado é que ocorra uma queda gradual do membro verdadeiramente parético, iniciando-se com a queda do pé, seguida da perna e por fim da coxa. Esta regra vale também para as manobras de braços estendidos e de *Grasset* dos membros superiores, que, na presença de afecções de primeiro neurônio, iniciam com ligeira pronação do antebraço junto de flexão dos dedos, seguido de queda do braço. Nos pacientes com distúrbios funcionais, este padrão não é encontrado, e geralmente o membro "fraco" tende a cair em "degraus", sem obedecer à sequência correta esperada dos déficits centrais.[1]

Equivalente a isso pode ser encontrado nas manobras de oposição de força (contrapor a força do examinador à do examinado), verificando-se que ora o paciente resiste mais, ora resiste menos e, para comprovar sua "fraqueza", desiste subitamente de resistir à força imposta e cede totalmente, muitas vezes acompanhado de um suspirar denunciador. Por outro lado, o paciente verdadeiramente fraco vai cedendo terreno progressivamente, não em saltos ou de maneira súbita. Outra forma de avaliar se realmente um músculo está fraco é examiná-lo de maneira indireta, como sinergista de outro movimento. Um exemplo é o teste de *Hoover* que é realizado com as mãos do examinador abaixo dos calcanhares do paciente em decúbito dorsal relaxado. Primeiramente, solicita-se ao paciente que comprima com o calcanhar do suposto membro fraco a mão do médico contra a maca, o que não irá acontecer, e depois, eleve o membro bom estendido. Dessa forma, o membro "fraco", por sinergismo, comprime a mão do examinador contra a maca, confirmando a não organicidade da queixa (Figura 24-4). Manobra análoga pode ser realizada com os abdutores das coxas *(sinal do abdutor)*.[1,3]

❭ DISTÚRBIOS DE MOVIMENTO

Enquanto as queixas funcionais dos pacientes com distúrbio factício geralmente envolvem sensibilidade e motricidade, os movimentos involuntários não orgânicos são um dos sintomas mais prevalentes nos somatizadores. As queixas mais comuns são tremor, distonia e mioclonias. Tais movimentos geralmente são bizarros, mudam os padrões de tempos em tempos, podem ser influenciados pelo estado emocional e por sugestão e início súbito.

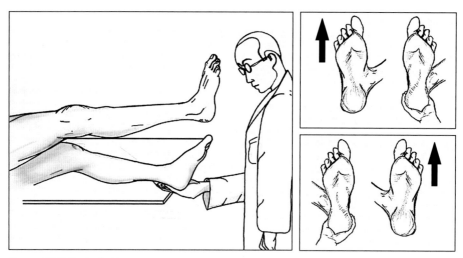

Figura 24-4. Teste de Hoover.

O tremor psicogênico pode ser de ação e/ou repouso, tem frequência variável (geralmente de 4-12 Hz), pode envolver qualquer segmento corpóreo e início súbito. Geralmente desaparece ou tem suas características modificadas com a distração. A *manobra do treinamento ou arrasto (entrainment)* é extremamente útil para testar prováveis tremores funcionais. Solicita-se ao paciente para movimentar outra parte do corpo em frequências variadas, ora mais rápido, ora mais lento que o tremor (geralmente pede-se ao paciente para que imite o examinador batendo na superfície de uma mesa). Dessa forma, o paciente mudará a frequência do "tremor" para a frequência dos movimentos alternados ou, em alguns casos, o tremor deixará de existir por pura distração. Pode-se também segurar a porção que treme e observar o tremor migrar para outra articulação do membro ou outra parte do corpo *(fenômeno do transbordamento ou migração)*, bem como mudar suas características, passando de flexão-extensão para pronação-supinação.[1,2]

Não são raras queixas de tremores finos nos membros inferiores, quando o paciente fica em pé, simulando o tremor ortostático. Sabe-se que o tremor ortostático é postural, rápido (13-18Hz), bilateral, ocorre na posição ereta e cessa quando o paciente senta, deita ou caminha. Dessa forma, a persistência do tremor durante a marcha exclui tremor ortostático e chama a atenção para distúrbios funcionais. Além disso, devemos lembrar que a característica básica do tremor é a ritmicidade e, com exceção do tremor distônico, todos os tremores devem ter ritmo e frequência constantes.[2]

Como já falado, o tremor distônico pode apresentar frequência e amplitude variáveis, o que, muitas vezes, suscita a probabilidade de o movimento ser de característica psicogênica, entretanto, devemos lembrar que o mesmo deve vir acompanhado de algum movimento ou postura distônica, envolvendo o membro trêmulo ou outro segmento corpóreo. Quando tais características não são observadas, o tremor fala a favor de não organicidade.[2]

Movimentos distônicos são caracterizados por posturas anormais ou movimentos torcionais em torno de um eixo, envolvendo um ou mais segmentos corpóreos. Por serem distúrbios subjetivos, são muito frequentes em pacientes factícios, que geralmente referem aparecimento súbito, acompanhados ou não de dor. Fazer o diagnóstico de distonia funcional é uma tarefa difícil mesmo para neurologistas experientes, e existem poucas pistas para auxiliar esta tarefa. Uma delas é o aparecimento do movimento durante o repouso desde o início, fato que foge à regra, pois a distonia geralmente se inicia durante a ação e só mais tarde aparece no repouso.[2]

CRISES EPILÉPTICAS

As crises não epilépticas (pseudocrises) são eventos comuns nas unidades de atendimento de urgência e podem mimetizar qualquer tipo de crise. Não raro, tais crises passam como verdadeiras, podendo ser prolongadas e mimetizar um *status epilepticus*, submetendo o paciente a múltiplas drogas para "controle das crises" e a internações em leitos intensivos. As pseudocrises serviram de protótipo dos comportamentos histéricos nos estudos de Charcot, e muitas características notadas por ele servem, até hoje, de parâmetro para caracterizar uma crise funcional.[1,5]

Devemos manter em mente os seguintes achados para diagnóstico diferencial de pseudocrise:

- Opistótono *(arc de cercle)* (Figura 24-5).
- Olhos fortemente fechados.
- Cabeça balançando de um lado para o outro.
- Movimentos pélvicos para diante (báscula de quadril).
- Choro.
- Gaguejar.

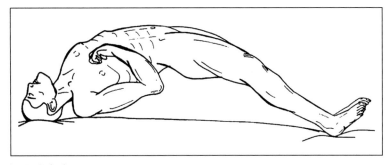

Figura 24-5. Opistótono.

É importante lembrar que incontinência esfincteriana, mordedura de língua, cianose e lesões traumáticas são incomuns nos pacientes com crises não orgânicas. Além disso, a presença de sinal de babinski e a ausência de reflexo fotomotor direto após uma crise tônico-clônica verdadeira são esperadas e devem colaborar para o nosso raciocínio na suspeita de uma falsa crise convulsiva generalizada.[5]

COMA HISTÉRICO

Coma simulado é um evento comum em centros de pronto atendimento e setores de psiquiatria. Geralmente, tais pacientes apresentam um histórico de comportamento vitimado ou histérico, e a simulação do coma torna-se um último recurso para chamar atenção de familiares ou entes próximos e é totalmente dependente da presença de uma plateia. Felizmente, existem diversas armas para o neurologista a fim de identificar estes pacientes e evitar as medidas invasivas usadas para abordar o verdadeiro coma.

Geralmente, tais pacientes respondem a estímulos dolorosos, e os reflexos estão normais, sem respostas patológicas. A temperatura, o pulso, o padrão respiratório e a pressão arterial estão normais. As pálpebras podem apresentar *flutter* ou tremores, enquanto fechadas *(sinal de rosenbach),* com o paciente resistindo a tentativas de abri-los. As pálpebras, ao serem abertas e depois soltas pelo examinador, se fecham gradualmente em pacientes com coma real, mas rapidamente nos indivíduos factícios. Quando se levanta uma das mãos e deixa-se que ela caia em direção à face, o simulador em geral evitará se machucar e produzirá leve desvio ou desaceleração, enquanto no coma verdadeiro, a mão bate vigorosamente na face. Além disso, estes pacientes apresentam nistagmo à prova calórica, o que nunca ocorra em um coma verdadeiro. Em algumas ocasiões, após insistência, o paciente pode falar, entretanto, é comum simular confusão, desorientação e apresentar respostas evasivas e próximas das corretas, mas consistentemente erradas *(síndrome de Ganser).*[1]

MANEJO APÓS O DIAGNÓSTICO DE UMA QUEIXA NÃO ORGÂNICA

A anamnese e o exame neurológico bem realizados em um paciente não orgânico, valorizando suas queixas, já constituem o início do tratamento, pois a maioria dos profissionais que se deparam com esses pacientes os taxam de "loucos", dizendo que os sintomas não existem. Deve-se ter respeito com a doença do próximo, seja ela qual for e tentar sempre reforçar os pontos positivos, dizendo ao paciente para ficar tranquilo, pois não existe nenhum defeito estrutural no seu sistema nervoso, o que afasta diversas doenças graves. Além disso, deve-se deixar claro que não há dúvidas quanto à integridade das queixas, porém o sintoma é algo funcional e não estrutural *(software vs. hardware),* enfatizando sempre seu mecanismo e não sua causa.

Explicar ao paciente como se fez o diagnóstico (mostrar o sinal de *Hoover*, por exemplo) também pode ser útil, o que ajuda a enfatizar a reversibilidade da afecção. Dizer que os problemas funcionais são bastante comuns em outras pessoas também reforça o grau de confiança e veracidade entre o neurologista e o paciente. Nunca se deve falar sobre depressão ou ansiedade no começo da conversa, e tal abordagem deve ser sempre sutil, pois pode colocar tudo a perder. Perguntas, como "se o senhor estiver se sentindo triste, preocupado ou estressado, os sintomas pioram?" são a melhor maneira de abordar o humor desses pacientes, pois metade dos pacientes funcionais não é ansiosa nem depressiva. Se, de fato, alguma alteração no humor for detectada, pode-se encaminhá-lo à psiquiatria, entretanto, isto é mais indicado em uma segunda entrevista.[3]

CONCLUSÃO

Todo médico, seja qual for sua especialidade, encontrará em seu caminho um paciente com queixas neurológicas não orgânicas, e a identificação precoce através do exame físico favorece ambos os lados. Entretanto, deve-se ter em mente que tais afecções são sempre diagnósticos de exclusão e devem ser valorizadas e tratadas como qualquer outra doença, a fim de aliviar o sofrimento.

REFERÊNCIAS BIBLIOGRÁFICAS

1. Campbell WW. *De Jong. O exame neurológico*. 6. ed. Rio de Janeiro: Guanabara-Koogan, 2007.
2. Hallet M, Fahn S, Jankovic J et al. *Psychogenic movement disorder – Neurology and neuropsychiatry*. Philadelphia: Lippincot Willians and Wilkins, 2006.
3. Stone J. Functional neurological disorders: the neurological assessment and treatment. *Neurophysiol Clin* 2014;44:363-73.
4. Bowlus WE, Currier RD. A test for hysterical hemianalgesia. *N Engl J Med* 1963;269:1253-54.
5. Schwabe M, Howell S, Reuber M. Differential diagnosis of seizures disorders: a conversation analytic approach. *Soc Sci Med* 2007;65:712-24.

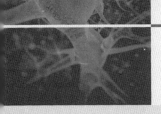

Índice Remissivo

Entradas acompanhadas pelas letras *f* em itálico e *q* em negrito indicam figuras e quadros respectivamente.

A

Abducente
  nervo, 71
Acuidade visual, 35
  alteração da, 35
Adie
  pupila de, 49
Afasia(s), 264
  anômica, 266
  de broca, 264
  de condução, 266
  de Wernicke, 265
  global, 266
  transcortical, 266
Agnosia(s), 266
  auditiva, 268
  somestésica, 269
  visual, 267
Alça de Meyer, 47
Amsler
  grade de, 40*f*
Anamnese neurológica dirigida, 13
  antes do início, 14
  exame clínico, 14
    exames complementares, 14
  história da doença atual, 16
  história familial, 21
  história médica pregressa, 19
  identificação, 15
  interrogatório sistemático, 21
  introdução, 13
  pontos peculiares, 22
  queixa principal, 15
Anisocoria, 49
Anosmia, 31
Anserina
  marcha, 127
Apraxia(s), 269
  bucofacial, 270
  cinética dos membros, 271
  do vestir, 270
  ideomotora, 269
  oculomotora, 271
  simpática, 271
Argyll-Robertson
  pupila de, 51
Artéria(s)
  cerebelares, 451
  cerebral anterior, 443
  cerebral média, 439
  cerebral posterior, 448
  coróidea anterior, 443
Arterite
  de células gigantes, 41
Ataxia cerebelar, 126
Ataxia do lobo frontal, 157
Ataxia sensitiva, 155
Ataxia talâmica, 158
Ataxia telangiectasia
  fácies na, 137
Atetose, 432, 433
Audição, 524
  exame clínico da, 100
Aura(s), 466
  auditivas, 467
  cefálica, 468
  epigástrica, 468
  somatossenssoriais, 466
  vertiginosas, 467
  visuais, 467
Automatismo medular
  reflexos de, 210
AVC
  hemorrágico, 452

B

Babinski
  martelo de, 5f
Bastão de Maddox, 66
Bell
  paralisia de, 97, 98q
Bielchowsky
  sinal de, 58, 70
Brudzinski
  quatro manobras de, 237
Budge
  reflexo cilioespinhal de, 48

C

Campo visual
  avaliação do, 38
  transtornos, 41
Cartão de Ishihara, 39
Cartão de Rosenbaun, 37
Cartão de Snellen, 36
Cautelosa
  marcha, 130
Cefaleias
  característica e intensidade da dor, 495
  cronicidade, 492
  duração e frequência da dor, 492
  fatores precipitantes, 497
  história familiar, 498
  idade de início, 492
  localização, 493
  sinais de alarme, **491q**
  sintomas, **490q**
    e sinais associados, 498
Cegueira noturna, 32
Claude-Bernard-Horner
  síndrome de, 50
Cogan
  sinal de, 69
Colírios
  midriáticos, 44
Collier
  sinal de, 47, 59
Coma histérico, 530
Coreia, 432
Cores
  visão de, 37
Crises epiléticas, 529
  características, **461q**
  classificação das, 460

de ausência, 469
discognitivas, 468
manifestações, 462
semiologia das, 460
Crises uncinadas, 31

D

Déficits visuais
  diagnóstico diferencial de, 31
Dermatomiosite
  fácies na, 136
Dinâmica pupilar
  afecções da, 354
Diplopia
  caráter da, 60
  causas de, **56q**, 57
  piora da, 62
Disco óptico
  edema de, 45
Disfunção cerebelar
  sinais e sintomas de, 142
    anormalidade da marcha, 145
    decomposição do movimento, 143
    diadococinesia, 143
    disartria, 144
    dismetria, 143
    hipotonia, 144
    tremor, 144
Dispráxica
  marcha, 130
Dissinergia
  tronco-membros, 152
Distonia, 423
  características, 424
  definição, 423
Distrofia fascioescapuloumeral
  fácies na, 135
Distrofia miotônica
  fácies na, 134
Distúrbios do movimento
  refinamentos nos, 413
    classificação, 413
      coreia, balismo e atetose, 432
      distonia, 423
      mioclonias, 420
      parkinsonismo, 413
      tiques, 422
      tremores, 425
    introdução, 413

Índice Remissivo

Distúrbios funcionais
semiologia dos, 521
Duane
síndrome de, 71

▶ E

Ebriosa
marcha, 126
causas da, 126
Edema
de papila, 45
diagnóstico diferencial, **503q**
e papiledema, **502q**
do disco óptico, 44
Edinger-Westphal
núcleo de, 34
Equilíbrio e coordenação, 141
exame da função cerebelar, 146
introdução, 141
outras formas de ataxia, 155
sinais e sintomas
de disfunção cerebelar, 142
síndromes cerebelares, 153
Escala de Coma de Glasgow, **364q**
Escala de Rankin, **454q**
Escala de sonolência de Epworth, **474q**
Escala FOUR, **365q**
Escala NIHSS, **453q**
Escarvante
marcha, 129
Esclerose tuberosa
fácies na, 133
Escotoma(s), 35, 41
central, 44
neuropatias ópticas associadas a, 341
juncional, 41
paracentral, 41
Espasmo epiléptico, 464
Espinhal acessório
nervo, 110
Estiramento muscular
reflexos de, 190
características do, 191
dos membros inferiores, 201
dos membros superiores, 196
no grupo axial da face, 193
Eventos motores
complexos, 465
Eventos não motores, 466
Exame de confrontação, 38

Exame do nervo abducente, 71
Exame do nervo oculomotor, 67
Exame do nervo troclear, 70
Exame neurológico
história do, 3
introdução, 3
principais expoentes da semiologia
e propedêutica neurológica, 3
pediátrico, 281
cognição, 282
coordenação, equilíbrio e marcha, 307
desenvolvimento neuropsicomotor, 281
inspeção da pele, 293
introdução, 281
motricidade, 302
nervos cranianos, 299
reflexos posturais, 291
reflexos primitivos, 283
de Moro, 285
sensibilidade, 309
Exame otoneurológico, 313
anamnese, 313
características do sintoma, 316
duração do sintoma, 316
fatores desencadeantes, 314
sintomas e fatores associados, 316
sintomas vestibulares primários, **314q**
sintomas vestibulares secundários, **315q**
exame físico, 317
introdução, 313
objetivos, 313
quadro vertiginoso agudo, 331
testes da função vestibular central, 317
testes da função vestibular periférica, 323

▶ F

Face
principais reflexos axiais da, **95q**
Facial
nervo, 92
Fácies
semiologia, 125
introdução, 131
principais, 131
leonina, 139
miastênica, 134
na atrofia hemifacial, 132
na dermatomiosite, 136
na doença de Machado-Joseph, 137
na esclerose tuberosa, 133

na paralisia facial periférica, 134
na paralisia supranuclear
progressiva, 131
nos quadros pseudobulbares, 132
parkinsoniana, 131
Feixe papilomacular, 32
Fenômeno de Marcus Gunn, 98
Fenômeno hemianóptico de Wernicke, 47
Fotoestresse
teste de, 37
Função visual
alteração da, 34
exame da, 31
Funções corticais superiores
exame das, 253
agnosias, 266
anamnese, 254
apraxias, 269
avaliação cognitiva, 272
funções cognitivas, 256
funções executivas, 271
introdução, 253
miniexame do estado mental, 272
moca test, 275
observação clínica, 253
roteiro de perguntas, 254
sintomas neuropsiquiátricos, 255
tipos de memória, **260q**

G

Gânglio gasseriano
lesões, 91
Genioglosso
músculo, 117
Glossofaríngeo
nervo, 105
Grade de Amsler, *40f*
Gradenigo
síndrome de, 91
Graves
oftalmopatia de, 59

H

Helicópode
marcha, 128
Hemilíngua
atrofia da, *119f*
Hipersonias
de origem central, 482

Hipoacusia neurossensorial
causas de, 102
Hipoglosso
nervo, 117
História
da doença atual, 16
familial, 21
médica pregressa, 19
Holmes-Adie
síndrome de, 49
Hoover
teste de, *529f*
Huntington
doença de, 433

I

Imagem dupla
orientação da, 61
Insônia, 486
definição de, 486
sintomas diurnos, 486
Instruções sacádicas, 80
Interrogatório
sistemático, 21
Ishihara
cartão de, 37

J

Joelho
de Willbrand, 41
Junção mioneural
doenças de, 72

K

Kallman
síndrome de, 31
Kernig
sinal de, 238

L

Leber
neuropatia óptica de, 44
Lesões
conjuntas, 72
do nervo facial, 95, 97
do nervo trigêmeo, 90
dos núcleos motores, 74
envolvendo fibras trigeminais, 91
nucleares, 90

Índice Remissivo

M

Macroglossia, 120
Maddox
    bastão de, 66
Manobra
    de Bechterew, 199, *200f*, 246
    de Hoffmann, 199
    de Jendrassik, *190f*
    de O'Connell, 247
    de Trömner, 199
Marcha
    exame de, 125
    tipos de, 126
Marcus Gunn
    sinal de, 47, 98
Martelo de Babinski, *5f*
Meckel
    cavum de, 87
Memória
    tipos de, **260q**
Meyer
    alça de, 47
Miastenia gravis, 71
Mioclonias, 420
    classificação das, 420
    síndromes associadas, **421q**
    tipos de, 420
Miorritmia oculomastigatória, 83
Moca test, 275
Morte encefálica
    conceito de, 379
    protocolo de abertura de, **384q**
Motilidade ocular extrínseca
    distúrbios supranucleares da, 76
Motricidade
    exame da, 159
        introdução, 159
        manobras deficitárias, 164
        manobras de oposição de força, 169
        organização das vias motoras, 159
        padrões de fraqueza, 183
        palpação de nervos, 183
        tônus muscular, 162
        trofismo muscular, 160
Motricidade ocular extrínseca
    princípios gerais para exame de, 58
Motricidade ocular geral
    exame de, 60
Movimentos oculares
    anormais, 77

Movimentos sacádicos
    avaliação dos, 76
Müller
    músculo tarsal de, 34
Músculo parético
    definição do, 63

N

Nervo abducente
    exame do, 71
Nervo troclear
    exame do, 70
Nervos cranianos I e II
    semiologia dos, 29
        acuidade visual, 36
        avaliação de campo visual, 38
        exame oftalmoscópico, 43
        olfatório, 29
            noções básicas da anatomia do
                sistema olfatório, 29
        óptico, 31
            noções básicas da anatomia do
                sistema visual, 32
            princípios gerais do exame da função
                visual, 31
        teste de fotoestresse, 37
        transtornos do nervo óptico, 44
        transtornos pupilares, 48
        visão de cores, 37
Nervos cranianos V, VII e VIII
    semiologia dos, 87
        facial, 92
            anatomia e fisiologia do, 92
            exame clínico das funções motoras, 94
            exame das funções sensoriais, 94
            exame dos reflexos, 94
            localização das lesões, 95
                nucleares, 96
                supranucleares, 95
        trigêmeo, 87
            anatomia e fisiologia, 87
            exame clínico da função motora, 88
            exame clínico da função sensorial, 89
            exame dos reflexos, 90
            localização de lesões, 90
                nucleares, 90
                supranucleares, 90
        vestibulococlear, 99
            anatomia e fisiologia, 99
            exame clínico da audição, 100

exame clínico da função vestibular, 102
localização das lesões, 102
Nervos cranianos IX, X, XI e XII, 105
semiologia dos, 105
espinhal acessório, 110
anatomia e fisiologia, 110
exame clínico, 112
topografando a lesão, 116
glossofaríngeo e vago, 110
anatomia e fisiologia, 106, 107
exame clínico, 108
topografando a lesão, 109
hipoglosso XII, 117
anatomia, 117
exame clínico, 117
topografando as lesões, 120
Nervos cranianos oculomotores
semiologia dos, 53
anamnese, 56
avaliação dos movimentos sacádicos, 76
distúrbios supranucleares, 76
exame de motricidade ocular, 60
exame de nervo abducente, 71
exame de nervo oculomotor, 67
exame de nervo troclear, 70
inspeção, palpação e ausculta ocular, 58
introdução, 53
lesões conjuntas, 72
lesões dos núcleos motores oculares, 74
movimentos oculares anormais, 77
noções elementares, 53
princípios gerais para exame de
motricidade ocular, 58
restrição da motilidade ocular, 73
sinais e sintomas de envolvimento dos, 55
Nervo óptico, 31
transtornos do, 45
Neuralgia glossofaríngea, 110
Neuro-oftalmologia
refinamentos em, 333
afecções da dinâmica pupilar, 354
introdução, 333
neuropatia(s) óptica(s), 333
associadas a escotoma cecocentral, 341
inflamatórias, 333
isquêmica, 335
papiledema, 338
paralisias oculomotoras, 344
Neuropatia(s) óptica(s)
de Leber, 45

inflamatórias, 333
isquêmica, 335
Neuropatias cranianas, **490q**
Nictalopia, 32
Nistagmo(s), 77
centrais
vs. periféricos, **79q**
congênitos, 81
definição, 77
de rebote, 81
em gangorra, **82q**
espontâneo, 324
monocular da infância, 81
pendular, **82q**
posicional
avaliação do, 328
semiespontâneo, 326
sintoma, 77
vestibular, **82q**
Nuca
rigidez de, 236
Núcleo de Edinger-Westphal, 34
Núcleos motores oculares
lesões dos, 74

O

Oculomotores
nervos cranianos, 53
Olfato
disfunção do, **29q**
transtornos do, 30
Olfatório
nervo, 29
Óptico
nervo, 31
Otoscopia, 516

P

Paciente em coma e morte encefálica
exame do, 363
introdução, 363
morte encefálica, 379
neurológico, 367
Pancoast
tumor de, 51
Papila
edema de, 41
Papiledema, 44, 338
definição, 338

Índice Remissivo

Paralisia(s)
 agitante, 15
 de Bell, 97
 facial periférica
  fácies na, 134
 oculomotoras, 344
Parassonias, 480
Parkinsoniana
 marcha, 129
Parkinsonismo, 413
 precoce
  causas de, **420q**
 secundário, 417
  causas de, **418q**
Pilocarpina
 colírio de, 49
Pinhole
 teste do, 37
Pisa
 síndrome de, 417
Prova artelho-dedo, 148
Prova calcanhar-joelho, 148
Prova índex-índex, 148
Prova índex-nariz, 146
Pupila de Adie, 49
Pupila de Argyll-Robertson, 51
Pupila de Claude Bernard Horner, 370
Pupila de Marcus Gunn, 47

Q

Queixo caído, 92
Questionário de Berlim, **475q**

R

Radiculopatias lombossacras
 avaliação nas, 245
Ramsay Hunt
 síndrome de, 98
Rebote
 fenômeno de, 149
Refinamentos
 no exame neuromuscular, 387
  doenças da junção neuromuscular, 408
  doenças do neurônio motor, 409
  introdução, 387
  miopatias, 387
  neuropatias periféricas, 394
 nos distúrbios do movimento, 413

Reflexo(s)
 cilioespinhal de budge, 49
 corneano, 90
 corneopalpebral, 375
 exame dos, 90
 mandibular, 90
 oculocefálico, 372
 pupilares, 46
 semiologia dos, 189
  anormalidades, 209
  automatismo medular, 210
  cutâneos ou superficiais, 206
  estiramento muscular, 190
  introdução, 189
  primitivos, 209
  REM, 193, 196
   do tronco, 200
   dos membros inferiores, 201
  semiotécnica, 189
 vestibuloespinhais
  testes de, 323
Rinne
 teste de, 101
Rinoscopia, 516
 anterior, 478
Ritmo de Cheyne-Stokes, 378
Rosenbaum
 cartão de, 36, 46

S

Sacadas oculares
 teste de, 320
Segawa
 doença, 425
Seio cavernoso
 lesões do, 72
Semiologia
 cefaliátrica, 489
  anamnese dirigida, 489
  exame cefaliátrico, 505
  exame físico, 498
  exame neurológico dirigido, 499
  introdução, 489
 da marcha e fácies neurológicas, 125
  astasia-abasia talâmica, 130
  exame da marcha, 125
  introdução, 125
  tipos de marcha, 126
 das síndromes epiléticas, 459

do sistema sensorial, 213
  dos distúrbios do sono, 473
  dos distúrbios funcionais, 521
    audição, 524
    avaliação clínica e semiotécnica, 522
    coma histérico, 530
    crises epilépticas, 529
    introdução, 521
    manejo após o diagnóstico, 530
    marcha, 523
    motricidade, 527
    sensibilidade, 524
    visão, 523
  dos nervos cranianos I e II, 29
  dos nervos cranianos V, VII e VIII, 87
  dos nervos cranianos IX, X, XI e XII, 105
  dos nervos cranianos oculomotores, 53
  dos reflexos, 189
  e propedêutica neurológica
    principais expoentes da, 3
  nas síndromes neurovasculares, 437
Sinal
  de Bielchowsky, 58, 70
  de Cogan, 69
  de Collier, 47, 59
  e manobras meningorradiculares, 235
    avaliação inicial, 236
    manobras semiológicas, 242
    perspectiva histórica, 235
    principais manobras, 236
    síndrome da cauda equina, 249
Sincinesias, 187
Síndrome(s)
  da cauda equina, 249
  da fissura orbital, 92
  de Claude-Bernard-Horner, 50
  de Duane, 71
  de Gradenigo, 91
  de Holmes-Adie, 49
  de Kallman, 31
  de Ramsay Hunt, 98
  do seio cavernoso, 92
  do vérmis, 153
  epiléticas
    semiologia das, 459
  hemisférica, 154
  neurovasculares
    semiologia nas, 437
      circulação anterior, 438
      classificação do AVC isquêmico
        e escalas de avaliação, 452

      circulação posterior, 444
      exame geral, 437
      introdução, 437
      síndromes lacunares, 451
      situações especiais, 455
  pancerebelar, 154
  pontina inferior, 447
  pontina média, 447
  pontina superior, 448
Sistema olfatório
  anatomia do, 29
Sistema sensorial
  semiologia do, 213
    exame neurológico da sensibilidade, 219
      dor, 220
      modalidades sensoriais secundárias
        ou corticais, 223
      princípios gerais, 219
      propriocepção, 221
      tato, 220
      temperatura, 222
      teste de Romberg, 222
      vibração, 221
    fibras nervosas, 214
    introdução, 213
    mononeuropatia, 225
      múltipla, 227
    nomenclatura específica, 224
    organização histológica e anatômica,
      213
    padrões de lesão, 225
    polineuropatia, 229
    receptores sensoriais, 214
    síndromes encefálicas, 233
    síndromes medulares, 230
    vias sensoriais, 215
Sistema visual
  anatomia do, 32
Snellen
  cartão de, 36
Sono
  distúrbios do, 484
    semiologia dos, 473
      hipersonias de origem central, 483
      insônia, 486
      introdução, 473
      parassonias, 480
      respiratórios, 473

T

Tabes dorsales, 5
Talonante
  marcha, 127
Teste
  da ultrapassagem do alvo, 150
  de Babinski-Weil, 324
  de Bakody, 243
  de duções forçadas, 73
  de fotoestresse, 37
  de Fukuda, 324
  de Hirschberg, 59
  de Markle, 239
  de Rinne, 101
  de Spurling, 243
  do pinhole, 37
Tiques, 422
  características dos, 422
Transtornos funcionais, 31
Transtornos pupilares, 48
Tremor(es), 425
  cerebelar, 429
  classificação, 426
  de Holmes, 430
  distônico, 430
  essencial, 426
  fisiológico exacerbado, 431
  neuropático, 431
  ortostático, 430
  palatal, 431
  parkinsoniano, 429
  psicogênico, 432
Trigêmeo
  nervo, 87
  neuralgia do, 91
Troclear
  nervo, 70
Tronco
  estiramento muscular do, 200
Trocleíte, 59
Tronco encefálico
  lesões de, 103
Tropicamida
  para dilatação pupilar, 45
Tumor
  de Pancoast, 51

V

Vago
  nervo, 105
Vestibular
  marcha, 127
Vestibulococlear
  nervo, 99
Visão, 523
Visão de cores, 38

W

Wernicke
  fenômeno hemianóptico de, 47
Whipple
  doença de, 83
Willbrand
  joelho de, 41
Wrisberg
  nervo de, 93